Anthropologische Psychiatrie

Band III

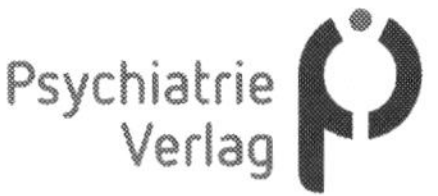

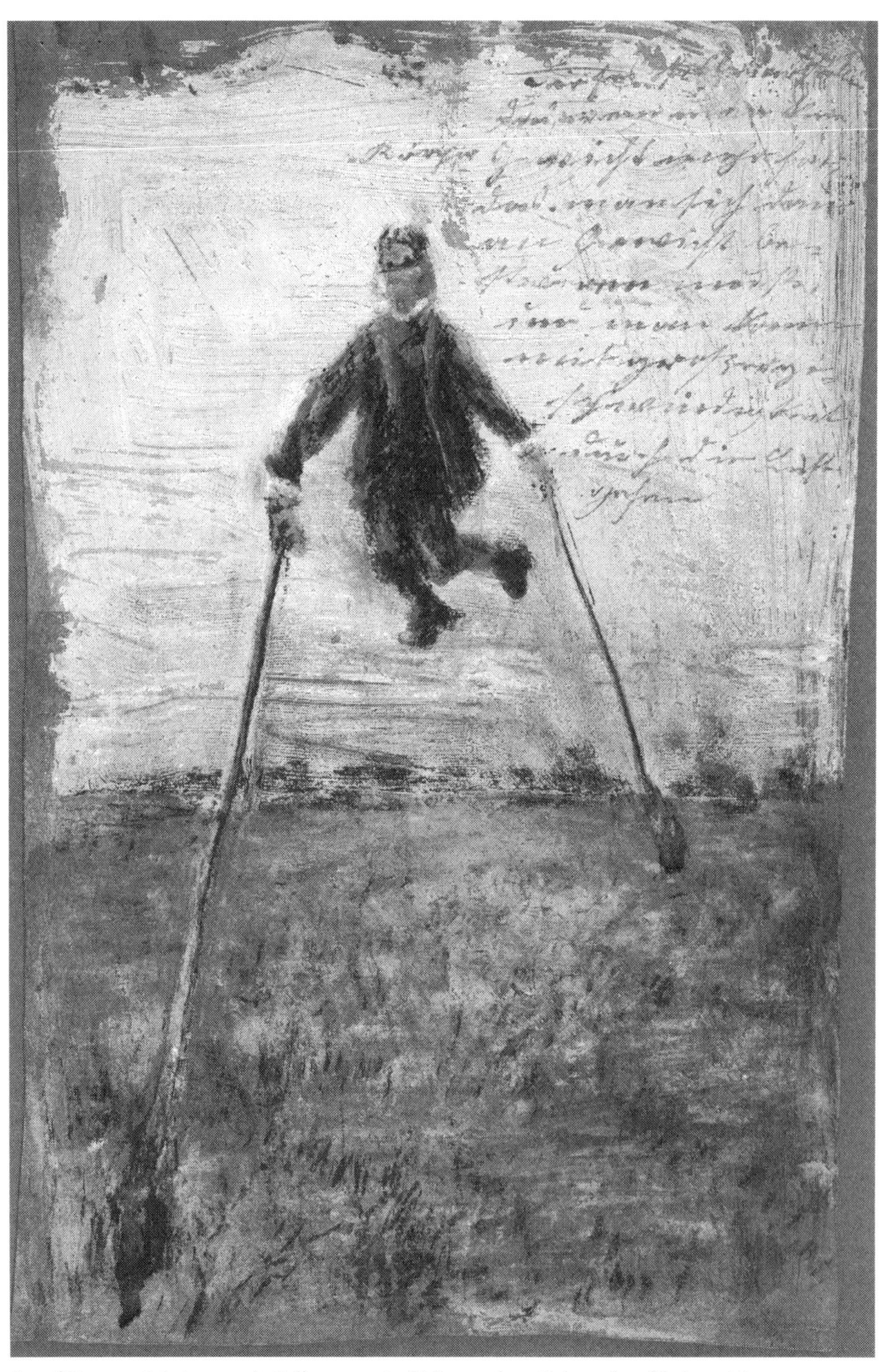

Josef Forster (1878–1949), Selbstporträt [Mann ohne Schwerkraft], Inv.-Nr. 4494,
© Sammlung Prinzhorn, Universitätsklinikum Heidelberg

Josef Forster: Ohne Titel, entstanden zwischen 1916 und 1921

Es handelt sich um ein Werk des Künstlers Josef Forster (1878–1949) aus der Sammlung Prinzhorn in Heidelberg. Forster lebte von 1916 bis 1942 als Patient in der Regensburger Anstalt Karthaus-Prüll.

Das Bild zeigt einen über der Erde schwebenden Menschen, der in den Händen zwei lange, am unteren Ende mit Gewichten versehene Stecken hält, die ihn mit dem Boden verbinden. Der Mensch hat seine Augen verbunden. Während er in der oberen Hälfte des Bildes durch die Luft schwebt, spannt er mit der Position seiner beiden Gewichte, die vom hinteren Horizont des Bilds bis in den unteren Rand an den Betrachter heranreichen, den Raum auf.

Auf dem Bild findet sich die Anmerkung: »Dieses soll darstellen das wenn man kein Körper Gewicht mehr hat, das man sich dann an Gewicht beschweren muß, und man kann mit großer Geschwindigkeit durch die Luft gehen.«

Der abgebildete Mensch scheint in die Höhe zu entschweben und wird zugleich nach unten gezogen. Aus der Ferne kommend nähert er sich uns an. Das Bild bringt die Erfahrungsdimensionen von Höhe und Tiefe und von Nähe und Ferne in ein dynamisches Spannungsverhältnis.

Folgende Assoziationen ergeben sich für die vorliegende Arbeit: Entspricht der dargestellte Mensch mit seinen Stecken nicht unserem Sensus communis, durch den wir uns geschickt und »mit großer Geschwindigkeit« über den Boden des sozialen Raums bewegen – und dies weit weniger durch erkennendes Sehen als durch intuitives Gespür? Sind die Nischen, die wir dabei finden, nicht wie Gewichte, die verhindern, dass wir unsere Bodenhaftung im sozialen Raum verlieren? Verweist der Umstand, dass der Mensch gleich zwei Gewichte in seinen Händen hält, vielleicht darauf, dass wir immer an mehreren Orten im sozialen Raum beheimatet sind? Und schließlich: Was wenn dieser Mensch seine Gewichte verliert, wenn uns unsere Nischen und Anker im Raum abhanden kommen? Wir werden dem Raum entrückt, versteigen uns in die Höhe. Wie der Mensch auf dem Bild hat auch unser Sensus communis, haben auch wir die Möglichkeit, uns zu verrücken.

Andere Interpretationen bieten sich an (vgl. Noell u.a. 2011). So kann das Bild auch als Wunsch nach Wert und Anerkennung des Künstlers gedeutet werden, dessen außergewöhnliche Erfahrungen in Jahrzehnten leidvollen Anstaltslebens weder im psychiatrischen noch im sozialen Raum Bedeutung und – wie er sagt – »Gewicht« für Andere hatten. Es bleibt zu hoffen, dass dieser Wunsch zumindest für die Nachwelt in Erfüllung geht.

Ich danke der Sammlung Prinzhorn und Thomas Röske für die Erlaubnis zur Verwendung des Kunstwerks.

Anthropologische Psychiatrie

Herausgegeben von Prof. Dr. Thomas Bock

Die Reihe »Anthropologische Psychiatrie« will sich sowohl den störungsspezifischen als auch den diagnoseübergreifenden psychiatrischen Phänomenen nähern, und zwar mit dem Verständnis von Anthropologie als der Lehre vom zutiefst Menschlichen. Denn: Der psychisch erkrankte Mensch ist ein Mensch wie alle anderen auch. Er steckt aufgrund sozialer, kultureller, psychischer und biologischer Bedingungen in einer tiefen Krise, bleibt aber dennoch ein handelndes Wesen, bleibt Person und Individuum, dessen Verhalten und Ausdruck einen Sinn haben. Der Zugang zu diesem individuellen Sinn zu finden, erleichtert es, mit dem Menschen in einer Krise in Kontakt zu kommen, angemessene Hilfen anzubieten und mit ihm gemeinsam die existenzielle Erschütterung in einen biografischen Kontext zu stellen, um so die Genesung und persönliche Entwicklung zu unterstützen.

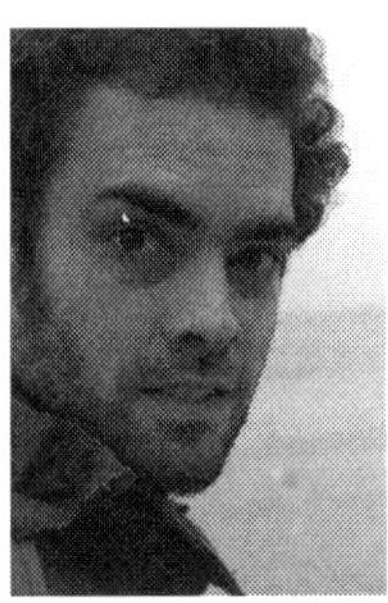

Samuel Thoma, hat Medizin und Philosophie in Berlin und Lyon studiert. Doktorarbeit in Philosophie an der Universität Heidelberg. Er arbeitet als Psychiater in Weiterbildung an der Immanuel Klinik Rüdersdorf, Universitätsklinik der Medizinischen Hochschule Brandenburg. Schwerpunkte seiner Forschung sind die anthropologische Psychiatrie, Versorgungsforschung und Psychiatrisierungskritik. Der Autor ist Redaktionsmitglied der Fachzeitschrift Sozialpsychiatrische Informationen.

Samuel Thoma

Common Sense und Verrücktheit im sozialen Raum

Entwurf einer phänomenologischen Sozialpsychiatrie

Herausgegeben von Prof. Dr. Thomas Bock

Samuel Thoma
Common Sense und Verrücktheit im sozialen Raum
Entwurf einer phänomenologischen Sozialpsychiatrie
Anthropologische Psychiatrie 3
1. Auflage 2018
ISBN Print 978-3-88414-928-7
ISBN PDF 978-3-88414-940-9

Bibliografische Information der Deutschen Nationalbibliothek
Die Deutsche Nationalbibliothek verzeichnet diese Publikation
in der Deutschen Nationalbibliografie;
detaillierte bibliografische Daten sind im Internet
über http://dnb.ddb.de abrufbar.

Weitere Bücher zum Umgang mit psychischen Erkrankungen
unter: www.psychiatrie-verlag.de.

Lektorat: Anne Katrin Bläser, Bonn
Umschlagkonzeption und -gestaltung: GRAFIKSCHMITZ, Köln,
unter Verwendung eines Fotos von Josef Forster
Umschlag und Seite 2 Verwendung eines Bildes von Josef Forster (1878–1949):
Selbstporträt [Mann ohne Schwerkraft], Inv.-Nr. 4494, © Sammlung Prinzhorn,
Universitätsklinikum Heidelberg
Wir danken der Sammlung Prinzhorn, Heidelberg für die freundliche
Nutzungsgenehmigung
Typografiekonzeption: Iga Bielejec, Nierstein
Satz: Psychiatrie Verlag, Köln
Druck und Bindung: KN Digital Printforce, Erfurt

11 Vorwort des Herausgebers

13 Vorwort

14 Einführung

24 1 Sozialpsychiatrie, phänomenologische Psychiatrie und ihr historisches Verhältnis

24 Historischer Bezug von phänomenologischer Psychiatrie und Sozialpsychiatrie
Rolle der phänomenologischen Psychiatrie für die Reform 26

30 Sozialpsychiatrie

35 Phänomenologische Psychiatrie
Historisches Verhältnis von Phänomenologie und Psychiatrie 38
Methodisch-konzeptuelles Verhältnis von Phänomenologie und Psychiatrie 40

46 Sozialpsychiatrische Kritik an der phänomenologischen Psychiatrie und Ausblick

TEIL EINS:
Phänomenologische Theorie des Sensus communis

52 2 Einleitendes zu Sensus communis, Lebenswelt und weiteren zentralen Begriffen

52 Husserls Lebensweltbegriff

56 Sensus communis – Lebenswelt – sozialer Raum
Soziale Ordnungen 56 *Sozialer Raum* 59

60 Umwelt, Interaktion, Resonanz
Umwelt 60 *Interaktion* 61 *Resonanz* 61

63 Ausblick auf die Struktur von Teil eins

64 **3** Kurze Begriffsgeschichte des Sensus communis

64 koinē aísthēsis – die Einheit der Wahrnehmung und der sich empfindende Mensch

71 Gemeinschaftssinn

73 Common Sense

78 Begriffliche Klärung
Vermögen der Interaktion **80**
»Sensus communis« als Oberbegriff, Ausblick auf weitere Kapitel **80**

84 **4** Der sympathetische Gemeinsinn

85 Allgemeine Charakteristika des Gemeinsinns

90 Die Sinne und ihre Einheit
Der Tast- und Berührungssinn **90** *Der Geschmacks- und Geruchssinn* **91**
Der Hörsinn **94** *Der Sehsinn* **96**

99 Die allgemeine Sinnschicht – Bezug zum inneren Sinn

100 Resonanzbereitschaft und potenzielle Krisenhaftigkeit

105 Sozialität des Gemeinsinns

107 **5** Sozialer Sinn

108 Einleitende begriffliche Reflexion

110 Zwischenleiblichkeit

114 Zwischenleiblichkeit, geteilte Gewohnheiten und sozialer Sinn
Frontale Sozialität und sozialer Sinn **116**
Laterale Sozialität und sozialer Sinn **117** *Zusammenfassung* **119**

120 Verlust des sozialen Sinns

121 Holismus der Vertrautheit

124 Die Habitustheorie Pierre Bourdieus
Konsequenzen für die weitere Betrachtung **126**

128 6 Common Sense

129 Einleitende begriffliche Reflexion

130 Scheitern der Interaktionsgewohnheiten

133 Common-Sense-Wissen
Epistemischer Aspekt des Common-Sense-Wissens 133
Normativer Aspekt des Common-Sense-Wissens 136

139 Situative Konkretion des Common-Sense-Wissens
Zwischenbemerkung zu Sprichwort-Tests in der Psychiatrie 140
Exkurs zum Handlungsbegriff 142

143 Kreativer Pragmatismus des Common Sense

144 Verlust des Bezugs zu einer allgemeinen Ordnung in der Verrücktheit

147 7 Rekapitulation der drei Sensus-communis-Dimensionen

147 Rückblick

149 Die drei Dimensionen des Sensus communis als Erfahrungsformen von Sozialität

151 Wechselseitige Beeinflussung der Dimensionen
Erstes Beispiel: Wechselseitige Verklammerung von Rolle und Habitus 151
Zweites Beispiel: Das Taktgefühl 152

154 Fundierungsbezüge

155 Rolle des Sensus communis für die Erfahrung von Realität
Normalität und Realität 156

158 Kreativität und Offenheit des Sensus communis und sozialer Ordnungen

161 Zusammenfassung

162 Zusammenfassung zum Verhältnis von Sensus communis und Verrücktheit
Verrücktheit als psychische Krankheit? 164

167 Ausblick: Sensus communis und sozialer Raum

TEIL ZWEI:
Sensus communis und sozialer Raum

170 **8** Zur Relevanz des sozialen Raums

171 Raum und Wohnen aus phänomenologischer Sicht
Landschaftsraum, Lebensraum, sozialer Raum **171**
Ausgang vom Landschaftsraum, das Wohnen **173**

176 Wohnen, Sensus communis und sozialer Raum

182 Mögliche Kritik am anvisierten Raumverständnis

186 Konsequenz für die weitere Betrachtung und Ausblick

187 **9** Teilräume des sozialen Raums

187 Privater Raum
Interaktion im privaten Raum **188** *Exkurs über das Unverstelltsein* **190**

192 Bekanntschaftsraum
Bekanntschaftliche Interaktion **193** *Die offene Region* **195**
Teilhabe am Bekanntschaftsraum **196**

198 Öffentlicher Raum
Allgemeine Sichtbarkeit und Zugänglichkeit des öffentlichen Raums **199**
Konsequenz: Distanziertheit der Interaktion **199**
Rekurs auf das Unverstelltsein **202** *Rigidität und Gewissheit öffentlicher Interaktionsregeln* **204** *Bemerkung zur politischen Rolle der Öffentlichkeit und zur »Privatisierung« von öffentlichem Raum* **205**

206 Virtueller Raum
Reduzierte intermodale Interaktion im virtuellen Raum **208** *Hybride Nähe* **209** *Konsequenzen für die Interaktion* **212** *Keine Normativität im virtuellen Raum?* **213** *Krise des Sensus communis im virtuellen Raum?* **214**

215 Wechselverhältnis der Teilräume – Örtlichkeit, Nische und Nicht-Orte
Verhältnis der Teilräume zueinander **216** *Funktion des Sensus communis für das Wechselverhältnis von Räumen* **217** *Örtlichkeit der Räume* **218**
Die Nische **220** *Nicht-Orte* **221**

225 **10** Verlust und Therapie des sozialen Raums

226 Verrücktheit des sozialen Raums
Krisenerfahrung der Verrücktheit **226** *Dauerhafte und angeeignete Erfahrungen von Verrücktheit* **232** *Nischenbildung in der Verrücktheit* **235**

244 Therapie des sozialen Raums
Problematisierung des psychiatrischen Raums **245** *Zwischenbemerkung zu psychiatrischen Nicht-Orten als Ende einer Dialogik der Verrücktheit* **247** *Sozialpsychiatrie als Bergung von Nischen* **250** *Resümee* **263**

266 11 Rückblick und Ausblick

267 Ausblick auf weiterführende Forschungsfragen

269 »Homo sum ...« – Phänomenologie des Sensus communis und sozialpsychiatrische Grundhaltung

272 Literaturverzeichnis

Vorwort des Herausgebers

Samuel Thoma schafft eine Verbindung zwischen Phänomenologie, d. h. der möglichst unvoreingenommenen Betrachtung der subjektiven Erfahrung, und Sozialpsychiatrie, zwischen der subjektiven Seite der Schizophrenie und dem Sozialraum. Er knüpft an philosophische und frühe sozialpsychiatrische Traditionen an, nimmt Bezug auf Husserl und Kisker. Er zeigt, wie aktuell die unvoreingenommene Haltung und der anthropologische Blick auf unsere Erfahrung(en)im Rahmen der Psychoseseminare und der Trialogbewegung sind: Für mich ein Versuch, die Sozialpsychiatrie zu befreien von allzu enger rein psycho-pathologischer Wahrnehmung von Besonderheit und auch vom Anspruch die Psychiatrie zu perfektionieren. Wir brauchen eine mobile und vor Ort präsente, aber vor allem eine bescheidene und dialogische Psychiatrie.
Samuel Thoma dekonstruiert den gewichtigen, erschlagenden, zugleich diffusen und stigmatisierenden Schizophrenie-Begriff und spricht von Verrücktheit als konkreter Erscheinungs- und Ausdrucksform, als einem Herausfallen aus sozialer Ordnung und gesundem Menschenverstand. Geht in der Verrücktheit die Selbstverständlichkeit verloren – wie Blankenburg vermutet – oder ist sie als Ringen darum zu verstehen – wie der 2. Titel der Anthropologie-Reihe nahelegt?[1] Geht die Sinnhaftigkeit unseres Denkens und Handelns verloren oder müssen wir auf einer anderen Ebene suchen?
Samuel Thoma schafft einen theoretischen Raum, Sozialpsychiatrie neu zu denken. Das schließt die Möglichkeit einer kritischen Auseinandersetzung mit neuen Behandlungsformen mit ein. Mit großer Sorgfalt werden verschiedene Räume (Intimraum, soziale Teilräume) beschrieben und das Abstimmungsvermögen zwischen ihnen ausgelotet. Hinter scheinbar dysfunktionalen Phänomenen Sinn-Räume zu erschließen, kann nur gemeinsam und partizipativ gelingen. Dabei geht es um durch die UN-Konvention aktualisierte Begriffe und Vorstellungen sowie um die Ausgestaltung von »identitätsstiftenden Nischen« in Abgrenzung zu potentiell stigmatisierenden Prozessen im ungeschützten Sozialraum, aber auch in Abgrenzung zu einem geschlossenen und ausgrenzenden psychiatrischen Raum.
Hier sehe ich einen sehr wichtigen Bezug zur aktuellen Psychiatriepolitik, insbesondere zur Diskussion um die Ausgestaltung von Hometreatment oder stationsäquivalenter Akutbehandlung zuhause. Samuel Thoma konfrontiert uns mit der Warnung, dass der Schutz und die Privatheit des intimen sozialen Raums nicht verloren gehen darf und die integrierende Kraft des größeren sozialen Raums genutzt werden muss. Hier weist er unter anderem auf die Bedeutung des Takt-

1 Bock, Thomas; Heinz, Andreas: Psychosen. Ringen um Selbstverständlichkeit. Köln, 2016.

gefühls für die sozialpsychiatrische Grundhaltung hin, und zwar als Gespür für die Verletzlichkeit des Anderen und für die Grenzen des psychiatrischen Zugriffs. Aufsuchende Psychiatrie ist nicht bedingungslos besser, sie kann auch bedrohlich erlebt werden. Sie trägt nicht automatisch zur Aneignung von Erfahrung bei, sie kann auch entfremden. »Wenn die Psychiatrie zu mir nach Hause kommt, muss es eine andere sein, als die, die ich von der Akutstation kenne«, so formulierte es eine Betroffene im Hamburger Psychoseseminar.

Samuel Thomas Arbeit ist sehr verdienstvoll im Bemühen, eine Theorie der Sozialpsychiatrie zu schaffen. Einer Sozialpsychiatrie, die bewusster umgeht mit Subjektivität und Sozialem Raum, vorurteilsfreier mit der je unterschiedlichen Erscheinungsform von Verrücktheit und seelischen Ausnahmezuständen. Verrücktheit fordert uns alle miteinander zum Ringen um Selbstverständlichkeit auf – individuell, sozial, kulturell.

Mein Zugang zur Phänomenologie geschah im trialogischen und weitgehend gewaltfreien Diskurs des Psychoseseminars. Die anthropologische Sicht ergab sich fast zwangsläufig aus den trialogischen Diskursen in der Antistigmaarbeit. Das Sinnbedürfnis erschloss sich mir im daraus erwachsenen ersten partizipativen Forschungsprojekt, dem SuSi-Projekt.[2] Umso mehr bin ich dankbar, wenn sich daraus und dafür ein wissenschaftliches Fundament entwickelt. Genau das leistet diese Arbeit, dieses Buch.

Thomas Bock

2 Bock, Thomas; Klapheck, Kristin; Ruppelt; Friederike: Sinnsuche und Genesung. Erfahrungen und Forschungen zum subjektiven Sinn von Psychosen. Köln, 2014.

Vorwort

Bei der vorliegenden Arbeit handelt es sich um eine überarbeitete Fassung meiner philosophischen Doktorarbeit, die ich 2017 an der Universität Heidelberg unter dem Titel »Sensus communis und Verrücktheit im sozialen Raum. Ein phänomenologischer Beitrag zur Theorie der Sozialpsychiatrie« unter der Betreuung von Thomas Fuchs und Hilge Landweer abgeschlossen habe. Die Überarbeitung des Manuskripts für die Publikation beinhaltete vor allem eine Erweiterung des sozialpsychiatrischen und therapeutischen Teils. Da es sich ursprünglich um eine philosophische Abschlussarbeit handelt, wurden von mir an den im engeren Sinn philosophischen Ausführungen vor allem im ersten Teil der Arbeit keine Änderungen vorgenommen. Dies möchte ich vorwegschicken, da sich die in diesem Teil vorgenommenen Tiefenbohrungen für die eine oder den anderen eventuell als zu philosophisch und abstrakt lesen. Sollte dies der Fall sein, ist es für das Gesamtverständnis des Texts auch möglich, nach dem Kapitel 1 und 2 mit der Lektüre direkt zu Teil zwei der Arbeit (ab Kapitel 8) überzugehen. Außerdem wurden theoretische Vertiefungen, die für den weiteren Gang der Argumentation weniger relevant sind, eingerückt.

Ich danke York Bieger, Thomas Bock, Anne Katrin Bläser, Melanie Czarnik und Sandra Kieser für ihre bestärkende und tatkräftige Unterstützung bei der Veröffentlichung meiner Arbeit.

Samuel Thoma, Berlin, im Frühjahr 2018

Einführung

Zwei Ereignisse gaben den Anstoß für die vorliegende Arbeit. Das erste war der kritische Artikel *Sozialpsychiatrie – wohin?* von Hans-Joachim SALIZE (2012). In diesem Artikel prangerte Salize den »dramatischen Stillstand des Faches Sozialpsychiatrie in theoretischer und versorgungspraktischer Hinsicht« an und sah »nicht nur die Zukunftsfähigkeit des Faches [...], sondern auch die Lebens- und Versorgungsrealität der ihr anvertrauten Klientel« bedroht (ebd., S. 199). Einen Grund hierfür machte Salize, wie Andere auch (PRIEBE, 2012; FINZEN u.a., 2011), im massiven *Theoriedefizit* der Sozialpsychiatrie aus, weshalb er eine »Wiederbelebung des analytisch-theoriebildenden Diskurses« (SALIZE, 2012, S. 201) innerhalb des Fachs forderte.

Der zweite Anstoß für diese Arbeit war eine persönliche Erfahrung, die ich ein Jahr zuvor gemacht habe, und die ich hier kurz aus meiner Erinnerung rekonstruieren möchte. Im Februar 2011 besuchte ich die sozialpsychiatrische Tagung »Die Subjektive Seite der Schizophrenie« in Hamburg. Mein Interesse für Sozialpsychiatrie bestand schon länger: Während meines Medizinstudiums hatte ich mich erst mit der Phänomenologie, dann mit der phänomenologischen Psychiatrie beschäftigt und war darauf voller Begeisterung auf Texte von Walter von Baeyer, Caspar Kulenkampff und vor allem Karl Peter Kisker aus den 1960er- und frühen 1970er-Jahren gestoßen. Bei diesen Autoren schienen mir mit einem Mal die abstrakten und teils »verschwurbelten« Begriffe aus dem Kopf eines Ludwig Binswangers auf sozialpsychiatrische Füße gestellt; hier wurde die detaillierte phänomenologische Beschreibung der Erfahrung des Wahnsinns mit dem Blick auf die soziale Realität verbunden. Mit KISKERS *Dialogik der Verrücktheit* (1970 a) im geistigen Gepäck und voller Erwartung ging ich also auf die oben genannte Tagung. Doch ich wurde enttäuscht: Zwar diskutierte man auf der Tagung zahlreiche bedeutungsvolle sozialpsychiatrische Themen, von epidemiologischen Entwicklungen über neue, fortschrittliche Versorgungsmodelle und den Kampf um deren Finanzierung bis hin zur Kritik an der Pharmaindustrie – aber die Beschäftigung mit der »subjektiven Seite der Schizophrenie«, d.h. die für mich eigentlichen Fragen: »Wie fühlt sich Verrücktheit an?«, »Wie wird der Raum erlebt, wie die Zeit, wie das Selbst, wie die Mitmenschen?« und schließlich: »*Wie können wir uns verständigen?*« – all das kam in meinen Augen überhaupt nicht zur Sprache. Wo war hier Kisker und wo der Wahnsinn, so wie ich von ihm gelesen hatte?

Wie häufig auf Konferenzen finden die eigentlichen Ereignisse eher im Hintergrund oder in den Pausen statt. In der Eingangshalle der Veranstaltung hatte ein Mann begonnen, Gegenstände auf einer Decke auszubreiten und zum Verkauf anzubieten. Es handelte sich um ein Sammelsurium abgenutzter Gebrauchtwaren,

von zerlesenen Büchern über kaum funktionstüchtiges Werkzeug bis hin zu (nicht immer ganz jugendfreien) Zeitschriften. Der Mann lief unruhig hin und her, murmelte, er wolle das alles loswerden, wenn hier schon »zahlungskräftiges Publikum« auflaufe (was wohl sicherlich der Fall war). Er trank dabei aus einem Honigglas Instantkaffee, den er sich mit einem Tauchsieder an einer Steckdose zubereitete. Besonders interessant war zu beobachten, wie lange es dem »zahlungskräftigen Publikum« gelang, eine direkte Auseinandersetzung mit dem Mann zu vermeiden, und zwar durch die Kunst des bewussten Ignorierens bzw. der »höflichen Gleichgültigkeit«, wie GOFFMAN es nennt (1963/2009, S. 97 ff.; s. Kapitel 9.3.2 , S. 199 ff.). Doch der Mann schien diese Strategie zu durchschauen – irgendwann zog er eine Digitalkamera hervor und betrat den Vorlesungssaal. Dort begann er, während der Vorträge alle Anwesenden zu fotografieren, erst von den oberen Reihen aus, dann nahe dem Katheder. Dies wurde jedes Mal von einem Blitz und einem Piepen begleitet. Auch dieses Verhalten wurde vom »zahlungskräftigen Publikum« mit fast schon verbissener Ignoranz beantwortet, wobei manche im Saal langsam auf ihren Plätzen unruhig umherzurücken begannen. Schließlich kam es am Ende des Tages zum Eklat, als der Mann vor dem Eingang immer lauter zu sprechen, dann zu schreien begann, dabei teilweise mit Besuchern der Veranstaltung aneinandergeriet, die sich von seinem Geschrei oder davon, fotografiert zu werden, belästigt fühlten. Als ein namhafter Veranstalter der Tagung ihn konfrontierte und aufforderte, sein Verhalten zu unterlassen, hielt er ihm seine Kamera ins Gesicht und drückte mehrfach den Auslöser. Als der Mann den großen Sozialpsychiater, der gerade noch einen Vortrag gehalten hatte, dann auch noch anrempelte und damit vorerst in die Flucht schlug, raunte dem Sozialpsychiater ein anderer, im Fach sehr bekannter Kollege zu: »Sag mal, wer ist denn sein Betreuer? Wir müssen den anrufen!« Die Frage nach einer betreuungsrechtlichen Zwangsunterbringung des aufmüpfigen Manns stand also, so begriff ich, unmittelbar im Raum. Ob es dazu kam, weiß ich nicht. Die Situation wurde vorerst dadurch gelöst, dass die Veranstaltung für diesen Tag beendet war und man den Mann mit seinem Geschrei und seiner piependen Kamera sich selbst überließ. Am nächsten Tag waren er und sein Miniflohmarkt verschwunden.
Viele Fragen ließen sich im Anschluss an diese kleine Episode stellen. Der Mann war offensichtlich in irgendeiner Weise »verrückt« – und zwar ganz wörtlich verrückt gegenüber den alltäglichen, gültigen Verhaltensregeln der Gesellschaft. Was sagt der Verlauf der Begegnung über das Verhältnis der Gesellschaft zur Verrücktheit aus? Mehr noch: Was sagt es über die *Sozialpsychiatrie* aus? Denn es handelte sich ja um eine sozialpsychiatrische Tagung, und sicherlich war der Großteil der Besucherinnen[1] psychiatrische Profis, d. h. in den Worten KISKERS

1 In dieser Arbeit benutze ich zumeist abwechselnd das generische Maskulinum und das generische Femininum.

»die eingesetzten Specialisten der Alienation« (1970a, S. IX). Gerade sie hätten also die beste Antwort auf die Frage geben können müssen, wie mit dem verrückten Mann umzugehen war. Auch ich konnte freilich auf diese und die anderen Fragen keine Antwort geben. Aber die Begegnung mit dem besagten Mann war, auch wenn ich mich persönlich mit ihm nur ein wenig über seinen kleinen Flohmarkt unterhalten hatte, für mich wohl die wichtigste auf dieser Fachkonferenz. Auf seltsame Weise identifizierte ich mich mit ihm: So, wie für mich die »subjektive Seite der Schizophrenie«, so wie ich von ihr bisher gelesen hatte, auf der Tagung außen vor geblieben war, so war auch dieser etwas schrullige Mann nicht Teil der Veranstaltung, wie sehr er sich auch darin einzumischen versuchte. Diese zufällige Analogie – in der selbstredend das Eine (die Rolle der Phänomenologie in der Sozialpsychiatrie) allenfalls entfernt etwas mit dem Anderen (dem verrückten Mann im Foyer) zu tun hat – führte dazu, dass mich seither die Frage umso mehr beschäftigte, wie man die phänomenologisch-anthropologische Analyse von Verrücktheitserfahrungen mit der heutigen Sozialpsychiatrie zusammenbringen könnte. Auch wenn ich nicht der Meinung bin, dass hierdurch in Zukunft Probleme und Konflikte des Umgangs mit Verrücktheit gelöst werden können, war und bin ich davon überzeugt, dass die Sozialpsychiatrie hierdurch nicht nur konzeptuell, sondern auch in ihrer alltäglichen Haltung gegenüber der Verrücktheit etwas gewinnen würde.

Vorläufiges Ergebnis meiner Überlegungen ist die vorliegende Untersuchung. Sie hat den Titel »Common Sense und Verrücktheit im sozialen Raum. Entwurf einer phänomenologischen Sozialpsychiatrie«. Sie ist der Versuch, den diversen Aufrufen zur Theoriearbeit und Perspektiven in der Sozialpsychiatrie (Salize, 2012; Priebe, 2012; Finzen u.a., 2011) ein Stück weit nachzukommen. Im Titel der Arbeit sind mit »Sensus communis«, »Verrücktheit« und »sozialer Raum« drei schillernde Begriffe enthalten, die der einleitenden Erläuterung bedürfen. Dies gibt mir außerdem Gelegenheit, auf einige Besonderheiten meiner Untersuchung hinzuweisen.

Sensus communis

Grundsätzlich bewegt sich die Arbeit im Spannungsverhältnis von subjektiver Erfahrung, Verrücktheit und sozialer Ordnung. Diese drei Aspekte zugleich und im Wechselverhältnis im Blick zu behalten, scheint mir zentral für sozialpsychiatrische Theorie und Praxis. Wo diese drei Aspekte zusammenfließen, ineinander übergehen und wo sie sich als Allererstes bemerkbar machen, ist einerseits der *Alltag* und andererseits der *Sinn* für diesen Alltag: der Common Sense. Wer ihn bzw. den »gesunden Menschenverstand« verloren hat, kommt im Alltag nicht mehr zurecht, kommt mit den Anderen nicht mehr zurecht, wird von diesen Anderen zumeist schnell als »nicht mehr ganz richtig im Kopf«, »nicht mehr ganz bei Trost« erkannt.

Die Beschäftigung mit dem Common Sense – den ich dem Ausdruck »gesunder Menschenverstand« unter anderem aufgrund seiner weniger wertenden Bedeutung vorziehe – ist in der phänomenologischen Psychiatrie, angefangen bei Wolfgang BLANKENBURGS Untersuchungen (1971/2012, 1969/2007), bereits weit fortgeschritten. Vor allem Erich WULFF (2014, 2007) erkannte dabei in Blankenburgs Untersuchungen zum Common Sense und zur »natürlichen Selbstverständlichkeit« ein besonderes sozialpsychiatrisches Potenzial. Wulff verfolgte Blankenburgs Thesen jedoch nicht mehr mit dem Mitteln der Phänomenologie selbst (vgl. WULFF, 1995b). Hingegen können Jann SCHLIMMES und Burkhart BRÜCKNERS Forschungen (2017, 2015) als eine Fortsetzung von Blankenburgs Ansatz mit sozialpsychiatrischem Bezug gesehen werden. Die Autoren treiben dabei nicht nur eine schon von Blankenburg initiierte Verbindung der Psychiatrie mit der Soziologie des Alltags von Alfred Schütz weiter voran, sie zeigen vor allem auch den therapeutischen Nutzen dieses Ansatzes auf (vgl. BLANKENBURG, 1991b, 1984/2010, 1981). Schließlich muss Giovanni STANGHELLINIS umfassende phänomenologisch-psychiatrische Analyse des Common Sense erwähnt werden (2004). Stanghellinis Untersuchung stellt die wohl bislang systematischste phänomenologische Theorie und Psychopathologie des Common Sense dar. Darin werden verschiedene phänomenologische und phänomenologisch-psychiatrische Konzepte verbunden und sowohl auf die Schizophrenie wie auch auf die Depression angewendet.

Das thematische Feld des Common Sense ist in der phänomenologischen Psychiatrie also alles andere als unbearbeitet. Dennoch halte ich es für nötig, dieses Feld in der vorliegenden Arbeit und für meine Zwecke noch einmal von hinten aufzurollen. Dies möchte ich kurz bezüglich Stanghellinis Untersuchung begründen:

1. STANGHELLINI (2004, S. 9ff.) schlägt einen sehr weiten Begriff des Common Sense vor, in den sowohl das praktische Wissen um soziale Interaktion im Alltag wie auch die Fähigkeit der Einstimmung bzw. Abstimmung (*attunement*) mit Anderen einfließen und zu dem er schließlich auch das sinnliche Wahrnehmungsvermögen, die aristotelische *koinē aísthēsis*, zählt. Alle drei Aspekte verändern sich für Stanghellini in psychischen Erkrankungen auf leidvolle Weise. Einerseits schließe ich mich Stanghellinis erweiterter Begriffsverwendung an, andererseits halte ich es für begriffsgeschichtlich unangemessen, hierbei noch von »Common Sense« zu sprechen. Ich ziehe daher den Begriff des Sensus communis vor (vgl. Kapitel 3).
2. Stanghellinis Unterteilung des Common Sense erscheint mir nicht systematisch genug: So macht Stanghellini einen ungenauen Gebrauch des *attunement*-Begriffs, der teils auf der grundlegenden Ebene der Wahrnehmung in Erscheinung tritt, teils auf der Ebene leiblich habitualisierter und schon eingespielter sozialer Interaktion (vgl. STANGHELLINI, 2004, S. 9ff., 68ff., 78). Dem *attunement* wird wiederum dichotom der Bereich des Wissens und

Denkens gegenübergestellt. Stanghellini beachtet dabei nicht, dass Wissen und Denken selbst nicht ohne *attunement* zu begreifen sind.[2]

3. Zu guter Letzt finden sich bei Stanghellini kaum Bezüge zur Sozialpsychiatrie oder auch zu einer sonstigen therapeutischen Anwendung seiner Theorie.

Aus diesen Gründen versuche ich in der vorliegenden Arbeit, den Begriff des Sensus communis noch einmal systematisch, mit historischem Bezug auf die phänomenologische Psychiatrie und auf die Philosophiegeschichte zu entfalten und in seiner Bedeutung für die Sozialpsychiatrie nutzbar zu machen. Je nach Hintergrund der Leserin mag vielleicht der Eindruck entstehen, dass ich mich – aus psychiatrischer Sicht – in philosophischen Detailfragen verliere oder gerade diese – aus philosophischer Sicht – verkürzt behandle. Dies bitte ich nicht nur aufgrund der Interdisziplinarität meines Projekts zu entschuldigen, sondern auch, weil der Begriff des Common Sense, wie Maurice Natanson einmal sagte, »das potentiell ergiebigste Objekt philosophischer Untersuchungen« ist (1963, S. 909; vgl. Blankenburg, 1971/2012, S. 141). Es kann also wohl aus keiner Perspektive zufriedenstellend behandelt werden.

Verrücktheit und Schizophrenie

Anstatt von »psychischer Störung« oder »Krankheit« zu sprechen, bevorzuge ich den Begriff der Verrücktheit (zur weiteren Begründung s. Kapitel 1.3.2.b, S. 42 f.). Beispielhaft für die Verrücktheit befasse ich mich inhaltlich mit dem, was psychiatrisch als »Schizophrenie« bzw. »schizophrene Psychose« bezeichnet wird. Diese Wahl ist nicht unproblematisch, fand in den letzten Jahren doch eine Debatte in der Psychiatrie darüber statt, ob es die Schizophrenie als abgrenzbare Krankheitseinheit überhaupt gibt und ob diese diagnostisch sinnvoll ist (vgl. Schlimme u.a., 2016; Jäger u.a., 2012). Dabei muss natürlich auch an die stigmatisierende Wirkung des Schizophreniebegriffs und das damit assoziierte Vorurteil der Unheilbarkeit erinnert werden (vgl. Amering & Schmolke, 2012; Dörner, 1975 b). Dieser stigmatisierende Effekt ist einer der Gründe, weshalb sich heute sowohl unter Professionellen wie auch teilweise unter Betroffenen und Angehörigen die Rede von der als weniger brandmarkend empfundenen »Psychose« etabliert hat. Warum ich mich dennoch zumindest inhaltlich mit der schizophrenen Psychose befasse, hat drei Gründe:

1. Ich kann mich trotz der genannten Vorbehalte des Eindrucks nicht erwehren, dass die meisten Professionellen, aber auch manche Betroffene, wenn sie von Psychosen sprechen, in der Regel immer noch die Schizophrenie meinen – zumindest im Sinne der damit beschriebenen Erfahrungen. Eben

2 So werden von Stanghellini (2004, S. 87 ff., 90) etwa die Theorien Gadamers (vgl. 1960/1990) und Schütz' (Schütz & Luckmann, 1979, vgl. 1984) vereinseitigend der Wissens-Dimension des Common Sense zugeordnet, obwohl beide Autoren die Ein- und Abstimmung auf Andere als ein zentrales Element ihrer Konzepte begreifen.

diese Erfahrungen möchte ich unter dem Begriff der Verrücktheit in dieser Arbeit in einer neuen Perspektive diskutieren.

2. Das bloße Austauschen des Ausdrucks »Schizophrenie« durch »Psychose« wird in meinen Augen an deren Stigma nichts ändern, solange wir nicht lernen, mit dem damit benannten Zustand und seinem sozialen und ethischen Anspruch an uns besser umzugehen. Nötig ist also eher eine Diskussion über den als ›schizophren‹ bezeichneten Zustand und den Umgang damit als über seine Benennung.
3. Daran schließt sich drittens an, dass das, was unter Schizophrenie verstanden wird, noch immer wie keine andere Erfahrung mit dem gesellschaftlichen und psychiatrischen Bild von Verrücktheit verwoben ist (vgl. Woods, 2011; Sass, 1992). Wenn wir »Schizophrenie« hören, denken wir (Professionelle wie Nichtprofessionelle) an »Verrücktheit« und umgekehrt.[3] So erklärt Louis Sass: »The history of modern psychiatry is, in fact, partically synonymous with the history of schizophrenia, the quintessential form of madness in our time« (1992, S. 13).[4] Auch nach Delille und Kirsch (2016, S. 104) ist »Schizophrenie« das im 20. Jahrhundert am häufigsten benutzte wissenschaftliche Wort zur Bezeichnung des Wahnsinns, und Wulf Rössler (2011, S. 337) schließlich sieht in der Schizophrenie das »Forschungsparadigma für komplexe Erkrankungen« überhaupt in der Psychiatrie.[5]

Wer über Verrücktheit schreibt, muss sich also immer noch als Erstes mit dem psychiatrischen Konzept der Schizophrenie befassen. Die damit beschriebene Verrücktheit ist in meinen Augen nicht nur eine diagnostische, sondern vor allem eine soziale, eine philosophische und schließlich eine ethische Herausforderung, ja ein Appell, den wir nicht dadurch beantworten können, dass wir die Existenz dessen, was der Begriff der Schizophrenie umschreibt, leugnen. Was und vor allem *wen* aber umschreibt sie? Davon wird in dieser Arbeit noch die Rede sein.[6]

Ein weiterer diskussionswürdiger Aspekt ist das Material, auf das ich mich zur Beschreibung der Verrücktheit stütze: Es handelt sich ausschließlich um Material aus zweiter Hand, das ich von anderen Autorinnen und Autoren übernehme. Meine hierauf basierenden konzeptuellen Ausführungen sind damit von deren

3 Ein weiterer Aspekt hierbei ist die häufige Assoziation von »Schizophrenie« mit »Gespaltensein« oder auch »gespaltener Persönlichkeit«. Diese Assoziation werde ich in meiner Arbeit allerdings eher im Sinne eines Abgespaltenseins von der Gemeinschaft und der darin gültigen Regeln interpretieren.

4 Auch Stanghellini spricht von der Schizophrenie als »ultimate symbol of madness« (2004, S. 48).

5 Vgl. außerdem Maatz & Hoff (2017). Ich danke Lukas Iwer für wichtige Hinweise zu dieser Frage.

6 Abschließend soll aber meine Wahl der Schizophrenie als Beispiel für Verrücktheit den Verrücktheitsbegriff nicht hierauf einengen. Dass es außerdem – im Sinne einer »Einheitspsychose« – dynamische Übergänge zwischen verschiedenen Gestalten der Verrücktheit geben kann, halte ich ausdrücklich für möglich (vgl. Andersch, 2016).

Selektion und Interpretation abhängig. Zudem besteht dieses Material im Wesentlichen aus qualitativen *Einzelfallstudien*. Doch was lehrt der einzelne Fall? Welchen verallgemeinerbaren Wert hat er über sich selbst hinaus? Diese kritischen Fragen gegenüber der qualitativen Forschung verschärfen sich dadurch, dass viele der von mir erwähnten Studien mehr als fünfzig Jahre zurückliegen und sich Verrücktheit heute sicherlich anders ausdrückt als damals (vgl. Gonther, 2016; Woods, 2011). Dennoch greife ich aus folgenden Gründen auf alte, aber auch neuere phänomenologische Einzelfallstudien zurück:

1. Einzelfallstudien und -berichte eignen sich besonders gut dafür, die eigentliche Subjektivität des Wahnsinns, um die es der phänomenologischen Psychiatrie geht, angemessen zu beschreiben. *Was* Wahnsinn als erlebte und gelebte Realität ist – statistisch gesprochen: die Validität –, kann hier viel besser erforscht werden als in quantitativer Forschung.
2. Auch wenn Einzelfallanalysen nur eingeschränkt verallgemeinerbar sind, vermittelt doch ihre Lektüre und das Nachdenken darüber eine gewisse, virtuelle *Interaktionserfahrung* mit dem Wahnsinn, wie es keine quantitative Studie jemals leisten kann. Es ist das Mit-Leiden und das Mit-Genesen, das durch Einzelfallanalysen zumindest indirekt erlebt werden kann. Diesen Interaktionserfahrungen möchte ich in meiner Arbeit Raum geben.
3. Schließlich begründet sich mein Rückgriff auf klassische Einzelfallstudien aber auch damit, dass sie untrennbarer Teil jener phänomenologisch-psychiatrischen Tradition sind, die ich in der vorliegenden Arbeit mit der Sozialpsychiatrie zusammenführen möchte. Ich transferiere also bewusst alte Texte und die mit ihnen verbundenen Hypothesen in einen anderen thematischen und historischen Kontext, nämlich die heutige deutsche Sozialpsychiatrie, damit diese eine gegenwartsbezogene Wirkung entfalten können.

Abschließend erhebe ich mit dem Rückgriff auf Einzelfallstudien nicht den Anspruch, zu bestimmen, was Verrücktheit in einer allgemeinen Form ist.[7] Vielmehr gehe ich davon aus, dass diese nur in einem soziokulturell spezifischen Raum bestimmt werden kann. Aus diesem Grund befasst sich der zweite Teil der Arbeit mit dem *sozialen Raum*.

Sozialer Raum

Auch der soziale Raum ist, wie schon der Sensus communis und die Verrücktheit, ein vieldeutiger Begriff, den ich in der vorliegenden Untersuchung nicht allgemein bestimmten kann. Mit ihm verbinde ich vielmehr den Versuch, die phänomenologischen Analysen des Sensus communis und der Verrücktheit inhaltlich in einen konkreten sozialen Kontext zu überführen und methodisch mit sozialwissen-

7 Zu einer psychiatriehistorischen Einordnung von Einzelfallgeschichten sowie weiterführender Literatur siehe Schmitt (2016, S. 112 ff.).

schaftlichen Ansätzen zu erweitern. Neben einigen Verweisen auf Pierre Bourdieu, dessen Begriff des sozialen Raums ich jedoch nicht übernehme, setze ich mich vor allem mit Erving Goffman auseinander. Der Sozialpsychiater Asmus Finzen hat an vielen Stellen die Wichtigkeit dieses »Meister[s] der empirisch-soziologischen Kleinkunst« (Elias, 1978, S. 23) für die Sozialpsychiatrie betont. Zudem besteht eine besondere Nähe Goffmans zur phänomenologischen Lebensweltanalyse (vgl. Eberle, 1991). In meiner Behandlung des sozialen Raums setze ich mich dabei nicht nur mit Goffmans Konzepten auseinander, sondern versuche auch, mir in eigenen Beschreibungen dessen Methode der »Flaneurethnographie« (Dellwing, 2014, S. 46 ff.) anzueignen. Ebenso will ich aber auch den Blick des Flaneurs mit der phänomenologischen Erfahrungsperspektive »von innen« verknüpfen – um schließlich die methodische Begrenztheit sowohl Goffmans wie der Phänomenologie für das Verständnis des sozialen Raums zu eruieren.

Henri Maldiney

Als Nächstes sei eine kurze Anmerkung zu diesem in der deutschsprachigen Philosophie und Psychiatrie noch wenig bekannten Denker erlaubt, der in dieser Arbeit an verschiedenen Stellen aperçuhaft auftauchen wird. Bei Henri Maldiney handelt es sich um einen 2013 verstorbenen Phänomenologen aus Lyon, der eine besondere Nähe zur Psychiatrie hatte und in dessen Analysen immer wieder Wahnsinn, Ästhetik und Normalität der Erfahrung ineinander übergehen. Auch wenn die Texte Maldineys aufgrund seines erratischen und teilweise rätselhaften Stils nur schwer zugänglich sind, bin ich der Überzeugung, dass sein Werk wichtige Impulse für die Psychiatrie gibt. Diese Impulse versuche ich in meine Betrachtungen zu integrieren.

Schließlich will ich mit der Rezeption Maldineys, aber auch anderer französischer Autorinnen und Autoren die Tradition des Austauschs zwischen französisch- und deutschsprachigem Denken wiederbeleben, ein Austausch, der sowohl in der phänomenologischen Psychiatrie als auch in der Sozialpsychiatrie im letzten Jahrhundert stattfand (vgl. Thoma, 2017b).

Andere Theorien

Ein letzter Hinweis muss gemacht werden: Was im Folgenden entwickelt wird, ist lediglich ein *Beitrag* zur Theorie der Sozialpsychiatrie, ein Beitrag, der in keiner Weise erschöpfend sein kann und will. So mag sich die eine oder der andere beispielsweise fragen, warum ich in meiner Theorie der Lebenswelt und des sozialen Raums nicht auf Habermas' Unterscheidung von System und Lebenswelt eingehe, weshalb ich mich nicht mit dem längst in der Sozialpsychiatrie etablierten systemischen Ansatz auseinandersetze, wieso die psychoanalytische Theorie in meinen Konzepten keinen Raum einnimmt oder marxistisch orientierte Ansätze wie die der Kritischen Psychologie von mir unerwähnt bleiben. Ich nenne diese Ansätze hier, weil sie *alle* eine wichtige Rolle für die Sozialpsychiatrie spielen und in einer umfassenden Debatte um ihre theoretischen Grundlagen beachtet werden müssen. Was ich zeigen möchte, ist lediglich, dass auch der phänomenologisch-psychiatrische Ansatz in diesem Streit der Meinungen um die Theorie der Sozialpsychiatrie Gehör verdient. Hierdurch soll überhaupt dieser Streit, um den es in den letzten Jahrzehnten viel zu still geworden ist, stimuliert werden. Sollte mir auch nur dies gelungen sein, hat das vorliegende Projekt schon seinen Zweck erfüllt.

Beenden möchte ich meine Einführung mit einer Danksagung.

Meine Arbeit handelt von Verrücktheit. Ich selbst bin aber nur zu einem sehr geringen Teil verrücktheitserfahren. Ich danke deshalb all jenen Menschen, deren Erfahrungsschilderungen ich hier, meist aus zweiter Hand, verwende – hoffentlich angemessen und nicht als Parasit. Ohne diese Schilderungen hätte ich die vorliegende Arbeit nicht schreiben können. Zudem: In vielem hätte sie partizipativ sein müssen.

Als Nächstes danke ich meinem Betreuer Prof. Dr. Dr. Thomas Fuchs für seine bereitwillige und bestärkende Unterstützung sowohl in der allgemeinen Konzeptualisierung wie auch in konkreten Fragen meines Forschungsprojekts über all die Jahre. Auch Prof. Dr. Hilge Landweer bin ich zu großem Dank nicht nur für die Übernahme der Zweitbegutachtung, sondern auch für ihren hilfreichen Rat und ihr kritisches Bewusstsein verpflichtet.

Das evangelische Studienwerk Villigst hat das Projekt mit einem Promotionsstipendium gefördert. Dafür und für die vielen wissenschaftlichen und sozialen Angebote der Stiftung, insbesondere die Finanzierung der Teilnahme an zahlreichen Konferenzen, möchte ich mich von ganzem Herzen bedanken.

Besonders bedanken für die Korrektur von Auszügen meiner Promotion und meines nicht immer leicht verständlichen Schreibstils will ich mich bei Johanna Lang, Lukas Iwer, Guido Schulz, Hermann Elgeti, Dyrk Zedlick, Carolin Elz, Anne Freese, Karolina Dreit, Domenico Schneider, Isabella Marcinski und Burkhart Brückner. Außerdem danke ich Hendrika Thoma für die ausdauernde Korrektur des gesamten Texts.

Dank gebührt auch zahlreichen Personen, die mich während der Vorbereitung und im Laufe meiner Promotion durch ihre kritische Meinung begleitet haben und die bereits zum Teil genannt wurden: den Redaktionsmitgliedern der *Sozialpsychiatrischen Informationen,* und zwar insbesondere Ralf Seidel, Hermann Elgeti und Dyrk Zedlick; den Mitarbeiterinnen und Mitarbeitern der Sektion *Phänomenologische Psychopathologie und Psychotherapie* (Univ. Heidelberg), insbesondere Lukas Iwer, Zeno Van Duppen, Allan Køster, Remy Rizzo und Michela Summa; dem philosophischen Colloquium von Hilge Landweer, insbesondere Isabella Marcinski; Jan Slaby und seinem philosophischen Colloquium; der *Association Internationale Henri Maldiney,* insbesondere Fernando Landazuri und Jean-Pierre

Charcosset; Martin Heinze; Klaus Dörner; Alfred Kraus; Tilman Steinert; Burkhart Brückner; Jann Schlimme; Borut Škodlar; Anke Maatz; Julian Schwarz; Daniel Nischk; Elisabetta Basso; Emmanuel Delille; Martin Heinze; Louis Sass, Bernhard Waldenfels und Asmus Finzen.
Zu guter Letzt gilt mein Dank all jenen Menschen, die mich in diesen arbeitsreichen und nicht immer einfachen Jahren durch Fürsorge, durch ein offenes Ohr und ein antwortendes Herz unterstützt haben: meinen Eltern, meinen beiden Geschwistern, meinen Großeltern und meiner Großtante, meinen Freundinnen und Freunden (besonders Kwan Lurch und Guido Schulz) und schließlich Johanna Lang.

Berlin, im Mai 2017

1 Sozialpsychiatrie, phänomenologische Psychiatrie und ihr historisches Verhältnis

Thema der Arbeit ist eine theoretische Fundierung der Sozialpsychiatrie durch eine phänomenologische Theorie des Sensus communis und des sozialen Raums. In der damit angestrebten Verbindung von phänomenologischer Psychiatrie und Sozialpsychiatrie möchte ich eine häufig vergessene Tradition der frühen Sozialpsychiatrie fortführen. Um dies und damit den psychiatriehistorischen Hintergrund dieser Arbeit zu verdeutlichen, gehe ich zu Beginn auf das Verhältnis beider Schulen ein (1.1). Nachfolgend bestimme ich dann die Begriffe Sozialpsychiatrie und phänomenologische Psychiatrie (1.2 und 1.3). Abschließend gehe ich auf den historischen Bezug der beiden Schulen ein, um mich mit der Kritik einiger Sozialpsychiater am phänomenologisch-anthropologischen Ansatz auseinanderzusetzen (1.4). Hieraus werde ich dann Vorgaben für die weitere Untersuchung ableiten.

1.1 Historischer Bezug von phänomenologischer Psychiatrie und Sozialpsychiatrie

Es ist hier nicht möglich, ausführlich auf die Bedingungen und die Entwicklung der deutschen Psychiatriereform, mit der die Sozialpsychiatrie bzw. soziale Psychiatrie aufs Engste verknüpft ist, einzugehen. Unter all den roten Fäden, die sich durch die Psychiatriereform ziehen, möchte ich lediglich jenen der phänomenologischen Psychiatrie herausgreifen. Dieser rote Faden erlaubt besonders ein ideengeschichtliches Verständnis dessen, was Kersting (2004, S. 282 ff.) für die BRD als »Reform vor der Reform« bezeichnet hat, also derjenigen Veränderungen in der Psychiatrie in den späten 1950er- und frühen 1960er-Jahren, die die Grundlage der Reform in den 1970er-Jahren bildeten. Diese Reform vor der Reform prägten phänomenologische Psychiater der Universitätskliniken in Heidelberg und Frankfurt am Main.[8]

In Frankfurt a. M. hatte sich in den späten 1950er-Jahren die von Jürg Zutt und seinem Stiefsohn Caspar Kulenkampff vertretene *Verstehende Anthropologie*

8 Eine ausführlichere Darstellung der folgenden Betrachtung findet sich in Thoma (in Vorbereitung a).

zu einem phänomenologisch-anthropologischen Ansatz von internationalem Renommee entwickelt (vgl. ZUTT & KULENKAMPFF, 1958; SCHÖNKNECHT, 1999). Kulenkampff und sein Kollege Gregor Bosch, der zuvor wichtige Erfahrungen in der Psychiatriereform in Frankreich gesammelt hatte, eröffneten 1960 unter der Leitung Zutts eine Tagesklinik sowie eine Nachtklinik und experimentierten dort mit soziotherapeutischen Ansätzen aus Frankreich (KULENKAMPFF, 1997, S. 92 f.).[9] Die Psychiatrisch-Neurologische Klinik Heidelberg war Ende der 1950er- und Anfang der 1960er-Jahre ein wichtiger Entstehungsort für phänomenologisch-psychiatrische Konzepte.[10] Neben dem Klinikdirektor Walter von Baeyer trugen hierzu besonders Hubertus Tellenbach, Heinz Häfner und Karl Peter Kisker sowie wenig später auch Wolfgang Blankenburg von 1969 bis 1975 und Alfred Kraus ab 1965 bei. Von Baeyer, Häfner und Kisker wurden in den 1960er-Jahren zu wichtigen Promotoren der Psychiatriereform. Zunächst wirkten sie auf Veränderungen an der eigenen Klinik hin: 1959 öffneten sie eine erste der – bislang geschlossenen – Stationen ihrer Klinik, richteten 1960 zwei Rehabilitationsstationen und 1962 erste Nachtklinikplätze ein und brachten Patientennachsorge-»Clubs« auf den Weg (KERSTING, 2004, S. 282 ff.; ROTZOLL, 2012). Dabei stand besonders Kisker in engem Kontakt mit den Entwicklungen in Frankreich (vgl. 1970 b), insbesondere einem ihrer wichtigsten Vertreter, Henri Ey, dessen Hauptwerk er übersetzte (EY, 1967). Kisker erhielt 1966 den Lehrstuhl für Psychiatrie in Hannover. Dort entwickelte er in Wunstorf eine »Modelleinrichtung zur Erprobung soziotherapeutischer Maßnahmen« (BEYER, 2014, S. 30), die schließlich 1972 nach Fertigstellung des neuen Universitätsklinikums unter Kiskers Leitung in das erste sektorisierte Versorgungsmodell (sog. »hannoversches Modell«) einer Universitätsklinik in der deutschen Psychiatrie überführt wurde (ELGETI, 2015 b). In Heidelberg wiederum wurde mit der Planung eines *Modellinstituts für sozialpsychiatrische Forschung und Therapie* begonnen, das schließlich 1975 unter Häfner als *Zentralinstitut für Seelische Gesundheit* in Betrieb genommen wurde (HÄFNER & MARTINI, 2011).

Neben diesen lokal erwirkten Veränderungen waren die genannten Akteure auch auf versorgungspolitisch-nationaler Ebene aktiv: Ein von von Baeyer geleiteter Aktionsausschuss erstellte 1964 eine »Empfehlung zur zeitgemäßen Gestaltung psychiatrisch-neurologischer Einrichtungen«.[11] Ein Jahr später, 1965,

9 Zum Verhältnis der westdeutschen Sozialpsychiatrie zur französischen Psychiatrie vgl. *Sozialpsychiatrische Informationen* (2002) sowie THOMA (2017 b).

10 Binswanger war beispielsweise 1962 der Meinung, dass sein Werk an der Heidelberger Klinik am kreativsten weiterentwickelt würde (SPIEGELBERG, 1972, S. 105).

11 Forderungen nach besseren Behandlungsbedingungen für Patientinnen und Patienten wurden in Westdeutschland insgesamt erst Ende der 1950er-Jahre lauter. Für die psychiatrieinternen Debatten können, was den ärztlichen Bereich betrifft, exemplarisch der sogenannte »Rhein-Main-Club«, der hauptsächlich aus Oberärzten bestand, sowie das von psychiatrischen Assistenzärzten aus Freiburg ausgehende »Kellercolloquium« genannt werden (BRINK, 2010, S. 424; KULENKAMPFF, 1997, S. 90).

veröffentlichte Häfner mit von Baeyer und Kisker (1965) einen Aufruf über »Dringliche Reformen in der psychiatrischen Krankenversorgung der Bundesrepublik«.
Die genannten Ereignisse fanden allesamt vor der eigentlichen Psychiatriereform statt. 1970 kam es dann zur Gründung der »Deutschen Gesellschaft für Soziale Psychiatrie« (DGSP) als wichtigem politisch-sozialpsychiatrischem Sprachrohr (s. u., S. 31) (Bauer, 2003). Im August 1971 wurde im Bundestag die Erstellung eines Berichts über die Lage der Psychiatrie in der Bundesrepublik Deutschland, die Psychiatrie-Enquete, beschlossen. Kulenkampff übernahm den Vorstand der Kommission, Häfner wurde Stellvertreter. Nach einem Zwischenbericht 1973 erfolgte schließlich 1975 die Fertigstellung des umfassenden Enquete-Berichts, der das Programm der zu leistenden Reformen der nächsten Jahrzehnte vorgab.[12]

1.1.1 Rolle der phänomenologischen Psychiatrie für die Reform

Auch wenn wichtige Akteure der frühen Psychiatriereform der phänomenologischen Psychiatrie zuzurechnen sind, stellt sich die Frage, ob das Denken dieser Schule für ihr Handeln überhaupt eine Rolle gespielt hat. Von vielen werden eher die theoretischen Einflüsse aus Frankreich, England und den USA als die entscheidenden für die deutsche Psychiatriereform ausgemacht.[13] Doch die deutsche Psychiatrielandschaft war keine Tabula rasa, auf der diese Ansätze die Sozialpsychiatrie in Deutschland ganz neu entworfen hätten. Vielmehr bildete die phänomenologische Psychiatrie hierfür eine entscheidende Vorbedingung, und zwar, so will ich behaupten, nicht nur für das Denken ihrer Vertreterinnen und Vertreter, sondern insbesondere für die Entstehung einer grundlegenden, sozialpsychiatrischen *Haltung*, wie sie in den späteren Diskussionen um die Identität der Sozialpsychiatrie immer wieder herausgestellt wurde (s. S. 32 f.). Damit behaupte ich freilich nicht, dass die phänomenologische Psychiatrie die *einzige* Vorbedingung für die Reform gewesen sei. Eine wichtige Rolle spielten auch psychoanalytische Ansätze, die trotz der Vertreibung vieler Psychoanalytikerinnen und Psychoanalytiker während der Nazizeit einen wichtigen Einfluss auf das sozialpsychiatrische Denken nahmen und sich im Zuge der Reform teilweise mit phänomenologisch-

---

12 Zur Geschichte und Aktualität der Psychiatrie-Enquete siehe unter anderem Armbruster u. a. (2015); Brückner (2010, S. 136–143); Häfner (2013, 2014). Zu einer insgesamt kritischen Bewertung der Psychiatrie-Enquete siehe Brink (2010, S. 468–477).

13 Siehe Dörner (1975 a, S. 7 f.). Einen Überblick liefert auch der Sammelband »Schizophrenie und Familie« (Bateson u. a., 1969). Zur Epidemiologie siehe Redlich und Hollingshead (1958). Siehe außerdem Brink (2010, S. 413–418). Bezeichnend scheint auch, dass sich etwa in Kulenkampffs und Häfners Werk spätestens in den 1970er-Jahren praktisch keine Verweise mehr auf die phänomenologische Psychiatrie finden.

anthropologischen Ansätzen verbanden.[14] Dieser Aspekt kann hier leider nicht vertieft werden (s. SCHMITT, 2016, S. 103 ff.).

Ein großer Teil der deutschen Schulpsychiatrie der Nachkriegszeit war dem Jaspers'schen Unverständlichkeitspostulat des Wahns und daran anschließend dem Schneider'schen Somatose-Postulat der Schizophrenie verpflichtet.[15] Mit diesen Postulaten war gemeint, dass die Entstehung schizophrener Erlebnisformen (nicht der Erlebnisinhalt) nicht psychologisch verständlich, geschweige denn einfühlbar, sondern nur durch irreversibel fortschreitende organische Prozesse erklärbar sei. Die Schizophrenie wurde so vom Gros der Psychiaterinnen und Psychiater im Sinne dieses »Prozess-Gedankens« als eine schwere, letztlich degenerative Hirnerkrankung ohne Aussicht auf Heilung betrachtet (vgl. DÖRNER, 1975 b, S. 137). Psychotherapeutische Versuche galten als Kunstfehler, soziale Faktoren wurden überhaupt nicht in Betracht gezogen (KULENKAMPFF, 1997, S. 86). Demgegenüber bot die phänomenologische Psychiatrie damals eine entscheidende Alternative. Dem von der Schulpsychiatrie propagierten Unverständlichkeits-Theorem setzte sie einen Verständnisansatz entgegen, dem es im direkten Austausch mit dem Gegenüber um die Erfassung der Struktur bzw. der Gestalt (s. S. 37) der Wahnerfahrung und ihres Verhältnisses zur menschlichen Gemeinschaft ging. Programmatisch hieß es bei MINKOWSKI:

» [S]ie [die Verrücktheit] zeigt sich durch einen tiefen, auf den ersten Blick irreparablen Bruch. Aber wenn wir uns direkt vor einem unserer Mitmenschen befinden, wer auch immer er sein mag, können wir uns mit der Idee eines solchen Bruchs nicht zufrieden geben, noch darauf verzichten, in ihm einen Mitmenschen zu sehen. *Der Mensch ist dazu gemacht, das Menschliche zu ergründen.* Durch sein Wesen ist er dazu aufgerufen, ›Anthropologie‹ zu betreiben. [...] Und so entsteht das Bestreben, den Bruch auf ein Mindestmaß zu reduzieren [...]. Die Verrücktheit schließt das Menschsein aus der Gemeinschaft der Lebenden aus und wir, wir versuchen es wieder darin zu integrieren. [...] Ihm [dem Verrückten] wenden wir uns zu. Der Bruch, wenn er noch einmal aus Sicht der wesentlichen zwischenmenschlichen Beziehungen betrachtet wird, kann nicht akzeptiert werden. Und hier nimmt die nicht philanthropische, sondern anthropologische Bewegung der Psychiatrie ihren Anfang. « (1947, S. 339 f., kursiv i. O.)[16]

14 Zu denken ist u. a. an den Einfluss von Gaetano Benedetti und Christian Müller, die neben frühen Publikationen zur Psychotherapie der Schizophrenie (BENEDETTI, 1954–1955, 1955–1956; C. MÜLLER, 1955–1956) 1956 das *Erste Internationale Symposium für Psychotherapie der Schizophrenie* in Lausanne organisierten und die *International Society of Psychological and Social Approaches to Psychosis* gründeten. Zur weiteren Vertiefung siehe FÜRGUT (2016, S. 103 ff.); STÖCKEL (2013) und LOHFF (2013).

15 Zu denken ist hier an Karl Kleist (Frankfurt a. M.), Hans Bürger-Prinz (Hamburg) und ganz besonders Kurt Schneider (Heidelberg), vgl. KULENKAMPFF (1997, S. 86); JASPERS (1913/1946, S. 89); SCHNEIDER (1950/1976, S. 7–11); WULFF (1995 a). Vgl. FÜRGUT (2016, S. 77 ff.).

16 Alle fremdsprachig zitierten Quellen sind in dieser Arbeit, wenn nicht anders angegeben, eigene Übersetzungen.

Minkowskis letzte Anmerkung macht deutlich, dass es der phänomenologischen Psychiatrie nicht um eine bloße Liebe zum Menschen (Philanthropie) ging – ihr Verstehens- und Verständigungsanspruch war und ist durchaus wissenschaftlicher Art im Sinne des Durchsichtigmachens von Erfahrungsstrukturen. Zugleich drückt sich hierin aber in kondensierter Form eine gegenüber der damaligen Mainstream-Psychiatrie fundamental andere *Haltung* zur Verrücktheit aus: der Anspruch, die starren Grenzen von Normalität und Verrücktheit zu überschreiten und die Verrücktheit vor einem zwischenmenschlich-lebensweltlichen und nicht biologisch-naturwissenschaftlichen Hintergrund zu betrachten; die Bereitschaft, sich selbst in ihr wiederzuerkennen und sich auf sie einzulassen; der Versuch, den verrückten Menschen wieder an der »Gemeinschaft der Lebenden« (ebd.) teilhaben zu lassen.

Es ist vor allem diese Haltung, durch die die phänomenologische Psychiatrie früh starke Anziehung auf emanzipatorische Ansätze in der Psychiatrie ausübte.[17] Ein veranschaulichendes Beispiel für die Differenz zur damaligen Schulpsychiatrie und die Folgen gibt die Auseinandersetzung zwischen Kulenkampff und Conrad um die Frage der »abnormen Krise«.[18] Kulenkampff berichtete vom Fall eines sich ungeschickt verhaltenden und unglücklich verliebten jungen Mannes namens Karl Braun, der aus der Erfahrung der abgewiesenen Liebe heraus eine schizophrene Psychose entwickelte.[19] Kulenkampff bezog sich in seiner Analyse allein auf die Evidenz von Brauns Erlebniswandel und vermied es ausdrücklich, hiervon auf organische Prozesse zu schließen. Auf der Erlebnisebene erschien die Entstehung der Schizophrenie *durch äußere Umstände bedingt*: Wenn sich der junge Mann nicht unglücklich verliebt hätte, wäre er nach Kulenkampff auch nicht schizophren geworden.[20] Conrad (1963, S. 296 ff.) hingegen verwies, hier als als Vertreter der

17 Als Beispiele seien hier der einflussreiche Psychiatriekritiker Michel Foucault (1954/2001, 1954; Basso, 2012; Brückner u. a., 2017) genannt, dessen frühe Schriften ganz im Zeichen der phänomenologischen Psychiatrie stehen, aber auch Ronald D. Laing (1960/1987) sowie Franco Basaglia (1981) in Italien.

18 Zur historischen Relevanz dieser Diskussion insbesondere für das damalige Verständnis der Schizophrenie vgl. Schmitt (2016, S. 151 ff.).

19 Dieser von Kulenkampff als »abnorme Krise« benannte Vorgang wird in der klassischen Psychopathologie, etwa bei Jaspers (1913/1946, S. 319–328), als »reaktive Psychose« bezeichnet.

20 So erklärte Kulenkampff (1963, S. 307), dass Brauns Freiheitsverlust »in der geschichtlich gewordenen Person verwurzelt ist und erst anläßlich der gewissermaßen dazugehörigen spezifischen Situation aktualisiert wird und so zum Vorschein kommt. Tritt das Nichtkönnen antinomisch mit einem Müssen – im Falle Braun einem Verzichtenmüssen – zusammen, kommt die Dynamik der abnormen Krise, die Umwandlung in eine psychotische Existenzweise in Gang. Von diesem Standpunkt aus muß es allerdings für wahrscheinlich erachtet werden, daß Karl Braun zum mindesten nicht zu diesem Zeitpunkt schizophren geworden wäre, wenn ihm Karin nicht begegnet wäre, vielleicht Karin sich auch nicht von ihm abgewandt oder ihn gar geheiratet hätte.« Kulenkampff erarbeitete so aus seiner Analyse Ansätze zu einem Krisenmodell der Schizophrenie, das er wiederum an anderer Stelle (1962) soziologisch weiter ausformulierte. Vgl. auch von Baeyers Konzept der *Situagenie* (1966/1985). Auf den Krisenbegriff wird in dieser Arbeit mehrfach rekurriert (s. Kapitel 4.4, S. 100 ff. und 10.1.1, S. 226 ff.).

Schulpsychiatrie argumentierend,[21] auf die biologische Fehlanlage des Patienten, die von vornherein die Entstehung der Schizophrenie determiniert habe, gleichgültig, ob sich der Mann unglücklich verliebt hätte oder nicht. Aus den Positionen Kulenkampffs und Conrads leiteten sich unmittelbar therapeutische Konsequenzen ab: Da für CONRAD (1963, S. 301) die Entstehung einer Schizophrenie letztlich allein auf einem biologischen Prozess gründete, hielt er – ganz im Sinne der damaligen Schulmeinung – psychotherapeutische Ansätze für sinnlos. Kulenkampffs Ansatz hingegen verwies in der Orientierung am subjektiven Erleben des Patienten auf den lebensgeschichtlichen wie sozialen Kontext, in dem sich sein Wunsch nach menschlicher Nähe und Liebe verfing. Wo Conrad das biologische Schicksal eines schizophrenen Prozesses sah, beschrieb Kulenkampff (1963, S. 307) die abwendbare Tragik einer mitmenschlichen Situation.
An diesem Beispiel kann man abschließend beobachten, wie die anthropologische Haltung zu einer soziotherapeutischen und sozialpsychiatrischen wird: Kulenkampff bemerkt rückblickend, wer sich dauerhaft mit der verrückten Welt psychisch Kranker beschäftige, nehme auch auf diese Weise vermittelt die »konkreten Verhältnisse außerhalb des Stationszimmers und der Klinikpforte« wahr und werde so schließlich empfänglich für »aus der handfesten Wirklichkeit stammende Rezepturen« für deren Behandlung. Ähnlich ließe sich dies auch für einige Schüler Kiskers in Hannover zeigen[22] sowie schließlich für Klaus DÖRNER, der mir einmal rückblickend mitteilte:

» Ich und meinesgleichen, die wir vom Denken zum Tun übergingen, waren gut damit beschäftigt, für die Grundbedürfnisse des Wohnens und Arbeitens der Psychose-Menschen (sozialtechnokratisch) zu sorgen. Aber dennoch lebte darin etwas von unseren Vorläufern (Kisker, Häfner, Blankenburg, Kulenkampff, Wulff) weiter; so etwa in meinem ›Bildungserlebnis‹, dass auch alle Schizophrenen – wie alle anderen Menschen – vielleicht noch zugespitzter – ›Bedeutung für Andere‹ haben und brauchen. « (2011)[23]

Gerade an Dörner lässt sich auch der Bogen schlagen zu einer politischen wie epistemologischen Parteinahme für die Subjektivität des Wahnsinns (s. S. 26), einer

21 Conrads Einordnung fällt schwer. Einerseits steht der von ihm vertretene gestaltpsychologische Ansatz durchaus der Phänomenologie nahe, andererseits positionierte Conrad sich in Diskussionen wie der dargestellten eher gegen die Phänomenologie und vertrat im Zweifel eher biologische Thesen – ein Umstand, der besonders im Nationalsozialismus fatale Folgen hatte (CONRAD, 1940; SAMBALE, 2014).

22 Siehe SEIDEL (2007, 2013); DREES (2013, S. 44). Empirisch wurde dieser Umstand jüngst von SÖHNER u.a. (2017) belegt.

23 Wenn Dörner hier auch Wulff erwähnt, ist anzunehmen, dass er sich auf dessen frühe phänomenologisch- anthropologische Schriften bezieht (s. u., S. 46). Insgesamt überrascht heute diese rückblickende Beurteilung, bedenkt man den Prozess, den Dörner dem phänomenologischen Ansatz in den 1970er-Jahren in seinem Klassiker »Bürger und Irre« (DÖRNER, 1969/1975) macht (s. u., S. 46 f.).

Parteinahme, wie sie von Dörners und Plogs Lehrbuch *Irren ist menschlich* (1978) bis zu heutigen Plädoyers für eine anthropologische Psychiatrie (vgl. Bock & Heinz, 2016) ein Grundmotiv der deutschen Sozialpsychiatrie bildet. Dies möchte ich in der folgenden Begriffsbestimmung der Sozialpsychiatrie näher betrachten.

1.2 Sozialpsychiatrie

Im Begriff »Sozialpsychiatrie« stecken die Begriffe »Sozial« und »Psychiatrie«. »Sozial« kommt von lat. *socius* = Gefährte, Verbündeter und kann sowohl im analytischen Sinn das Verhältnis zwischen Individuum und Gesellschaft bezeichnen wie auch im normativen Sinn auf ein der Gesellschaft oder den Mitmenschen dienliches Verhalten verweisen (vgl. Schmitt, 1999, S. 38). Der von Johann Christian Reil 1808 eingeführte Begriff »Psychiatrie« (Peters, 2007, S. 426) leitet sich aus dem griechischen ψυχή (psyché – Seele) und ἰατρός (iatrós – Arzt) ab. Es handelt sich um eine medizinische Institution, die auf der deskriptiven Ebene die Beschreibung, Diagnostik und Erforschung psychischer Erkrankungen und auf der normativ-praktischen Ebene die Behandlung dieser Erkrankungen gemäß einer bestimmten Norm von Gesundheit zum Ziel hat. Deskriptive und praktische Ebene lassen sich jedoch nur theoretisch trennen, steckt doch schon in der Erforschung einer Erkrankung die normative und soziokulturell verankerte Annahme, dass es sich hierbei um eine zu behandelnde Erkrankung handelt. Vorläufig und allgemein wird Psychiatrie hier als eine *historisch gewachsene, kulturell determinierte, aus unterschiedlichen Methoden bestehende, wissenschaftliche wie praktische Institution zur Behandlung psychisch kranker Menschen* bestimmt. Hiervon ausgehend werde ich Sozialpsychiatrie in dieser Arbeit als wissenschaftliches Fachgebiet der Psychiatrie verstehen, das die Entstehung psychischer Krankheit aus der Interaktion von Individuum und Gesellschaft empirisch untersucht, theoretisch begründet sowie hieraus Konzepte zur Behandlung psychischer Krankheit entwickelt. Ihr Grundsatz ist dabei *Subjektorientierung in sozialer Perspektive*. Dies wird nun erläutert.

Historisch waren die Begriffe »Psychiatrie« und »Sozialpsychiatrie« nicht von vornherein getrennt. Im Gegenteil hatte die Psychiatrie als eigenständige medizinische Disziplin von vornherein sozialtheoretische wie -therapeutische Komponenten (W. Schmitt, 1999).[24] Erst seit dem frühen 20. Jahrhundert wird von einem eigenständigen Gebiet der Sozialpsychiatrie beziehungsweise der sozialen Psychiatrie gesprochen (Priebe & Schmiedebach, 1997, S. 3). Der Begriff nahm allerdings

24 So wurden in Deutschland ab dem »Vormärz« der 1848er-Revolution die Begriffe »sozial« und »Medicin« zusammengedacht – wobei es hier um die Förderung der allgemeinen Gesundheit der Mitglieder einer Gemeinschaft ging sowie um die Analyse verschiedener sozialer und ökonomischer Bedingungen hierfür (Priebe & Schmiedebach, 1997, S. 4).

früh eine rassistische und eugenische Bedeutung an, so etwa bei Max Fischer, dem es hierbei vor allem um die Herstellung eines gesunden Volkskörpers auf Kosten der Einzelnen ging (ebd., S. 5).[25] Auf den verhängnisvollen Verlauf dieser Deutung der Begriffe »Sozialpsychiatrie« und »soziale Psychiatrie« in der NS-Zeit kann hier nur verwiesen werden.[26]

In den 1960er-Jahren änderte sich die Bedeutung der Begriffe: Sich für eine »soziale Psychiatrie« einzusetzen meinte von nun an, dass die sonstige Psychiatrie im normativen Sinn *nicht* sozial, sondern gar unsozial sei, d.h. sich nicht um die Problematik des Einzelnen und seiner Teilhabe am gesellschaftlichen Leben kümmere. Der Ausdruck »soziale Psychiatrie« war etwa für Klaus Dörner und Ursula Plog nur »als kritischer Begriff sinnvoll, als Protest gegen eine Psychiatrie, die ihrem Anspruch nicht entspricht [...] [,] den Bedürfnissen der psychisch Leidenden gerecht zu werden« (1972, S. 8). Mit dieser politischen Parteinahme war auch die Forderung nach einem fundamentalen Perspektivwechsel bezüglich des Wahnsinns verbunden: Er sollte in seiner menschlichen Subjektivität und seinem sozialen Zusammenhang als ein Zustand erkannt werden werden, der alle etwas angehe. Diese zugleich politische wie epistemologische Geste – die sich etwa in Dörners und Plogs Lehrbuch *Irren ist menschlich* (1978) ausdrückte – verbindet historisch die Sozialpsychiatrie mit der phänomenologischen Psychiatrie (s. S. 29 f.). Zugleich ist die Subjektorientierung bis heute Kernelement der Sozialpsychiatrie, wie sich nicht nur an zahlreichen Publikationen, sondern auch Betroffeneninitiativen wie *Irre menschlich* oder Tagungsreihen wie *Die subjektive Seite der Schizophrenie* erkennen lässt.[27]

Folgt man der Darstellung Priebes und Schmiedebachs (1997), so bezeichnete seit den 1960er-Jahren »Sozialpsychiatrie« eher einen bestimmten Bereich psychiatrischer Theoriebildung und empirischer Forschung sowie der Versorgungsplanung und -umsetzung. Demgegenüber verweist der Begriff »soziale Psychiatrie« mehr auf eine gesundheitspolitische beziehungsweise gesellschaftspolitische Bewegung, die gleichwohl ebenfalls auf die Durchsetzung einer bestimmten Versorgungspraxis drängt.[28]

25 Georg Ilberg war (1904) der Erste, der den Ausdruck »soziale Psychiatrie« verwandte. Max Fischer verstand dann »soziale Psychiatrie« und »sozialpsychiatrisch« in synonymer Weise und machte sich als Erster systematische Gedanken über ihren Inhalt (Priebe & Schmiedebach, 1997, S. 4).

26 Die Ideologie des »gesunden Volkskörpers« führte durch die damalige Psychiatrie und das »Gesetz zur Verhütung erbkranken Nachwuchses« zur Ermordung von etwa 300.000 psychiatrischen Patientinnen und Patienten und zur Zwangssterilisation von um die 400.000 Menschen (Dörner, 2002, 1999; Bastian, 1982).

27 Vgl. http://www.irremenschlich.de/basiswissen/psychosen sowie https://www.uni-greifswald.de/universitaet/information/aktuelles/detail/n/die-subjektive-seite-der-schizophrenie-tagung-in-stralsund/?no_cache=1&cHash=afe4bc91d4aec4edc646fa88f33685d4 (beide Seiten abgerufen am 19.04.2017).

28 Dies zeigt sich etwa an der Gründung der »Deutschen Gesellschaft für Soziale Psychiatrie« (DGSP) 1970. Hier wurde »sozial« im normativen Sinn verstanden, aber gerade *nicht* als Bemühung um das Wohl der Gemeinschaft, sondern im Sinne der Verantwortung der Gesellschaft für den einzelnen, psychisch leidenden Menschen.

In der Fachwelt besteht allerdings Uneinigkeit darüber, ob es sinnvoll ist, von der Sozialpsychiatrie als einem getrennten Gebiet der Psychiatrie zu sprechen.[29] Entgegen Priebes und Schmiedebachs (1997) sowie Wancatas (2013) Betonung der Eigenständigkeit der sozialpsychiatrischen Disziplin – beispielsweise gegenüber der biologischen Psychiatrie[30] – wird etwa eingewendet, dass dies zu einer fortschreitenden Zersplitterung der psychiatrischen Wissenschafts- und Therapielandschaft führe (Bauer, 2013; Weise, 1986/2006). Die Sozialpsychiatrie sei als Wissenschaft bereits integrativer Bestandteil der allgemeinen Psychiatrie. Eben so intendierten Dörner und Plog bereits 1972 ihre Formulierung: »Psychiatrie ist soziale Psychiatrie oder sie ist keine Psychiatrie.«[31] Von anderen wiederum wird Sozialpsychiatrie nicht als eine Teildisziplin der Psychiatrie, die sich mit eigener Methodik, eigenem Forschungsthema und Therapie von anderen Disziplinen unterscheidet, verstanden, sondern vor allem als *Haltung* und *Betrachtungshorizont.* Hier ist Hermann Elgetis (2010) Position hervorzuheben: Ihm zufolge besteht die *sozialpsychiatrische Grundhaltung*[32] in der *Betonung der sozialen Dimension* psychischer Störungen, dem Plädoyer für eine *gemeindepsychiatrische Organisation* der Hilfen und im *offenen Dialog* aller Beteiligten in den verschiedenen Bereichen der Psychiatrie. Diese Grundhaltung konkretisiere sich wiederum in entsprechenden sozial orientierten Forschungsansätzen, wissenschaftlichen und therapeutischen Institutionen sowie schließlich in einer gesundheitspolitischen Bewegung (vgl. Narr, 1991, nach Hoffmann-Richter, 1995, S. 22).[33] Da eine solche fundierende Haltung wiederum als explizit »sozialpsychiatrisch« und nicht bloß als »psychiatrisch« benannt wird, steht sie offenbar anderen Haltungen gegenüber.

Wenn also etwa ein Kritiker des Ausdrucks »Sozialpsychiatrie« wie Klaus Weise (1986/2006, S. 41) erklärt, dass das »Problemgebiet, das mit dem Begriff Sozialpsychiatrie umschrieben wird, nach wie vor eine zentrale Bedeutung für die Entwicklung der Psychiatrie hat«, und die Forschung zu den Fragen der Sozialpsychiatrie ihm zufolge für die Psychiatrie bestimmend sein werden, fragt sich, warum diese Problemgebiete und Weises damit verbundene Haltung nicht auch als

29 Für eine ausführlichere Übersicht dieser Debatte siehe Elgeti (2010).

30 Siehe http://www.dgbp.eu/ (abgerufen am 19.04.2017).

31 Dörner & Plog (1972, S. 8, vgl. 1978, S. 18). Fischer gab diese Parole bereits 1919 aus, damals allerdings mit deutlich eugenischen Konnotationen (Fischer, 1919, S. 529; Priebe & Schmiedebach, 1997, S. 5).

32 Zwischen Haltung und Grundhaltung unterscheide ich im Folgenden nicht, da dies auch in der dargestellten Debatte nicht geschieht. Eine philosophische Einordnung des Haltungsbegriffs wird von Autorinnen und Autoren nicht vollzogen und kann auch hier nicht geleistet werden. Dies wäre für zukünftige Diskussionen über die Sozialpsychiatrie allerdings durchaus lohnenswert. Zur Philosophie der Haltung siehe u. a. Kurbacher (2017) sowie Wüschner (2017).

33 In ähnlicher Weise stellt Johann Pfefferer-Wolf (1999, S. 281 f., 291 ff.) in seiner Untersuchung über den *sozialpsychiatrischen Habitus* die psychosoziale Perspektive auf psychische Krankheiten und die psychosoziale Praxis als entscheidendes Charakteristikum der sozialpsychiatrischen Haltung heraus. Damit geht es dem Autor darum, individuelle, psychische Entwicklungen und Störungen in ihrem häufig widersprüchlichen Verhältnis zum sozialen Kontext zu betrachten.

»sozialpsychiatrisch« bezeichnet werden sollten. Weise fordert eine »dialektische Negation« innerhalb einer umfassenden Synthese der Psychiatrie (ebd., S. 43). Warum sollte innerhalb einer solchen Synthese nicht einer der negierenden Pole auch »sozialpsychiatrisch« genannt werden? Es scheint nicht einsichtig, warum die bloße Benennung einer Meinung, Haltung oder Wissenschaft notwendig zur beklagten Abkapselung und Segmentierung dessen führen sollte, worum es ihr geht.

Dieser Überlegung folgend gehe ich in der vorliegenden Arbeit davon aus, dass Sozialpsychiatrie sowohl als theoretisch-praktische Wissenschaft wie auch als Haltung einer eigenen Benennung und Begründung bedarf. Mein Ziel ist ein Theoriebeitrag zu einem spezifischen Standpunkt psychiatrischer Wissenschaft und Praxis im Streit der Meinungen innerhalb der Psychiatrie. Dabei komme ich im Anschluss an die hier zu entwickelnde Theorie des Sensus communis, der Verrücktheit und des sozialen Raums schließlich auf die Frage einer fundierenden sozialpsychiatrischen Grundhaltung wieder zurück (s. Kapitel 11).[34]

Abschließend möchte ich auf Bereiche, die mit der Sozialpsychiatrie assoziiert sind, eingehen:

a) Antipsychiatrie

In der sozialpsychiatrischen Literatur finden sich zahlreiche dezidierte Abgrenzungen von der sogenannten »Antipsychiatrie«.[35] Auch wenn der Begriff »Antipsychiatrie« selbst aus historischer Sicht problematisch ist[36] und diese Abgrenzung durch die Sozialpsychiatrie teilweise auch politisch-strategische Gründe hatte,[37] lässt sich doch in der sogenannten »Antipsychiatrie« eine größere Tendenz dazu ausmachen, psychische Krankheit als »eine gleichsam gesunde Reaktion auf eine pathologische Gesellschaftsstruktur« (Blankenburg, 2007, S. 159) zu deuten und die Psychiatrie entsprechend als Herrschaftsorgan der krank machenden

34 Da es sich in vorliegender Arbeit außerdem um eine theoretische und wissenschaftliche Arbeit handelt, wird der Ausdruck »soziale Psychiatrie« gemäß Priebes und Schmiedebachs (1997) Unterscheidung nur für den gesundheitspolitischen Kontext verwendet – was jedoch nicht bedeutet, dass diese Arbeit als theoretische Grundlegung der sozialpsychiatrischen Wissenschaft sowie der sozialpsychiatrischen Grundhaltung nicht auch Wichtiges für die Bewegung hin zu einer sozialen Psychiatrie abwerfen könnte.

35 Siehe Kisker (1976, 1979); Wulff (1972b); Hoffmann-Richter (1995, S. 21); Finzen (2010b, S. 145).

36 Zur Begriffsbestimmung und Begriffsgeschichte der Antipsychiatrie vgl. Barberi (2011); Duncan (2006); Dain (1994); Bopp (1982).

37 Zu denken ist hier im Besonderen an die Vorfälle des Heidelberger psychiatriekritischen Projekts *Sozialistisches Patienten Kollektiv*, dessen Gewaltbereitschaft und polizeiliche Arretierung politisch die sozialpsychiatrische Bewegung in der Öffentlichkeit in Misskredit brachte und u.a. die Berufung Kiskers nach Heidelberg verhinderte (vgl. Kisker, 1976, S. 112 ff.; Pross, 2016). Am Nächsten kamen sich beide Bewegungen in Deutschland wohl in Form des »Mannheimer Kreises« – einem Diskussionsforum psychiatriekritischer Bürger, aus dem schließlich die Gründung der DGSP hervorging (Finzen, 2010a, S. 150 ff.). In dieser Gründung lag jedoch auch eine dezidierte Abgrenzung von der Antipsychiatrie: In die DGSP eintreten konnte nur, wer selbst professionell im Bereich der Psychiatrie tätig war (ebd., S. 162). Ich danke Richard Suhre (DGSP) für die Bestätigung dieser Tatsache.

Gesellschaft anzuprangern. Demgegenüber hält die Sozialpsychiatrie tendenziell am Begriff der psychischen Krankheit eines Individuums fest, um gleichzeitig nach den pathogenen sozialen Ursachen und nach einer sozialen Therapie zu fragen. Es liegt jedoch auf der Hand, dass von der Betonung der Menschlichkeit und der sozialen Einbettung des Wahnsinns seitens der Sozialpsychiatrie durchaus Übergänge zu einer »antipsychiatrischen« Sicht bestehen und somit eine eindeutige Abgrenzung nur für Extrempositionen möglich ist.[38]

b) Gemeindepsychiatrie

Dieser Begriff wird von Dörner u.a. (1979, S. 14) als

> » Netz von miteinander in Beziehung stehenden Personen und Einrichtungen, die in einem bestimmten sozio-geographischen Bereich an der Herstellung, Erhaltung und Wiederherstellung psychischer Gesundheit [...] arbeiten «

begriffen. Dabei wird von den Autoren die Gemeinde als »konkretes Moment der Gemeinschaft« definiert (ebd., S. 15).[39] Im Verhältnis zur Sozialpsychiatrie sehen die Autoren die Gemeindepsychiatrie als *konkrete Umsetzung* von sozialpsychiatrischer Theorie und Empirie. Allerdings wurde seither an dem Begriff »Gemeindepsychiatrie« Kritik geübt, da es der Versorgung weniger um die Gemeinde selbst als um die darin hilfsbedürftigen Personen gehen müsse.[40] Ganz im Sinne der bereits angesprochenen Subjektorientierung wurde daher für eine in der Gemeinde verankerte, »personenzentrierte Versorgung« plädiert, die vor allem als eine *wohnortnahe* Psychiatrie verstanden wurde.[41] »Sozialpsychiatrie« bedeutet demnach im Wesentlichen *Subjektorientierung in sozialer Perspektive* – Gemeindepsychiatrie stellt eine Umsetzungsform dieses Ziels dar.[42]

---

38 Ähnlich verhält es sich auch mit dem von Matthias Heissler (2011, 2012) unter Verweis auf Pat Bracken und Philip Thomas (2001; 2013) eingebrachten Konzept der »Postpsychiatrie«, das vor allem eine radikale Kritik der intramuralen, institutionellen Psychiatrie zum Ausdruck bringt – eine Kritik, die eben auch in der Sozialpsychiatrie weitverbreitet ist.

39 Der Begriff der Gemeinde wurde von Dörner später (2007, S. 97 ff.) unter dem Begriff der Nachbarschaft als lokaler, »dritter Sozialraum« reformuliert. Ich werde ihn in dieser Arbeit als »Bekanntschaftsraum« reformulieren (Kapitel 9.2, S. 192 ff.).

40 Vgl. Dörner u.a. (1979, S. 15); Brückner (2012, S. 12); Salize (2012, S. 199).

41 Kunze u.a. (1995, S. 459) sowie Schott & Tölle (2005, S. 317, 567) ziehen dabei den Ausdruck »gemeindenahe Psychiatrie« vor.

42 Man kann sich hier die Frage nach dem Sinn des Wortes »soziologische Psychiatrie« stellen. Der Ausdruck »soziologische Psychiatrie« ist historisch nicht etabliert und wurde m.W. nur von Jürg Zutt verwendet (Schönknecht, 1999, S. 100). Der Unterschied zur Soziologie scheint darin zu liegen, dass es der Soziologie doch vorrangig um die Erforschung der Gesellschaft als Ganzes geht – wohingegen die Sozialpsychiatrie es eher mit dem Patienten als Einzelnem *vor dem Hintergrund* sozialer Prozesse zu tun hat (vgl. W. Schmitt, 1999, S. 38 f.).

1.3 Phänomenologische Psychiatrie

Im Folgenden gehe ich zunächst kurz auf die Phänomenologie selbst ein und erläutere dann ihr Verhältnis zur Psychiatrie (S. 38 ff.). Die soeben erwähnte Subjektorientierung ist ein zentraler Grundsatz der Phänomenologie. Wenn im allgemeinen wissenschaftlichen Diskurs von »phänomenologisch« gesprochen wird, dann ist damit in der Regel eine vermeintlich vorbehaltlose Beschreibung des faktisch Gegebenen gemeint. Phänomenologie aber, wie sie auf Edmund Husserl zurückgeht, nimmt demgegenüber eine epistemologische Valorisierung vor, die die Erfahrung des Subjekts eben nicht als »bloß subjektiv« im Gegensatz zur gegenständlichen Objektivität begreift, sondern als unhintergehbare wie gleichwohl zu ergründende Voraussetzung wissenschaftlichen Forschens sowie des Gegebenseins von Welt überhaupt. Husserl will zeigen, dass »alle realen Einheiten [...] *Einheiten des Sinnes*« seien, die ihrerseits ein »sinngebendes Bewußtsein« voraussetzten, und dass folglich eine vermeintlich absolute Realität »genau so viel wie ein rundes Viereck« gelte (1913/1976, S. 120, kursiv i. O.).[43] Allgemeiner lässt sich formulieren: *Die Phänomenologie geht davon aus, dass es keine Wirklichkeit gibt, die nicht von jemandem auf eine bestimmte Art und Weise erfahren und hierdurch konstituiert wird.* In diesem Sinn kann das Subjekt aus keiner auch noch so objektiven Bestimmung der Wirklichkeit herausgestrichen werden. Das bedeutet auch, dass es nicht im Sinne eines naiven Realismus um bloße Beschreibung einer vermeintlich unmittelbaren Wirklichkeit gehen kann. Vielmehr stehen gerade die Vorurteile und vor allem die *Interaktion* des erfahrenden Subjekts mit der erfahrenen Wirklichkeit im Fokus. Die grundsätzliche Frage ist also: Von wem wird Wirklichkeit wie erfahren?

Hierbei lassen sich näherungsweise *drei Ebenen* unterscheiden, die zugleich als Bedingungen der Möglichkeit von Wirklichkeitserfahrung fungieren.

1. Zunächst ist von einer Ebene fundamentaler Passivität unserer Wahrnehmung auszugehen, auf der wir überhaupt von der Wirklichkeit berührt werden und diese Wirklichkeit in eine erste, strukturierte und kohärente Anschauungs-

43 Der Begriff »Phänomenologie« kann in »Phänomen« und »Logie« bzw. »Lógos« unterteilt werden. Das altgriechische αινόμενον (*phainómenon*) geht laut Heidegger auf das Verb φαίνεσθαι (*phainesthai*) zurück und bedeutet so viel wie das »*Sich-an-ihm-selbst-zeigende*« (1927/2006, S. 28; Zahavi, 2009, S. 57). In diesem Begriff von Phänomen ist aber nach Heidegger (1927/2006, S. 29) auch enthalten, dass sich etwas als etwas zeigt, das es selbst *nicht* ist. In diesem Sinn ist Phänomen dann lediglich *Schein* von etwas. Der altgriechische Begriff λόγος (Lógos) bedeutete ursprünglich »Rede«, und zwar nach Heidegger eine »Rede«, die das, von dem die Rede ist, *von sich selbst her sehen lässt* (1927/2006, S. 32). Der Sinn des Lógos ist hiernach also, das Sich-Zeigende im Erscheinen herauszuarbeiten. Setzt man so die beiden Begriffe zusammen, ergibt sich der Sinn des Wortes »Phänomenologie« folgendermaßen: »Das was sich zeigt, so wie es sich von ihm selbst her zeigt, von ihm selbst her sehen lassen« (1927/2006, S. 34). Doch das Sich-Zeigende kann immer auch verdeckt sein, etwa durch unsere falschen Voraannahmen hierüber. Die phänomenologische Frage danach, was sich zeigt, muss sich also zu der Frage verschieben, *wem* es sich *wie* zeigt.

form bringen. Diese erste Struktur bildet für Husserl das Zeitbewusstsein, das durch eine unhintergehbare »passive Synthesis« der Zeitformen von »Protention«, »Retention« und »Attention« eine erste Ordnung in die Erfahrung der Welt und des Selbst bringe (Husserl, 1969, 2001). Autoren wie Michel Henry (1963/2011) verweisen hier auf ein ihrer Ansicht nach noch ursprünglicheres Moment der »Autoaffektion« unseres Selbst mit sich Selbst, das als erste Form der eigenen Lebendigkeit notwendig sei, damit überhaupt *etwas* jemandem erscheinen könne. Andere Autoren betonen hingegen eine vorgängige Offenheit (Maldiney, 1991/2007 a) und Responsivität (Waldenfels, 2006) des Selbst. Mit dieser grundlegenden Erfahrungsform hängt auch die Dimension der Leiblichkeit zusammen: Wir spüren uns selbst immer schon in unserem Leib (als unserem gelebten Körper) und stehen durch ihn in Kommunikation mit der Umwelt (Schmitz, 2011).

2. An die für die Phänomenologie zentrale Thematik des Leibs (vgl. Fuchs, 2000 a; Waldenfels, 2000) schließt sich entsprechend die Ebene der Wirklichkeitserfahrung als leiblich angeeignete und habitualisierte Welt. Der Leib fungiert hier als implizites, passiv-aktives Vermittlungsglied zwischen uns und der Umgebung, wodurch wir immer schon auf eine bestimmte Weise mit ihr umzugehen wissen (Merleau-Ponty, 1945/1974).

3. Schließlich lässt sich als dritte Ebene jene des Bewusstseins unterscheiden. Dieses Bewusstsein bezeichnete Husserl als »Intentionalität« (1984). Mit Intentionalität ist gemeint, dass unser Bewusstsein kein leerer Behälter von Inhalten oder Repräsentanzen der Außenwelt ist, sondern vielmehr auf diese Welt *gerichtet* bzw. in Sartres (1939/1997, 1943/2003) Worten in ihr »engagiert« ist. Zugleich ist dieses Bewusstsein der Welt immerzu von einem impliziten Selbstbewusstsein begleitet (ebd.).

Diese Aufteilung werde ich in den folgenden Kapiteln im Rahmen der Theorie des Sensus communis systematisch weiterentwickeln, wobei ich zeigen möchte, dass sich die *Sozialität* des Menschen auf allen drei genannten Ebenen geltend macht.

Grundsätzlich ist festzuhalten, dass sich die Erfahrung der Wirklichkeit, ebenso wie desjenigen, der sie erfährt, nicht allein in der Aktivität eines »sinngebende[n] Bewusstsein[s]« (Husserl, 1913/1976, S. 120) erschöpft, sondern Wirklichkeit und erfahrender Jemand sich zu einem wichtigen Teil durch passive und leibliche Aspekte konstituieren. Hierauf wird in den folgenden Beschreibungen der sozialen Konstitution der Erfahrung eingegangen.
Aus philosophiehistorischer Sicht steht insbesondere Heideggers Werk der 1920er-Jahre, in dem er die Phänomenologie zur *Hermeneutik der Faktizität* (1988) und zur *Daseinsanalytik* (1927/2006) transformiert und dabei den Bewusstseinsbegriff durch den grundlegenderen Begriff des »Daseins« ersetzt (ebd., S. 283–285; vgl.

1979), in einem kritischen Verhältnis zum Bewusstseinsbegriff des frühen Husserl. In Heideggers Deutung des Daseins als »In-der-Welt-Sein« erlangt die Thematik der *Welt* als der umfassende Horizont, von dem her wir überhaupt Einzelnes, das uns jeweils begegnet, und uns selbst immer schon verstehen, eine zentrale Bedeutung. Die »Bewandtnisganzheit« der Welt (1927/2006, S. 84) ist dabei von inhärent *sozialer Art*, d. h., der praktische Verweisungsbezug der Dinge ist für den Menschen immerzu auf Mitmenschen bzw. »Mitdasein« bezogen (ebd., S. 117 ff.).

Neben dem sozialen Aspekt der Welt ist insbesondere für den Bezug der Phänomenologie zur Psychiatrie (s. S. 38 f.) grundlegend, dass die Bewandtnisganzheit der Welt mit einer konkreten, dynamischen *Struktur* bzw. *Gestalt* unserer Selbst- und Welterfahrung korrespondiert: Die Erfahrung eines Menschen und die ihr entsprechende Welt kann die Gestalt des Schreckens oder der Freude, der Schwere oder der Leichtigkeit, der Enge und Weite u. v. m. annehmen (vgl. Foucault, 1954/2001; Binswanger, 1930/1994). Ziel ist, diese Gestalt der Erfahrung nicht durch außerbewusste Mechanismen kausal zu *er*klären, sondern zuvorderst durch eine präzise Beschreibung zu *klären* (Tatossian, 1979/2002, S. 22). Der Gestaltbegriff, den ich hier dem Wesensbegriff vorziehen möchte,[44] impliziert, dass das bloß faktisch Erlebte in grundlegenderen, umfassenderen Strukturen unseres Weltverhältnisses verankert ist. Ein einzelnes, bewusstes Erlebnis ereignet sich immer in weiteren, implizit erfahrenen Strukturen. Diese Strukturen sind dem einzelnen psychischen Phänomen jedoch nicht äußerlich abgetrennt, sondern *immanent* (Foucault, 1954, S. 13). Ein Beispiel gibt die Betrachtung eines Bildes, auf dem wir niemals lediglich vereinzelte Farben oder Striche sehen, sondern vielmehr Landschaften, Gesichter oder Gegenstände. Wir würden niemals sagen, dass diese Strukturen *außerhalb* des Bildes sind. Sie sind vielmehr eben dieses Bild selbst als die Gestalt der einzelnen, im Bild gegebenen Farben und Striche. Ebenso findet ein einzelnes Erlebnis, etwa eine Gegenstandswahrnehmung, ein Gefühl oder eine sprachliche Äußerung, immer in einem weiteren Verhältnis von Selbst und Welt statt, das diesem Einzelphänomen überhaupt erst seinen kontextuellen Sinn verleiht. Erneut hat der Leib in diesem Vorgang eine entscheidende Funktion: Implizit vermittelt er das Verhältnis von Selbst und Welt und bildet das konkrete Stil- bzw. Gestalt-Medium unserer Erfahrung. Zugleich ist er auch Ausdrucksmedium: Die Art, wie wir die Welt (und uns selbst darin) erfahren, drückt sich immer auch leiblich gegenüber Anderen aus.

Ich fasse zusammen: Entsprechend der geforderten Subjektorientierung der Sozialpsychiatrie steht für die Phänomenologie das Subjekt im Zentrum der Ana-

---

44 Der Wesensbegriff scheint trotz seiner Verbreitung in der Phänomenologie aufgrund seiner metaphysischen Vorgeschichte zu vorbelastet, um jenes Missverständnis zu vermeiden, dass mit Wesen im Sinne des Sub-stanz-Gedankens etwas der Erfahrung *Zugrundeliegendes* gemeint sei. Gestalt hingegen verweist auf eine wahrgenommene und nicht substruierte Struktur, die zudem leichter *prozessual* im Sinn der *Gestaltung* oder auch des *Gestaltkreises* beschrieben werden kann (vgl. Maldiney, 2015; von Weizsäcker, 1940/1950). Zur Gestalttheorie und ihrer historischen wie aktuellen Relevanz siehe Andersch (2016, 2017).

lyse. Zugleich ist es aber für die Phänomenologie durch seine Leiblichkeit und Sozialität gleichwohl wirklichkeitskonstituierend wie von der Wirklichkeit konstituiert.[45]

Die Phänomenologie verwendet also einen kritischen Subjektbegriff und viele Autorinnen und Autoren lehnen die Rede vom Subjekt sogar prinzipiell ab.[46] Wenn in dieser Arbeit also vom Subjekt gesprochen wird, so nicht, um den Menschen ein weiteres Mal als selbsttransparentes und autonomes Wesen, das sich als »Herrscher und Besitzer der Natur« (Descartes, 1637/1971, S. 62) geriert, einzusetzen, sondern um den Menschen als ein Lebewesen zu begreifen, das als leibliches Selbst der Macht der Natur und besonders der Gesellschaft durch die Offenheit seines Empfindens ausgesetzt und unterworfen *(subiectum)* ist und das nur von da aus im Laufe seiner Entwicklung einen gewissen Grad an Freiheit und Emanzipation erringen kann.[47] All diese Aspekte möchte ich in der folgenden Theorie des Sensus communis systematisch entfalten. Neben dem Subjektbegriff wird dabei von mir immer wieder auch der Begriff der Person verwendet. Person meint hier grundsätzlich ein von einer konkreten sozialen Ordnung geprägtes und sich zu dieser verhaltendes Subjekt (vgl. Fuchs, 2000 a, S. 253 ff.). Der Personenbegriff apostrophiert also die soziale Eingebundenheit des Subjekts.[48]

Als Nächstes wird ein kurzer Blick auf die Geschichte des Verhältnisses von Phänomenologie und Psychiatrie beide Ansätze wechselseitig erhellen und präzisieren.

1.3.1 Historisches Verhältnis von Phänomenologie und Psychiatrie

Karl Jaspers (1913, 1912/1990) vollzog die erste Integration der frühen Phänomenologie Husserls (1984) in die Psychiatrie. Jaspers ging es um eine Beschreibung des subjektiven Erlebens der Patientinnen und Patienten, das sich der Psychiater oder die Psychiaterin durch Einfühlung vergegenwärtigen sollte. Diese deskriptive

45 Konstitution wird in der Phänomenologie wie auch in der vorliegenden Arbeit als ein sowohl passiv-rezeptive wie auch aktive und produktive Momente einbeziehender Prozess verstanden (vgl. Zahavi, 2009, S. 76 ff.).

46 Zu denken ist an Heidegger (1927/2006; vgl. Lacan & Maldiney, 2008), Maldiney (1991/2007 d) oder auch Waldenfels (2000). Zahavi (2005) zieht den Ausdruck »Subjektivität« dem Subjektbegriff vor.

47 Dabei denke ich auch an diskursanalytische Bestimmungen der *Subjektivation*, wie etwa bei Judith Butler: »Subjektivation besteht eben in dieser grundlegenden Abhängigkeit von einem Diskurs, den wir uns nicht ausgesucht haben, der jedoch paradoxerweise erst unsere Handlungsfähigkeit ermöglicht und erhält« (2001, S. 8, nach Boger, 2015, S. 268 f.).

48 Wiederum kann unter einem Individuum eine konkrete Person in einer konkreten Situation verstanden werden.

Phänomenologie diente Jaspers zu einer Art Inventarisierung des psychopathologischen Erlebens in Einzeltatbestände wie beispielsweise Wahrnehmungsstörungen, Störungen des Realitätsbewusstseins, Störungen des Gefühlslebens oder der Triebe etc. (1913/1946, S. 45–129; vgl. Wiggins & Schwartz, 1997).
Der soeben genannte Wesens- bzw. Gestaltbegriff zur Einordnung psychischer Erlebnisse wurde erst von Ludwig Binswanger in die psychiatrische Forschung übernommen (1994b; vgl. Jaspers, 1913/1946, S. 46). Jene Wissenschaft, die im Ausgang von der konkreten Existenz durch eine »Hermeneutik des Daseins« (Heidegger, 1927/2006, S. 38, 436) die fundierenden Erfahrungsstrukturen der Betroffenen ausarbeiten sollte, nannte Binswanger (1930/1994) im Rückgriff auf Heideggers Daseins*analytik* »Daseins*analyse*« (Blankenburg, 1979, S. 942). Ins Zentrum rückte die Untersuchung unterschiedliche Welten bzw. »Wahnwelten« insbesondere im Rahmen von Schizophrenien oder affektiven Psychosen (vgl. Straus & Zutt, 1961). Diese Welten wurden von Binswanger als umfassender, dynamischer Horizont begriffen, von dem her die einzelnen pathologischen Erlebnisse eines Individuums verständlich werden sollten. Wolfgang Blankenburg (1983, S. 146) fasst dies zusammen:

» Daseinsanalyse bedeutet den Versuch, einen begegnenden Menschen […] in der Gänze seines Da-seins, seines Sichdarlebens, d.h. sowohl im Querschnitt seines gegenwärtigen Befindens, Erlebens, Sichverhaltens als auch im Längsschnitt seines Werdens, also in seiner Herkunfts- und Zukunftsbezogenheit, zu verstehen und ihm womöglich durch dieses Verstehen ein Stück weiterzuhelfen. «

In seinen Analysen stieß Binswanger jedoch auf ein Problem: Während es Heideggers Untersuchungen zwar ermöglicht hatten, die Strukturen und die jeweilige Welt der menschlichen Existenz herauszuarbeiten, konnte in diesen Analysen doch nicht gezeigt werden, wie diese Strukturen ganz konkret konstituiert wurden. Hierfür griff Binswanger (1994a, 1994b) schließlich wieder auf Husserls Konzept des intentionalen Bewusstseins zurück. Seither besteht in der phänomenologischen Psychiatrie ein kritisches Verhältnis zwischen einem Husserl'schen, am intentionalen Bewusstsein und einem Heidegger'schen, am konkreten Dasein und seiner Welt orientierten Ansatz, das sich bis heute weiterverfolgen lässt (vgl. Sass, 2014b, S. 114; Maldiney, 1992, S. 178).

Die nächsten Veränderungen der phänomenologischen Psychiatrie gehen auf Umdeutungen des Phänomenologie-Begriffs in Frankreich zurück. Dort prägten Autoren wie Maurice Merleau-Ponty und Jean-Paul Sartre die sogenannte »phénoménologie existentielle« (Waldenfels, 1983, S. 47). Ähnlich wie bei Heidegger nahm diese den Ausgang bei der konkreten Existenz. Ihre zentralen Themen waren der Leib, die Freiheit und der Mitmensch (ebd., S. 48). Merleau-Pontys und Sartres Analysen des Leibs und des menschlichen Blicks dienten u.a. Jürg Zutt

und Caspar Kulenkampff (1958) zur Beschreibung des paranoiden Erlebens. Merleau-Pontys und Sartres Werk spielen bis heute eine zentrale Rolle in der phänomenologischen Psychiatrie.[49]
Außerdem von Bedeutung für die aktuelle phänomenologische Psychiatrie ist die Entwicklung der *Neuen Phänomenologie* durch Hermann Schmitz (2009; vgl. Fuchs, 2000b, 2000a). Die Schmitz'sche Leibphänomenologie hat unter anderem zu einem besseren Verständnis von Essstörungen (Marcinski, 2014) sowie der Schizophrenie beigetragen (Moldzio, 2004).

1.3.2 Methodisch-konzeptuelles Verhältnis von Phänomenologie und Psychiatrie

Aus der historischen Einflussnahme phänomenologischer Philosophie auf die Psychiatrie darf nicht gefolgert werden, dass die phänomenologische Psychiatrie lediglich in einer konzeptuellen Anwendung der phänomenologischen Philosophie auf die Psychiatrie bestünde.[50] Vielmehr geht es um die immer wieder neu und differenziert zu leistende Analyse der Erfahrung in der jeweiligen Begegnung. So erklärt Tatossian:

» Die Kenntnis der philosophischen Phänomenologie ist sicherlich wertvoll und sogar praktisch notwendig, aber sie ersetzt in keinerlei Weise die phänomenologische Arbeit des Psychiaters. [...] Die phänomenologische Psychiatrie ist nicht eine Art Sonntagspsychiatrie, die sich auf eine rein kognitive Anstrengung beschränkte; nur, weil sie sich in der und durch die tägliche Erfahrung [...] vollzieht, ermöglicht sie den *wahren Positivismus*, der die Begegnung mit dem psychisch Kranken angemessener machen kann. « (1979/2002, S. 15, 83, kursiv i. O.)

Die phänomenologische Psychiatrie fragt folglich nach der *konkreten menschlichen Gestalt des Wahnsinns* und sucht sich dieser anzunähern und anzumessen (vgl. Heidegger, 1927/2006, S. 130).[51]

---

49 So etwa bei Wolfgang Blankenburg (1989), Alfred Kraus (1977), Thomas Fuchs (2000b), Louis Sass (2014b) und Giovanni Stanghellini (2004). Übergänge von Neuansätzen in der Phänomenologie in Frankreich in den Bereich der Psychiatrie finden sich mit Ausnahme Michel Henrys Einfluss auf Sass & Parnas (2003) bislang nur an wenigen Stellen (vgl. Gondek & Tengelyi, 2011; Kühn & Stachura, 2005; Maldiney, 1991/2007d; Romano, 1998).

50 Diesem Missverständnis unterlagen nicht nur Kritiker dieser Schule, sondern auch Autoren der Schule selbst (vgl. Jaspers, 1913/1946, S. 453–458; Tatossian, 1979/2002, S. 32 f.; Thoma, 2013).

51 Diesen Gedanken greife ich zum Schluss der Arbeit praktisch bezüglich des Inklusionsgedankens auf (s. S. 264 ff.).

Im Anschluss an Tatossians Behauptung bleibt freilich die Frage, was die theoretische und methodische Grundlage eines solchen »wahren Positivismus« ist, der eine angemessene Begegnung ermöglichen soll. Zunächst bedarf es hierfür ganz offenbar eines bestimmten Konzepts des Menschseins, das in der Begegnung mit dem Gegenüber zur Anwendung kommt. Entsprechend verwenden manche Autoren auch den Ausdruck »phänomenologisch-anthropologische Psychiatrie« (Kraus, 1999) oder sprechen schlicht von einer »anthropologisch orientierten Psychiatrie« (Blankenburg, 1980 a). Die Rede von Anthropologie impliziert allerdings notwendig die Einbeziehung zahlreicher anderer methodischer Ansätze, die den Menschen nicht nur in seiner subjektiven Erfahrungsdimension, sondern auch in seiner biologischen und sozialen Konstitution erfassen. Die Phänomenologie hat also – weder in der Psychiatrie noch allgemein – einen Alleinanspruch auf die Bestimmung des Menschen.[52]

Was heißt nun aber im Genaueren »phänomenologische Anthropologie«, und was bedeutet dies für die Psychiatrie? Durch ihre Orientierung an der konkreten Erfahrung bündelt und überschreitet die Phänomenologie im Grunde alle anderen Zugänge zum Menschen durch die entscheidende Frage: »Wer sind wir?«. Diese Frage, die Jean Greisch (2009, S. 67 ff.) zufolge den Kern der phänomenologischen Anthropologie ausmacht, verweist einerseits auf das existenzielle und unvertretbare Moment des Menschseins im Sinne von: »Wer sind wir *selbst*? – Und niemand anderes«. Die Frage des Menschseins koinzidiert somit mit der Frage nach dem Selbstsein (vgl. Greisch, 2009, S. 53 ff.). Diese Frage hat aber andererseits, so behaupte ich, für die Psychiatrie eine besondere Bedeutung: Das »wir« ist kein Pluralis Majestatis, sondern verweist auf das soziale Moment des *Dialogs* und des *Umgangs mit der Verrücktheit* in einer geteilten Situation – eines Dialogs, der sich im Falle der Sozialpsychiatrie zum den weiteren Sozialraum miteinbeziehenden *Tria*log (vgl. Kapitel 10, S. 254 ff.) erweitert:

» Wer sind wir in der Begegnung mit dem Wahnsinn? «

Wir alle sind in diesem Sinne auf verschiedene Weise Betroffene des Wahnsinns und genau so lässt sich auch die Grundfrage der phänomenologischen Psychiatrie formulieren. Diese Frage ist es, die immer wieder neu und konkret an alle gestellt

52 Im Gegenteil steht sie sogar in einem kritischen Verhältnis zur Anthropologie: Die Rede vom Menschsein impliziere, so kann die Kritik Husserls und Heideggers zusammengefasst werden, eine Tendenz zur normativen Vergegenständlichung der Erfahrung gemäß einem bestimmten Menschenbild und Menschenobjekt und verdecke hierdurch das Menschsein fundierende Identitätsfragen und Erfahrungsmodi (vgl. Heidegger, 1988; Husserl, 1989). Dass diese Erfahrungsmodi wiederum gerade in der phänomenologischen Einstellung deutlich vom dem abweichen, was unter Menschsein verstanden wird, wird literarisch in Sartres von einer Husserl-Lektüre in Berlin inspiriertem Roman *Der Ekel* (1938/1983) veranschaulicht, in dem der Protagonist die Erfahrung des Verlusts des mit anderen geteilten Menschseins macht – und zugleich einen tiefen Hass auf den Humanismus entwickelt.

werden muss. Zum Verständnis, wie sich dies für die Psychiatrie genau vollzieht, möchte ich schließlich noch auf einige wichtige Aspekte hinweisen:

a) Phänomenologische Reduktion

Ein bislang nicht von mir erwähnter methodischer Bestandteil der Phänomenologie Husserls besteht darin, dass eine angemessene Analyse der Erfahrung nur dann möglich ist, wenn unsere Erfahrung, d. h. unsere alltäglichen Meinungen und Selbstverständlichkeiten über die Welt, so vollständig wie möglich eingeklammert wird (»phänomenologische Reduktion« bzw. »Epoché«; s. HUSSERL, 1913/1976; ZAHAVI, 2009, S. 48). Die Reflexion bedarf demnach einer methodischen Distanzierung von der eigenen Erfahrung. Auch wenn die reflexionsphilosophischen Ansprüche Husserls in ihrer Absolutheit schon früh in der Phänomenologie und phänomenologischen Psychiatrie kritisiert wurden,[53] lässt sich Husserls Epoché entsprechend im phänomenologisch-psychiatrischen Diskurs als eine kritische, »einklammernde« Grundhaltung gegenüber professionellem Vorwissen über das Gegenüber ausmachen, eine Grundhaltung, die auch als *methodische Naivität* bezeichnet werden könnte.[54] Die Einklammerung nicht nur wissenschaftlicher, sondern lebensweltlicher Selbstverständlichkeiten insgesamt wird dabei von manchen Autoren und Autorinnen auch als Werkzeug für die Verständigung mit Menschen mit Schizophrenie in Anschlag gebracht (s. Kapitel 11.2, S. 269 ff.).[55]

b) Kritik am medizinischen Krankheitsmodell und Krankheitsverständnis

Mit dieser »einklammernden« Haltung geht als zweiter wichtiger Aspekt die Kritik am medizinisch-biologischen Krankheitsmodell einher. BINSWANGER (1956/1994) etwa beanspruchte, die »verschrobenen«, »manierierten« oder »verstiegenen« Daseinsgestalten und Daseinsgänge eben nicht als medizinische Diagnosen mit einer zugrunde liegenden biologischen Störung, sondern als eigentümliche, menschliche und lebensweltliche Erfahrungsmodi zu beschreiben. Zutt soll sich teils überhaupt nicht für die Diagnose interessiert haben und in der Diagnosesparte seiner Epikrisen lediglich »seltsamer Mensch« vermerkt haben (KULENKAMPFF, 1997, S. 90). In der Verständigung besteht folglich das Ziel darin, die gestaltmäßige Eigenge-

53 So merkt MERLEAU-PONTY (1945/1974, S. 11) etwa an, dass die Epoché gerade in jenen Momenten, in denen sie versagt, ihre Funktion für die phänomenologische Analyse erfülle: Dort, wo es dem Betrachter gerade *nicht* gelinge, sich aus seiner Alltagserfahrung herauszulösen, werde die bestimmende und widerständige Natur dieses Alltags sichtbar. SCHÜTZ und LUCKMANN entwickeln das Konzept einer Art Gegen-Epoché, die die absolute Einklammerung der Lebenswelt durch die Epoché verhindere (1979, S. 53). Zu den inneren Spannungen der Epoché in Husserls Denken selbst siehe die differenzierte Betrachtung LUFTS (2011 a).

54 So lautet der Eintrag Husserls in das Gästebuch Binswangers während eines Besuchs: »In's ersehnte Himmelreich einer wahren Psychologie werden wir nicht kommen, es sei denn, daß wir werden wie die Kinder« (HUSSERL, 1923, nach KISKER, 1970 a, S. 1). KISKER (ebd., S. 1 ff.) legt Husserls Philosophie der Lebenswelt auf diese Weise aus: als methodischen Rückgang auf eine vorwissenschaftliche, ja kindlich-naive Erfahrungsweise des Gegenübers.

55 Vgl. BLANKENBURG (1991 b, S. 274; 1971/2012); dazu kritisch SUMMA (2012); SCHLIMME & BRÜCKNER (2014); THOMA (2014 b).

setzlichkeit ver-rückter (im wörtlichen Sinne) Erfahrungswelten unter Absehung ihres möglichen Krankheitswerts zu beschreiben, nicht anders, wie dies auch für »normale« Erfahrungswelten möglich wäre.

Zwischenbemerkung zum Verrücktheitsbegriff:
Vor dem Hintergrund der Kritik am medizinischen Krankheitsverständnis ist auch die häufige Rede von »Verrücktheit« oder »Wahnsinn« in der phänomenologischen Psychiatrie zu sehen. Entsprechende umgangssprachliche Ausdrücke verweisen weit mehr auf den lebensweltlichen, sozialen Umgang bzw. das Umgehen-Müssen mit entsprechenden tief greifenden psychischen Veränderungen, als dies medizinische Bezeichnungen wie »schizophrene« oder »affektive Psychose« (bzw. »bipolare Störung«) vermögen. Aus ebendiesem Grund greift KISKER in seiner *Dialogik der Verrücktheit* (1970 a) auf diese umgangssprachlichen Ausdrücke zurück, denen er u.a. noch die der »Umnachtung« und der »Abwegigkeit« hinzufügt.[56] Ich schließe mich in der vorliegenden Arbeit diesen Überlegungen an, und zwar nicht nur aufgrund von phänomenologisch-lebensweltlichen, sondern auch aus therapeutischen Gründen: Die Verwendung alltagssprachlicher Begriffe für psychische Erkrankungen ist gewissermaßen eine Einladung zum Gespräch zwischen Betroffenen, Angehörigen und Professionellen über ihre außergewöhnlichen Erfahrungen. Alltagssprachliche Begriffe bieten im Gegensatz zu klar definierten Diagnosen Spielräume für individuelle und sinngebende Aneignungen. Neben »Wahnsinn« und »Verrücktheit« werde ich dabei gelegentlich auch den bei manchen Betroffenen mittlerweile verbreiteten (und angeeigneten) Ausdruck »Psychose« verwenden, wobei ich wie erläutert (S. 18 f.) aus psychiatrischer Sicht aber das Konzept der schizophrenen Psychose meine, zumindest in dessen deskriptivem Sinn.
Der Ausdruck »Verrücktheit« erscheint mir aus sozialtheoretischer Sicht besonders interessant: »Verrücktheit« als »Verrücken« bzw. als substantivierte Verbform »Verrückung« verweist darauf, eine Ordnung prozessual zu verändern und durcheinanderzubringen (vgl. ebd.). Begreift man aber auch »soziale Ordnung« und »Gestaltung« als dynamische Phänomene, lässt sich fragen, wie diese mit dem dynamischen Phänomen der Verrückung zusammenhängen bzw. ineinander übergehen können, was ich in den nächsten Kapiteln auslote. Außerdem zeigen diese Ausdrücke (»Verrücktheit«, »Ordnung«) auch eine räumliche Bedeutung an, auf die ich im zweiten Teil der Untersuchung bezüglich des sozialen Raums eingehe. Abschließend kann freilich auch der Ausdruck ›Verrücktheit‹ stigmatisieren, weshalb seine Verwendung hier ein Experiment ist. Immer verstehe ich darunter einen lebensweltlichen Zustand oder Vorgang, niemals einen individuellen Zug.

56 Diese Ausdrücke werden auch heute von manchen Psychiatrieerfahrenen vorgezogen (vgl. WEINMANN, 2012).

Die lebensweltlich-anthropologische Rückführung psychiatrischer Diagnosen führt aber – trotz mancher Gegenversuche (Blankenburg, 2007, 1971/2012, S. 79 ff.) – nicht notwendigerweise zur Überwindung eines defizitorientierten Krankheitsverständnisses, in dem Verrücktheit nicht lediglich als das *Andere*, sondern auch als das *Weniger* einer bestimmten Norm von Gesundheit begriffen wird (vgl. Thoma, 2014b). Dieses Festhalten an einem Krankheitsbegriff deutet etwa Kiskers (1979, S. 820) Rede vom »factum brutum psychopathologicum« an. Summarisch kann gesagt werden, dass in der phänomenologischen Literatur dabei die oben beschriebenen Erfahrungsdimensionen des Subjekts (s. S. 35 f.) in ihrer Ermöglichungsfunktion für eine sozial geteilte und bewohnbare Welt in unterschiedlicher und leidvoller Weise versagen. Angesichts der spezifischen Gefahren, die mit der ganzheitlichen Rede vom »scheiternden« oder »missglückten« Dasein (vgl. Binswanger, 1956/1994) verbunden sind (s. S. 47 f.), ist dann die entscheidende Frage, ob und wie dieses »Missglücken« aus seiner sozialen Bezogenheit gedeutet werden kann. In der vorliegenden Arbeit werde ich dies anhand der »schizophrenen Verrückung« näher ausführen. Auf den Krankheitsbegriff gehe ich später nochmals vertiefend ein (s. Kapitel 7.8.1, S. 164 ff.).

c) Durchlässigkeit von Normalität und Verrücktheit

Hieran knüpft sich als dritter wichtiger Aspekt, dass man in der phänomenologischen Psychiatrie in der Regel von einem *durchlässigen* Verhältnis von normaler und verrückter Erfahrung ausgeht, das die Verrücktheit zu einer gemeinsamen, alle betreffenden Sache macht. Zu diesem Ansatz gehört demnach eine besondere Offenheit für die eigene Verrücktheit wie jene des Gegenübers. So versteht etwa Zutt (1953/1963, S. 155) psychopathologische Symptome als »Modifikation des Normalen«, Kisker (1960, S. 73) spricht von »schizophrene[n] Erlebnisbezüge[n] als Abwandlungsmodi normalseelischer Vollzugsregeln«, und bei Maldiney (2014, S. 221) heißt es:

» Der verdinglichende Gegensatz des Normalen und des Pathologischen muss durch das existenzielle Zusammenspiel des Pathischen mit dem Pathologischen ersetzt werden; dieses ist eine scheiternde Form von jenem, aber ein Scheitern, das in seine Möglichkeit selbst eingeschrieben ist. «

In diesem Zitat wird deutlich, dass Maldiney die Möglichkeit der pathologischen Verrückung durch den pathischen, d. h. die Welt empfindenden und erleidenden Aspekt der Erfahrung in der Normalität selbst verankert sieht (s. Kapitel 5).

d) Notwendigkeit situativer Bestimmung

Von grundlegender Bedeutung ist im Anschluss an den vorigen Punkt der Anspruch, dass das »Zusammenspiel des Pathischen mit dem Pathologischen« (ebd.) letztlich nicht abschließend begrifflich ausformuliert, sondern erneut nur anhand einer konkreten Situation und ihres Verlaufs entwickelt werden kann. *Was* bzw. *wer* verrückt und normal, wer krank und gesund ist – »Wer sind wir?« –, muss immer im jeweiligen Verständigungs- und Begegnungskontext ermittelt werden. Im Kern besteht die phänomenologisch-psychiatrische Forschung daher aus qualitativer *Einzelfallforschung*, auf deren Ergebnisse ich in der vorliegenden Arbeit mehrfach zurückgreife (vgl. Einführung). Wie sich Einzelfallforschung im Genaueren vollzieht, kann ich in dieser Arbeit nicht erläutern. Im Grundsatz, das Gegenüber in der diagnostischen Situation als »orientierungs-, deutungs- und theoriemächtiges Subjekt« zu verstehen, »dem der Diagnostiker in einer mäeutischen Funktion besonderer Nähe gegenübersteht« (Kraus, 2013, S. 80), scheinen direkte Bezüge zu partizipativen Forschungsansätzen in der Sozialpsychiatrie auf (vgl. Krumm & Löwenstein, im Druck).[57]

e) Sozialität der Erfahrung

Einen hiermit verknüpften, zentralen Entwicklungspunkt der phänomenologischen Psychiatrie stellt schließlich die soziale Dimension unserer Erfahrung dar. Neben Kraus' (1977) Integration der soziologischen Rollentheorie in die phänomenologische Psychiatrie muss Blankenburgs Beschäftigung mit der soziologisch orientierten Lebensweltphänomenologie Alfred Schütz' genannt werden, die insgesamt im Zusammenhang mit einer intensiven Rezeption des Husserl'schen Lebensweltbegriffs und der Entwicklung einer Psychopathologie des Common Sense in den letzten Jahrzehnten steht.[58] Aus dieser Entwicklung ergibt sich, dass die existenzielle Begegnung mit der Verrücktheit und die Frage nach demjenigen, für den sich Wirklichkeit als verrückt oder normal konstituiert, sich auf die Analyse der Lebenswelt ausweitet, in der diese Begegnung und derjenige Jemand situiert ist. Wegweisend formuliert Blankenburg (1983, S. 147):

> » Diese Fragestellung führt von der vom Patienten erfahrenen und gestalteten Wirklichkeit zurück zu subjektiven und intersubjektiven Wirklichkeitsprozessen, die sowohl für den einzelnen als auch für seine Familie und (historisch) für ganze Sozietäten zu verfolgen sind. «

Ausgehend vom Gestaltbegriff, in dem Einzelerlebnisse in den weiteren Rahmen einer vom Subjekt erfahrenen Welt eingeordnet werden, zeichnet sich damit abschließend ein weiterer Kontextualisierungsschritt im phänomenologischen Denken ab, wodurch die Gestalt einer Erfahrungswelt in ihre umfassenden sozialen Bezüge gestellt und hieraus das Verhältnis von Normalität und Verrücktheit erörtert wird.[59] Genau diesen Schritt möchte ich in der vorliegenden Untersuchung durch die Theorie des

57 Zur Rezeption dieses Vorgehens in der phänomenologischen Psychiatrie vgl. Davidson (2003); Schlimme & Brückner (2017); Schlimme u. a. (2016). Zur Kritik bisheriger phänomenologischer Einzelfallstudien siehe Thoma (2015).

58 Siehe u. a. Blankenburg (1969/2007, 1981, 1980 b); Fuchs (2013 b, 2008 a, 2002); Stanghellini (2004, 2001); Titze (2011); Schlimme & Brückner (2017).

59 Vgl. Norbert Andersch, der darauf hinweist, dass »bei konstruktiven wie destruktiven Prozessen weniger der einzelne konkrete Gestaltvorgang maßgeblich ist, sondern die – unsere psychische Leistungsfähigkeit absichernden – aufgefalteten Räume kultureller Sinnstiftung« (2016, S. 294).

Sensus communis und des sozialen Raums weitergehen und damit auch eine weitere Annäherung der Phänomenologie an die Sozialpsychiatrie erreichen.

Abschließend gehe ich auf eine wichtige Kritik der Sozialpsychiatrie am phänomenologischen Ansatz ein. Diese Kritik gibt die Richtschnur für die weitere Untersuchung vor.

1.4 Sozialpsychiatrische Kritik an der phänomenologischen Psychiatrie und Ausblick

Trotz der Verbindung von phänomenologischer Psychiatrie und Sozialpsychiatrie während der Psychiatriereform übte Letztere auch Kritik am phänomenologischen Ansatz. Hierin liegt einer der wesentlichen Gründe dafür, dass heute phänomenologische Psychiatrie und Sozialpsychiatrie relativ bezugslos in der deutschen Psychiatrielandschaft nebeneinander existieren. Ich stelle zunächst kurz die Kritik der Sozialpsychiater Erich Wulff sowie Klaus Dörner dar, um diese dann in einen weiteren Kontext der Kritik an der phänomenologischen Psychiatrie einzuordnen. Dies ermöglicht mir, mein weiteres Vorgehen zu begründen.
Der Sozialpsychiater Erich Wulff, der zunächst selbst phänomenologisch-psychiatrische Texte verfasste (1956, 1958, 1960), wirft der phänomenologischen Psychiatrie vor, durch ihre methodische Einklammerung kausaler Faktoren die entsprechenden »Daseinsgestalten« des Wahnsinns nur auf einer »transzendenten Ebene« verhandelt zu haben – woraus sich keinerlei therapeutisch-praktische Konsequenz ergeben habe (1972a, S. 4). Aufgrund des von vornherein eingeschränkten konzeptuellen Gesichtsfeldes sei es diesem Ansatz gelungen, »sich dem Konflikt mit etwaigen pathogenen Faktoren im familiären oder gesellschaftlichen Umfeld [zu] entziehen, aber auch dem Konflikt mit krankheitsreproduzierenden Institutionen, wie den psychiatrischen Großkrankenhäusern« (ebd.). Wulff erklärte weiter: »[D]er Schein des Wesens blendet die gesellschaftliche und naturhafte Wirklichkeit aus und macht dadurch jeden, der sich so blenden lässt, handlungsunfähig« (Wulff, 1972a, S. 5). Eine ganz ähnliche Kritik findet sich auch bei Dörner (1969/1975), trotz seiner späteren Befürwortung der phänomenologischen Psychiatrie.[60] Er sieht die phänomenologische Psychiatrie als Teil einer geschichtlich problematischen

60 Gleichwohl spielt die romantische Psychiatrie für Dörners Werk eine wichtige Rolle. Entsprechend geht Elgeti von einer ebenso notwendigen wie fragilen Verbindung von Romantik und Aufklärung für die Sozialpsychiatrie aus (2011). Dörners ambivalentes Verhältnis zur phänomenologischen Psychiatrie wiederum bedarf einer eigenen Analyse (vgl. Thoma, in Vorbereitung b).

Verbindung von idealistischer und romantischer Philosophie, die die materiellen Bedingungen des Subjekts missachte, mit der Psychiatrie. Vor diesem Hintergrund sei nach dem Zweiten Weltkrieg für die psychiatrische Theorie die »Kluft zwischen metaphysischer Sinngebung, ätiologischen und therapeutischen Einzeldisziplinen und der Massen-Praxis der Anstalten [...] größer als im 19. Jahrhundert« (1969/1975, S. 18) geworden. Wie bei Wulff wird hier der *Wesensbegriff* der phänomenologischen Psychiatrie, der den psychisch kranken Menschen gänzlich aus der sozialen und materiellen Umgebung herauslöse, zum Stein des Anstoßes.

Wulffs und Dörners Kritiken sind kein Einzelfall, sondern lassen sich in eine ganze Reihe von Vorwürfen einordnen, die gegenüber der phänomenologischen Psychiatrie damals wie heute formuliert werden und von denen einige aktuellere erwähnt werden müssen.[61] Besonders häufig findet sich die Kritik, die phänomenologische Psychiatrie habe keine therapeutischen Prinzipien formuliert, sodass sie praktisch folgenlos geblieben sei.[62] In der Tat sprach etwa Tatossian (1979/2002, S. 237) affirmativ von der »gloriosen Nutzlosigkeit« der phänomenologischen Psychiatrie. Holzhey-Kunz (2001) kritisiert an Binswanger, in seinen Analysen der »Daseinsgänge« das existenzielle Selbstverhältnis und den Handlungsspielraum der Betroffenen gerade aus therapeutischer Sicht systematisch zu missachten. Ebenso häufig wird weiterhin die unzureichende Beachtung sozialer und politischer Kontexte am phänomenologisch-psychiatrischen Ansatz bemängelt.[63] Schließlich findet sich bei Schödlbauer (2016) eine besonders scharfe Kritik am Krankheitsverständnis der phänomenologischen Psychiatrie. Dieses beziehe sich mit der Rede von »mißglücktem« oder »scheiterndem Dasein« auf die fundierenden Wesensstrukturen des Menschenseins (s. o., S. 44).[64] Schödlbauer verweist auf die Gefahren einer solchen ganzheitlichen Diagnostik: Wo, so ließe sich Schödlbauers Kritik paraphrasieren, eine Beschreibung »aufs Ganze« geht, nämlich auf das »totale Menschsein«, da droht sie in der psychiatrischen Diagnostik zu seiner »totalitären Abwertung« zu werden, indem sie dem verrückten Menschen das Menschsein abspricht. Beispiele hierfür liefert Schödlbauer (2016, S. 329 ff.) anhand beunruhigender Passagen in den Werken Binswangers, Boss' und Kulenkampffs, in denen die Autoren tatsächlich den vollständigen Verlust des Menschseins im Wahnsinn in Erwägung ziehen.[65]

61 Aus historischer Sicht besonders beachtenswert scheint eine ganz ähnliche Kritik wie bei Wulff und Dörner schon bei Foucault (1954, S. 89 f.), Kariel (1967) sowie Basaglia (1973).

62 Siehe u. a. Dammann (2015); Holzhey-Kunz (2001); Seidel (1990, 2016); Warsitz (2014).

63 Siehe u. a. Kariel (1967); Wulff (1972 b); Dammann (2015); Marazia & Thoma (2015); Thoma (2016 c).

64 Ich wiederhole im Folgenden leicht verändert meine bereits formulierte Darstellung und Replik (Thoma, 2016 a).

65 Diese Beunruhigung wird durch die NS-Verbindungen Klaus Conrads (1940; Sambale, 2014) sowie die fatalistische Begutachtung eines durch den NS hingerichteten Patienten durch Hemmo Müller-Suur (1944) noch verstärkt, und Schödlbauer (2016, S. 326) spricht gar von einer »faschistischen Hypothek« der anthropologischen Psychiatrie. Für weitere Bezüge zu unethischer Therapie- und Forschungspraxis siehe Marazia & Thoma (2015).

Es wird also deutlich, dass sich die Kritik im Kern auf den Wesens- bzw. Gestaltbegriff der phänomenologischen Psychiatrie bezieht. Dieser werde idealistisch losgelöst von konkreten, sozialen wie materiellen Bedingungen und als defizitär, absolut und irreversibel dargestellt. Den Betroffenen bleibe als »gescheitertes Dasein« keinerlei Handlungsspielraum mehr. Hieraus möchte ich vier Konsequenzen für die phänomenologische Psychiatrie ziehen (nach THOMA, 2016a):

1. Der Wahnsinn wird nicht als »Ab-fall« vom Menschsein, sondern als sein notwendiges, ja es auszeichnendes und akzentuierendes Element begriffen, ähnlich, wie Maldiney schreibt: »Der Wahnsinn ist eine Möglichkeit des Menschen, ohne die er nicht wäre, was er ist« (2012c, S. 273). In manchen realisiert sich diese Möglichkeit, in Anderen bleibt sie Möglichkeit, doch alle verbindet sie und alle geht sie an. Sprechen wir dem Wahnsinn das Menschsein ab, so sprechen wir es uns selbst ab.
2. Diese Behauptung ist nicht als abstrakte Begrifflichkeit zu verstehen, sondern hat einen Erfahrungs- und Begegnungssinn in einer je konkreten, lebensweltlichen Situation, wie er bereits weiter oben für das Verständnis der Anthropologie vorgebracht wurde (S. 41). Entsprechend ist auch die Gestalt eines Menschen nur in situativer Konkretion zu denken.[66] Die Frage nach dem Mensch- und Verrücktsein im Sinne des »Wer sind wir?« ist weniger eine begrifflich vorbestimmbare oder gar auflösbare als eine je neu zu lösende Aufgabe. Es geht vorrangig um eine ethisch-praktische Verständigungshaltung, die in einer besonderen Offenheit für die menschliche Möglichkeit der Verrücktheit begründet ist.
3. Diese Haltung ist nur dann angemessen, wenn es ihr nicht um das tendenziell objektivierende Verstehen der Betroffenen durch die Professionellen, sondern um einen Prozess *gemeinsamer Verständigung* geht, in dem die Erfahrung des Gegenübers letztlich nicht in toto zur Erscheinung gebracht werden kann, sondern sich wesensmäßig entzieht (vgl. WALDENFELS, 1998a).[67]
4. Diese dialogische Haltung bedeutet in letzter Konsequenz, nach dem weiteren *sozialen Rahmen* und damit nach den *Strukturen der Lebenswelt* jeder Verständigung auf Wahnsinn und Menschsein zu fragen, die die konkrete Begegnung sowohl ermöglichen wie begrenzen können. Die phänomenologische Psychiatrie erliegt damit auch keinem falschen »Begegnungskonkretismus«, der sich aus den komplexen sozialen Verhältnissen in ein Pathos der Unmittelbarkeit und der existenziellen Begegnung flüchte (vgl. FOUCAULT, 1963/1976, S. 12ff.; SCHNELL, 2009). Vielmehr geht die Analyse der Erfahrung und der Begegnung notwendig mit der Analyse institutioneller und sozialer Kontexte einher.

66 Autoren wie FOUCAULT (BASSO, 2016), MALDINEY (2007) und TATOSSIAN (1979/2002) betonen eben jenen Aspekt am Wesens- bzw. Gestaltbegriff der phänomenologischen Psychiatrie und kritisieren die Tendenzen, etwa bei BINSWANGER (1942/1994), zu einer allgemeinen und abstrakten Theorie des Menschseins, die sich von der konkreten Fallanalyse entfernt.

67 Die Missachtung dieses Entzugsphänomens habe ich an anderer Stelle als »wesenswissenschaftlichen Totalitarismus« der phänomenologischen Psychiatrie beschrieben (THOMA, 2015).

Die genannten vier Thesen bilden den Ausgangspunkt meiner folgenden Ausführungen. Erst wenn der phänomenologischen Psychiatrie der Blick auf soziale Kontexte (vierte These) gelingt und diese in ihre Analyse der Erfahrung und der Verrücktheit einbezogen werden, geht sie mit der Sozialpsychiatrie, der es prinzipiell um Subjektivität *und* sozialen Rahmen geht (s. S. 34), eine notwendige Verbindung ein. Aus diesem Grund wird die Frage der *Sozialität von Subjektivität und Wahnsinn* den Hauptfokus meiner Untersuchung bilden. Damit greife ich Entwicklungen der phänomenologischen Psychiatrie der letzten Jahrzehnte auf und denke sie in ihrem sozialwissenschaftlichen und sozialpsychiatrischen Bezug weiter. Das Ergebnis wird, wie angekündigt, eine phänomenologische Theorie des Sensus communis, der Verrücktheit und des sozialen Raums sein. Diese Theorie werde ich zum Ende der Arbeit mit spezifischen sozialpsychiatrischen Praktiken und Verständigungssituationen zusammenführen (Kapitel 10). Insgesamt möchte ich durch diese Arbeit zur von Salize geforderten »Wiederbelebung des analytisch-theoriebildenden Diskurses« (2012, S. 201) in der Sozialpsychiatrie beitragen.

TEIL EINS: Phänomenologische Theorie des Sensus communis

C'est cette force de sentir que j'ai cru voir au fond du bon sens.
Henri BERGSON *(1895/1957, S. 94)*

2 Einleitendes zu Sensus communis, Lebenswelt und weiteren zentralen Begriffen

Das erste Kapitel dieser Arbeit beschäftigte sich mit der Bestimmung und dem historischen Verhältnis von Sozialpsychiatrie und phänomenologischer Psychiatrie. Sozialpsychiatrisch relevant schien zum einen die Betonung der subjektiven Dimension psychischer Erkrankung durch die phänomenologische Psychiatrie: Die phänomenologische Methode nimmt ihren Ausgang bei der subjektiven Erfahrung und versucht, Strukturen dieser Erfahrung zu beschreiben. Zum anderen wurde auf die Bedeutung sozialer Aspekte in der Analyse insbesondere von Verrücktheit hingewiesen (s. Kapitel 1, S. 35 ff.). Eine entscheidende Rolle nimmt hierfür die Lebenswelt als sozialer Horizont der Wirklichkeitserfahrung ein.
Im vorliegenden Kapitel vollziehe ich eine erste Annäherung an zwei Konzepte, die ich ausgehend vom Lebensweltbegriff in dieser Arbeit untersuchen will: den Sensus communis und den *sozialen Raum* (2.2). Dem schicke ich jedoch zunächst ein paar einleitende Bemerkungen zu Husserls Lebensweltphänomenologie vorweg, da diese den Hintergrund der weiteren Analyse bildet (2.1). Zum Schluss des Kapitels erfolgt die Definition einiger für den weiteren Gang der Untersuchung zentraler Begriffe (2.3).

2.1 Husserls Lebensweltbegriff

Husserl diagnostiziert in der *Krisis*-Schrift (1936/1976) eine Sinnkrise der Naturwissenschaften und hält ihr die methodische Besinnung auf unsere ursprüngliche, alltägliche Erfahrung entgegen, zu der der Bezug der Naturwissenschaften wieder hergestellt werden solle. Diesen Erfahrungsraum des Alltags bezeichnet Husserl als *Lebenswelt*. Er spricht von ihr als der »wirklich wahrnehmungsmäßig gegebenen, […] je erfahrenen und erfahrbaren Welt« (1936/1976, S. 49). Hieran lässt sich die »wunderbar redundante« (Philippi, 2017) Definition der Lebenswelt bei Schütz und Luckmann (1979, S. 25) anschließen, in der bereits der Begriff des »gesunden Menschenverstands« bzw. Common Sense aufscheint:

» Unter alltäglicher Lebenswelt soll jener Wirklichkeitsbereich verstanden werden, den der wache und normale Erwachsene in der Einstellung des gesunden Menschenverstandes als schlicht gegeben vorfindet. Mit ›schlicht gegeben‹ bezeichnen wir alles, was wir als fraglos erleben, jeden Sachverhalt, der uns bis auf weiteres unproblematisch ist. «

Und so wie auch Schütz und Luckmann erachtet Husserl als wesentlichen Bestandteil dieser Welt das Zusammenleben mit unseren Mitmenschen im weiteren Rahmen der Gesellschaft; die Lebenswelt wird also nach HUSSERL (2008, 1973 a) von vornherein als soziale erfahren.

> Trotz des Einflusses, ja der Herrschaft, die die Wissenschaften über unseren Alltag ausüben, beharrt Husserl auf einem epistemologischen Eigen- und Vorrecht der Lebenswelt. Diese bilde den »Horizont aller sinnvollen Induktionen« (1936/1976, S. 50) gegenüber der wissenschaftlichen Abstraktion. In der Hinwendung zur Lebenswelt eröffnet Husserl damit die Möglichkeit, die Entstehung von wissenschaftlichen Theorien, aber auch diverser Praxis- und Umgangsformen im Licht unserer alltäglichen, sozialen Erfahrung neu zu beforschen und zu begründen.

Husserls Behandlung des Lebensweltbegriffs wurde seither vielfach kommentiert.[68] Trotzdem oder gerade deshalb muss die methodische Originalität von Husserls philosophischer Rückwendung zum Alltag betont werden: In dieser Rückwendung geht die Philosophie über den ihr oftmals zugeschriebenen Status abstrakter Gelehrsamkeit hinaus, indem sie sich methodisch an dem orientiert und das befragt, was auch ihrer eigenen Reflexion vorangeht – der Boden alltäglicher und sozialer Erfahrung. Phänomenologie beginnt und endet in dem, was alle betrifft, d.h. in unserer aller Lebenswelt (vgl. LUFT, 2011 a). Das hat entscheidende Konsequenzen für die Psychiatrie: In dem Maße, wie beispielsweise Begriffe wie Wahrheit oder Bewusstsein nicht ein Problem der philosophischen Einzelwissenschaft sind, sondern ihren Platz im sozialen, lebensweltlichen Alltag haben, ist auch die Verrücktheit als Abweichung von Alltagsnormen nicht ein Problem der psychiatrischen Einzelwissenschaft: Verrücktheit begegnet zunächst allen im Alltag – und geht damit auch alle an. Erst nachgeordnet begegnet sie einer Psychiaterin im Untersuchungszimmer oder MRT-Labor; erst nachgeordnet bilden sich psychiatrische Theorien um sie. Ebenso ist damit das psychiatrische Fachwissen über den Wahnsinn immer auch ein Wissen, das in lebensweltlicher Erfahrung und Praxis gründet und hierhinein zurückwirkt.

68 Aus phänomenologischer Sicht selbst vgl. LUFT (2011 b). Neben seinem Einfluss innerhalb der Phänomenologie und Hermeneutik (vgl. LUFT, 2011 c) fand Husserls Lebensweltbegriff besonders in den Sozialwissenschaften große Resonanz – die bereits erwähnte phänomenologisch orientierte Soziologie fußt darauf (vgl. MÜHLER, 2008, S. 186–203), aber auch Jürgen HABERMAS' Theorie des Kommunikativen Handelns (1981/2011) greift in wichtigen Teilen auf Husserls Lebensweltbegriff zurück, wobei Habermas jedoch den Lebensweltbegriff Husserls WALDENFELS (1985/2016 b) zufolge rationalistisch verkürzt und missdeutet. Eine wichtige Anwendung findet der Lebensweltbegriff außerdem in der Sozialen Arbeit u. a. bei Hans THIERSCH (1992/2014) und Björn KRAUS (2000).

Mit einer bloßen Entgegenstellung von abstrakten und verdinglichenden Wissenschaften einerseits und alltäglicher, unmittelbarer Erfahrung andererseits kann es allerdings mit dem Projekt der Lebensweltphänomenologie nicht getan sein. Entsprechend differenziert ZAHAVI (2009, S. 136) zwei Bedeutungen des Lebensweltbegriffs, eine *ontologische* und eine *transzendentale*. Die ontologische Bedeutung bezeichnet die »vorwissenschaftliche, anschaulich gegebene Erfahrungswelt, die Welt, die wir im täglichen Leben voraussetzen, mit der wir vertraut sind und die wir nicht in Frage stellen« (ebd.). Doch *dass* der Mensch immer schon in einer alltäglichen, vertrauten, sozialen und historischen Welt lebt, wird erst dann zu einem eigentlich philosophischen Untersuchungsgegenstand, wenn gezeigt wird, *wie* und *wodurch* der Mensch dies tut, d. h. wenn nach den *Bedingungen der Möglichkeit* dieser lebensweltlichen Erfahrung gefragt wird. Hier setzt Husserls eigentlicher, *transzendentaler* Begriff von Lebenswelt ein (ZAHAVI, 2009, S. 136 ff.). Dieser besagt: Meine selbstverständliche, faktisch-historische und zwischenmenschliche Lebenswelt ist mir nicht schlicht gegeben, sondern wird durch eine Unzahl von subjektiven und intersubjektiven Konstitutionsprozessen des Wahrnehmens, Denkens und Handelns *vermittelt*. Diese hat eine philosophische Analyse im Einzelnen aufzudecken. Die Feststellung, dass wir uns in einer alltäglichen, selbstverständlichen Lebenswelt vorfinden, verweist für Husserl somit lediglich auf eine »Spitze des Eisbergs« von unbemerkten und vielschichtigen Konstitutionsvorgängen, wie sie bereits im vorigen Kapitel angedeutet wurden (s. Kapitel 1, S. 35 f.).

Husserl geht es um eine Rückführung der unmittelbaren lebensweltlichen Erfahrung auf – aktive wie passive, subjektive wie intersubjektive – Konstitutionsvorgänge. Er mutet der phänomenologischen Analyse zu, die Bedingungen dieser lebensweltlichen Erfahrung vollständig aufdecken und damit, ausgehend von der Erfahrung des Subjekts, zu den allgemeingültigen und vernunftmäßigen Strukturen der Lebenswelt vordringen zu können.[69] An diesem aufklärerischen Projekt (vgl. LUFT, 2011b, S. 3 ff.) muss jedoch kritisiert werden, dass es kaum möglich ist, allein auf Grundlage der eigenen Erfahrung – etwa Edmund Husserls als weißem, heterosexuellem Philosophieprofessor – eine vollständige Analyse unserer aller lebensweltlichen Erfahrung zu leisten und aus dieser Erfahrung allgemeine Strukturen der Vernunft herauszuarbeiten. Die Analyse bleibt doch immer an den eigenen, partikularen Standpunkt gebunden.

So stellt beispielsweise Johanna OKSALA (2006) den absoluten, allgemeingültigen Gehalt der durch die phänomenologische Untersuchung zutage geförderten Erfahrungsstrukturen infrage. Die Autorin bezweifelt, dass die phänomenologisch eingestellte Betrachterin in der Analyse ihrer eigenen Erfahrung letzt-

69 Vernunft ist für Husserl jene »universale wesensmäßige Strukturform der transzendentalen Subjektivität überhaupt« (HUSSERL, 1931/1973, S. 92, vgl. ebd., § 23).

lich wissen könne, ob diese Strukturen, die sie für allgemeingültig hält, nicht lediglich jene einer partikularen gesellschaftlichen Gruppe seien, der sie selbst angehöre. Unter Verweis auf Anthony Steinbock (1995, S. 269) erklärt Oksala (2006, S. 239)[70]:

»As Anthony Steinbock argues, a phenomenological analysis of the social world cannot begin with individual consciousness to reach a universal We, because intersubjectivity cannot be reduced to a universal, collective singularity without the patronizing assumption that we are the entire structure.«

Als Konsequenz aus dieser Kritik am Absolutheitsanspruch, der mit der Analyse der eigenen Erfahrung verbunden ist, plädiert Oksala unter dem Stichwort der »Post-Phänomenologie« dafür, diese Analyse in einem interdisziplinären Austausch mit den Ergebnissen anderer Wissenschaften wie etwa der Psychologie, der Geschichtswissenschaften oder der Ethnologie kritisch zu revidieren und zu erweitern (2006, S. 237 ff.; vgl. Slaby, 2016).

Ich schließe mich in meiner Untersuchung über phänomenologische Psychiatrie und Sozialpsychiatrie dem Ausdruck »Post-Phänomenologie« und dem damit gemeinten Vorgehen an. Ich betone also die Notwendigkeit eines interdisziplinären und kritischen Selbstverständnisses phänomenologischer Beschreibungen. Diese müssen immer auch im Lichte anderer wissenschaftlicher Zugänge betrachtet werden. Ich gehe also von einer möglichst detaillierten und immer wieder neu ansetzenden Beschreibung von Pathos und Pathologie (s. Kapitel 1, S. 40 ff.) (inter)subjektiver Erfahrung aus, um diese Perspektive zugleich mit sozialempirischen Befunden und soziologischen Theorien zu korrelieren und damit ein möglichst vollständiges Verständnis dieser Erfahrung zu ermöglichen.[71] Vor diesem sozialwissenschaftlich-interdisziplinären Hintergrund ist auch der methodisch-konzeptuelle Stellenwert des Sensus-communis-Begriffs (Teil 1) sowie des sozialen Raums im Verhältnis zu Husserls transzendentaler Lebenswelt zu sehen, worauf ich nun eingehe.

---

70 Ähnlich weist Waldenfels (1997/2013, S. 58 ff.) auf den inneren Widerspruch von Husserls Vorgehen hin: Husserl (1936/1976, S. 136) sei es um einen »abstrakt herauszupräparierenden Weltkern« der Erfahrungen gegangen, d. h. um eine einzige, universale Lebenswelt, die sich nur in verschiedenen Abwandlungen in konkreten Lebenswelten zeige. Mit der Annahme einer solchen universalen Lebenswelt, die allen konkreten Lebenswelten zugrunde liege, wolle Husserl einem Perspektivismus entkommen, in dem Wahrheiten als rein zufällig und kulturrelativ erschienen. Gleichzeitig betone Husserl aber, dass der Erfahrungs- und Wahrheitsgehalt nicht von einer jeweils *konkreten* Lebenswelt abgelöst werden könne. Husserl fordere, dass die phänomenologische Lebensweltanalyse nicht anschauungsfern und abstrakt sein dürfe, wie Husserl es ja selbst den Naturwissenschaften vorwerfe. Husserls Philosophie der Lebenswelt steht so für Waldenfels vor einem unauflösbaren Widerspruch: »Sofern die Lebenswelt konkret-geschichtlich ist, ist sie kein universales Fundament, und insofern sie ein solches ist, ist sie nicht konkret-geschichtlich« (1997/2013, S. 62). Da Husserl schließlich für die universale Option votiere, bestehe immer die Gefahr, durch eine »universale ›Weltüberschau‹« (ebd.) und auf der Suche nach einem absoluten Fundament die konkret-geschichtliche Besonderheit einer jeweiligen Lebenswelt und entsprechender Fremdheit aus dem Blick zu verlieren (ebd., S. 166 ff.).

71 Notwendigerweise müsste meine Untersuchung daher durch ein partizipatives Vorgehen fundiert werden. Dies kann hier leider nur als Desiderat für zukünftige Projekte festgehalten werden.

2.2 Sensus communis – Lebenswelt – sozialer Raum

Aus der dargestellten Kritik an Husserls Vernunft-Universalismus ergibt sich die Rolle des Sensus communis für die vorliegende Untersuchung. Bevor ich diese Rolle darstelle, muss bereits hier kurz die Wahl des Ausdrucks »Sensus communis« erläutert werden: Stanghellini (2004) integriert im Anschluss an Blankenburg (1971/2012, 1969/2007) in seine Theorie des Common Sense Konzepte der Zwischenleiblichkeit und der Selbstaffektion (vgl. Einführung, S. 17; Kapitel 1, S. 35 f.). Durch diese Integration erweist sich der Common Sense als ein vielgestaltiges Phänomen, das von einer basalen, leiblich-pathischen Empfindungsschicht bis in die rationale und pragmatische Ordnung des »gesunden Menschenverstands« reicht. Es ist daher möglich, durch ihn eine Vielzahl von Konzepten, die für die phänomenologische Psychiatrie relevant sind, miteinander zu verbinden und auf die Sozialpsychiatrie zu beziehen. Diesem Ansatz folge ich hier. Allerdings verwende ich für den damit anvisierten komplexeren Begriff des Common Sense den Ausdruck »Sensus communis«, den ich von nun an als Oberbegriff benutze. Dies begründe ich ausführlich im nächsten, historischen Kapitel zum Sensus communis. Zu beachten ist also für die weiteren Ausführungen, dass beispielsweise bei Stanghellini oder Blankenburg der Ausdruck »Common Sense« in einem ähnlich umfassenden Sinne benutzt wird wie hier von mir der Ausdruck »Sensus communis«.

2.2.1 Soziale Ordnungen

Grundsätzlich begreife ich den Sensus communis als die wesentliche Instanz, durch die wir die faktisch vorgefundene Lebenswelt auf bestimmte Art und Weise intendieren und verstehen.[72] Im Unterschied zu Husserl wird die Konstitution der Lebenswelt dadurch allerdings nicht mehr den Leistungen einer universalen Vernunft zugeschrieben. Der Sensus communis, nicht die Vernunft bildet das Vermittlungsglied zwischen uns und der faktisch gegebenen Lebenswelt. Er gibt uns vor, wie wir uns darin zurechtzufinden und wie wir miteinander und mit verschiedenen Widerfahrnissen umzugehen haben. Den Sensus communis statt der Vernunft für diese Vermittlungsfunktion heranzuziehen ermöglicht es somit, eine konstitutive Grundlage der Lebenswelt zu beschreiben, ohne dabei einen ähnlichen (und ähnlich kritikwürdigen) Anspruch auf Universalität der phänomenologischen Beschreibung zu erheben. Mit anderen Worten: Die Ordnung, die der Sensus communis in der lebensweltlichen Erfahrung konstituiert, ist nicht die Ordnung einer allgemeinen,

72 Ähnlich heißt es etwa bei Blankenburg: »Die Lebenswelt ist zu einem wesentlichen Teil nichts anderes als intentionales Korrelat des *common sense*« (1969/2007, S. 102).

transhistorischen und transkulturellen Vernunft, wie sie von Husserl anvisiert wird, sondern lediglich jene einer bestimmten kulturellen und historischen Gemeinschaft, eine Ordnung, die von jedem Mitglied einer Gemeinschaft verinnerlicht und zugleich bis hin in deren unscheinbaren Alltagsgewohnheiten neu zum Ausdruck gebracht wird. Und so, wie eine spezifische Ordnung der Lebenswelt nicht mehr nach den Maßstäben einer vermeintlich universalen Vernunft gemessen wird, ist auch die *Verrücktheit* nicht mehr das schlechthin und allgemein Widervernünftige oder das Versagen einer allgemeinen Vernunftbegabung, sondern das ebenso soziohistorisch unterschiedliche Herausfallen aus einer Ordnung.[73]

> Unter »Ordnung« verstehe ich in dieser Arbeit ausgehend von WALDENFELS (1986/2013, S. 23) grundsätzlich einen *geregelten und nicht beliebigen »Zusammenhang von diesem und jenem«*. »Ordnung« wird in ihrer Bedeutung damit analog zu Bezeichnungen wie »Struktur«, »Regel«, aber auch »Gestalt« verwendet. Wenn von »sozialer Ordnung« gesprochen wird, ist damit gemeint, dass die besagte Regelung eines Zusammenhangs *gesellschaftlicher* Art ist. Wiederum kann eine Ordnung als *»Gesamtordnung«* (ebd., S. 10, kursiv i. O.) ein allgemeines und absolutes Prinzip alles Gegebenen sein oder sich in einer Vielzahl von rein *»beliebigen Ordnungen«* verlieren (ebd., S. 11, kursiv i. O.). Die Analyse des Sensus communis ist demgegenüber im Bereich der »mundane[n] und soziale[n] *Ordnungen mittlerer Reichweite*« angesiedelt (ebd., S. 12, kursiv i. O.; vgl. WALDENFELS, 1998 b, S. 54 ff.). Diese Ordnungen liegen weder rein historisch zufällig und beliebig vor, noch sind sie gemäß einer transhistorischen Vernunft, die sie alle beherrschen würde, absolut notwendig oder universell (vgl. WALDENFELS, 1985/2016 a, S. 48).
>
> Ich vertrete allerdings keinen Kulturrelativismus, der die innere Gültigkeit wie auch die Vermittelbarkeit einer soziokulturell spezifischen Ordnung gegenüber anderen lebensweltlichen Ordnungen in Abrede stellt. Die jeweilige lebensweltliche Ordnung des Sensus communis hat für deren Mitglieder eine selbstverständliche, natürliche und nahezu unhintergehbare Gewissheit, die sich niemals vollständig relativieren lässt. Weiter ist die Ordnung des Sensus communis aber keine statische, sondern eine »responsive« Ordnung bzw. eine »responsive Rationalität« (WALDENFELS, 1986/2013, S. 12), die auf Veränderungen,

73 Während BINSWANGER (1994 b, S. 453) beispielsweise in seiner Bestimmung des Wahns noch ausdrücklich von HUSSERLS (1931/1973, S. 92) universaler Definition der Vernunft Gebrauch macht, schlägt KISKER vor, überhaupt das fragwürdige Gegensatzpaar »vernünftig-widervernünftig« durch das Verhältnis von *»Gängigem«* und *»Abwegigem«* zu ersetzen, das in seinen Augen dem Phänomen der Alltäglichkeit und – so darf hinzugefügt werden – der kulturell *spezifischen* Alltagsordnung nähersteht (1970 a, S. 52 ff., kursiv i. O.). Auch bei BLANKENBURG (1971/2012, 1969/2007) und STANGHELLINI (2004, 2001) wird der Vernunftbegriff durch den des Common Sense ersetzt. Dass mit dem Abschied von einer universalen Vernunftnorm auch rassistischen Gleichsetzungen von Wahnsinn mit »primitiven Kulturen« ein Ende gesetzt werden kann, vermag ich hier nur anzudeuten (vgl. HEINZ, 2002).

etwa historische Umbrüche, ebenso reagiert, wie sie sich im Dialog mit (ihr gegenüber) fremden Ordnungen befindet. Der Sensus communis ist folglich jene kleinere, *partikulare Vernunft*, die die Menschen aufeinander abstimmt, ohne sich dabei in einen »abstrakt herauszupräparierenden Weltkern« (Husserl, 1936/1976, S. 136; Waldenfels, 1997/2013, S. 61) integrieren zu lassen (vgl. Foucault, 1966/1974, S. 23), und die schließlich in ihrer tiefsten Schicht, so behaupte ich, durch eine Offenheit und Responsivität des erfahrenden und erleidenden Subjekts begründet ist (vgl. Kapitel 1, S. 35 f.; Kapitel 4, S. 100 ff.).

Die Frage nach der zugrunde liegenden sozialen Ordnung unserer Erfahrungswelt ist dabei freilich eine Grundfigur zahlreicher Sozialtheorien. In diskursanalytisch-strukturalistischen Ansätzen wird beispielsweise die Welt vor dem Hintergrund sprachlicher Ordnungen und Transformationen begriffen (vgl. Foucault, 1966/1974; Lévi-Strauss, 1968). Machtanalytische Ansätze verstehen die gesellschaftliche Ordnung als produktive Dynamik von Machtstrukturen bzw. -dispositiven und -praktiken (vgl. Foucault, 1975/1977, 2005; Saar, 2007, S. 204 ff.). In der soziologischen Systemtheorie wird soziale Ordnung als Ausbildung und Ausdifferenzierung kommunizierender Systeme beschrieben (Luhmann, 1984). Diese und andere Ansätze sollen in ihrer Berechtigung hier nicht infrage gestellt werden. Allerdings hat gegenüber den genannten Ansätzen und den von ihnen beschriebenen sozialen Ordnungen eine Analyse des Sensus communis den Vorzug, nach der *Erfahrung* und dem *subjektiven Stellenwert* dieser Ordnungen fragen zu können (vgl. Salaverría, 2006, S. 105 f.). Damit ist nicht gemeint, durch die phänomenologische Beschreibung des Sensus communis lediglich die subjektive Seite dieser Ordnungen in den Blick zu nehmen, im Sinne einer rein rezeptiven Verinnerlichung bereits an sich bestehender objektiver Strukturen. Vielmehr gehe ich davon aus, dass sich in der subjektiven Erfahrung immer auch Kreativität bei der Aneignung – oder besser: der *Anverwandlung* (vgl. Rosa, 2016, S. 312 f.) – sozialer Ordnungen geltend macht, die ohne diese Anverwandlung überhaupt nicht existieren könnten.

Das erweiterte Verständnis des Common Sense als Sensus communis hat zwei wichtige Konsequenzen: Einerseits wird es möglich, zu zeigen, wie sich soziale Ordnungen je nach Ebene des Sensus communis verschieden niederschlagen – beispielsweise eher auf der leiblich-empfindenden oder kognitiven Ebene. Andererseits kann durch den Sensus communis aber auch auf Aspekte der Erfahrung hingewiesen werden, die über die soziale Ordnung *hinausweisen* bzw. an deren Grenze stoßen. Durch das pathisch-empfindende Moment des Sensus communis können beispielsweise Dinge erfahren werden, die über den Bereich des sozial Konventionalisierten bzw. Normalisierten hinausweisen und die diesen Bereich fragilisieren können (s. Kapitel 4, S. 100 ff.). Ich gehe hier wie Waldenfels (2015) davon aus, dass es einen pathischen Bezug zu Fremdem gibt, der sich

nicht gänzlich in der Kategorie der Sozialität und der sozialen Ordnung auflösen lässt und der in Momenten der Überraschung und des sozialen Umbruchs sichtbar wird.[74]
Sofern sich soziale Ordnungen immer schon in der subjektiven Erfahrung geltend machen, andererseits aber auch diese Ordnungen nicht ohne ihre subjektive Anverwandlung zu begreifen sind, möchte ich den Sensus communis als jene Instanz denken, in der eben diese Verflechtung von Subjektivität und sozialen Ordnungen besonders zum Ausdruck kommt. Ähnlich wie SALAVERRÍAS Rede vom »kritischen Common Sense« (2006, S. 112 ff.) werde ich in dieser Arbeit dabei den Sensus communis als ein dynamisches und mitunter widersprüchliches Phänomen beschreiben, das sich durch eine intrinsische Bewegtheit auszeichnet – eine Bewegtheit, die schließlich auch die Möglichkeit der eigenen Verrücktheit mit einschließt.

2.2.2 Sozialer Raum

Eingedenk der methodischen Offenheit der nun folgenden phänomenologischen Theorie des Sensus communis kann ich interdisziplinäre Brückenschläge in den einzelnen Kapiteln nur andeuten. Mein primäres Ziel im ersten Teil der Arbeit ist es, für die Analyse des Sensus communis verschiedene bestehende phänomenologisch-psychiatrische Konzepte miteinander zu verbinden und ein soziales Verständnis des Menschen und seiner Verrücktheit aus der Erfahrungsperspektive zu ermöglichen. Der darauf folgende Teil der Arbeit dient dazu, das entwickelte Konzept des Sensus communis anhand bestimmter sozialer Kontexte weiter zu konkretisieren. Indem ich auf konkrete soziale Kontexte Bezug nehme, werde ich die Nützlichkeit der entwickelten Theorie für die Sozialpsychiatrie unter Beweis stellen und zugleich die Verbindung zu den Sozialwissenschaften weiter vertiefen. Hierfür wird die Lebenswelt in der Dimension des *sozialen Raums* behandelt (Kapitel 8). In Anlehnung an FUCHS verstehe ich unter dem sozialen Raum die »*Räumlichkeit der Lebenswelt*« (2000 a, S. 303, kursiv i. O.). Meine Analyse des Zusammenspiels von Sensus communis und sozialem Raum wird zeigen, dass sich Sensus-communis-geleitete Interaktion in bestimmten Räumen, wie etwa dem öffentlichen, bekanntschaftlichen oder privaten Raum, je unterschiedlich vollzieht, d. h. je andere Regeln und Gewohnheiten des Umgangs bestehen (Kapitel 9). Hiervon ausgehend lassen sich Bezüge zu soziologischen Raumtheorien herstellen (vgl. u. a. LÖW, 2001; GÜNZEL, 2008). Zugleich hat der soziale Raum eine zentrale Stellung für die sozialpsychiatrische Diagnostik und Therapie. In meiner

74 Siehe insbesondere WALDENFELS (2015, S. 44 ff.). Um dies zu verdeutlichen, werde ich jedoch vornehmlich auf die Theorie Henri Maldineys zurückgreifen.

Analyse des Zusammenhangs von Sensus communis und sozialem Raum gehe ich daher immer wieder auf die schließlich praktische Frage der Offenheit und der Veränderung sozialer Räume angesichts der Verrückungen des Sensus communis ein (Kapitel 10).

2.3 Umwelt, Interaktion, Resonanz

Abschließend müssen noch drei weitere wichtige Begriffe, die in dieser Arbeit immer wieder gebraucht werden, näher erklärt werden: Umwelt, Interaktion und Resonanz. Alle drei Begriffe sind von schillernder Natur und können nicht hinreichend analysiert werden. Ihre Bestimmung erfolgt nach subjektiven Präferenzen und Verwendbarkeit im Rahmen dieser Arbeit.

2.3.1 Umwelt

Dieser semantisch vieldeutige Ausdruck findet neben seiner politisch-ökologischen Bedeutung in unterschiedlichen philosophischen, biologischen, psychologischen und sozialwissenschaftlichen Schulen Verwendung (G. H. Müller, 2007). In der vorliegenden Arbeit begreife ich ihn als die konkrete Umgebung, die mit dem leiblichen Subjekt eine interaktive Einheit bildet und unmittelbar auf dieses einwirkt (Kruse, 1974; Lewin, 1969). Die jeweilig auf das Subjekt wirkende Umwelt umfasst sowohl materielle, biologische als auch soziale Aspekte, deren umfassendere Ordnungen sich in der Umwelt teils mittelbar, teils unmittelbar geltend machen. Während der Lebensweltbegriff mehr auf den allgemeinen, soziohistorisch gewachsenen Bezugshorizont unserer Erfahrung abhebt, wird mit dem Umweltbegriff deren konkret-faktische und leiblich-sinnlich gelebte wie erlebte Dimension benannt. Die besondere *Offenheit* unseres Umweltbezugs im Sinne einer *Weltoffenheit*, wie sie u.a. von Scheler (1928/1991, S. 38 ff.) und Plessner (1950) betont wird (vgl. Sloterdijk, 2016), werde ich in dieser Arbeit vor allem mit Maldiney in den Blick nehmen, der diese Offenheit bereits im Bereich des menschlichen Empfindens verortet.

Abgrenzen möchte ich mich mit meiner Begriffsverwendung von einem rein instrumentellen Sinn von Umwelt, der dann wie bei Scheler, Plessner, Gehlen und Heidegger (vgl. Greisch, 2009, S. 11 ff.; Heidegger, 1988) einer sozialen *Mit-Welt* gegenübergestellt wird. Ich gehe also von einem umfassenderen Umweltbegriff aus, der immer schon soziale Interaktion miteinschließt, weshalb ich gelegentlich auch von »sozialer Umwelt« spreche. Ich lehne mich damit zum einen an die breitere Verwendung des Umweltbegriffs bei Husserl an, der auch von Subjekten

»einer gemeinsamen Umwelt«, in einem »personalen Verband« mit »Gemeinsamkeiten [...] höherstufigen Sinnes« spricht und Umwelt lebensweltlich fundiert betrachtet (Husserl, 1952, S. 190 f., vgl. 1973 a, S. 218 ff.; vgl. G. H. Müller, 2007, S. 101). Zum anderen soll damit auf die topologische und ökologische Psychologie (Heft, 2001) sowie auf die Ethnologie verwiesen werden, wo unter Umwelt in der Regel raumzeitlich spezifische soziale Interaktionskontexte und -situationen verstanden werden (Kruse, 1974, S. 11 ff.). Die topologische und ökologische Psychologie steht mit dem phänomenologischen Ansatz wie auch mit der Sozialpsychiatrie in großer Kongruenz (vgl. ebd.; Fuchs, 2006; Dörner, 1990). Bezüge dazu werden im zweiten Teil der Arbeit über den sozialen Raum anhand der Begriffe Oikeiosis/ Wohnen und Nische wieder aufgegriffen (Kapitel 8, S. 170 ff.).

2.3.2 Interaktion

Dieser Begriff hat eine zentrale Stellung für den *Symbolischen Interaktionismus* etwa G. H. Meads oder in der Soziologie Goffmans (vgl. u. a. Mead, 1934/1972; Goffman, 1963/2009). In der vorliegenden Arbeit kennzeichnet der Begriff das grundsätzliche Verhältnis des leiblichen Subjekts zur Umwelt.[75] Waldenfels schlägt vor, Interaktion in einem grundlegend *dialogischen Sinn* zu verstehen (1971, S. 139 ff.). Durch die sich daran anschließende Auffassung der Interaktion als *Interlokution* entstehen semantische Überschneidungen mit Ausdrücken wie »Dialog«, »Verständigung« und »Kommunikation«. Diese Konnotationen sind im Folgenden ausdrücklich beabsichtigt, denn die Phänomenologie und Sozialpsychiatrie der Verrücktheit kreist im Wesentlichen um die Frage des Verlusts und der Wiederherstellung von Verständigung. Schließlich hat Interaktion als Interlokution immer auch eine räumliche Dimension (vgl. lat. *locutio* = Sprechen, *locus* = Ort), die ich im zweiten Teil der Arbeit näher betrachte.

2.3.3 Resonanz

Resonanz begreife ich als besondere Form der Interaktion zwischen Subjekt und Umwelt. Auch dieser Begriff hat eine vielfältige Bedeutung sowohl in den Geistes- wie Naturwissenschaften (vgl. Breyer u. a., 2017; Hildebrandt, 2007).

75 Im Folgenden wird der Ausdruck »interaktiv« eher zur Kennzeichnung des unmittelbaren Selbst-Welt-Verhältnisses verwendet, während von »interaktional« eher zur Bestimmung von Konzepten oder Theorien gesprochen wird. Unter Berücksichtigung von Waldenfels' Kritik (2015, S. 190), der zufolge durch den Interaktionsbegriff eine aktivische Sicht auf das »Zwischen« (»Inter«) etabliert werde und dem gegenüber auch von einer »Interpassion« zu sprechen sei, gehe ich davon aus, dass das interaktive Verhältnis des leiblichen Subjekts sowohl passive wie aktive Elemente mit entsprechenden Zwischenstufen umspannt.

Jüngst wird Resonanz besonders von Hartmut Rosa (2016) als anthropologisch-soziologischer Grundbegriff in den Fokus gerückt. Ich verstehe unter Resonanz ein relationales Phänomen, das sich vorreflexiv auf der Seite des Subjekts bzw. der Subjekte in Form von Bewegungsgestalten, Gefühlsausdrücken oder auch der spontanen Rede artikuliert. Dabei spielen Stimmungen und Atmosphären eine entscheidende Rolle.[76]

> Resonanz kann sowohl einen mehr *imitativen* als auch *transformativen* Charakter annehmen. Beide Bedeutungen finden sich in Rosas Studie wieder.[77] Im imitativen Fall kommt es zu einer Integration und Synchronisation zweier oder mehrerer Elemente bzw. Personen oder zur Übertragung einer Bewegungsgestalt auf andere Personen. Im transformativen Sinn der Resonanz tritt die Fremdheit und Unverfügbarkeit der Beteiligten in den Vordergrund. Sie sprechen und antworten mit eigener Stimme, anstatt einander zu imitieren. Durch die Teilhabe bzw. Inklusion der jeweiligen Eigentümlichkeiten der Beteiligten entsteht so ein sich ständig wandelndes Ganzes. Die Beteiligten beeinflussen sich, ohne sich einander anzugleichen. Dies wird aus praktischer Sicht noch eine wichtige Rolle bezüglich des *Open Dialogue* und der *Psychoseseminare* spielen (s. Kapitel 10, S. 254 ff.).
>
> Auch wenn beide Resonanzformen in der Realität meist in Verbindung miteinander auftreten und sich nur künstlich trennen lassen, betone ich in dieser Studie vor allem den transformativen Sinn des Resonanzbegriffs. Damit verbinde ich auch Waldenfels' Rede von Responsivität (2006, S. 34 ff., 2015, S. 19 ff.), die dieser als transformatives Zusammenspiel von Pathos und Response, d. h. des Erleidens von Fremdem sowie des kreativen Antwortens, versteht. Der Resonanzbegriff umgreift allerdings Responsivität: Resonanz entsteht, wenn Beteiligte *zueinander*, d. h. wechselseitig, responsiv sind, wenn folglich nicht nur eine Person responsiv gegenüber einer anderen bzw. einer Situation ist, sondern diese auch responsiv ihr gegenüber ist.

Resonanzerfahrung bedeutet nicht nur, selbst responsiv zu sein, sondern dass uns auch Responsivität von unserer Umwelt zuteil wird (vgl. Kapitel 8, S. 179 f.). Wenn

76 Zur Differenzierung der beiden Begriffe vgl. Fuchs (2000 a, S. 213 ff.); Hasse (2014, S. 216 f.).

77 Rosa unterscheidet an einer Stelle (2016, S. 283) zwischen »Synchronresonanz« und »Responseresonanz«, was der hier vorgeschlagenen Unterscheidung von imitativer und transformativer Resonanz entspricht. Seine Unterscheidung verfolgt der Autor in seiner Studie jedoch nicht weiter und betont vor allem den transformativen Aspekt der Resonanz (ebd., S. 295 ff.; 312 f.). Gleichzeitig finden sich in seiner Studie jedoch zahlreiche Beispiele, die eine Begriffsverwendung im *imitativen* Sinn nahelegen: die Synchronisation der Körperhaltung eines Vorlesungspublikums, das gemeinsame Hängen an den Lippen eines Redners, die Masseneuphorie bei einem Fußballspiel oder Rockkonzert oder auch die Übertragung eines Soldatengleichschritts auf eine Brücke (ebd., S. 133, 113, 283, 297). Diese Beispiele lassen Thomäs (2016) Vorwurf berechtigt erscheinen, der Resonanzbegriff habe eine entindividualisierende und gleichmacherische Bedeutung und werde von Rosa semantisch überdehnt.

ich in dieser Arbeit durch den Sensus communis die Interaktionsbeziehung zwischen Subjekt und Umwelt (bzw. vermittelt hierdurch von sozialen Ordnungen) als resonanten Abstimmungsprozess beschreibe, dann mit dem Grundgedanken, dass es sich hierbei um einen transformativen und kreativen Prozess handelt (vgl. S. 58).

2.4 Ausblick auf die Struktur von Teil eins

Für die nächsten Kapitel dieses Teils der Untersuchung nehme ich folgende Gliederung vor: Da sich die phänomenologische Analyse des Sensus communis vor dem Hintergrund einer langen Begriffstradition vollzieht, muss ich diese zuerst zusammenfassen (Kapitel 3). Diese historische Kontextualisierung leitet zu der weiteren Unterteilung des Sensus communis aus phänomenologischer Sicht über:[78] Der Sensus communis wird von mir in eine basale Empfindungsfähigkeit (Kapitel 4), leibliche Habitualitäten (Kapitel 5) und ein Denk- und Urteilsvermögen (Kapitel 6) unterteilt. Abschließend beschreibe ich das Zusammenspiel dieser Dimensionen (Kapitel 7). Im nachfolgenden Teil analysiere ich den Sensus communis dann raumtheoretisch.

78 Diese Unterteilung orientiert sich zudem an der bereits im ersten Kapitel (S. 35 f.) vorgenommenen Dreiteilung der Erfahrungsebenen von Wirklichkeit.

3 Kurze Begriffsgeschichte des Sensus communis

Der Begriff des Sensus communis reicht in seiner Verwendung bis in die griechische Antike zurück. Es lassen sich grundsätzlich drei Traditionen in der Begriffsgeschichte des Sensus communis unterscheiden. In der aristotelischen Tradition bezeichnet der Begriff als *koinē aísthēsis* das Vermögen zur strukturierten Wahrnehmung der Welt und zur Selbstwahrnehmung (vgl. Aristoteles, an., 424b–427b). In seiner lateinischen Übersetzung erhielt der Begriff als Sensus communis zusätzlich die Bedeutung einer gemeinschaftsbezogenen, moralisch-ästhetischen Einstellung. In seiner englischen Fassung als Common Sense wurde hierunter besonders ein praktischer Alltagsverstand begriffen.[79]

Die Rede von »Common Sense« bezieht sich damit aus etymologischer Sicht nur auf einen kleinen Abschnitt der eigentlichen Begriffstradition. Wie bereits oben angedeutet (Kapitel 2.2 , S. 56ff.), verwende ich, um alle Aspekte des Phänomens einzubeziehen, in dieser Arbeit den umfassenderen Begriff des Sensus communis. Mit der folgenden Darstellung fasse ich die drei erwähnten Traditionen zusammen und orientiere mich dabei im Wesentlichen an den Arbeiten und den Literaturverweisen Daniel Heller-Roazens (2012), Sophia Rosenfelds (2011) sowie am *Historischen Wörterbuch der Philosophie* (Leinkauf u.a., 2007). Es ist allerdings gleich anzumerken, dass die im Anschluss hieran von mir vorgeschlagene Unterteilung nur die Abstraktion einer komplexen Begriffsgeschichte ist, in der es immer wieder zu Übergängen und Erweiterungen einzelner Konzepte kam. Aus inhaltlicher Sicht ermöglicht die historische Darstellung eine erste Annäherung an die nachfolgende phänomenologische Analyse. Außerdem kann ich hierdurch die terminologische Verwendung einzelner Begriffe in den nächsten Abschnitten begründen.

3.1 koinē aísthēsis – die Einheit der Wahrnehmung und der sich empfindende Mensch

Der hier im Folgenden zu behandelnde und von Aristoteles eingeführte Begriff der *koinē aísthēsis* wurde von ihm nur an wenigen Stellen seines Werks

79 Gleiches gilt für die französische Übersetzung in *sens commun* (bzw. *bon sens*, s.u., S. 73ff.) und das deutsche Äquivalent des »gesunden Menschenverstands«.

behandelt (GREGORIC, 2012, S. 65; HELLER-ROAZEN, 2012, S. 44). Seine Ausführungen hierzu sind insgesamt unsystematisch und von beiläufigem Charakter (vgl. GREGORIC, 2012, S. VIII). Dennoch wurde die *koinē aísthēsis* zu einem Thema, das die Philosophiegeschichte über einen großen Zeitraum beschäftigte.

GREGORIC (2012, S. VII) merkt an, dass die lateinische Übersetzung der griechischen »aísthēsis« auf Latein mit »sensus« und nachfolgend auf Englisch mit »sense« (bzw. auf Deutsch mit »Sinn«) die ursprüngliche Bedeutung des Wortes für das griechische Denken nur unzureichend wiedergibt. Aristoteles' psychologische Schriften können nach HELLER-ROAZEN (2012, S. 25) in erster Linie als eine »Lehre von der aísthēsis« begriffen werden. Im Gegensatz zu unserem heutigen Verständnis von »Wahrnehmung« als einem eher aktiven und erkennenden Zugriff des Subjekts auf die Welt meint »aísthēsis« eher ein passives Erleiden der Welt.[80] Bei »aísthēsis« ist daher eher an das Konzept des *Empfindens* (STRAUS, 1935/1956) bzw. des *Pathischen* (VON WEIZSÄCKER, 1940/1950) zu denken (vgl. Kapitel 4, S. 89). Wenn ich im Folgenden dennoch von »aísthēsis« als »Wahrnehmung« spreche, dann um gerade diese passiven Aspekte im Wahrnehmen selbst zu betonen.[81] Die *aísthēsis* hatte in Aristoteles' Naturphilosophie eine besondere Rolle: In der *scala naturae* war sie eben jene Schwelle, in der sich das Tierische vom Pflanzlichen abhebt.[82] Sie war weiter, wie zahlreiche Exegeten im Anschluss an Aristoteles behaupten sollten, eine Fähigkeit, die Tier und Mensch miteinander teilen (HELLER-ROAZEN, 2012).[83]

ARISTOTELES (an., 418a25 ff.) behauptete, dass es fünf Sinne (*aisthēseis*) gebe: Gesicht, Gehör, Geruch, Geschmack und den Tastsinn. Jedem Sinn komme ein bestimmter Wahrnehmungsgegenstand, ein entsprechendes Medium sowie ein bestimmtes Organ zu (an., 423 a).[84] Die Einheit der unterschiedlichen Sinne und Sinneseindrücke wurde für Aristoteles durch die *koinē aísthēsis*, d. h. den »Gemeinsinn« bzw. die »gemeinsame Wahrnehmung«, gewährleistet (LEINKAUF u. a., 2007, Sp. 623). Durch die *koinē aísthēsis* werde die Wahrnehmung von fünf einheitlichen

80 So spricht Aristoteles von der *aísthēsis* als »Bewegtwerden und Erleiden« (ARISTOTELES, an., 416b33).

81 STRAUS (1935/1956) und MALDINEY (1991/2007 c) plädieren für eine kategorische Trennung von Wahrnehmen und Empfinden. Allerdings pflegen beide Autoren eine einseitig aktivisch und auf objektive Erkenntnis ausgerichtete Verwendung des Wahrnehmungsbegriffs. MERLEAU-PONTY unterzieht in seiner *Phénoménlogie de la Perception* (1945/1976) hingegen den Wahrnehmungsbegriff einer immanenten Kritik, in der auch passivische Momente des Empfindens noch ihren Platz finden. Ich schließe mich in meiner Verwendung des Wahrnehmungsbegriffs daher prinzipiell Merleau-Pontys offenem Begriffsverständnis an.

82 ARISTOTELES (Historia animalum, 9631a27); vgl. HELLER-ROAZEN (2012, S. 116).

83 Gleichwohl muss in dieser Auslegung eines Bereichs der *aísthēsis*, die Mensch und Tier miteinander teilen würden, bedacht werden, dass für Aristoteles die Empfindungsfähigkeit des Menschen durch seinen *nous* (νοῦς), also seinen Intellekt, von vornherein erweitert und vom tierischen Empfinden unterschieden ist. Ich danke Johanna Lang für diesen Hinweis.

84 Beispielsweise wird eine Farbe (Wahrgenommenes) durch ein durchsichtiges Medium (Luft oder Wasser) vom Auge gesehen, bzw. aktiviert diese Farbe durch das Medium das Auge (vgl. GREGORIC, 2012, S. 34 f).

Eigenschaften der Dinge ermöglicht: Bewegung, Stillstand, Zahl, Gestalt und Größe (ARISTOTELES, an., 418a15). Beispielsweise nehmen wir an einem auf uns zu rollenden Ball nicht nur sehend seine Farbe oder tastend seine Rauigkeit wahr, sondern auch, dass es sich um *einen* Ball mit einer bestimmten Größe handelt, der sich bewegt und der eine runde Gestalt hat. Diese Eigenschaften werden sowohl getastet als auch gesehen und bilden damit eine Schnittmenge der einzelsinnlichen Wahrnehmungen – sie bilden deren »gemeinsame Wahrnehmung« (vgl. ARISTOTELES, an., 425a15). Deutet man dies so, dass beispielsweise die getastete Gestalt des Balls immer auch auf seine gesehene Gestalt verweist und umgekehrt, so lassen sich hier bereits Verbindungen zu phänomenologischen Konzepten der Intermodalität bzw. Synästhesie im 20. Jahrhundert herstellen, auf die ich später eingehe (s. Kapitel 4). Interessant ist außerdem, dass Aristoteles im Gegensatz zu Theorien der Neuzeit die *koinē aísthēsis* nicht als von den Einzelsinnen losgelöste geistige Funktion verstand, die zu den Sinnen erst hinzutrete, sondern vielmehr als deren immanente, strukturelle Einheit (GREGORIC, 2012, S. 78 f.). Jeder Sinn hatte also für Aristoteles in sich schon einen Bezug zu den anderen Sinnen und dem gemeinsam Wahrgenommenen.

In Aristoteles' Beschreibungen kann die erste Wahrnehmungstheorie der Antike gesehen werden (vgl. WELSCH, 1999). Allerdings wird heute in entsprechenden Charakterisierungen häufig eine wichtige Eigenschaft vergessen, die ARISTOTELES der *koinē aísthēsis* zuschrieb: Sie ermöglichte für ihn nicht nur die einheitliche Wahrnehmung der uns umgebenden Welt – sie stellte für ihn auch jenen Sinn dar, durch den wir »empfinden, dass wir sehen und hören« (an., 425b10, vgl. somn., 2.455a12–21). In der Wahrnehmung der äußeren Welt nehmen wir also immer auch uns selbst wahr. Im Sinnlichen liegt für Aristoteles in Form des Selbstempfindens ein Selbstbezug, der nicht erst durch einen äußeren und vergewissernden Akt der Selbstreflexion zur sinnlichen Erfahrung hinzutritt. Es mag allerdings verwundern, dass Aristoteles ein und denselben Begriff für die einheitliche Wahrnehmung der Außenwelt und für die Selbstwahrnehmung wählte. Dies könnte für ihn zum Ausdruck bringen, dass in der *koinē aísthēsis* Selbst- und Weltempfinden notwendig als Einheit gedacht werden müssen. Im nächsten Kapitel werde ich diesem Gedanken in Orientierung an Erwin STRAUS (1935/1956, S. 373) als »sympathetischer« Vermittlung von Selbst und Welt weiter nachgehen.

Ausführlicher wurde der Gedanke der Wahrnehmung des Wahrnehmens in den nächsten Jahrhunderten durch die peripatetische Schule als *synaísthēsis* behandelt.[85] Hiernach wurde dieser Begriff besonders in der medizinischen Literatur als eine gleichzeitig mit anderen Wahrnehmungen – beispielswei-

85 Aristoteles selbst hatte ihn noch in seiner *Nikomachischen Ethik* (eth. Nic.) und *Eudemischen Ethik* (eth. Eud.) für seine Analyse der Freundschaft als mit anderen geteilte Wahrnehmung verwandt (vgl. HELLER-ROAZEN, 2012, S. 98).

se von Schmerz – ablaufende Selbst-Wahrnehmung begriffen, die dann vom Aristoteles-Exegeten Alexander von Aphrodisias im dritten Jahrhundert n. Chr. systematisch bestimmt wurde. Bei ihm hieß es: »Denn bei jedem, der irgend etwas wahrnimmt, geschieht außer der Erfassung des Wahrgenommenen noch eine gewisse synaísthēsis, dass er wahrnimmt.«[86]

In der stoischen Lehre von der *Oikeiosis* (οἰκείωσις) wurde dem auf sich selbst bezogenen Empfinden dann ausführlich Beachtung geschenkt. Das griechische Wort »Oikos« bezeichnete in seiner Verbform »oikeioun« so viel wie »vom selben Hauswesen oder von derselben Familie« zu sein.[87] In der Stoa wurde dies als ein Prozess verstanden, durch den ein Lebewesen sich mit seiner eigenen Natur oder Verfassung vertraut macht bzw. sich befreundet (Heller-Roazen, 2012, S. 131; vgl. Ramelli, 2009). Dieses Vertrautsein mit der eigenen Verfassung durfte nach Seneca nicht mit einem Wissen verwechselt werden. So wisse das Kind beispielsweise nicht, was seine körperliche Verfassung sei, obgleich es diese kenne (Epist., 121.11, nach Heller-Roazen, 2012, S. 139). Als Beispiel für diesen Umstand gaben Stoiker wie Hierokles häufig Beobachtungen aus der Tierwelt: So habe der Hirsch ein Gespür für die Kräfte seines Körpers und empfinde sein schweres Geweih. Da ihn dieses bei der Flucht hindern könne, stoße er es sich immer wieder »mit all seiner Gewalt« an Klippen und spitzen Felsen ab.[88] Ebenso kenne eine Kröte genau die Sprungkraft ihrer Beine, wenn sie an eine Grube gedrängt würde und wisse, wann die Entfernung zur anderen Seite zu groß sei.[89] Dieses Gespür scheint nach Hierokles von Geburt an bei allen Lebewesen zumindest rudimentär angelegt zu sein. Interessant ist am *Oikeiosis*-Konzept der Stoa, dass das Selbstempfinden der Lebewesen immer im Verhältnis zur Umwelt gedacht wird, in der sich dieses Lebewesen bewegt, ähnlich wie Aristoteles, der Selbstempfinden und intermodales Empfinden der Umgebung zusammendachte. Das Selbstempfinden wird in der Stoa zu einer impliziten, kontextabhängigen Vertrautheit mit der eigenen *Verfassung*, eine Vertrautheit, die nach Seneca über das gesamte Leben hinweg immer wieder hergestellt werden müsse (Epist., 121.17). Dieses Selbstempfinden erhält mit der *Oikeiosis* außerdem eine räumliche Dimension: Im Bewohnen, dem *oikeioun*, der eigenen Verfassung wird ein Eigen- und Intimraum des Selbst erschlossen, der zugleich innerhalb einer Philosophie des Sensus communis immer in seiner Vermittlung mit der Umwelt zu denken ist und der in Krisen- und Verrücktheitssituationen als besonders bedroht, ja unbewohnbar erlebt werden kann. Auf diesen räumlichen Aspekt werde ich im zweiten Teil dieser Arbeit wieder zurückkommen (s. Kapitel 8.1.2, S. 173 ff. und 10.1, S. 226 ff.).

86 Alexander Aphrodisiensis (Alexandri Aphrodisiensis praeter commentaria scripta minora, S. 91, nach Heller-Roazen, 2012, S. 98 f.). Diese *synaísthēsis* kam für Alexander jedem wahrnehmenden Lebewesen zu und darf erneut nicht mit unseren modernen Begriffen von Selbstbewusstsein oder Reflexion verglichen werden.

87 Heller-Roazen (2012, S. 129); vgl. Kluge (2002, S. 665).

88 Hierokles (Elementa Moralia, S. 310; Heller-Roazen, 2012, S. 153).

89 Hierokles (Elementa Moralia, S. 306–308, nach Heller-Roazen, 2012, S. 152 f.).

Als Nächstes muss Augustinus genannt werden, der ähnlich wie Aristoteles eine einheitliche Fähigkeit zur geordneten Wahrnehmung der Außenwelt und der Wahrnehmung des Wahrnehmens beschrieb.[90] Er verstand diese Fähigkeit als eine Art innere Kraft, die es allen Lebewesen zu überleben ermögliche.[91] Den Aspekt der Wahrnehmung des Wahrnehmens bezeichnete er mit dem prägenden Ausdruck »sensus interior« (»innerer Sinn«).[92] Zu diesem *inneren Sinn* gehörte für Augustinus auch das intuitive Wissen über die Zu- und Abträglichkeit bestimmter Dinge.

> In der arabischen und persischen Philosophie spielte dann der Begriff der *koinē aísthēsis* in direktem Rückgriff auf Aristoteles eine wichtige Rolle. Er wurde beispielsweise vom persischen Philosophen Avicenna in eine komplexe Theorie der Wahrnehmung eingearbeitet. Er verstand den Gemeinsinn (arab.: *al-'hiss al-mushtarak*) wie in der früheren peripatetischen Tradition als jene Wahrnehmungsfunktion, die die einzelnen äußeren Sinne in Bezug zueinander setze und so eine geordnete Erfahrung der Wahrnehmung der Umwelt ermögliche, wodurch der Gemeinsinn als Mittelpunkt der anderen Sinne verstanden werden konnte (Heller-Roazen, 2012, S. 192 f.).
> Auch im scholastischen Denken des Mittelalters bestand durch die Vermittlung der arabischen Philosophie die Reflexion über die *koinē aísthēsis* in ihrer lateinisierten Form als Sensus communis weiter fort – so etwa bei Albertus Magnus und Thomas von Aquin.[93] Hier wurde der Sensus communis von Albertus als »das erste Wahrnehmen [...] [,] in dem das gesamte Sinnesvermögen zuerst gründet«, begriffen, als der Ursprung der einzelnen Sinne, insofern, als »die speziellen Sinne von ihm abgeleitet sind und er nicht umgekehrt aus ihnen gebildet sein kann und nichts von seinem Sinn von ihnen stammen kann«.[94] Dieser Sensus communis ermögliche es uns auch, »wahrzunehmen, wie wir sehen und hören«.[95] Dabei wurde auch über den Sitz dieses Sinnes diskutiert, der teils im hinteren Bereich des Gehirns, teils im Herzen – wie es bereits Aristoteles und Galen gemutmaßt hatten – angesiedelt wurde (Heller-Roazen, 2012, S. 200).

In der Neuzeit wurde das auf Aristoteles' Wahrnehmungsphilosophie zurückgehende Sensus-communis-Verständnis zunehmend von anderen Traditionen abgelöst, die den Sensus communis eher als Sinn für die Gemeinschaft bzw. als rationales Denk- und Urteilsvermögen interpretierten (s. 3.2 und 3.3). Trotz dieser Begriffsverschiebung finden sich auch in der Philosophie der Neuzeit an verschiedenen Stellen Weiterentwicklungen des aristotelischen Gedankens eines sich selbst empfindenden Empfindens des Welt.

90 Augustinus (lib. arb., 2.3.8 – 2.4.10); vgl. Heller-Roazen (2012, S. 168 f.).
91 Augustinus (lib. Arb., 2.10.38), nach Heller-Roazen (2012, S. 418).
92 Augustinus (lib. Arb., 2.9.29), nach Heller-Roazen (2012, S. 170).
93 Heller-Roazen (2012, S. 180 f., 190).
94 Albertus Magnus (opera omnia-b, Kapitel 3.8), nach Heller-Roazen (2012, S. 198).
95 Albertus Magnus (opera omnia-a, Kapitel 11), nach Heller-Roazen (2012, S. 198).

So sprach Gottfried Wilhelm Leibniz beispielsweise von kleinen Wahrnehmungen, »petites perceptions« der Umgebung, die nach Überschreiten einer bestimmten Schwelle zu einer Aufmerksamkeit führen würden, die LEIBNIZ als »Apperzeption« (frz.: *aperception*) bezeichnete (1714/1881, S. 8) und die er in seiner Theorie von der eigentlichen Selbst-Reflexion des Bewusstseins unterschied (vgl. HELLER-ROAZEN, 2012, S. 254; 257 ff.).
Im Frankreich des 18. Jahrhunderts setzte sich die Debatte um die Sinne und das Empfinden des Empfindens zwischen Étienne Bonnot de Condillac und François-Pierre-Gonthier Maine de Biran fort. CONDILLAC (1798/1984, S. 78 ff.) sprach von einem »grundlegenden Gefühl« (»sentiment fondamental«) des eigenen Existierens, das DE BIRAN (1807/1987; vgl. HELLER-ROAZEN, 2012, S. 297 ff.) zufolge im Empfinden des Widerstands und der Schwere des eigenen Körpers und des eigenen Ausgedehntseins begründet sei. Auch hier erhielt also, wie schon in der stoischen *Oikeiosis* als Bewohnen der eigenen Verfassung, der Gedanke des Selbstempfindens eine räumliche Dimension (vgl. LOENHOFF, 2001, S. 136).

Johann Gottfried Herder setzte im 18. Jahrhundert das Selbstempfinden ausdrücklich in einen sinnlichen Bezug zur Umwelt. Er wandte sich dabei gegen die mittlerweile übliche Begriffsverwendung von Sensus communis als Urteilsvermögen und griff auf die aristotelische Tradition des Begriffs zurück. HERDER erklärte: »Unmittelbar, durch ein inners Gefühl bin ich eigentlich von nichts in der Welt überzeugt, als daß ich bin, daß ich mich fühle. [...] Dies innere Gefühl also ist der erste und wahre sensus communis der Menschheit, der unmittelbar und ohne Schlüsse und Urtheile erlangt wird« (1778/1877, S. 7, nach LEINKAUF u. a., 2007, Sp. 652). Herder begriff den Sensus communis als ein »›Totalorgan‹ sinnlicher Empfänglichkeit, das die mannigfaltigen Außenreize zu einem innerlich gefühlten Bild zusammenschließt, das dem Verstand zu weiterer Abstraktion oder dem Willen bereitgestellt wird« (LEINKAUF u. a., 2007, Sp. 651). Dabei würden »Gesicht und Gehör, Farbe und Wort, Duft und Ton« im Menschen zu einer Einheit zusammenfließen, sodass der Mensch »ein denkendes sensorium commune« sei, das »von verschiedenen Seiten berührt« werde.[96] Unter Verweis auf von Weizsäcker und Merleau-Ponty werde ich im nächsten Kapitel auf diese Formulierung zurückkommen (s. Kapitel 4.3, S. 99 f.).

Im Gegensatz zu Herder nahm bei Immanuel KANT (1798/1977, S. 445 ff.) die Einheit der fünf Sinne in seiner *Anthropologie* eher eine randständige Rolle ein. Jedoch sprach auch er von einem »inneren Sinn«, der für ihn nicht das bezeichnete, »was der Mensch *tut*, denn dieses gehört zum Denkungsvermögen, sondern was er *leidet*, *wiefern* er durch sein eignes Gedankenspiel affiziert wird« (ebd., S. 456, kursiv i. O.). Folglich bezeichnete der innere Sinn auch für Kant ein passives und pathisches Vermögen, das nicht von der aktiven Reflexion abhing.

96 HERDER (1772/1891 a, S. 71); vgl. LEINKAUF u. a. (2007, S. 652).

Im frühen 19. Jahrhundert wurde die Idee des pathischen Selbstbezugs in der deutschen Medizin noch einmal besonders ausgearbeitet. Hier war die Rede von einem inneren Tastvermögen, durch das sich der Mensch in seinem Körper spüre (vgl. FUCHS, 1995). Dieser Vorgang wurde weder einem der fünf Sinne zugeschrieben, noch mit einem repräsentativen Bewusstseinsakt des Subjekts verbunden. Der Arzt Christian Friedrich Hübner bezeichnete diese Fähigkeit mit dem latinisierten griechischen Ausdruck »coenaesthesis«, zu Deutsch »Gemeingefühl«.[97] Damit bezeichnete er freilich nicht den wahrnehmungspsychologischen Begriff der Synästhesie, der in der heutigen Wahrnehmungspsychologie die Überschneidung einzelner Sinnesmodalitäten miteinander meint,[98] sondern erinnerte mit diesem Ausdruck an die peripatetische Tradition der *synaísthēsis*, d.h. des Sich-Empfindens im Empfinden (vgl. S. 66 f.).

Anschließend kam es in der Medizin zu einer wissenschaftlichen Zerteilung des von Hübner eingeführten Gemeingefühl-Konzepts als ganzheitlichem innerlichem Körperempfinden in Einzelelemente wie Propriozeption, kinästhetische Wahrnehmung oder auch Körperschema und Körperbild (vgl. FUCHS, 1995). Das Sich-Empfinden trat nur noch in Form seiner Abwesenheit als sog. Cotard-Syndrom, in dem Betroffene sich nicht mehr in ihrem Körper spüren und für tot halten, in der Forschung auf (COTARD u. a., 1882/1997; vgl. HELLER-ROAZEN, 2012, S. 340). In späteren Kapiteln werde ich zeigen, dass auch die schizophrene Verrücktheit durch eine grundlegende Störung des leiblichen Selbstempfindens gekennzeichnet ist. Ebenso wurde auch der Aspekt der einheitlichen sinnlichen Wahrnehmung der Außenwelt in der Wahrnehmungspsychologie und -physiologie zunehmend in die Elemente einzelsinnlicher Empfindungen zerlegt, die erst wieder durch die ordnende Funktion des Verstands bzw. des Gehirns zusammengefügt würden.

Resümee: In diesem ersten Überblick wurde der Sensus communis sowohl als strukturierte sinnliche Wahrnehmung der Umwelt betrachtet wie auch als Selbstwahrnehmung in der Wahrnehmung der Umwelt. Für beides wählte Aristoteles den Begriff *koinē aísthēsis*, woraus sich ableiten ließe, dass für ihn empfindender Bezug zur Umwelt und Selbstempfinden notwendig miteinander verbunden sind. Hierfür spricht auch, dass auch in der dargestellten Begriffstradition beide Aspekte häufig zusammengedacht wurden. Dies hätte zur Folge, dass das Selbstempfinden nicht ohne einen Bezug zur Umwelt und damit auch nicht ohne ihre potenziellen Störfaktoren und ein gewisses Verrückungspotenzial gedacht werden kann. Diese Überlegung greife ich im nächsten Kapitel aus phänomenologischer Sicht auf.

97 HÜBNER (1795), vgl. FUCHS (1995, 2000 a, S. 36 ff.).

98 Weiter darf die Coenästhesie nicht mit dem heutigen psychopathologischen Begriff der Zönästhesien im Sinne von Leibhalluzinationen zu verwechselt werden.

3.2 Gemeinschaftssinn

Ein andersgeartetes Begriffsverständnis von Sensus communis geht auf die lateinisch-römische Antike zurück. Es lassen sich ideengeschichtlich drei wichtige Verschiebungen ausmachen (vgl. Leinkauf u.a., 2007, Sp. 629 ff.):

1. Das Wort »koiné« bzw. »communis« wurde weniger als die den fünf Sinnen gemeinsame Wahrnehmung begriffen, sondern als *allen Menschen gemeinsame* Wahrnehmung.[99]
2. Der Begriff erhielt eine moralische und politische Bedeutung.
3. Dabei gab es sowohl eine Deutung als eher vorreflexive und instinktive Gemeinschaftsbezogenheit des Menschen wie auch als eine Urteilsfähigkeit und Rationalität.

Die erste Begriffsverschiebung lässt sich noch passend mit dem wahrnehmungsphilosophischen Hintergrund der aristotelischen *koinē aísthēsis* verbinden: Sie betont, dass dieses aristotelischen Wahrnehmungsvermögen bei allen Lebewesen vorkommt. Der zweite und dritte Punkt lässt sich jedoch sowohl historisch wie systematisch unterscheiden. Im Folgenden gehe ich daher zuerst auf den Sensus communis als implizite Gemeinschaftsbezogenheit des Menschen ein und behandle dann den Sensus communis als Denk- und Urteilsvermögen im nächsten Teil des Kapitels.
Von Autoren wie Cicero, Horaz und Seneca wurde der Ausdruck »Sensus communis« in eher unsystematischer Weise im politischen Alltag verwandt (Bugter, 1971/1987, S. 94 f.). Cicero verstand hierunter menschliches, sanftes und freundliches Verhalten gegenüber Anderen sowie die geistige Kultiviertheit und Sittlichkeit des Menschen (vgl. ebd., S. 92). Demgemäß bezeichnete der Sensus communis »schwer zu präzisierende Phänomene des Wahrnehmungs- und Gefühlshorizontes [...], die dem Einzelnen innerhalb einer Gruppe oder einer gesellschaftlich-kulturellen Einheit instinktive und vorreflexive Formen von moralischem oder ästhetischem Wissen suggerieren, in denen er sich mit den anderen ungefragt eins wissen kann« (Leinkauf u.a., 2007, Sp. 629). Thomson spricht von einem »feeling which was common to a particular class«, das also die Angehörigen dieser sozialen Klasse miteinander verband.[100] Aus diesem Sensus communis resultierte somit ein Verhalten, das von vornherein an die moralischen und ästhetischen Werte einer jeweiligen Gesellschaft angepasst war. Folgt man Bugters Darstellung, so können Ciceros Reflexionen über die *humanitas* als philosophisch-konzeptuelle Ausarbeitung eines solchen Sensus-communis-Verständnisses gesehen werden. Der Begriff der *humanitas* bezeichnete eine grundlegend gutmütige, vertraute und tolerante Haltung gegenüber den Mit-

99 Bei Cicero findet sich beispielsweise die Formulierung, dass es am Anfang notwendigerweise einen »einzigen und allen gemeinsamen Sinn« gegeben habe (»sensum [...] unum communemque omnium«, Tim., 12, 44, nach Leinkauf u.a., 2007, S. 629).

100 Thomson (1920, S. 20) nach Leinkauf u.a. (2007, S. 630).

menschen. Diese kam für Cicero etwa in Terenz' Satz »Ich bin ein Mensch, nichts Menschliches ist mir fremd«[101] zum Ausdruck. Auch Seneca berief sich auf diesen Satz und setzte sich mit dem Gedanken der *humanitas* in seiner dem Kaiser Nero gewidmeten Schrift *Über die Güte* (de clementia) auseinander.

Diese Begriffstradition wurde zur Jahrhundertwende vom 17. zum 18. Jahrhundert von dem Italiener Gianbattista Vico und dem Engländer A. A. C. Earl of Shaftesbury wieder aufgegriffen.[102] Der Humanist Vico verstand unter dem *senso commune* einen Sinn des einzelnen Menschen für die mit allen geteilten Sitten und Werte. Für ihn war dieser Sinn stets relativ zu einer bestimmten Kulturepoche der Menschheit. Er konnte nach Vico nicht auf eine intellektuelle Fähigkeit zurückgeführt werden (Vico, 1725/2002; Pompa, 2002, S. LVIII ff.). Gleiches gilt für Shaftesbury, der in seinen Texten weiter den lateinischen Ausdruck Sensus communis verwandte, um sich vom mehr rational-intellektuellen Sinn des Common-Sense-Begriffs (s. u.) abzugrenzen (Shaftesbury, 1711/2000, S. 29). Unter Sensus communis verstand er eine »affektive Neigung zur Geselligkeit und zu den Pflichten der Gesellschaft« (Leinkauf u. a., 2007, Sp. 644) und sprach von einem »social feeling or sense of partnership with humankind« (Shaftesbury, 1711/2000, S. 50). Er behauptete außerdem, dieses Gefühl gehöre zum Naturzustand des Menschen.[103]

Das 18. Jahrhundert wurde durch die sogenannte Common-Sense-Philosophie geprägt, die den Sensus communis vor allem als rationales Vermögen des Menschen beschrieb (s. u.). Immanuel Kants Verständnis des Sensus communis, insbesondere sein Begriff des sensus communis *aestheticus*, kann jedoch als wichtige sozialtheoretische Rückbindung dieser rationalen Bestimmung gelesen werden. Da sich jedoch in Kant mehrere Begriffstraditionen verbinden, werde ich erst am Schluss meiner Darstellung auf ihn zurückkommen. Eine ebenfalls vielschichtige Theorie des Sensus communis, auf die bereits hier einzugehen ist, findet sich vom Übergang vom 19. zum 20. Jahrhundert im Werk Henri Bergsons (2012; Leinkauf u. a., 2007, Sp. 654; Zoulim, 2012). Bergson sprach in einem Vortrag von 1895 vom »bon sens« als »sens social«, also als *sozialem Sinn*, als einer »einzigen und selbigen Kraft, die auf die fundamentalen Notwendigkeiten des Lebens in der Gesellschaft antwortet« (Bergson, 1895/1957, S. 89). Er begriff ihn weiter als einen spontanen sozialen Instinkt

101 »Homo sum: humani nil a me alienum puto« (Terenz, Heaut., V. 77; vgl. Levèfre, 1986).

102 Es finden sich zahlreiche Überschneidungen im Werk beider Autoren (vgl. Rosenfeld, 2011, S. 58, 273).

103 »Thus, faith, justice, honesty and virtue must have been as early as the state of nature or they could never have been at all. The civil union or confederacy could never make right or wrong if they subsisted not before.« (Shaftesbury, 1711/2000, S. 50). Politisch gesehen kann Rosenfeld (2011, S. 58 ff.) zufolge Vicos und Shaftesburys Berufung auf die Verbundenheit des Individuums mit der Gemeinschaft samt ihrer Traditionen und Normen als Antwort auf einen mit der Moderne einsetzenden Wertewandel begriffen werden. Eben in dem Moment, da Werte und Weltanschauungen durch die neu entstehenden Wissenschaften der Neuzeit sowie durch politische Umwälzungen infrage gestellt worden seien, habe es eines »social glues« bedurft, um den Zusammenhalt der Gemeinschaft zu sichern (ebd., S. 59).

des Menschen innerhalb seines »milieu social« (ebd., S. 85). Dieser Sinn bestand für ihn in einer »unablässig wachen Aktivität, einer stets sich erneuernden Anpassung an stets neue Situationen« (ebd., S. 86). In einer späteren Schrift betonte Bergson (1907/2013) verstärkt die soziale Prägung dieses *sozialen Sinns*, indem er ihn Zoulim zufolge als eine »geschmeidige Verfügbarkeit gegenüber dem Fluss menschlichen Austauschs« verstand, der »eine bestimmte Zahl an Normen und sozialen Parametern in seine Funktionsweise integriert« (Zoulim, 2012, S. 84). Damit war der soziale Sinn für Bergson wie schon für Vico ein soziokulturell relativer Sinn, der einerseits im vorreflexiven, lebendigen Gemeinschaftsbezug verortet wurde, andererseits aber für Bergson mit einem dynamischen Begriff des Geists und der Rationalität zusammengedacht wurde (vgl. Zoulim, 2012). Im Übrigen verstand Bergson wie schon Kant psychische Krankheit wesentlich als Störung des *bon sens* (vgl. ebd.).

> Im 19. Jahrhundert und in den beiden Weltkriegen des 20. Jahrhunderts kam es schließlich sozialpolitisch zu einer nationalistischen und rassenideologischen Verengung der gemeinschaftsstiftenden Bedeutung des Sensus communis.[104] Vor diesem Hintergrund können nach Rosenfeld (2011, S. 245 ff.) die theoretischen Annäherungen an die Idee eines impliziten gemeinschaftsbezogenen Sinns bei Gadamer, Arendt und Bourdieu in der zweiten Hälfte des letzten Jahrhunderts wiederum als kritische und aufklärerische Korrektive dieses Konzepts betrachtet werden, auf die in den nachfolgenden Kapiteln zurückgegriffen wird.

Resümee: Von der römisch-lateinischen Tradition ausgehend wurde der Sensus-communis-Begriff als ein gemeinschaftsbezogener und moralischer Sinn des Menschen gedeutet. Bei Autoren wie Vico, Shaftesbury und Bergson tritt die affektive und vorreflexive Dimension dieses Sinns besonders hervor. Damit lassen sich Unterschiede zum intellektuellen Denkvermögen des Common Sense ausmachen, der nun behandelt wird.

3.3 Common Sense

Im 17. Jahrhundert kam es zu einer weiteren Begriffswandlung, zu der im Wesentlichen Descartes betrug: Nach seiner Kritik an der scholastisch-aristotelischen Tradition bestimmte er den Sensus communis nicht mehr als innere

104 Rosenfeld (2011, S. 237 ff.); vgl. Diaz-Andreu (2008, S. 341–345); Grässler (2013). Schon Shaftesbury hatte vor dem »abuse or irregularity of that social love and common affection which is natural to mankind« (1711/2000, S. 53) gewarnt und erkannt, dass im Krieg »the knot of fellowship is closest drawn. It is in war that mutual succour is most given, mutual danger run, and common affection most exerted and employed. [...] [B]y a small misguidance of the affection, a lover of mankind becomes a ravager; a hero and deliverer becomes an oppressor and destroyer.« (ebd., S. 52)

Wahrnehmungsfähigkeit, sondern als eine bei allen Menschen vorliegende praktische Verstandesfähigkeit, die er als »bon sens« bezeichnete (1637/1971, S. 97 ff.).[105] So entstand schließlich die dritte Begriffsdimension des Common Sense als eines alltagspraktischen, gesunden Menschenverstands, d. h. als Fähigkeit zum Urteilen gemäß einfacher, allgemeiner Wahrheiten. So kommentierte ein Gelehrter in England 1721: »By a man of common sense, we mean one who knows, as we say, white from black, and chalk from cheese; that two and two make four; and that a mountain is bigger than a mole hill« (nach ROSENFELD, 2011, S. 22). Von dieser Bestimmung ausgehend lassen sich eine *theoretisch-epistemologische* (1) sowie eine *soziopolitisch-normative Entwicklung* (2) des Common-Sense-Begriffs ausmachen.

1. Die *epistemologische* Rolle des Common Sense wird vor allem innerhalb der Schottischen Common-Sense-Schule um Thomas Reid und James Beattie deutlich. Reid postulierte in seinen *Essays on the Intellectual Powers of Man* von 1785 erste Prinzipien, die derart selbstverständlich seien, dass sie keines weiteren Beweises bedürften (REID, 1785/1915, S. 111). Hierzu zählte REID Prinzipien des Geistes wie, »dass ich denke, dass ich erinnere und dass ich argumentiere« (ebd., S. 111), sowie die »unmittelbare und unwiderstehliche Überzeugung nicht nur seiner [des Menschen, S. T.] gegenwärtigen Existenz, sondern seiner fortgesetzten Existenz und Identität« (ebd., S. 113). Ähnliche Überlegungen finden sich bei Beattie, der zu diesen Prinzipien im Übrigen auch die Existenz Gottes zählte.[106] Auch für ihn bedurften entsprechende Prinzipien keines Beweises durch die Vernunft und waren stattdessen unmittelbar und »intuitiv« nachvollziehbar (BEATTIE, 1770/1915, S. 220). Eben diese Fähigkeit des Menschen, in allgemein gültige Prinzipien spontan und unmittelbar Einsicht zu nehmen, bezeichnete Beattie als »common sense« (ebd.). Die Common-Sense-Philosophie der Schottischen Schule kann nach ROSENFELD (2011, S. 60 ff.) als eine Reaktion auf die Verunsicherungen des traditionellen Weltbildes durch Philosophen wie Descartes, Locke und besonders Hume sowie auf die politischen Entwicklungen im sich aufklärenden postrevolutionären England gesehen werden.[107]

105 Nach ROSENFELD wurde diese Übertragung dadurch vorbereitet, dass in der Anatomie des 16. Jahrhunderts die Theorien über den Sitz dieses Wahrnehmungssinns eine derart allegorische Bedeutung erlangt hatten, dass sie einerseits als wissenschaftlich präziser Begriff kaum mehr haltbar waren, andererseits hierdurch aber leicht in den Bereich der Alltagskompetenz und der Politik übertragen werden konnten (2011, S. 19 ff.; vgl. HELLER-ROAZEN, 2012, S. 209).

106 »On hearing these propositions, – I exist, things equal to one and the same thing are equal to one another, the sun rose today, there is a God, ingratitude ought to be blamed and punished, the three angles of a triangle are equal to two right angles, etc. – I am conscious that my mind admits and acquiesces in them« (BEATTIE, 1770/1915, S. 217).

107 Bei den Vertretern der Common-Sense-Schule finden sich immer wieder Verweise auf die Gemeinschaftsbezogenheit des Common Sense (REID, 1785/1915, S. 161 ff.; GADAMER, 1960/1990, S. 30 f.; ROSENFELD, 2011, S. 71). Dennoch wäre es in meinen Augen falsch, ihre Überlegungen allein in die selbe Tradition zu stellen, wie jene der römischen Antike bzw. Vicos und Shaftesburys.

2. Im zuletzt genannten England der *Glorious Revolution* trat der Common Sense demgegenüber als ein *politisch-sozialer* Streitbegriff in Erscheinung, d. h. als intellektuelle Fähigkeit zur Kritik am politischen Geschehen, die allen Englishmen (sowie zunehmend auch -women) zugestanden wurde (vgl. Habermas, 1962/1990, S. 122 ff.).[108] Ähnliche Entwicklungen traten wenig später im vorrevolutionären Frankreich ein, wo Autoren wie der Baron d'Holbach, Marc-Michel Rey, Voltaire, und Claude Adrien Helvétius die gegebenen politischen Normen infrage stellten und sich dafür auf die basale, in Alltagserfahrungen erprobte Kritikfähigkeit des *bon sens* beriefen (vgl. Rosenfeld, 2011, S. 91 ff.). In vergleichbarer Weise reklamierten schließlich auch in Nordamerika politische Akteure den Common Sense, um die bestehende politische Situation zu kritisieren und zu verändern.[109] Durch diese Entwicklungen wurde der Common Sense also zur Befähigung aller Bürgerinnen und Bürger, sich auf allgemeine Normen der Gesellschaft zu beziehen und demgemäß politische Sachverhalte zu bewerten.[110]

Im 20. Jahrhundert weichen die philosophischen Konzepte zum Common Sense teils erheblich voneinander ab (Leinkauf u. a., 2007, Sp. 661 ff.). Dennoch ist es möglich, zumindest näherungsweise eine Unterscheidung in einerseits epistemologische Deutungen, die sich mit der Apodiktizität und wissenschaftlichen Haltbarkeit des Common Sense befassen und andererseits Deutungen, die die soziale Genese und Bezogenheit sowie den politisch-normativen Sinn des Common Sense betonen.

1. In der Wissenschaftsphilosophie und der analytischen Philosophie wurde immer wieder die Gültigkeit und Objektivität des Common-Sense-Wissens gegenüber wissenschaftlichen Erkenntnissen sowie skeptizistischen Zweifeln verhandelt (ebd., S. 667 ff.). Diese Debatten können in gewisser Weise als kritische Neubewertung der von Reid und Beattie postulierten *first principles of common sense* über die Gewissheit der Außenwelt, des Subjekts und der grundlegenden Gesetze des Denkens betrachtet werden.[111] Eine besondere Stellung nimmt

So grenzte Beattie (1770/1915, S. 222 f.) etwa seine Definition des Common Sense ausdrücklich von einem gemeinschaftsbezogenen Sinn des Begriffs und dessen Assoziationen zu Sitte und Takt ab. Der Verweis auf gemeinschaftliche Bezüge der von dieser Schule verteidigten Prinzipien wurde hier mitunter als kultur-relativistische Bedrohung wahrgenommen und so ebenso zurückgewiesen wie deren skeptizistische Infragestellungen humescher Provenienz (ebd.).

108 Eines der vielen Beispiele hierfür ist etwa die Gründung der einflussreichen regierungskritischen Zeitung namens »Common Sense: or, the Englishman's Journal« (Rosenfeld, 2011, S. 41).

109 Der Publizist Thomas Paine veröffentlichte beispielsweise 1776 mit »Common Sense« das meistgelesene Buch der damaligen amerikanischen Gesellschaft (Paine, 1776/1918; vgl. Rosenfeld, 2011, S. 137). In diesem Buch, das den Untertitel »adressed to the inhabitants of America« trägt, argumentierte der Autor unter Berufung auf den Common Sense mit scharfer Zunge für die Unabhängigkeit des Landes von der Englischen Krone.

110 Mit Rosenfeld (2011, S. 138 ff.) kann diese Fähigkeit auch als »demokratischer Common Sense« bezeichnet werden.

111 Zu einer aktuellen Auseinandersetzung mit den Hypothesen der Schottischen Schule aus philosophisch-analytischer Sicht vgl. Lemos (2004, S. 67–84).

hierbei allerdings der Pragmatismus ein, wenn etwa dessen Vertreter William James vom Common Sense als »use of certain intellectual forms or categories of thought« spricht, die er weniger nach ihrer allgemeinen und unumstößlichen Wahrheit als nach ihrer praktischen Alltagstauglichkeit bewertete (1898/1975, S. 84, nach LEINKAUF u. a., 2007, Sp. 654).[112] Auch Ludwig WITTGENSTEIN begründete in seinen Notizen *Über Gewissheit* (1969/1970) die Wahrheit »erster Prinzipien« des Common Sense, wie sie George E. MOORE (1925/1959) behauptet hatte, nicht mit deren unmittelbaren Erkenntnis durch Beweise, sondern verstand diese Prinzipien gewissermaßen als einen für die Realität unseres Alltags notwendigen »background of unquestioned certainties« (RHODES & GIPPS, 2008), den er zudem als relativ zu einer bestimmten Sprachgemeinschaft begriff.

2. Von Wittgenstein aus lässt sich der Bogen zu eher sozial und politisch-normativ orientierten Bestimmungen des Common Sense schlagen. So haben HUSSERL, SCHÜTZ (1979, 1984), GADAMER (1960/1990) und ARENDT (1994, 1958/2007) auf verschiedenerlei Weise die Gültigkeit der Urteile und des Wissens der »natürlichen Einstellung« des Menschen vor dem Horizont der gemeinsamen Lebenswelt und geteilter Werte beschrieben, worauf ich in den folgenden Kapiteln näher eingehe.

Geht man von der sozialen Dimension des Common-Sense-Denkens aus, stellt sich aber unmittelbar die Frage nach dem Verhältnis dieses Denkens zu der zuvor beschriebenen zweiten Dimension des Sensus communis als impliziter Gemeinschaftsbezug des Menschen (s. S. 71 ff.). Hilfreich für die Beantwortung dieser Frage ist die Auseinandersetzung mit Arendts Common-Sense-Verständnis, in dem diese beiden Dimensionen miteinander verwoben sind.

Da sich Arendt in ihrer Analyse auf Kants Theorie des Sensus communis in seiner *Kritik der Urteilskraft* bezieht, gehe ich zunächst auf diese ein.[113] KANT begriff den Common Sense ebenso wie die Schottische Schule als Funktion des Denkens und Urteilens. Doch kritisierte er an dieser Schule, die philosophische Reflexion auf die bloße Berufung auf den Common Sense zu verengen (1783/2001, S. 8; vgl. LEINKAUF u. a., 2007, Sp. 648 ff.). Nichtsdestotrotz schätze KANT den »gesunden Menschenverstand« in seiner alltagspraktischen und gemeinschaftsbezogenen Funktion »als Probierstein des spekulativen Vernunftgebrauchs und als Ausgangspunkt für die Fragen der reinen Vernunft« (Wikipedia, 2016). Als Zeichen der Abgrenzung von der Schottischen Schule lässt sich auch Kants Rückgriff auf den alten Begriff Sensus communis sehen. Dem Sensus communis kam in Kants ästhetischer Philosophie des Geschmacks eine zentrale Rolle zu. In Kants Architektur des Erkenntnisapparates nahmen Geschmacksurteile eine sonderbare Stellung ein: Sie waren trotz ihres Bezugs auf konkretes Lust- und Unlust-Empfinden weder

112 Zum Verhältnis von Common Sense und Pragmatismus s. a. SALAVERRIA (2007).

113 Vgl. ARENDT (vgl. 1994, 2012); KANT (1790/1974); ROSENFELD (2011, S. 253).

rein subjektiv, noch richteten sie sich nach allgemeinen, objektiven Verstandes-Begriffen. Für KANT beanspruchten Geschmacksurteile über das Schöne vielmehr eine »Allgemeingültigkeit a priori, und doch nicht *eine logische* Allgemeinheit nach Begriffen, sondern die Allgemeinheit eines einzelnen Urteils« (1790/1974, S. 210). Eine solche gesellschaftliche Allgemeinheit bzw. »Gemeingültigkeit« (ebd., Abs. 8) des geschmacklichen Urteilens konnte also nicht Begriffen und nicht dem Verstand zugeschrieben werden. Der Geschmack war aber, wie KANT in seiner *Anthropologie* erklärte, das »Vermögen der *gesellschaftlichen* Beurteilung äußerer Gegenstände in der Einbildungskraft« (1798/1977, S. 565, kursiv i.O.). Dieses Vermögen bestand für ihn nicht in einem gesunden oder gemeinen Menschen*verstand*, sondern im »Gemeinsinn« bzw. »sensus communis« (1790/1974, S. 157).[114] Darunter musste man nach KANT »die Idee eines gemeinschaftlichen Sinnes, d.i. eines Beurteilungsvermögens verstehen, welches in seiner Reflexion auf die Vorstellungsart jedes andern in Gedanken (a priori) Rücksicht nimmt, um gleichsam an die gesamte Menschenvernunft sein Urteil zu halten« (1790/1974, S. 225). KANT behauptete also einen apriorischen Bezug des Denkens auf die Gemeinschaft, d.h. auf die »Vorstellungsart jedes andern«, die er auch als »erweiterte Denkungsart« bezeichnete (ebd., S. 226 ff.).[115]

Arendt nutzte Kants Überlegungen der »erweiterten Denkungsart« als Grundlage einer politisch-moralischen Urteilstheorie (vgl. TRAWNY, 2006). Arendt ordnete dieses Denken weder der intellektuellen Tätigkeit des Kopfes noch dem rein emotionalen Bauchempfinden zu, sondern bezog sich dafür in Analogie zu einer Formulierung Kants auf ein »›verstehendes Herz‹ (und nicht bloßes Nachdenken oder Fühlen) [, das] es für uns erträglich macht, mit anderen, immer fremden Menschen in derselben Welt zu leben, und es ihnen ermöglicht, uns zu ertragen.«[116] Auf eben diese Weise deutete sie auch den Common Sense. ARENDT insistierte damit nicht nur wie Kant auf die ästhetische, sondern auch auf die moralische und praktische Notwendigkeit eines gemeinschaftsbezogenen Common-Sense-Denkens, das sie zugleich immer wieder gegen die Einengung auf eine rein logische Verstandes- und Einsichtsfähigkeit verteidigte (1958/2007, S. 355 ff.). Arendts Reflexionen zum Common Sense lassen sich mit Bezug auf die bisherige Darstellung in folgender These zusammenfassen: Die von der Schottischen Common-Sense-Schule postulierten epistemischen Axiome und das Denken des Common Sense erhalten für uns nur dann die von Wittgenstein beschriebene fundamentale Gewissheit, wenn sie mit

114 KANT bezeichnete den gesunden Menschenverstand auch als »sensus communis logicus« im Gegensatz zum Geschmack als »sensus communis aestheticus« (1790/1974, S. 227).

115 Weiter ging KANT davon aus, dass das Geschmacksurteil in der Gemeinschaft, wie es durch den Sensus communis ermöglicht wurde, einen Zweck an sich erfülle und so zur moralischen Erziehung des Menschen beitrüge (1798/1977, S. 569 ff.).

116 ARENDT (1994, S. 126). Peter Trawny zufolge finden sich hierfür schon bei Kant Belege: Kant ging davon aus, dass moralisches Handeln in einem Vermögen begründet sei, das er dem »guten oder bösen Herzen« zuschrieb (TRAWNY, 2006, S. 285 f.; vgl. KANT, 1793–1794/2004).

anderen Mitgliedern einer Gesellschaft auch teilbar sind. Hierfür bedarf es jedoch einer ursprünglicheren Bezugnahme als der des bloßen Denkens, nämlich einer emphatischen Verbundenheit mit den Anderen durch ein »verstehendes Herz«, das der Richtigkeit des Denkens erst seine interaktive Wahrheit verleiht.
Diese knappe Darstellung von Arendts und Kants Sensus-communis-Begriff ist für die späteren Überlegungen insofern relevant, als sich damit ein Schichtungsverhältnis innerhalb des Sensus communis andeutet, das sich entwicklungspsychologisch und phänomenologisch-anthropologisch begründen lässt: Die leiblich-interaktive Vergemeinschaftung des Menschen geht seiner Denk- und Urteilsfähigkeit voran, und diese Reflexionsfähigkeit kann wiederum nur dann eine gemeinschaftsbezogene sein, wenn sie in noch zu klärender Weise mit der leiblich vermittelten Erfahrung von Selbst und Anderen verbunden ist (s. Kapitel 7).
Resümee: Als dritte Dimension des Sensus communis wurde der Common Sense als von Regeln und Axiomen bestimmtes alltagspraktisches Denkvermögen dargestellt. Historisch wurde eine epistemische und eine politisch-soziale Tradition des Begriffs ausgemacht. Unter Verweis auf Kant und Arendt konnte ein Bezug des epistemischen zum sozialen Common-Sense-Begriff hergestellt werden.

3.4 Begriffliche Klärung

Nach diesem Überblick müssen begriffliche Unterscheidungen getroffen werden. Es konnten ganz grundsätzlich drei Aspekte des Sensus communis differenziert werden: ein Wahrnehmungsaspekt, ein Aspekt der impliziten sozialen Bezogenheit und ein Aspekt des richtigen und von Axiomen geleiteten Denkens. Es finden sich in der Begriffsgeschichte des Sensus communis vielfach Überschneidungen und Übergänge dieser Traditionen. Ebenso verhält es sich mit den jeweils von Autorinnen und Autoren verwendeten Bezeichnungen für das jeweils gemeinte Phänomen. Jede terminologische Festlegung ist daher aus historischer Sicht vereinseitigend und problematisch. Die folgende Begriffsbestimmung erhebt deshalb keinen Anspruch auf Allgemeingültigkeit, sondern dient in erster Linie dazu, begriffliche Klarheit für den Fortgang der Untersuchung zu schaffen:

- Den Begriff *Gemeinsinn* benutze ich zur Bezeichnung der ersten Begriffstradition. Die Vorsilbe »Gemein-« beziehe ich damit auf drei Bedeutungen: Erstens soll damit auf die ursprünglich aristotelische Bedeutung dieses Sinns verwiesen werden, nämlich als das alle Einzelsinne zu einer *gemeinsamen* Sinnesschicht Vereinende (s. a. Herders *sensorium commune*). Zweitens deutet die Vorsilbe »Gemein-« das den Sinnen gemeine und sie begleitende *Selbstempfinden* an, das ich im nächsten Kapitel mit Straus‘ »sympathetischem Empfinden« näher beschreiben werde. Drittens bezieht sich »Gemein-« gemäß seiner ersten, lateinisch-römischen Bedeutung (s. o., S. 71 ff.) darauf, dass der Gemeinsinn ein Sinn ist, der allen Menschen zu eigen ist und zugleich die Grundlage für die Wahrnehmung einer gemeinsamen Welt sowie alle weiteren Sozialisationsprozesse darin bildet. In der Vorsilbe »Gemein-« steckt damit bereits die Idee eines Gemein*schafts*-Sinns.

- Ich halte es jedoch für nötig, diese Gemein*schafts*-Bedeutung vom ursprünglichen (Selbst-)Empfindungsvermögen des Menschen zu trennen, da der Sinn für die Gemeinschaft, wie ich noch zeigen werde, sich erst im Laufe zahlreicher Interaktionserfahrungen ausdifferenziert (s. Kapitel 5). Zudem muss unser Empfinden *allein* m. E. nicht *nur* auf Gemeinschaft und soziale Gewohnheiten bezogen sein, sondern kann auch von Außersozialem und Fremdem affiziert werden (s. Kapitel 2, S. 58 f., Kapitel 4.4, S. 100 ff. und 7.6, S. 158). Auch wenn Autoren wie Kant zur Bezeichnung dieser Gemeinschaftsbedeutung des Sensus communis ebenfalls von »Gemeinsinn« sprechen, schlage ich zur besseren Unterscheidung von der wahrnehmungstheoretischen Dimension daher den Begriff *sozialer Sinn* vor. Damit lehne ich mich an Bergsons, aber auch Bourdieus Rede von »sens social« an (s. Kapitel 5). Mit diesem Begriff geht es mir also um den Sinn für gemeinsame Verhaltensgewohnheiten, Usancen und Geschmäcker bestimmter sozialer Gruppen. Der Ausdruck »sozialer Sinn« (von lat. socius = Gefährte, Verbündeter) lässt den sozialen Bezug dieses Sinns besser hervortreten als die mehrdeutige Vorsilbe »Gemein-«. Außerdem werden hierdurch die unterschiedlichen Konnotationen, die im Deutschen durch den Gemeinschaftsbegriff (etwa im Gegensatz zum Gesellschaftsbegriff) entstehen (vgl. Tönnies, 2012), vermieden.[117]
- Schließlich wird die Verwendung des Ausdrucks »Common Sense« in vorliegender Arbeit auf die kognitive Dimension des Sensus communis beschränkt. Auch wenn Stanghellini (aus psychiatrischer Sicht) oder Arendt ihn in einer weiter gefassten Weise verwenden (s. o., S. 77 f.), ist der Begriff philosophiegeschichtlich vor allem mit einem von Regeln und Axiomen bestimmten, alltagspraktischen Denkvermögen verbunden, an dem (durch die Schottische Schule) oftmals die besondere, axiomatische Gewissheit des Denkens betont wurde. Durch die Verwendung dieses englischen Ausdrucks, die auch in der deutschen wissenschaftlichen Literatur mittlerweile gebräuchlich ist, wird in meiner Arbeit damit die besondere philosophische und politische Tradition dieses Begriffs im englischen Sprachraum betont. In meiner Arbeit möchte ich allerdings dafür argumentieren, dass von diesem pragmatischen, von Gewissheit erfüllten und realitätskonstituierenden Denken fließende Übergänge zu den anderen Dimensionen des Sensus communis bestehen – wie dies bereits bezüglich Kant und Arendt angedeutet wurde.

117 Ich verwende daher auch die Begriffe »Gemeinschaft« und »Gesellschaft« in dieser Arbeit, soweit nicht entsprechend gekennzeichnet, gleichbedeutend.

3.4.1 Vermögen der Interaktion

Zuletzt begreife ich in dieser Arbeit Sensus communis in seinen verschiedenen Formen grundsätzlich als ein *Interaktions-Vermögen* (im Sinne von *Disposition* und *Bereitschaft*), d.h. als Vermögen, das in einem bestimmten Interaktions-Verhältnis zur wahrgenommenen Umwelt (→ Gemeinsinn), zu sozialen Gewohnheiten (→ sozialer Sinn) und zu Regeln und Axiomen des Denkens (→ Common Sense) steht.[118] Ich verstehe hierunter die Bereitschaft eines konkreten, (sich) empfindenden Lebewesens, das diese im Zusammenspiel mit seiner Umgebung für diese Umgebung herangebildet hat und die dieses Lebewesen *als Ganzes* in Anspruch nimmt.

Das Sensus-communis-Vermögen ist jenes einer *konkreten Person* (vgl. Kapitel 1, S. 38). Mit dem Bezug zur je konkreten Person geht gleichwohl nicht die Verengung der Sensus-communis-Philosophie auf die Beschäftigung mit rein individuellen Eigenschaften einher: Der Sensus communis als Vermögen und das, worauf er sich bezieht – also beispielsweise »Sinn für Gewohnheiten eines bestimmten Milieus« und »Milieu-Gewohnheiten« selbst –, stehen in einem ständigen *Austauschverhältnis* oder, um es mit Blankenburg zu formulieren: Der Sensus communis ist ein »*an* der Gemeinschaft *für* die Gemeinschaft herangebildetes Organ« (1969/2007, S. 109).
Der Sensus communis ist schließlich, mehr als jedes andere menschliche Vermögen, nicht nur gemeinschaftsermöglichend, sondern auch gemeinschaftsermöglicht. Er verweist immer auf die soziale Ordnung, aus der er hervorgeht und die analysiert werden muss.

3.4.2 »Sensus communis« als Oberbegriff, Ausblick auf weitere Kapitel

Zuletzt mag es fraglich erscheinen, ob angesichts der bis hierher skizzierten derart unterschiedlichen philosophiehistorischen Reflexionsstränge überhaupt die Rede von einem Sensus communis als einheitlichem Oberbegriff berechtigt ist. Dies möchte ich psychiatrisch (1) und philosophisch (2) begründen.
1. Begründung aus psychiatrischer Sicht: Im deutschsprachigen Äquivalent zum Common Sense, »gesunder Menschenverstand«, wird die psychiatrische Dimension dieses Begriffs besonders deutlich. Wer keinen *gesunden* Menschen-

118 Bei manchen Autorinnen und Autoren findet sich teilweise auch die Verwendung des Ausdrucks »Sinn« etwa bei »sozialem Sinn« oder »Common Sense« als *Bedeutungssinn*, *geteiltes Wissen* oder *Konsens* einer Gruppe (siehe u.a. Holton, 2000; Stanghellini, 2004). Dies wird hier aber aus Gründen begrifflicher Trennschärfe vermieden.

verstand mehr hat, ist gegenüber der gemeinsamen Alltagsnormalität buchstäblich *ver-rückt*. Kant, durch den der Begriff »Verrücktheit« gebräuchlich wurde (Peters, 2007, S. 589 f.), arbeitete diesen Zusammenhang in für die Psychiatrie prägender Weise aus (vgl. Brückner, 2007, S. 441 ff.). In seiner *Anthropologie* erklärte Kant:

» Das einzige allgemeine Merkmal der Verrücktheit ist der Verlust des Gemeinsinnes (sensus communis) und der dagegen eintretende logische Eigensinn (sensus privatus), z. B. ein Mensch sieht am hellen Tage auf seinem Tisch ein brennendes Licht, was doch ein anderer Dabeistehende nicht sieht, oder hört eine Stimme, die kein anderer hört. « (1798/1977, S. 535)

An Kants Beschreibungen der Verrücktheit wird deutlich, dass diese nicht als die Störung eines einzelnen Vermögens, wie etwa des Denkvermögens, gesehen werden kann, sondern dass Verrücktheit vielmehr ein umfassendes Phänomen ist, ein Phänomen, das Kant als »Verlust des Gemeinsinnes (sensus communis)« (ebd.) bezeichnete.[119] Im Zitat wird außerdem deutlich, dass diese Verrückung ein *sozialer Bezugsverlust* ist, der bis in die Sinne hineinreicht, denn Kant spricht von Halluzinationen, die »doch ein anderer Dabeistehender nicht sieht [...] kein anderer hört«, und fügt hinzu, dass der »subjektivnotwendige Probierstein [...] der Gesundheit unseres Verstandes« darin liege, »daß wir diesen auch an den *Verstand anderer* halten, nicht aber mit dem unsrigen *isolieren*, und mit unserer Privatvorstellung doch gleichsam *öffentlich* urteilen« (ebd.). Eben solche bis in die Wahrnehmung hineinreichenden Erfahrungen werden auch heute noch häufig von Betroffenen selbst beschrieben. Wie eine Replik auf Kant liest sich etwa die Selbstschilderung von Birgit Hase (Pseudonym), einer Psychoseerfahrenen (Schlimme u. a., 2016, S. 42):

» Das Verrückte ist, ich sehe was, was ihr nicht seht. Und das ist nicht orange, sondern sonst irgendwie was [...]. Das war ein echter Albtraum. Und dann – zu wissen, dass ich das alleine sehe, zu wissen, dass ich das alleine höre, das hat mich einsam gemacht, total. «

In ähnlicher Weise wie Kant zeigen auch Autoren wie Blankenburg (1969/2007, 1971/2012), Stanghellini (2001, 2004) und Fuchs (2002, 2007b, 2013b) in ihrer Psychopathologie, dass die Schizophrenie nur augenscheinlich eine bloße Störung des »gesunden Menschenverstands« ist. Sie schließt bei näherer Betrachtung eine ganze Reihe unscheinbarer wie komplexer Phänomene mit ein, die mit dem

119 So behauptet Kant beispielsweise, dass der sogenannte »Aberwitz (vesania)« als »Krankheit einer gestörten Vernunft« in einer buchstäblichen *Verrückung* der sinnlichen Wahrnehmung, die er als »sensorium commune« bezeichnet, begründet sei (1798/1977, S. 531). Diese Verrückung bezieht für Kant auch den »inneren Sinn« (s. o., S. 69) mit ein und führt zu einem veränderten »Urteil über die Gegend« (ebd., S. 532).

Verlust sozialer Bezogenheit verbunden sind – und zwar von der Störung zwischenleiblicher Interaktion bis hin zu einem grundlegenden Selbst-Empfinden. Stanghellini gibt dazu folgende Selbstbeschreibung eines Patienten mit Schizophrenie wieder:

» I feel lifeless. [...] All sensations seem to be different from usual and to fall apart. My body is changing, my face too. *I feel disconnected from myself*, from my muscles, my emotions, my sensations. [...] It also occurs that in this state I get lost when I stay with others. *What I lack is the common thought*. I have nothing to share with them. « (Stanghellini, 2004, S. 126, kursiv i. O.)

Gerade die Psychopathologie des Sensus communis, auf die in den folgenden Analysen zurückgekommen wird, erfordert es also, darin weit mehr zu sehen, als wir gemäß dem »gesunden Menschenverstand« selbst annehmen mögen. Sie zwingt dazu, verschiedene Dimensionen wie die der Wahrnehmung und des Denkens mit in die Betrachtung einzubeziehen und den Sensus communis als ein vielschichtiges Phänomen zu begreifen. Aus eben diesem Grund wird hier also der Ausdruck Sensus communis in einer derart umfassenden Weise gebraucht.

2. Begründung aus philosophischer Sicht: Nach dieser psychiatrischen Begründung lässt sich aber die Rede von einem komplexen Sensus-communis-Begriff und der notwendigen Verbindung seiner unterschiedlichen Dimensionen auch philosophisch im Vorgriff auf die folgenden Kapitel skizzieren: Es ist auffällig, dass trotz des gemeinsamen Begriffsursprungs der drei Traditionen in der aristotelischen *koinē aísthēsis* in den bislang vorliegenden Übersichtsarbeiten nur wenig über deren Zusammenhang nachgedacht wurde (vgl. Gadamer, 1960/1990; Rosenfeld, 2011; Heller-Roazen, 2012). Dabei verbinden sich inhaltlich alle drei Begriffsstränge in der Entwicklung jedes Menschenlebens von einem basalen Empfindungsvermögen über die implizite Gemeinschaftsbezogenheit bis hin zum urteilenden Denken gemäß allgemeiner Regeln. Als menschliche Vermögen stehen diese Begriffe in unserer täglichen Erfahrung in einem ständigen Wechselverhältnis.
Dass eine notwendige Verbindung zwischen dem empfindenden Lebewesen (der *koinē aísthēsis*) und dem denkenden Bewusstsein (des Common Sense) besteht, wurde schon von Aristoteles behauptet. Für ihn war die Wahrnehmung (*aísthēsis*) der Welt eine notwendige Bedingung für die Erkenntnis (episteme, vgl. Bugter, 1971/1987, S. 95). Doch wie muss diese *aísthēsis* beschaffen sein, damit sie in die Fähigkeit regelgeleiteten Denkens übergehen kann? Aristoteles bemerkt in *De anima*, dass unter den Lebewesen beim Menschen der Tastsinn »am genauesten« ausgeprägt sei und folgerte: »Daher ist er auch das vernünftigste unter ihnen«.[120] Thomas von Aquin pflichtete dieser Überlegung bei: »Je feiner der Tastsinn eines Wesens, desto besser ist im strengen Sinne seine sinnliche Natur als ganze, und

120 Aristoteles (an., 421a19-20) nach Heller-Roazen (2012, S. 379).

desto höher ist folglich sein Verstandesvermögen. Denn eine feine Sinnesempfindlichkeit ist eine Anlage für den feinen Verstand.«[121] Dabei war im Übrigen der Aristoteles-Kommentator Piloponus auch der Meinung, dass »Verrückte« eigentlich »Dickhäuter« seien, d.h. ein reduziertes Empfinden hätten (1897, S. 388, nach Heller-Roazen, 2012, S. 380). Ob eine »dicke Haut« für Betroffene nicht eher ein notwendiger Schutz für die ursprüngliche Offenheit und Verletzbarkeit des Empfindens ist, wird in den folgenden Kapiteln wieder als Frage in den Blick geraten.[122] Für Aristoteles wie für Thomas jedenfalls ist im Menschen die Ratio durch seinen besonderen Tastsinn schon angelegt.[123] Das scheint paradox, ist doch der Tastsinn wohl gerade der »animalischste« aller Sinne, sofern darin – im Gegensatz etwa zum Sehen – die Trennung zwischen Empfundenem und Empfindendem am wenigstens besteht – wohingegen das reflexive Vermögen des Menschen gerade die Trennung in Subjekt und Objekt bedingt.

Heller-Roazen zufolge steht diese Überlegung außerdem in engem Zusammenhang mit Aristoteles' Theorie der Freundschaft und damit der Sozialität des Menschen. Das Empfinden des eigenen Daseins, wie es gerade der Tastsinn vermittelt, bedurfte nach Aristoteles auch des »Bewusstseins (*synaisthanesthai*)[124] vom Dasein des Freundes«, das durch das Zusammenleben vermittelt werde.[125] In Aristoteles' Überlegungen über die Sinneswahrnehmung war also nicht nur ein Konzept des Verstandes, sondern auch der Gemeinschaftlichkeit des Menschen schon angelegt.

Damit ist die Richtschnur für die folgenden Kapitel vorgegeben: die phänomenologisch-anthropologische Betrachtung des Sensus communis orientiert sich am menschlichen (Sich-)Empfinden, um von hier aus das Fundierungsverhältnis und die Interaktion der weiteren Schichten des Sensus communis zu untersuchen. Dabei wird auch die Frage von Bedeutung sein, wie die soziale Umgebung (als empfundene Umwelt, geteilte Gewohnheiten, allgemeine Prinzipien) den Aufbau und das Zusammenspiel des Sensus communis im jeweiligen Individuum prägen und mitunter zum Scheitern bringen können.

121 Thomas von Aquin (In Aristotelis librum De anima commentarium, 484) nach Heller-Roazen (2012, S. 382).

122 Siehe Kapitel 4, S. 103 f., sowie die Kapitel 7.6, S. 158 ff., 7.8, S. 162 ff. und 10.1.1., S. 226 ff.

123 Ähnlich heißt es übrigens auch bei Herder: »[W]enn der Mensch Sinne der Tiere hätte, er keine Vernunft hätte« (1772/1891 b, Kapitel 5).

124 Ein Ausdruck, der hier auch mit gemeinsamer Wahrnehmung übersetzbar wäre (vgl. Heller-Roazen, 2012, S. 386).

125 Aristoteles (eth. Nic., 1170a20-b13) nach Heller-Roazen (2012, S. 386).

4 Der sympathetische Gemeinsinn

Nach dem historischen Überblick über die Begriffsgeschichte des Sensus communis beschäftigt sich das vorliegende Kapitel mit dem Gemeinsinn als menschlichem Empfindungsvermögen. Es charakterisiert sich durch die Fähigkeit des Menschen zur Selbstempfindung und zur Empfindung der Umwelt. Beides ist die Grundlage für die Erfahrung einer von gemeinsamen Gewohnheiten und Regeln geprägten Sozialwelt und stellt somit die Grundlage für die weiteren Dimensionen des Sensus communis dar.

Es bedarf zunächst einer terminologischen Klärung bezüglich der Rede vom *Empfinden* bzw. der *Empfindung*: Der Ausdruck *Empfindung* wird von mir in dieser Arbeit, der phänomenologischen Tradition folgend, stets im prozessualen Sinn des *Empfindens* benutzt (vgl. WALDENFELS, 2000, S. 46). Um dabei anzuzeigen, dass dieses Empfinden, wie ich gleich argumentiere, immer auch unser Selbst miteinbezieht, werde ich in allgemeinen Beschreibungen dieses Empfindens gelegentlich den Ausdruck »(Sich-)Empfinden« verwenden. Weiter begreife ich das (Sich-)Empfinden immerzu als einen leiblichen Vorgang (vgl. ebd.; STRAUS, 1935/1956). Ausdrücklich nicht mit dem Empfindungsbegriff bezeichnet sind, wie im Sensualismus, einzelne Empfindungsdaten bzw. -bausteine, die dann durch höhergeordnete Denkprozesse zur Repräsentation der Wirklichkeit verarbeitet würden.

Ich werde zunächst auf allgemeine Charakteristika des Gemeinsinns eingehen (4.1). Dabei stelle ich drei Aspekte heraus: das *sympathetische Empfinden* (Straus), den *Gestaltkreis* (von Weizsäcker) sowie die Funktion von Rhythmen für unser Empfinden (Maldiney). Diese Aspekte werde ich daraufhin in der Analyse einzelner Sinnesmodalitäten näher veranschaulichen (4.2). Im dritten Abschnitt (4.3) befasse ich mich dann mit der wesensmäßigen Zusammengehörigkeit der Einzelsinne als *intermodaler Sinn* und ihrem Zusammenspiel mit unserem Selbstempfinden, womit ich auf die anfangs gemachte Bestimmung des Gemeinsinns als sympathetisches Empfinden zurückkomme. Abschließend verweise ich auf die Resonanzbereitschaft, potenzielle Krisenhaftigkeit und Sozialität des Gemeinsinns (4.4 und 4.5).

4.1 Allgemeine Charakteristika des Gemeinsinns

Wie bereits in der historischen Betrachtung über Aristoteles' *koiné aísthēsis* deutlich wurde, enthielt diese für ihn sowohl den Aspekt des Selbstempfindens wie auch des Empfindens der Außenwelt. Beide Aspekte waren für ihn Teil des lebendigen Körpers, den ich im Folgenden aus phänomenologischer Sicht als den empfindenden Leib beschreibe. Es stellt sich in diesem Zusammenhang die Frage nach dem Verhältnis von *innerem Sinn* der Selbstempfindung und der intermodalen Empfindung der Umwelt. Anstatt mich hierbei auf die aus meiner Sicht nur schwer zu lösenden Debatten über den Vorrang von Selbst- oder Welt- bzw. Fremdempfinden einzulassen,[126] gehe ich im Folgenden davon aus, dass Selbst und Welt stets wechselseitig und dynamisch ineinander verklammert oder, wie von Weizsäcker (1940/1950, S. 8) sagt, miteinander »verklebt« sind. Dieser Gedanke ist in Straus' Begriff des leiblichen, »sympathetischen Empfindens« wiedergegeben:

» Das ›Mit‹ [des Sym-pathetischen, Anm. S.T.] soll besagen, daß ich im Empfinden nicht mich und außerdem die Welt erlebe, sondern daß das Erlebnis des Empfindens sich nach zwei Richtungen entfaltet, auf die Welt und auf mich hin. Das Empfinden ist ein sympathetisches Erleben, d.h. im Empfinden erlebe ich Wandlungen meiner – alle einzelnen partikulären Momente überdauernden und einigenden – Beziehung zur Welt. « (1935/1956, S. 373)[127]

Diesem *sympathetischen Empfinden* zufolge stößt niemals ein reines Selbst auf etwas rein Fremdes. Anstatt den Fremdbezug dem Selbstbezug vorzuordnen oder umgekehrt den Selbstbezug zur Bedingung des Fremdbezugs zu machen, begreift Straus das leibliche, *sympathetische Empfinden* als ein sich in beide Richtungen entfaltendes Phänomen. Dem Fremdbezug entspricht in der vorliegenden Untersuchung das, was ich als *intermodalen Sinn* und dem Selbstbezug das, was ich als *inneren Sinn* bezeichne (s. S. 99). Jene Instanz, die beides umfasst ist der Gemeinsinn. *Das Wesen des Gemeinsinns besteht im sympathetischen Empfinden.*[128]

---

126 Zu diesen Debatten in der Phänomenologie vgl. Henry (2003, 1963/2011; Zahavi, 1999); Schmitz (2003, 2011) sowie Levinas (1961/1990, S. 203 ff.) und Waldenfels (2006). Zur die Auseinandersetzung zwischen Waldenfels und Schmitz vgl. Waldenfels (2000, S. 265 ff., 1999/2013, S. 43 ff.); Schmitz (2003, S. 404 ff.). Bzgl. der Argumentationslinien in der französischen Phänomenologie vgl. Gondek & Tengelyi (2011). Eine allgemeinere Darstellung findet sich bei Zahavi (2015, 2005).

127 Dass Straus im Zitat vom Ich statt vom Selbst spricht, darf hier aus Vereinfachungsgründen übergangen werden.

128 Genau genommen spricht Straus vom »sympathetischen Erleben«. Ich erlaube mir jedoch die Umformulierung zu »sympathetischem Empfinden«, zum einen, um bezüglich des Gemeinsinns den Empfindungsaspekt bzw. das Pathische im Erleben zu betonen, und zum anderen, um anzuzeigen, dass es mir um eine *besondere Form des Empfindens* des Gemeinsinns geht: Da sich das Empfinden beispielsweise im Schmerz ganz auf den eigenen Leib einengen kann, darf nicht alles

Dieses sympathetische, gemeinsinnliche Empfinden ist ein dynamisches Phänomen, in dem das Werden des Selbst und das Geschehen der Welt ineinander verwoben sind. So erklärt STRAUS (1935/1956, S. 372) weiter:

» Im sinnlichen Empfinden entfaltet sich zugleich das Werden des Subjekts und das Geschehen der Welt. Ich werde nur, indem etwas geschieht, und es geschieht nur etwas (für mich), indem ich werde. «

Mit dem Aspekt des Werdens kommt zum Ausdruck, dass sich diese Verwobenheit nur in einer Bewegung verstehen lässt. Um den Bewegungsaspekt in der Verbindung von Selbst und Welt zu betonen, ist es sinnvoll, auf VON WEIZSÄCKERS (1940/1950) Konzept des »Gestaltkreises« zurückzugreifen. Diesem Konzept zufolge ist unsere Bewegung und die Wahrnehmung der Umwelt immer sensomotorisch miteinander verbunden: Indem wir uns bewegen, nehmen wir die Umwelt wahr, und indem wir diese wahrnehmen, bewegen wir uns, wobei diese Umwelt selbst wiederum als bewegt wahrgenommen wird (vgl. ebd., S. 7, 20). In einem Gestaltkreis handelt es sich also nicht um ein Reiz-Reaktionsschema kausaler, abwechselnder Determinierung, sondern um ein *gleichzeitiges, gegenseitiges Sich-Hervorbringen.* Wir nehmen nicht etwas Bewegtes wahr und versetzen uns dann selbst in Bewegung oder umgekehrt. Vielmehr liegt *in* der Selbstbewegung schon die Fremdwahrnehmung und entsprechend in der Fremdwahrnehmung die Selbstbewegung.[129]
Im Anschluss hieran ist es möglich, von Weizsäckers Gestaltkreis nicht nur als Vermittlungstheorie von Wahrnehmen und Bewegen, sondern auch von Selbst(-empfinden) und Welt(-empfinden) zu begreifen. Selbst und Welt sind demnach als eine dynamische Bewegungseinheit zu begreifen. Diese Einheit zeichnet sich wie bei von Weizsäcker durch eine spezifische *Kohärenz*, *Form* und *Gestaltung* aus. Roland Kuhn fasst diese Aspekte in von Weizsäckers Theorie folgendermaßen zusammen:

» Bei einem sich selbst bewegenden Organismus besteht ein Zusammenhang, eine Beziehung oder ein Kontakt zwischen diesem Organismus und der Umwelt. Diesen Kontakt nennt *von Weizsäcker Kohärenz.* – Dazu gehört nun, dass ein Bestreben entsteht, diese Kohärenz aufrechtzuerhalten [...]. Es gehört nun aber auch zu dieser

---

Empfinden als sympathetisch begriffen werden. Der Ausdruck »sympathetisches Empfinden« ist also kein Pleonasmus, sondern eine Spezifizierung. Ich danke Thomas Fuchs für diesen Hinweis.

129 Kritisch muss jedoch gegen von Weizsäcker eingewendet werden, dass dieser in seiner Gestaltkreistheorie den Aspekt der vorreflexiven Selbstwahrnehmung – oder besser: des Selbstempfindens – ausschließt, den Straus in seinem Begriff des »Sympathetischen« gerade mitbedenkt. So spricht VON WEIZSÄCKER von der »notwendige[n] Bedingung, daß die Tätigkeit, wodurch mir etwas erscheint, selbst nicht erscheint« und von einer »*gegenseitige[n] Verborgenheit* von Wahrnehmen und Bewegen« (1940/1950, S. 21, kursiv i. O.). Entgegen von Weizsäcker und mit Straus gehe ich davon aus, dass in jeder Selbstbewegung auch ein »eigenleibliches« (Schmitz) Selbstempfinden vorliegt. Des Weiteren ziehe ich, wie bereits weiter oben erläutert, den Begriff des Empfindens gegenüber dem der Wahrnehmung vor, um die *pathische* Dimension (S. 89) dieses Vorgangs gegenüber der gnostischen der Wahrnehmung zu betonen.

Kohärenz, dass sie immer wieder unterbrochen und neu gestiftet wird und werden muss. Dieser Zusammenhang ist somit nicht irgend ein Produkt, sondern ein dynamisches Gebilde, das sich bald in dieser, bald in einer anderen Art ausbildet. Die Art dieses Ausgebildetwerdens bezeichnet *von Weizsäcker* nun als *Form.* [...] [D]as Wesentliche [ist] nicht die einmal gewonnene, feste, bestimmte, eindeutige Art dieser Form der Beziehung, sondern ihre *lebendige Verwandlung. Weizsäcker* legt deshalb das Hauptgewicht auf das *Werden dieser Form* und er findet [...] das Wort ›Gestaltung‹. « (2014, S. 244 f.; vgl. von Weizsäcker, 1940/1950, S. 131)

Der Gestaltkreis ist also ein dynamischer Gestaltungs*prozess*, in dem Selbst- und Fremdempfinden bzw. Eigenbewegung und Bewegung der Umwelt sich immer wieder neu anordnen, um nicht in ein chaotisches Durcheinander zu zerfallen.
Eine entscheidende Rolle für die Kohärenz dieses Gestaltkreises spielt nach Henri Maldiney die *Rhythmizität* des Empfindens.[130] Maldiney (2012 b, S. 207) bestimmt den Rhythmus in einem Kommentar zu Straus als die »Wahrheit dieser ersten Kommunikation mit der Welt, die [...] in der αἴσθησις [aísthesis] besteht«. Der Rhythmus ist für Maldiney gewissermaßen die erste Gestalt einer Ordnung im Chaos unseres Empfindens, ja überhaupt im Verhältnis von Selbst und Welt.

Rhythmen finden wir einerseits in der Welt vor, etwa indem sich Klänge oder Farben zu einer sich wiederholenden Form anordnen (s. S. 89), andererseits sind sie aber auch Kennzeichen unseres leiblichen Empfindens selbst. Die Rhythmizität unseres Empfindens beschreibt Maldiney anhand leiblicher Phänomene wie dem Atem oder dem Herzschlag (2012 b, S. 224–225). In beiden Fällen findet sich ein dynamischer Wechsel von Aufnehmen (Inspiration/Diastole) und Ausstoßen (Expiration/Systole), von Entspannung und Anspannung, Rezeptivität und Aktivität, der das Verhältnis zu unserer Umwelt strukturiert. Zu denken ist weiter an rhythmische Blick- und Tastbewegungen oder den Rhythmus unseres Geruchssinns, der ja durch den Atem reguliert wird. Die grundlegende Bedeutung des Atmens illustriert Maldiney mit einem Vers aus Rainer Maria Rilkes *Sonette an Orpheus*:

»Atmen, du unsichtbares Gedicht!
Immerfort um das eigne
Sein rein eingetauschter Weltraum. Gegengewicht,
in dem ich mich rhythmisch ereigne.«[131]

130 Henri Maldineys Denken hat innerhalb der gegenwärtigen Phänomenologie bislang wenig Beachtung gefunden und dies obgleich Maldiney Benoîst (2014) zufolge schon viele ihrer Kontroversen antizipiert hat.

131 Rilke (1923, S. 35); Maldiney (2006, S. 95). Maldiney nimmt in seinen Reflexionen über den Atem zudem häufig Bezug auf das fernöstliche Denken, z. B. die chinesische Malerei (2012 b, S. 224 ff.).

Es sind demnach fundamentale leibliche Vorgänge wie Atmung und Herzschlag, aber auch Schlafen und Wachen, Aktivität und Ruhe, Nahrungsaufnahme und -ausscheidung etc., mit denen sich unser »Sein« in den »Weltraum eintauscht« und wir uns »rhythmisch ereignen«.[132] Die gestaltkreisartige Kommunikation mit der Umwelt wird demgemäß durch leibliche Rhythmen zu einem, wie ich es nennen möchte, *sympathetischen Pendeln* strukturiert. *Das sympathetische Empfinden unseres Gemeinsinns ist rhythmisch strukturiert; der Rhythmus ist die erste lebendige Gestalt unseres Gemeinsinns.*

Doch nicht nur ist unser leibliches Empfinden rhythmisch strukturiert – es neigt außerdem dazu, sich mit den Rhythmen in unserer Umgebung zu verbinden. Ein Beispiel hierfür gibt Paul Valéry (1990, S. 113, nach Waldenfels, 1999/2013, S. 70): »Halte dich ruhig und versuche dir einen Rhythmus vorzustellen. Unmöglich. Ich habe jemanden erlebt, der dies tun zu können glaubte und der den Rhythmus mit den Augenlidern schlug. Oder durch Zuckungen in den Mundwinkeln.« Valéry veranschaulicht hier die Unmöglichkeit, einen Rhythmus zu erfahren, ja überhaupt nur vorzustellen, ohne dass unser leibliches Empfinden nicht ebenso in diesen Rhythmus übergeht, ohne dass also wir uns selbst ebenso rhythmisch mit diesem Rhythmus erfahren. Es kommt hier folglich zu einer Verbindung zwischen unserem *Empfindungsrhythmus* und einer *Rhythmusempfindung* (vgl. Waldenfels, 1999/2013, S. 74).

> Der Rhythmus hat demnach eine doppelte Bedeutung, sowohl als Vermittlungsinstanz unseres leiblichen Austauschs mit der Umwelt (als *Empfindungsrhythmus*) wie auch als Aspekt dieser Umwelt selbst (als *Rhythmusempfindung*). Diese Immersion unseres Empfindungsrhythmus in Rhythmen der Umwelt hat eine stabilisierende und prägende Funktion für unseren Gemeinsinn. Hierauf werde ich weiter unten anhand des Höhenschwindels sowie der Frage nach sozialen Rhythmen zurückkommen (S. 97 f., 105 f.).

Die Frage stellt sich jedoch, wie es überhaupt möglich ist, dass sich unser Empfindungsrhythmus mit Rhythmen der Umwelt verbindet. Hierfür muss dieser Rhythmus noch näher bestimmt werden. Rhythmus wird heute häufig synonym mit Takt und Frequenz begriffen, d. h. als eine »gleichmäßige Wiederkehr von Vorgängen über die Zeit« – etwa von Klängen in der Musik oder von sprachlichen Mustern beim Sprechen oder schließlich von Organbewegungen in der Biologie und Medizin (vgl. Klein u. a., 2015). Ebenso könnte man das sympathetische Pendeln als ein gleichmäßig getaktetes und geordnetes Hin und Her von Selbst- und Fremdempfinden begreifen. Maldiney (2012b) kritisiert diesen im modernen

132 Ähnlich beschreibt auch Fuchs diese Phänomene als »die ursprüngliche Beziehung von Innen und Außen, von Selbst und Nicht-Selbst« und merkt an: »Charakteristisch ist die Rhythmizität dieser Wechselwirkung […]. Leiblichkeit *ist* dieser fortwährende Vermittlungsprozess« (2000a, S. 120).

Rhythmus-Verständnis enthaltenen Ordnungsbegriff, wodurch die Dynamik des Rhythmus einer bestimmten Maßeinheit unterworfen werde. Für Maldiney steht vielmehr der Aspekt der Veränderung und Variation einer Ordnung im Zentrum des Rhythmus, die ihn zu einem stets einzigartigen und lebendigen Phänomen macht. So entsteht der Rhythmus für MALDINEY (2012b, S. 211) immer wieder neu anhand der dynamischen Anordnung unterschiedlicher Bestandteile, etwa in der Kunst, wenn unterschiedliche klangliche, farbliche oder plastische Motive sich zu einer neuartigen, bewegten Gestalt verbinden.[133] Treffend definiert auch John DEWEY (2010, S. 190) den Rhythmus als »geordnete Variation«. Mit dieser Variation bzw. Wandelbarkeit ist für Maldiney eine grundsätzliche Offenheit verbunden. Beides, Wandelbarkeit und Offenheit, verortet er in unserem Empfinden selbst und damit in unserem fundamentalsten Bezug zur Umwelt.[134] *Das rhythmische Empfinden unseres Gemeinsinns zeichnet sich durch Wandelbarkeit und Offenheit aus.*

Diese Offenheit unseres Empfindens kennzeichnet Maldiney in Anlehnung an Straus und von Weizsäcker auch als die *pathische Dimension* unserer Existenz. Das *Pathische* definiert VON WEIZSÄCKER als den Umstand, dass das Leben passiv in einer konkreten Weise erlitten wird und es ihm »geschieht [...] zu sein« (1940/1950, S. 183 f.). Das Pathische des rhythmischen Empfindens ermöglicht es, dass wir mit Rhythmen der Umwelt in *Resonanz* treten, dass diese Rhythmen in unser Empfinden einfließen und durch dieses fortgebildet werden.[135] Nur aufgrund dieser pathischen Resonanzbereitschaft kann also die *Rhythmusempfindung* in unseren *Empfindungsrhythmus* übergehen. Diese Überlegungen werde ich im Folgenden anhand der verschiedenen Einzelsinne veranschaulichen.

Prinzipiell gehe ich schließlich davon aus, dass die Offenheit des »Rhythmus der Sinne« (WALDENFELS, 1999/2013, S. 53 ff.) die Grundlage für deren soziale Prägung ist, wie sie beispielsweise Georg SIMMEL in seiner *Soziologie der Sinne* (1993) beschreibt. Diesen Gedanken der Sozialität des rhythmischen Empfindens, aber auch von dessen Fragilität, werde ich am Ende des Kapitels aufgreifen.

133 Was für Maldiney dem Rhythmus also vorangeht, ist nicht die zu variierende Ordnung, sondern das *Chaos*, aus dem sich der Rhythmus immer wieder neu bildet. So beruft sich Maldiney auf Paul Klees Gedanken einer »Feststellung eines Punktes im Chaos« als »kosmogenetische[s] Moment«, von dem eine erweckte Ordnung ausstrahle (KLEE, 1964, S. 4; MALDINEY, 1991/2007b, S. 212 f.). Rhythmus steht damit für Maldiney selbst am Rand des Chaos oder besser: Er ist selbst dieser werdende Rand.

134 Diese Offenheit bezeichnet Maldiney als »transpassibilité« des Empfindens (MALDINEY, 1991/2007a; vgl. THOMA, 2014a).

135 Ich denke hier insbesondere auch an VON WEIZSÄCKERS aus sozialtheoretischer Perspektive überaus interessante Rede vom »Formbezug« zwischen »physiologischem Geschehen« und »Umweltgeschehen« (1940/1950, S. 129 ff.).

4.2 Die Sinne und ihre Einheit

Die Beschreibung der Einzelsinne beginnt gemäß der klassischen Unterscheidung von Nah- und Fernsinnen mit dem Tastsinn, geht dann zur Beschreibung des Geschmacks- und Geruchssinns über und endet schließlich mit dem Hör- und Sehsinn. Die Beschreibung einzelner Sinnesmodalitäten kann immer nur eine analytische Abstraktion darstellen – in Wirklichkeit wird uns die Welt immerzu durch eine einheitliche Sinnesschicht vermittelt, in der jede Sinnesmodalität auf andere Sinnesmodalitäten verweist, indem etwa Farben kreischend, Klänge schwer, Gerüche scharf sind.

Auf dieses Zusammenspiel der Sinne gehe ich am Ende der Betrachtung ein.

4.2.1 Der Tast- und Berührungssinn

Der Tast- und Berührungssinn gehört neben dem Geruchs- und Geschmackssinn zu den *leibnahen Sinnen*. In den leibnahen Sinnen stehen wir in einem besonderen Kontakt mit der Welt, in dem wir uns bzw. den jeweils empfindenden Teil unseres Leibs und die Welt zugleich empfinden. Der Kontakt (von lat. *tangere*, berühren, anrühren) des Tastsinns besteht in einem gegenseitigen sich Berühren von Selbst und Welt. Das Organ dieser Berührung ist die Haut, die zugleich auch die Verletzlichkeit unseres Empfindens zum Ausdruck bringt. Was wir anfassen, kann uns am Ort der Berührung immer auch verletzen. Durch unsere empfindende und verletzliche Haut ist eine Berührung niemals ein bloßes Aneinandergrenzen zweier Gegenstände, sondern ein berührendes Berührtwerden. Der Tastsinn reicht dabei von den aktiven Formen des Be- und Abtastens über das eher ungerichtete Streicheln oder Liebkosen bis hin zum Angerührtwerden durch jemanden oder etwas Anderes (vgl. Waldenfels, 2002, S. 64ff.). In keinem dieser Momente wird jedoch die prinzipielle Wechselseitigkeit von Berühren und Berührtwerden aufgehoben. Drücken wir mit unserem Finger auf einen Tisch, so berühren wir diesen einerseits aktiv, andererseits erfährt unsere Druckbewegung aber auch einen Widerstand, der uns die Festigkeit seines Holzes empfinden lässt. In dem Maß, wie wir den Tisch aktiv berühren, »erleiden« wir auch seine Festigkeit. Am Tasten zeigt sich also der *sensomotorische* und *sympathetische* Aspekt unseres Empfindens, in dem unser Selbst- und Fremdempfinden sowie unsere Selbst- und Fremdbewegung miteinander verbunden sind. Selbst- und Fremdbewegung stehen in einem kohärenten und dynamischen *Gestaltkreis* zueinander.

Allerdings ist dieses Verhältnis auch fragil und erfordert ständige Reorganisation. Stellen wir uns statt der Berührung des Tischs vor, dass wir uns beim Klettern an eine Felswand klammern (vgl. Maldiney, 2014, S. 234f.). In die Höhe tastend versuchen wir, einen möglichen Felsvorsprung zu finden, an dem wir uns nach oben ziehen könnten, während sich unser restlicher Leib in einem Felsspalt abstützt. Im Moment des Abstützens empfinden wir zugleich unseren gespannten Leib, wie er sich mit seinem Gewicht nach unten drückt und nach oben reckt, und den Felsspalt, der ihm nur für kurze Zeit Halt gibt. Sowohl die empfundenen Bewegungen unseres Leibs wie auch das Empfinden der Konturen des Felsens stehen in einer kohärenten Spannung zueinander. Die Einheit dieser sich gestaltenden Bewegung mit dem Felsen ist brüchig – meine Hand kann sich an einem unsicheren Felsvorsprung abstützen und plötzlich abgleiten, sodass mein ganzer Leib eine neue Position finden und eine neue Kohärenz mit der Felswand bilden muss, um nicht zu fallen. Das Verhältnis von Selbst- und Fremdempfinden in der Bewegung ist ständig bedroht und bedarf der ständigen Improvisation. Natürlich gelingt diese Improvisation umso besser, je erfahrener wir selbst im Klettern sind. Doch auch bei aller möglichen Vertrautheit, die das Klettern für uns haben mag, bleibt doch eine Unsicherheit in der Berührung mit einem wackelnden Felsen und zugleich die Fähigkeit, mit ihm eine neue, rhythmische Bewegungsgestalt zu bilden, die wir zuvor nicht antizipieren konnten. An diesem kreativen Moment der Rhythmik unseres Empfindens muss festgehalten werden (s. u., S. 100 ff.).

4.2.2 Der Geschmacks- und Geruchssinn

Mit dem Geschmacks- und Geruchssinn handelt es sich um zwei in der phänomenologischen Anthropologie eher vernachlässigte Aspekte unseres Empfindens.[136] In anderen einflussreichen Theorien des Geschmacks wird dieser häufig als leiblicher Sinn übergangen und allein in seiner geistig-ästhetischen Funktion behandelt. Die Berechtigung entsprechender Analysen soll hier nicht in Abrede gestellt werden. Nur muss ebenso nach dem Geschmack und Geruch als leiblichem Sinn gefragt werden.

Wenn ich im Folgenden den Geruchssinn und Geschmackssinn gemeinsam behandle, folge ich einem Gedanken des Hirnanatoms Ludwig Edinger (1911), der beide Sinne unter dem Begriff des *Oralsinns* als einheitlichem Schleimhautorgan des Mund-Nasenbereichs zusammenfasst. Auch wenn sich diese Zusammenführung anatomisch nicht halten lässt, hat sie Tellenbach (1968, S. 13 f.) zufolge durchaus ihre anthropologische Berechtigung: In unserer Erfahrung sind Schmecken und Riechen in besonderer Weise miteinander verbunden, etwa in der Geschmacksveränderung bei einer verstopften Nase oder beim vorkostenden Riechen, das bestimmte Geschmäcker evoziert.

---

136 Außer einer Passage bei Waldenfels (1999/2013, S. 72 ff.) finden sie weder bei Straus (1935/1956) noch von Weizsäcker (1940/1950) noch bei Merleau-Ponty (1945/1976) Erwähnung.

Ähnlich wie der Tastsinn gehören Geschmacks- und Geruchssinn außerdem zu den leibnahen Sinnen. Wie der Tastsinn sind auch diese beiden Sinne an die leibliche Bewegung gebunden: Schmecken können wir nur, wenn wir unseren Mund und unsere Zunge bewegen, riechen nur, wenn wir atmen. Auch hier ist unser *innerer Sinn* in das Empfinden der Umwelt miteinbezogen: Wir sind am Ort des Schmeckens und Riechens dem Geschmeckten/Gerochenen in besonderer Weise ausgesetzt und von ihm berührt.[137] Schmecken oder riechen wir etwas Ekelhaftes, erfahren wir eine aufdringliche Nähe zu diesem Ekelhaften, das wir schmeckend oder riechend in uns empfinden – wir spucken es sofort wieder aus oder halten unseren Atem an (vgl. Kolnai, 2007, S. 7ff.; Tellenbach, 1968, S. 26f.). In der Kopplung von Geruchs- und Geschmackssinn mit unserer Eigenbewegung muss also erneut von einer gestaltkreisartigen Entfaltung im Oralsinn von Selbst- und Weltempfinden ausgegangen werden. Diese Entfaltung beschreibe ich folgend für den Oralsinn als das *Atmosphärische*. Danach deute ich Aspekte sozialer Prägung dieses Sinns für spätere Betrachtungen an.

Atmosphären erfahren wir in besonderer Weise durch unseren Geruchssinn. Durch den Geruch von Pinien können wir unmittelbar in die lockende (oder ggf. bedrohliche) Atmosphäre eines Pinienwaldes eingetaucht werden, der stechende Geruch von Desinfektionsmittel kann uns unvermittelt in die kühle und sterile Atmosphäre eines Krankenhauses versetzen. Ebenso kann der Geruch des Kleidungsstücks eines verlorenen Menschen ihn uns ganz plötzlich wieder vergegenwärtigen. Durch Gerüche sind wir dem Zugriff von Atmosphären häufig hilflos ausgeliefert. Ähnlich steht es mit Geschmäckern, wie Proust es mit seiner berühmten Schilderung des Geschmacks einer *Madeleine* eindrücklich beschrieben hat, die den Protagonisten seines Romans mit einem Schlag in die Atmosphäre einer längst vergessenen Vergangenheit zurückversetzt.[138] Es gibt also eine besondere atmosphärische Macht der Gerüche und Geschmäcker. Es mag zwar möglich sein, willkürlich wegzusehen und unter Umständen vielleicht auch wegzuhören, doch das »Wegriechen« oder auch das »Wegschmecken« ist uns verwehrt.

137 So schreibt Tellenbach: »Im Tätigsein des Geruchsinns wie des Geschmacksinns verschmilzt das Subjekt mit der in Duft und Geschmack sich präsentierenden Welt.« (1968, S. 27)

138 »In der Sekunde nun, als dieser mit dem Kuchengeschmack gemischte Schluck Tee meinen Gaumen berührte, zuckte ich zusammen und war wie gebannt durch etwas Ungewöhnliches, das sich in mir vollzog. Ein unerhörtes Glücksgefühl, das ganz für sich allein bestand und dessen Grund mir unbekannt blieb, hatte mich durchströmt. Mit einem Schlage waren mir die Wechselfälle des Lebens gleichgültig, seine Katastrophen zu harmlosen Mißgeschicken, seine Kürze zu einem bloßen Trug unsrer Sinne geworden; es vollzog sich damit in mir, was sonst die Liebe vermag, gleichzeitig aber fühlte ich mich von einer köstlichen Substanz erfüllt: oder diese Substanz war vielmehr nicht in mir, sondern ich war sie selbst. [...] [W]enn von einer früheren Vergangenheit nichts existiert nach dem Ableben der Personen, dem Untergang der Dinge, so werden allein, zerbrechlicher aber lebendiger, immateriell und doch haltbar, beständig und treu Geruch und Geschmack noch lange wie irrende Seelen ihr Leben weiterführen, sich erinnern, warten, hoffen, auf den Trümmern alles übrigen und in einem beinahe unwirklich winzigen Tröpfchen das unermeßliche Gebäude der Erinnerung unfehlbar in sich tragen« (Proust, 1979, S. 63–67).

Besonders anhand der Gerüche lässt sich die besondere Zeitlichkeit und Räumlichkeit unseres oralsinnlichen Empfindens beschreiben (vgl. TELLENBACH, 1968, S. 28 ff.): Zeitlich gesehen sind uns Gerüche in einer besonderen Form der Gegenwart gegeben. Einen viereckigen Würfel tasten wir nur, indem wir in einer zeitlichen Bewegung mit unseren Fingern entlang seiner Kanten fahren, ebenso entfaltet sich eine Melodie nur über einen Zeitraum hinweg. Ein Geruch hingegen ist uns in unmittelbarer Gegenwart gegeben.[139] Räumlich betrachtet zeigen sich uns Gerüche nicht wie Gegenstände in Abschattungen (vgl. HUSSERL, 1913/1976, S. 83 ff.) – sie umhüllen uns vielmehr von allen Seiten und durchziehen den gesamten Empfindungsraum. Sie verleihen allem darin Erscheinenden einen besonderen Seinsstil. So, wie wir die Gerüche atmend in uns aufnehmen, dringen auch die durch sie vermittelten Atmosphären in uns ein. Einladende und wohlige Düfte machen uns selbst aufgeschlossen, lassen uns tief einatmen und entspannt die Augen schließen, bedrohliche Gerüche hingegen lassen unseren Atem stocken und uns wachsam nach einer Gefahr Ausschau halten. Gerüche vermitteln uns so einen nicht lokalisierbaren Zwischenbereich unserer sinnlichen Wahrnehmung, der die Gestalt unseres Selbst-Welt-Verhältnisses prägt. Besonders bedeutsam hierfür ist die durch Gerüche vermittelte *Unvertrautheit* und *Vertrautheit*. Unser altes Kinderzimmer mag durch seinen gleich gebliebenen Geruch uns nach vielen Jahren mit einem Mal wieder heimisch fühlen lassen. Auf Reisen empfinden wir uns durch fremde Gerüche oftmals selbst als Fremde an einem fremden Ort.

Die bestimmende Kraft der Gerüche über unser Selbstempfinden wird besonders am Phänomen des *Unheimlichen* deutlich. Im Unheimlichen erfährt, so Fuchs, das »›Heimliche‹ im Sinne des ›Heimischen‹ (also das zum eigenen Heim Gehörige und Vertraute) eine ›un-heimliche‹ Verwandlung […] und [wird] zu einem fremden, gespenstisch anmutenden Ort« (FUCHS, 2014 a, S. 66). Gerade fremde Gerüche können eine solche Verwandlung auslösen. In einer vertrauten Situation kann ein fremder Geruch unsere Erfahrungswelt plötzlich mit Unheimlichkeit erfüllen. Besonders tief greifende solcher unheimlicher Verwandlungen des Erlebens wurden psychopathologisch unter dem Thema der *Wahnstimmung* vielfach beschrieben, auf das ich weiter unten anhand eines Fallbeispiels eingehen werde (S. 101 ff.).

Unser Geruchssinn ist somit schließlich Ausdruck einer besonderen Offenheit unserer Erfahrung für atmosphärische Verwandlungen. Wie gut uns die dementsprechende »atmosphärische Einstimmung« (TELLENBACH, 1968, S. 81) gelingt, hängt wiederum davon ab, wie sehr uns diese Verwandlungen bereits vertraut sind und

139 Das heißt nicht, dass Gerüche keinen Bezug zur Vergangenheit oder Zukunft hätten. Der Duft des Frühlings etwa kann das Neue des kommenden Sommers verheißen. Aber auch diese zukunftsbezogene Verheißung selbst ist uns im Empfinden des Dufts als ganze (als »Verheißungsgestalt«) gegeben.

wir so einen gewohnten Umgang mit ihnen erworben haben, der es uns ermöglicht, uns auch in der verwandelten Erfahrungswelt zu orientieren. So wird aus der genannten Offenheit unserer Erfahrung durch den Geruchssinn schließlich im Laufe der Zeit ein »Riecher« für die sich atmosphärisch entwickelnde Situation.

Die Entwicklung einer solchen Disposition besonders in sozialen Situationen wird am Geschmackssinn noch deutlicher. Aufbauend auf unserem Vermögen, Dinge mit unserem Mund schmecken zu können ist er ein durch und durch von kulturellen Gewohnheiten geprägtes bzw. *gebildetes* Phänomen, und damit »erworbener Instinkt« (BUYTENDIJK, 1958b, S. 206).[140] Was gut und schlecht schmeckt wird uns immer schon durch unsere Kultur vermittelt, ebenso wie die Art, mit der wir es zu kosten und zu kauen haben (vgl. ebd., S. 195). Deutlicher wird dieser soziale Zusammenhang in den Bereichen des Ästhetischen und Moralischen, auf den sich der Geschmack schließlich erstreckt.[141] Mit dieser Dimension des Geschmacks ist hier bereits der Bereich der Sozialisierung leiblich-sinnlicher Interaktionsmuster angesprochen, die ich im nächsten Kapitel unter dem Begriff der »leiblichen Habitualität« näher beschreiben werde.

4.2.3 Der Hörsinn

Die klassische Einteilung in Nah- und Fernsinne suggeriert ein statisches Raumverständnis, das in unserer Erfahrung fragwürdig erscheint: So können wir uns etwa durch einen lauten Knall zu einem Autounfall in unserer Straße in urplötzlicher Nähe befinden, während die Mahlzeit, die wir dabei auf unserer Zunge schmecken, in weite Ferne rückt. Ebenso können wir beispielsweise die Stimme eines Mitmenschen am Telefon in weitaus größerer Nähe empfinden, als die restliche, sinnliche Umwelt (vgl. Kapitel 9, S. 209 ff.). Die Klänge, Geräusche und Stimmen unserer Umgebung können uns also ebenso nahe kommen und unser Selbstempfinden bestimmen wie das Getastete, Gerochene oder Geschmeckte. Wie beim Tasten empfinden wir uns beim Hören selbst als hörend und vom Gehörten berührt und bewegt. Bei dem erwähnten lauten Knall in unserer Straße beispielsweise zucken wir spontan zusammen. Lauter Lärm – etymologisch vom französischen *à l' arme!*, zur Waffe! – bringt uns in Kampfposition. Diese Macht des Schalls über unser leibliches Selbstempfinden und -bewegen, die auch die semantische Verbindung von *hören* und *Hörigsein* erklärt, zeigt sich besonders am

140 Buytendijk bezieht sich hier auf Wilhelm Wundts These von den Gewohnheiten als »erworbenem Instinkt« (vgl. WUNDT, 1863/2012, S. 471 f.).

141 So sieht etwa KANT (vgl. Kapitel 3, S. 76 f.) den Geschmack als ein ästhetisches Urteilsvermögen des Verstands (1790/1974, S. 207 ff.), GADAMER (1960/1990, S. 39 ff.) als einen kulturell gebildeten Sinn für die Gemeinschaft und BOURDIEU als Kennzeichen eines klassenspezifischen ästhetischen Habitus (1987).

Phänomen der Musik. So beschreibt Straus, wie sich der Rhythmus einer Musik in den Rhythmus unserer leiblichen Bewegung fortsetzt:

» Lange bevor der junge Mensch irgendwelche konventionellen Tanzschritte lernt, tanzt er im Ringelreihen, hüpft er mit der hüpfenden Bewegung einer Polka, wird er durch die Marschmusik in den Zug einer marschierenden Kolonne hineingezogen. « (Straus, 1935/1956, S. 239 f.)

Wurde bisher das Verhältnis von Selbst und Welt als ein sich rhythmisch modulierender Gestaltungsprozess begriffen, kann anhand von Straus' hier mit der Musik beschriebenen »Einheit von sinnlichem Eindruck und Bewegung« (ebd.) näher auf die bereits zu Anfang angedeutete Resonanz zwischen dem Rhythmus unseres Empfindens und dem Empfinden eines Rhythmus eingegangen werden (vgl. S. 89). Rhythmus wurde als offene, »geordnete Variation« (Dewey, 2010, S. 190) unseres Empfindens begriffen. Beim Hören der Musik wird nun der Rhythmus der Musik in unseren leiblichen Bewegungs- und Empfindungsrhythmus übernommen und zugleich in unseren Bewegungen, die schließlich die Form des Tanzes annehmen, moduliert. Die leibliche Imitation der Musik ist zugleich eine Modulation, allein schon deshalb, weil sich die Musik in ein neues Medium unserer Bewegungen bzw. überhaupt des Leibs überträgt. Es entsteht aus zwei Rhythmen – dem Rhythmus der Musik und dem Rhythmus unseres Bewegungsempfindens – eine neue, ebenfalls rhythmische Gestalt des Tanzes.[142]

Man mag einwenden, dass es sich mit der Musik nur um einen umgrenzten Bereich des Gehörten handle. An der Musik lässt sich aber nur veranschaulichen, was auch für alle anderen Schallphänomene gilt: Unser Gehör empfindet nicht einzelne Geräusch- oder Tonfetzen, die dann durch unser Denken zu einer Einheit zusammengesetzt und mit Sinn versehen würden. Vielmehr hören wir immer schon Geräusch-, Klang- und Ton*gestalten*, die sich unterschiedlich entfalten und mit denen wir leiblich interagieren. Wie wenig es für diese Reaktion der bewussten Reflexion bedarf, zeigt sich besonders in der gesprochenen Sprache: Den Sinn einer Aussage können wir einerseits denkend durch den Bedeutungsinhalt der gesprochenen Worte erfassen, andererseits vermittelt sich uns der Sinn des Gesagten immer auch im Klang der Stimme einer Person, ihrer Modulation der Worte, kurz: der Ausdrucksgestalt ihres Sprechakts (vgl. Foucault, 1954/2001, S. 119). Dem erkennenden Deuten eines sprachlichen Bedeutungs*sinns* geht das leibliche Schwingen mit der Bedeutungs*richtung* seiner Ausdrucksgestalt voran (vgl. Binswanger, 1930/1994).

Ein wesentliches Element, das zur Ausdrucksgestalt im Sprechen hinzutritt, ist jedoch die Gestik und Mimik und damit jene Ausdrucksformen, die wir *sehen*.

142 Diese Entstehung einer neuen Rhythmusgestalt ließe sich mit Interferenz-Phänomenen in der Physik vergleichen. Weiter ist die Entstehung übergreifender Rhythmen gerade im Bereich der Zwischenleiblichkeit von Bedeutung, in der Interaktionspartner im wechselseitigen Austausch ebenfalls eine neue, dynamische Interaktionsgestalt bilden können (s. Kapitel 5.2 , S. 110 ff.).

So wie unsere akustische Wahrnehmung besteht auch die visuelle im Wesentlichen aus Ausdrucksgestalten, mit denen wir interagieren. Abschließend gehe ich daher auf unseren Sehsinn ein und werde dabei den Ausdrucksbegriff näher erläutern.

4.2.4 Der Sehsinn

Anhand des Sehsinns scheint sich das statische Konzept des Fernsinns am ehesten zu bestätigen, denn durch ihn können wir auch Dinge in weiter Distanz zu uns wahrnehmen und ebenso auf Distanz *halten*: Wir können unseren Blick aktiv auf sie richten oder von ihnen abwenden. Über unser Sehen können wir mehr als über jeden anderen Sinn selbst verfügen. Dem aktiven Zugriff unseres Blicks steht die Passivität des Gesehenen gegenüber, das uns nicht berührt und damit auch nicht unsere Sicht zu beeinflussen oder zu trüben vermag.[143] So heißt es paradigmatisch bei Kant:

» Der Sinn des Gesichts ist [...] der edelste: weil er sich unter allen am meisten von dem der Betastung [...] entfernt und nicht allein die größte Sphäre derselben im Raume enthält, sondern auch sein Organ am wenigsten afficirt fühlt [...], hiemit als der reinen Anschauung [...] näher kommt. « (1798/1977, S. 449; vgl. Loenhoff, 2001, S. 67 f.)

Gibt es also eine Unberührbarkeit des Sehens? Und wenn ja: Empfinden wir uns dann im Sehen überhaupt als leiblich bewegtes und empfindendes Wesen? Wäre es denkbar, dass der *innere Sinn* vom Gesehenen unberührt bleibt? Dem widerspricht zunächst, dass uns im Sehen die Welt nur in Perspektiven gegeben ist, d. h. abhängig von dem Ort aus, von dem wir sie wahrnehmen. Das »durchschauende Erkennen« (lat. *perspicere*) des Gesehenen, ist uns nur möglich, wenn wir mehrere Perspektiven darauf einnehmen. Dazu bedarf es der *Eigenbewegung* die uns wiederum nur als leibliches Selbst möglich ist.[144] Das Selbstempfinden des inneren Sinns wäre dann ein Sich-Selbstempfinden in der perspektivischen und gerichteten Bewegung auf das Gesehene. Das Gesehene wäre weiterhin ein Gegenstand, den wir uns von einem *Hier* aus in Bewegung zu einem *Dort* erschließen und der uns in der Kontrolle unseres Blicks im Grunde nie zu nahe kommt. Diesem autonomen und aktiven Aspekt des Sehens steht jedoch ein rezeptiver Aspekt entgegen, der sich in jenen Erfahrungen zeigt, in denen die Richtungsbewegung unseres Blicks in Berührung mit dem Wahrgenommenen auf einmal ins Straucheln gerät – wie

143 In diesem Umstand mag die Verbindung von Sehen und Wahrnehmen (frz. »perce*voir*«) und schließlich auch von *Erkennen* in unserer Kultur liegen. So spricht etwa Jonas von der »nobility of sight« für die westliche Erkenntnistheorie (Jonas, 1954, nach Breyer, 2012, S. 1).

144 Hierher rührt Husserls (1936/1976, S. 163 ff.) Begriff der Kinästhesen.

etwa im Höhenschwindel. In diesem Moment brechen die Dimensionen von Nähe und Ferne zusammen, die ausgerichtete Eigenbewegung unseres Blicks findet keinen Halt mehr in wahrgenommenen Strukturen der Welt und verliert sich in ihrem Chaos.
Entsprechend kann Maldineys Beschreibung des Kletterns verstanden werden:

» Der Schwindel ist eine Verkehrung und eine Kontamination des Nahen und des Fernen. Für den Menschen, der an einer Bergwand vom Schwindel erfasst ist, erhebt sich die normalerweise schützende und nahe Bergseite, bis sie ihn überragt und in einer endlosen Ausstoßung vibriert, wohingegen sich die Talseite da unten mehr und mehr in eine immer tiefere Ferne gräbt, die unter seinen Füßen beginnt. Der Himmel kippt mit der Erde in ein haltloses Drehen. Weder ist der Mensch das Zentrum noch der Raum der Ort. Es gibt kein Da mehr. Der Schwindel ist die *Selbstbewegung des Chaos.* « (Maldiney, 2012b, S. 205, kursiv i. O.)

Der Schwindel zeigt, dass in die Aktivität unserer Blickrichtung eine *Rezeptivität* eingeschrieben ist: Nur, wenn unser Blick *Halt* im Gesehenen findet, kann er sich weiter darauf ausrichten und zubewegen. Diesen Halt findet unser Blick in *Ausdrucksgestalten* der Umgebung. Auf den Gestaltbegriff wurde bereits im ersten Kapitel eingegangen, wo eine Gestalt als die immanente strukturelle Anordnung von etwas, beispielsweise der Elemente eines Bilds, begriffen wurde (Kapitel 1, S. 37). Gestalten werden prinzipiell als Ausdrücke erfahren, die in uns einen Eindruck hinterlassen. Im Ausdruck fallen Ausdrückendes und Ausgedrücktes ineinander. So haben etwa die Gesichtsbewegungen eines lächelnden Menschen eine bestimmte Gestalt, die nicht auf einen lächelnden Zustand hinter ihr oder im »Innern« der Person verweist, den wir uns noch hinzudenken müssten – das Lächeln *ist* vielmehr eben diese Gesichtsbewegungen und wird zugleich von den Gesichtsbewegungen angezeigt (vgl. Plessner, 1941/1982, S. 260). Des Weiteren wirken Ausdrücke auf uns: Jeder Ausdruck hinterlässt in uns einen Eindruck, auf den wir spontan antworten. Wir lächeln etwa auf ein Lächeln zurück, reagieren bedrückt auf den bedrückten Blick der Anderen. Blicke und Gesichter haben außerdem die besondere Eigenschaft, ein Ausdruck zu sein, den wir sehen und der uns zugleich sieht (vgl. Zutt, 1963b, S. 806 ff.; Fuchs, 2000a, S. 196). Autoren wie Sartre (1943/2003), Levinas (1961/1990) und Schmitz (2011) beschreiben auf unterschiedliche Weise, wie die Blickerfahrung anderer Menschen unser leibliches Selbstempfinden bestimmen kann. Im Blick des Anderen wird die Distanz zu uns aufgehoben. Blicke kommen uns nahe, bedrängen uns und nehmen uns in die Pflicht. Sartre (1952, S. 96) geht sogar so weit, diese Wirkmacht des Angeblicktwerdens für unser Leibempfinden im Falle des jungen Jean Genet als physische Vergewaltigung zu beschreiben. Zudem können Blicke gerade auch zu Beginn oder während Verrücktheitszuständen als besonders bedrohlich erfahren werden, worauf ich noch zurückkommen werde (s. u., S. 102, sowie Kapitel 10.1.1, S. 230).

Nichtsdestotrotz stellt der Bereich des Zwischenmenschlichen bzw. Zwischenleiblichen, dem ich im nächsten Kapitel mehr Beachtung schenke, nur einen Teilbereich der Ausdruckswelt dar (vgl. MEUTER, 2006). Auch Landschaften, aber auch die architektonische oder die bildliche Kunst müssen hinzugezählt werden. So haben Landschaften einen bestimmten einladenden oder bedrohlichen Ausdruck, einen spezifischen »Gestaltverlauf« (vgl. FUCHS, 2000 a, S. 183 ff.), der sich in der ihm nachgehenden Bewegung unseres Blicks niederschlägt und uns dabei zu ihrer Erkundung anregt oder nach Schutz suchen lässt. Wir empfinden uns selbst als von der Landschaft in Bewegung versetzt. Vom französischen Maler Tal Coat etwa ist bekannt, dass er seine Landschaftsgemälde stets beim Wandern malte (MONTMARTRE, 2010). Der Eindruck der Landschaft in ihm konnte sich offenbar nur dann im malerische Geschehen ausdrücken, wenn er sich beim Malen auch wandernd darin bewegte. Beim Betrachten von Landschaften empfinden wir uns also nicht allein *hier* und nehmen den Ausdruck einer Landschaft *dort* wahr, sondern empfinden uns zugleich *dort*, in die Gestalt der Landschaft versunken und in Bewegung versetzt.

Damit komme ich schließlich erneut auf den Rhythmusbegriff zurück, der auch für den Sehsinn von zentraler Bedeutung ist: Die Rhythmik unserer Blicke tritt in einen resonanten Austausch mit wahrgenommenen rhythmischen Ausdrucksgestalten. Es findet sich also auch hier ein Resonanzverhältnis, in dem Rhythmik des Sehens und Rhythmen des Gesehenen ineinandergreifen. Dieses Verhältnis durchläuft in extremen Situationen einen Moment des Schwindels als Möglichkeit des Vermittlungsabbruchs: Wenn wir während des Kletterns unseren Blick in die Tiefe gleiten lassen, entzieht sich uns auf einmal die unmittelbare, vertraute Gestalt der Bergwand, an der wir uns festhalten. Unser Blick geht ins Leere und wird von der »*Selbstbewegung des Chaos*« (MALDINEY, 2012 b, S. 205) erfasst. Erst wenn wir uns wieder auf den vor uns liegenden Teil der Bergwand richten oder auf die gegenüberliegende Landschaft blicken, endet der Höhenschwindel. Unser Blick findet dann Halt in rhythmischen visuellen Strukturen, mit denen sich unsere Selbstbewegung anordnen kann. Ähnliche Erlebnisse ließen sich auch für das Treiben an öffentlichen Plätzen beschreiben, durch das wir uns erst dann bewegen können, wenn es uns gelingt, mit seiner bewegten Gestalt in Austausch zu treten.

4.3 Die allgemeine Sinnschicht – Bezug zum inneren Sinn

Nachdem die verschiedenen Sinne einzeln betrachtet wurden, kann nun auf ihre Einheit in Form der Intermodalität bzw. Synästhesie eingegangen werden. Auf Seite 90 wurde bereits angedeutet, dass sich unsere Erfahrung eigentlich nur abstrahierend in unterschiedliche Sinnesmodalitäten zerteilen lässt. MERLEAU-PONTY (1945/1974, S. 266) spricht von einer »›Urschicht‹ des Empfindens [...] , die der Teilung der Sinne vorgängig ist«. In dieser ursprünglichen Schicht erfahren wir einen situativen Gesamteindruck, der sich in jedem der Sinne niederschlägt und diesen in Kohärenz zu den anderen bringt. Dabei spielt, wie STRAUS sagt, keiner der Sinne »nur in einer einzigen Tonart« (1958, S. 53), sondern verweist immer schon auf die anderen Sinne. Die Wahrnehmung der einzelnen Sinne ist also in eine *intermodale Struktur der Wahrnehmung* eingebettet. Als Gäste eines Konzerts etwa sehen wir anhand der Bewegungen der Dirigentin die gehörte Musik als eine Gestalt in die Luft gemalt (vgl. VON WEIZSÄCKER, 1940/1950, S. 79) oder bei elektronischer Musik durch einen *VJ* an eine Leinwand projiziert. Was durch eine Dirigentin oder einen *VJ* geschieht, ist nicht die Übertragung eines für sich abgeschlossenen Sinnmediums (der gehörten Musik) in ein anderes (die visuelle Bewegungsgestalt). Vielmehr sind in der gehörten Musik die anderen Sinneswahrnehmungen bereits als Möglichkeiten enthalten, etwa als implizit wahrgenommene Bewegungsgestalt, die dann von der Dirigentin oder dem *VJ* umgesetzt wird. Es liegt somit eine ständige laterale Verweisungsstruktur der Einzelsinne vor, in der jeder Sinn auf die Realisierung der anderen Sinnesmodalitäten bezogen ist. Durch diesen Bezug ist unser Empfinden grundlegend *synästhetisch* bzw. *intermodal.* Diese Einheit des Zusammenspiels von »Gesicht und Gehör, Farbe und Wort, Duft und Ton« macht den Menschen, wie bereits im vorigen Kapitel angedeutet, HERDER (1772/1891a, S. 71) zufolge zu einem von verschiedenen Seiten berührten *sensorium commune*, auf das sich auch VON WEIZSÄCKER (1940/1950, S. 79) und MERLEAU-PONTY (1945/1974, S. 274) berufen (s. Kapitel 3, S. 69).[145] Ich werde im Folgenden zur Betonung des intermodalen Aspekts der Wahrnehmung von einem »intermodalen Sinn« sprechen.

Der intermodale Sinn impliziert aber immer auch unser Selbstempfinden, das ich nun mit Bezug auf die vorige historische Darstellung als »inneren Sinn« bezeichnen möchte (vgl. Kapitel 3, S. 68 ff.). Beides, intermodales Empfinden der Umwelt und Empfinden des inneren Sinns, sind gemäß Straus' Konzept des

145 Damit kann auch Aristoteles' Bestimmung der *koinē aisthēsis* aufgegriffen werden, die ja die Einheit der Sinne mit den Eigenschaften eines Gegenstands ermöglichte, die sich in jeder Sinnesmodalität zeigen würden, nämlich Größe, Form, Ruhe, Bewegung, Einheit und Zahl (s. Kapitel 3, S. 65 f.). Vgl. hierzu die Bemerkung STRAUS' (1949/1960, S. 251 f.).

»sympathetischen Empfindens« miteinander verbunden (vgl. S. 85 ff.).[146] Dieses Empfinden muss immer auch als Bewegungsempfinden verstanden werden. Ein gehörter Klang verweist nicht nur auf gesehene Bewegungen, sondern auch auf eine vollzogene Eigenbewegung, wie am Beispiel des Hörsinns gezeigt wurde. Insgesamt erschließt uns also die Intermodalität der Sinne eine Welt, die uns in Bewegung versetzt. »Das Fundament der Einheit der Sinne ist die Bewegung«, erklärt MERLEAU-PONTY (1945/1974, S. 274). VON WEIZSÄCKER spricht daher von einer »Konsensomobilität« unserer Sinne, die das Selbstbewegungsempfinden und die synästhetische Wahrnehmung umspannt (1940/1950, S. 79). Von Weizsäckers *Konsensomobilität* gibt die volle Funktion des Gemeinsinns wieder. Unter Gemeinsinn wird also zusammenfassend die *dynamische, bewegungsgebundene Verklammerung von Selbst- und Weltempfinden in Form von innerem Sinn und intermodalem Sinn verstanden.*

4.4 Resonanzbereitschaft und potenzielle Krisenhaftigkeit

Abschließend muss auf die besondere Resonanzbereitschaft des Gemeinsinns hingewiesen werden, womit auch seine potenzielle Krisenhaftigkeit und seine Sozialität einhergehen.

Durch die Vermittlung des Gemeinsinns stehen Selbst und Welt in einer ständigen Resonanzbeziehung. Als Bedingung für diese Resonanzbeziehung wurde eine grundsätzliche Offenheit unseres Empfindungsrhythmus angedeutet (s. o., S. 89). Ein Beispiel mag dies verdeutlichen: Wenn wir uns etwa in der wartenden Menge des Konzertsaals befinden, können wir uns nicht schlicht an den Platz begeben, den wir uns zuvor in unserer Vorstellung ausgesucht haben und dafür einer festgeschriebenen Route folgen, sondern müssen uns dem Vor und Zurück der sich drängenden Masse folgend durch sie hindurch schlängeln, um schließlich einen Platz zu finden, der uns erst im Moment des Blicks auf die Bühne als passend oder unpassend erscheint. Dabei stimmt sich die Einheit unserer intermodalen Wahrnehmung und unserer Bewegungen immer wieder neu mit dem rhythmischen Treiben der Menge ab. Trotz einer relativen Sicherheit und Vertrautheit unseres Empfindungsrhythmus zeichnet er sich somit aufgrund seiner Offenheit auch durch Unvorwegnehmbarkeit aus. Zur Resonanzbereitschaft des Gemeinsinns (S. 100 ff.) gehört neben der Offenheit auch Spontaneität und Kreativität

146 Entsprechend zählte, wie bereits erwähnt, auch HERDER zum *sensorium commune* ein »inners Gefühl, daß ich bin, daß ich mich fühle« (1778/1877, S. 7, nach LEINKAUF u. a., 2007, S. 652). Von Weizsäcker und Merleau-Ponty erwähnen bei ihrem Verweis auf diesen Begriff das Selbstempfinden oder »innere Gefühl« allerdings nicht explizit.

gegenüber der Welt, ohne die eine eigentliche Begegnung mit ihr nicht möglich wäre. Wenn wir wirklich offen für das sind, was uns begegnet, dann darf unsere Antwort darauf nicht schon festgelegt sein, sondern muss von dem abhängen, was uns begegnet. Resonanzbereitschaft meint hier also ein kreatives Antwortpotenzial gegenüber dem Indeterminierten und Unerwarteten. Unser Gemeinsinn ist ein Resonanzkörper.[147]
Der Moment des Kontakts dieses Resonanzkörpers mit etwas Unerwartetem hat dabei als besonderes Ereignis immer auch einen potenziellen Krisencharakter, da ein bisheriges Geschehen infrage gestellt wird. So gibt es nach von Weizsäcker (1940/1950, S. 170) Ereignisse,

» in welchen der Lebensvorgang aus der so gewiesenen Bahn der Kausalketten auszubrechen scheint. Wir können als ein Beispiel Phänomene erkennen, die wir mit dem Namen der *Krise* zusammenfassen wollen. [...] [D]er Ablauf bestimmter Ordnungen [wird] mehr oder weniger plötzlich unterbrochen [...]; durch dieses kann es zur Entstehung eines neuen, andersartigen Bildes kommen [...]. Es gelingt aber nicht, diesen Zustand aus dem früheren einfach abzuleiten «.

Maldiney kommentiert hierzu:

» Die Begegnung von Organismus und Milieu, ganz wie das Aufeinanderstoßen von Subjekt und Welt, widerlegt das Gesetz der Formerhaltung: denn entweder kommt es zu einer grundlegenden Veränderung oder – sofern die Veränderung nicht erfolgt – das durch die Krise zum Unmöglichen gezwungene Subjekt ist zum Verschwinden verdammt. « (1991/2007b, S. 183)

Maldiney verortet dieses »Aufeinanderstoßen von Subjekt und Welt« im Bereich des Pathischen, das in der Begegnung mit etwas Unerwartetem ganz plötzlich überwältigt werden kann. Was heißt hier »Unmögliches« und was »Verschwinden«? Veranschaulichend gibt Maldiney das Beispiel einer traumatischen Erfahrung aus Binswangers (1957/1994) Fallstudie über Suzanne Urban, auf das ich nun ausführlicher eingehen werde. In dieser Studie erzählt Binswanger die Geschichte einer Patientin, die nach dem Bekanntwerden der Blasenkrebserkrankung ihres Ehemanns in eine tiefe, sie verrückende Krise gerät. Kurz vor Beginn ihrer Verrückung kommt es für Suzanne Urban zu folgendem Schlüsselerlebnis:

» Ich ging mit ihm [ihrem Ehemann] zum Arzt, wartete [...] und hörte, zitternd und weinend, sein furchtbares Stöhnen. Der Arzt sagte ihm, es sei in der Blase eine verwundete Stelle, machte aber indem er ihm den Rücken wandte, mir eine

147 Ich denke hier an Resonanz im transformativen bzw. responsiven Sinn, wie ich es in Kapitel 2.3.3, S. 61 ff., skizziert habe. Im radikalsten Sinn ließe sich dieser kreative Aspekt des Gemeinsinns in Anlehnung an Maldiney (2014) als die Fähigkeit bestimmen, auf Unerwartetes ebenso unerwartet reagieren zu können. Maldiney verortet diese radikale Offenheit und Resonanzbereitschaft in unserem Empfinden selbst.

so furchtbar hoffnungslose Miene, daß ich ganz starr wurde, den Mund nur vor Schreck aufmachte, so daß der Arzt mich schnell an der Hand griff, um mir zu zeigen, daß ich nichts von meinen Empfindungen ihm beweisen soll. Diese Pantomime war was Schreckliches! « (ebd., S. 216)

Sicherlich hätte sich Suzanne Urban den Tod Ihres Mannes vorstellen können. Doch die Vorstellung dieser Möglichkeit kann nicht vorwegnehmen, was es heißt, die sich ankündigende Wirklichkeit des Todes und von all dem, was der Tod mit sich bringt, *tatsächlich zu erleiden*. Die Wirklichkeit des Todes eines geliebten Mitmenschen stellt den bisherigen Raum der Möglichkeiten unserer Welt fundamental infrage (Romano, 2010b, S. 31f.). In diesem Krisenmoment scheint Suzanne Urban also zu etwas »Unmöglichem«, weil den bisherigen Möglichkeitsraum Übersteigendem, gezwungen. Mehr noch: Sie scheint gezwungen, sich dabei »im Griff« zu haben, ebenso wie sie der Arzt an der Hand griff. Doch die leibliche Resonanz der Patientin auf dieses Ereignis wäre ein *Schrei* gewesen, der ihr – offenbar aufgrund der moralischen Verpflichtung ihrem Mann gegenüber – untersagt wird. Sie wird folglich durch den Arzt in ein nicht auflösbares Dilemma versetzt. All dies erleidet die Patientin wiederum nicht als Erkenntnis, sondern als leibliches Ausdrucksgeschehen, und zwar zuvorderst in der »Pantomime« des Arztes, dessen Blick sich ihr nach Maldiney (1991/2007b, S. 203) in einer »absoluten Nähe« und mit einer »faszinierenden Macht« auferlegt habe – ähnlich wie dies bereits weiter oben für Blickerfahrungen angedeutet wurde (S. 97f.). Diese nicht nur durch die Anzeige des Todes, sondern auch durch die Blockierung des Schreis gekennzeichnete Ausdruckserfahrung hat nach Maldiney schließlich den gesamten Welthorizont Suzanne Urbans erfasst und den weiteren Verlauf ihrer Verrückung bestimmt (1991/2007b, S. 202).

Roland Kuhn (1963; Maldiney, 1991/2007b, S. 280f.) gibt für eine solche tief greifende Ausdruckserfahrung am Anfang eines Verrücktheitszustands noch ein weiteres Beispiel: Eine junge Frau habe mit ihrer Familie gefrühstückt, als plötzlich vom ersten Stock ein Gewehrschuss erhallt sei, mit dem sich ihr Bruder das Leben genommen habe. Rückblickend machte die Betroffene den auslösenden Schreckensmoment ihrer Verrückung nicht im Anblick ihres blutüberströmten Bruders, sondern im wortlosen Gesichtsausdruck ihres Vaters am Esstisch im Moment des Knalls aus.[148]

Die im Fall von Suzanne Urban im Anschluss an ein solches Schreckensereignis einsetzende unheimliche »Atmosphärisierung« der Welt kann schließlich als typische »Wahnstimmung« innerhalb einer Wahnentwicklung verstanden werden.[149]

148 Kuhn gibt in seinem veröffentlichen Artikel nicht die gesamte Geschichte der Patientin und auch nicht das auslösende Ereignis ihres Zustands wieder. Ich berufe mich daher auf die Darstellung des Falls durch Maldiney, der Zugang zu einem unveröffentlichten Manuskript Kuhns hatte.

149 Siehe Binswanger (1957/1994, S. 235ff.); vgl. Tellenbach (1968, S. 106ff.); siehe ferner Jaspers (1913/1946, S. 82ff.).

Ähnlich wie in Kulenkampffs Kritik an Conrad (s. Kapitel 1, S. 28 f.) wird an solchen Beispielen allerdings auch deutlich, dass die Entwicklung von Verrücktheit nicht von der jeweiligen krisenhaften Auslösesituation abgetrennt werden kann. Wenn Conrad also die Wahnstimmung als eine »*Infragestellung der eigenen Existenz*« (1958/2013, S. 85, kursiv i. O.) bestimmt, wäre zu fragen, inwieweit diese Erfahrung selbst in traumatischen Erfahrungen der existenziellen Infragestellung wurzelt. Maldiney verweist entsprechend auf den Resonanzbezug dieser Verwandlung von Suzanne Urbans Welt mit der traumatischen Situation, wobei er die besondere Rolle des Geruchssinns hervorhebt, die bereits weiter oben (S. 93) angedeutet wurde:

» Die Enthüllungsphase des Wahns, die den Wahn im Zeichen des Schreckens bestimmte [...], steht in enger Beziehung und [...] in Resonanz mit der Urszene. Die ganze Welt ist für Suzanne Urban Atmosphäre geworden. Überall witterte sie, wie ihre Angehörigen sagten, Gefahr. Wie die Seelen im Hades oder wie als ob die Welt Rauch geworden wäre. Der Geruchssinn steht dem Tastsinn nahe. In einem dichten Nebel [...] lastet alles unmittelbar auf uns. Unser Bezug zur Umgebung ist Kontakt, ohne dabei Kommunikation zu sein, weil er des Spielraums ermangelt. « (2014, S. 203 f.)

Zusammengenommen machen Maldineys Beschreibungen der Blick-, Geruchs- und Tasterfahrungen von Suzanne Urban deutlich, wie sich ein traumatisches und unheimliches Ereignis im gesamten *gemeinsinnlichen Empfinden* ausbreitet.[150] Damit kann in gewisser Weise der Behauptung des Aristoteles-Exegeten Piloponus widersprochen werden, dass verrückte Menschen empfindungslose »Dickhäuter« seien (s. Kapitel 3, S. 83). In Maldineys Deutung erscheint die Verrücktheit eher als Ausdruck einer besonderen, gar schöpferischen Offenheit für Ereignisse, die freilich nicht nur im Bereich des Unheimlichen, sondern auch des Wundersamen und Verheißungsvollen liegen können.[151]

Doch Verrücktheit ist für Maldiney nicht nur Ausdruck von Resonanz mit krisenhaften Situationen, sondern zugleich auch die Verunmöglichung weiterer resonanter Offenheit. So erklärt er etwa, dass die Erfahrung des Gesichtsausdrucks des Arztes für Suzanne Urban »das unüberwindbare Ereignis geworden [ist], demgegenüber der Patientin nichts anderes mehr bleibt, als es unendlich zu wiederholen und das im Vorhinein die Möglichkeit jedes weiteren Ereignisses absorbiert« (1991/2007 d, S. 204). Ebenso kann die sich hieran anschließende Wahnüberzeu-

150 Beschreibungen, die freilich nur aus *dritter* Hand stammen, denn Binswanger, auf den sich Maldiney bezieht, beruft sich in seiner Analyse selbst lediglich auf die nachträglichen Aufzeichnungen Suzanne Urbans (Binswanger, 1957/1994, S. 215 ff.). Wie bereits im ersten Kapitel angedeutet, ist dies methodisch problematisch und sollte in der heutigen Forschung durch partizipative Ansätze korrigiert werden (vgl. Kapitel 1.3.d, S. 44 f.).

151 Gerade in Erleuchtungs- und Offenbarungserfahrungen bestehen Parallelen zum Mystizismus. Vgl. hierzu Škodlar & Ciglenečki (2017) und Parnas & Henriksen (2016).

gung Urbans, beispielsweise ihre eigene Familie vergiftet zu haben (Binswanger, 1957/1994, S. 221 f.), als Reparationsversuch ihrer von außen beschädigten Welt gedeutet werden: Eine geschlossene Welt, die außer der Überzeugung, selbst die verfolgte Mörderin ihrer Familie zu sein, nichts Neues mehr zulässt, scheint letztlich bewohnbarer als eine solche, die noch offen für jene Bedrohung ist, die Suzanne Urban im Untersuchungszimmer des Arztes erfuhr. In diesem Sinn ließe sich auch das oben in Maldineys Kommentar zu von Weizsäcker angedeutete »Verschwinden des Subjekts« deuten (S. 101 f.): Um sich selbst zu erhalten und zu schützen, muss das Subjekt aus der Welt verschwinden, indem es seine Resonanzbeziehung mit ihr abbricht. Folglich wäre Piloponus' These der empfindungslosen »Dickhäutigkeit« wohl eher Resultat als Ursache der Verrücktheit.[152]

Diese Vorbehalte einmal eingeräumt, finden sich in der heutigen phänomenologischen Literatur zur These Piloponus' gleichwohl treffende Beschreibungen sowohl im Sinne einer »Dickhäutigkeit« gegenüber dem eigenen leiblichen Selbst wie gegenüber der Welt. So zitiert Stanghellini einen Patienten:

» I feel distant from myself. [...] I have this feeling of un-harmony, of a separation from my inside, which is where I feel the vital force flowing. [...] The body is something that functions, not something that's mine that I live. « (2004, S. 150)

Damit ist jener grundlegende Bereich der schizophrenen Verrückung angesprochen, den Louis Sass und Josef Parnas (2003) als »diminished self-affection« bezeichen, d. h. als die Störung des vorreflexiven und alle Interaktionen des Subjekts begleitenden vitalen Selbstgefühls. Allerdings ist diese Verrücktheit nicht lediglich eine Störung der *Selbst*affektion. Ebenso handelt es sich um eine Störung des intermodalen Empfindens der Umwelt und damit der *Fremd*affektion.[153] Entsprechend finden sich bei Stanghellinis (2004, S. 126) Schilderungen von Betroffenen beide Aspekte häufig verbunden:

» I feel lifeless. I have this ›feelings of vagueness‹ especially at sunset hours. I see colors as brighter. All sensations seem to be different from usual and to fall apart. My body is changing, my face too. I feel disconnected from myself, from my muscles, my emotions, my sensations. [...] It also occurs that in this state I get lost when I stay with others. « (s. a. Kapitel 3, S. 82)

Demnach verweist der psychiatrische Begriff der Schizophrenie auf eine Verrückung sowohl des Selbstempfindens wie auch des Fremdempfindens, welche gemäß dem hier entwickelten Konzept im Gemeinsinn sympathetisch miteinander

152 Das eigene Erstarren und Sichverschließen als Reaktion auf bedrohliche Situationen hätte somit eine traumatisierende und schizophrenogene Wirkung. Vgl. hierzu passend die enaktivistische Sicht auf psychische Traumata von Ataria (2015).

153 Dies kann bereits früh im Leben der Betroffenen auftreten: Gamma u. a. (2014) identifizieren eine gestörte intermodale Wahrnehmung der Umgebung bei Kleinkindern als einen Risikofaktor für Schizophrenie (vgl. Liu u. a., 2016; V. I. Müller u. a., 2012; Parnas u. a., 1996).

verbunden sind. Diese Verrücktheit ist also eine Ver- bzw. Entrückung des Gemeinsinns als Ganzem. Die Frage, inwieweit diese Verrückung nun konstitutioneller Art ist oder, wie Maldiney es nahelegt, traumatischen Ursprungs, müsste freilich im Kontext aktueller psychiatrischer Debatten diskutiert werden und kann hier nicht beantwortet werden.[154] In jedem Fall wäre es ebenso verfehlt, diese Verrücktheit auf eine einzige traumatische Erfahrung zurückzuführen, wie sie außerhalb der sozialen Umgebung zu begreifen und damit zu individualisieren (vgl. Kapitel 10, S. 226 ff.). Unser Gemeinsinn befindet sich in einem ständigen Austausch mit der Umgebung, insbesondere mit ihren Rhythmen (s. S. 88 f.). Der Verlust des Gemeinsinns kann daher nur im Kontext der sozialen Umwelt gesehen werden, mit der er kommuniziert und deren »Ex-kommunikation« durch ihn mitunter erlitten wird. Im Pathos unseres Gemeinsinns ist immer schon die Möglichkeit seiner Patho-logie enthalten (vgl. Kapitel 1.3.2.c, S. 44).

4.5 Sozialität des Gemeinsinns

Doch inwieweit kann die Umwelt des Gemeinsinns überhaupt als sozial verstanden werden, ohne dabei auf Aspekte wie Zwischenleiblichkeit (s. Kapitel 5) und höhergeordnete Prozesse der Anerkennung und Normativität zurückzugreifen? In den in diesem Kapitel genannten Beispielen wurde die Umwelt etwa anhand der Rhythmen eines Bergreliefs beim Klettern, der Musik beim Tanz oder des Gestaltverlaufs einer Landschaft beschrieben. Nahezu alle Rhythmen, mit denen wir interagieren, sind jedoch gesellschaftlich geprägt. So sind etwa die ersten Rhythmen unseres Lebens wie des Schlafens und Wachens, der Nahrungsaufnahme, des Berührtwerdens durch unsere Mitmenschen, des Kommens und Gehens von Gerüchen und Geräuschen bis zur wechselnden Intonation und dem Hin und Her der Sprache und der gesehenen Ausdrucksbewegungen sozialer Art und sozial variabel. Auch vermeintlich feststehende und stabile Rhythmen der Natur sind für den Menschen immer schon sozial beeinflusst und gebrochen (Waldenfels, 1999/2013, S. 75 ff.). Den genannten Rhythmen ließen sich weitere, übergreifende Rhythmen anfügen, die vom Lebensstil einzelner sozialer Klassen (Bourdieu, 1987) bis zu gesamtgesellschaftlichen Rhythmen der Beschleunigung in unserer Moderne reichen (vgl. Rosa, 2014). All diese Rhythmen beeinflussen unseren Empfindungsrhythmus und geben vor, wie wir tasten und riechen, was wir hören, wem wir lauschen und worauf wir unsere Blicke richten (vgl. Simmel, 1993).[155] Durch sie schreibt sich das Soziale in die grundlegendste Form unserer

154 Siehe u.a. Bock & Heinz (2016, S. 49 ff.); Beards u.a. (2013); Larsson u.a. (2013).

155 Zu denken ist im Anschluss daran auch an eine ethnologische Anthropologie der Sinne, die beschreibt, wie sich bestimmte sensorische Dominanztypen (etwa des Sehens oder des Riechens)

Erfahrung ein, nämlich in unsere Sinnlichkeit (vgl. Wehrle, 2013, S. 306). Diese Prägung gibt schließlich auch vor, mit welchen sozialen Kontexten und Situationen uns überhaupt Interaktion schon auf der Ebene des Empfindens gelingt, d.h. an welchen Orten wir resonante Beziehungen aufnehmen können und wo diese mitunter scheitern und bedroht werden – etwa so, wie Suzanne Urban es im Behandlungszimmer des Arztes mit ihrem Mann erfuhr. Hier wird also die Grundlage für die *Bewohnbarkeit des sozialen Raums* gelegt, die ich im zweiten Teil der Arbeit noch einmal aufgreifen werde (Kapitel 9.5.4, S. 220 f. bzw. 9.5.5, S. 221 ff. und 10). Die weitere Ausbildung und Festigung der sozialen Prägung unseres Gemeinsinns beschreibe ich nun ausführlicher anhand des *sozialen Sinns*.

im Symbolsystem und der Alltagspraxis verschiedener Kulturen unterschiedlich ausbilden und vermitteln (vgl. Loenhoff, 2001, S. 68 ff.).

5 Sozialer Sinn

Der Gemeinsinn wurde als sympathetische und gestaltkreisartige Einheit von Selbst- und Weltempfinden beschrieben. Die Welt – und damit prinzipiell Fremdes – wird durch ihn in der intermodalen Einheit der Sinne empfunden. In der Darstellung wurde auch auf die Einheit von Empfinden und Bewegen hingewiesen. Der Gemeinsinn wurde daher mit von Weizsäckers Begriff der »Konsensomobilität« (1940/1950, S. 79) zusammengefasst. Es wurde im Besonderen auf die Resonanzbereitschaft dieser Einheit gegenüber der Umgebung hingewiesen. In der relativen Unbekanntheit und Ereignishaftigkeit des Empfindens der Umwelt wurde zugleich auch dessen Zerbrechlichkeit ausgemacht.

Im Folgenden beschreibe ich nun den Übergang von der Offenheit und Prägbarkeit des Gemeinsinns zu einem von milieutypischen Gewohnheiten geformten Organ – wie ich es bereits beispielhaft für den Übergang vom sinnlichen Geschmacksvermögen zum sozialen und ästhetischen Geschmackssinn angedeutet habe (s. Kapitel 4.2.2, S. 91 ff.). Dieses Organ erst bezeichne ich als den eigentlichen *sozialen Sinn*, weil es sich nicht nur wie der Gemeinsinn durch Offenheit und Resonanzbereitschaft gegenüber der Umwelt auszeichnet, sondern zu dieser Umwelt ein spezifisches Verhältnis impliziter, praktischer und gemeinschaftlicher Vertrautheit ermöglicht, die im Wesentlichen aus der Begegnung mit Anderen entsteht. Dem sozialen Sinn kommt aber nicht nur eine stabilisierende, sondern auch kreative Funktion zu. Unsere Vertrautheit mit der Sozialwelt ist eine bewegte, weil sie sich in jeder Situation neu herstellen muss.

Ich gehe in meiner Darstellung zuerst näher auf begriffsdefinitorische und formale Aspekte von Gewohnheiten und Habitualitäten ein (5.1). Daraufhin thematisiere ich die *Zwischenleiblichkeit*, um in einem nächsten Schritt ihre Funktion für die Ausbildung dieser Dispositionen zu erläutern und meinen Begriff des *sozialen Sinns* näher zu bestimmen (5.2 und 5.3). Das Wirken des sozialen Sinns werde ich dabei anhand von »frontaler« und »lateraler Sozialität« näher veranschaulichen, um dann auf dessen Verlusterfahrung in der Verrücktheit einzugehen (5.4). Zusammenfassend thematisiere ich den »Holismus interaktiver Vertrautheit« mit der Welt (5.5). Im abschließenden sechsten Teil des Kapitels werden diese Überlegungen auf Bourdieus Habitustheorie bezogen.

5.1 Einleitende begriffliche Reflexion

Werden Interaktionen wiederholt durchlaufen, bilden sich schrittweise Interaktionsgewohnheiten heraus. So wie wir durch unseren leiblichen Gemeinsinn sympathetisch mit der Umwelt verbunden sind, so sind auch die erworbenen Interaktionsgewohnheiten an die Umwelt gebunden, die den Kontext ihres Erwerbs bildet. Der wiedererkennenden Wahrnehmung von Strukturen der Umwelt entspricht dabei immer auch eine Automatisierung des leiblichen Umgangs mit ihr (vgl. FUCHS, 2000 a, S. 187). So, wie dabei der Leib das Medium der rhythmischen Vermittlung von Selbst- und Fremdempfinden des *Gemeinsinns* war, ist er im nächsten Schritt auch Medium der Sedimentierung dieser sich ausbildenden Gewohnheiten.

Mit der Rede von leiblichen Gewohnheiten der Interaktion verbindet sich in der phänomenologischen Forschung eine ganze Reihe von Begriffen wie etwa »Habitualität«, »Habitus«, »Stil«, »habit«, »implizites Wissen« oder »skill«. Auch wenn diese Begriffe semantisch nicht deckungsgleich sind und von verschiedenen Autorinnen und Autoren unterschiedlich verwendet werden, bezeichnen sie doch insgesamt eine im praktischen Austausch mit der Umwelt erworbene Eigenschaft der leiblichen Subjektivität, mit bestimmten Situationen auf eine spezifische Weise umzugehen.[156] Aus Vereinfachungsgründen fasse ich in dieser Arbeit diese allgemeine Eigenschaft unter dem Ausdruck der »leiblichen Gewohnheit« bzw. der »leiblichen Habitualität« zusammen. Ich verstehe hierunter spezifische, durch Interaktionen mit Anderen erworbene und auf sie bezogene implizite Wahrnehmungs- und Verhaltensbereitschaften (vgl. Kapitel 3.4.1, S. 80).

Ich verbinde daher mit diesen Begriffen auch die in der Phänomenologie diskutierten Konzepte »Leibgedächtnis« und »Körperschema«. »Leibgedächtnis« bezeichnet dabei die Spuren vergangener Interaktionserfahrungen im Leib, und zwar nicht im Sinne eines inneren Speichers von Erinnerungen, sondern als mit der Umwelt verwobenem Zustand des »Erworben-Habens« von Dispositionen gegenüber dieser Umwelt (vgl. FUCHS, 2008 b, 2008 c, 2012; SUMMA, 2011). Damit geht in der phänomenologischen Literatur auch der Begriff des *body schema* bzw. *Leibschemas* einher.[157] Das Leibschema bildet die implizit antizipierte Möglichkeit unseres »Ich kann« gegenüber der Umwelt bzw. – um einen Ausdruck HUSSERLS

---

156 Zu diesen Begriffen speziell bei Husserl siehe MORAN (2011) sowie WEHRLE (2010). Für die weitere phänomenologische Literatur bezüglich dieser Begriffen siehe u.a. LOENHOFF (2012), LINSCHOTEN (1961, S. 200 ff.) sowie WALTHER (1923). Aus psychiatrischer Sicht siehe u.a. SCHLIMME & BRÜCKNER (2017, S. 212 ff.); BRÜCKNER & THOMA (2017).

157 Zu diesem Begriff und seinem Unterschied zum *body image* vgl. GALLGHER (2005, 1986); GALLAGHER & COLE (1995). Mit dem Konzept des Leibschemas wird im Gegensatz zum Leibgedächtnis m.E. die besondere *Gegenwart* leiblicher Potenzialität in unserem Verhältnis zur Umwelt hervorgehoben.

zu verwenden – unsere »Vermöglichkeiten« (1931/1973, S. 82, 1952, S. 254 ff.) im Sinne eines stillschweigend in der Welt vorskizzierten Interaktionsschemas. Die Potenzialität von Dispositionen hat damit eine besondere Aktualität in unserer Erfahrung, und zwar als Antizipation und Anmutung bestimmter interaktiver Verläufe und Stile.

In der Antizipation der Umwelt besteht zugleich eine Vertrautheit mit ihr (S. 121 ff.). Dementsprechend spricht beispielsweise Merleau-Ponty (1945/1974, S. 305) von einem »Wahrnehmungsglauben« und erklärt wenig später:

» In jeder Erfahrung einer wahrgenommenen Wahrheit mache ich die Präsumption der künftigen Bewährung der bislang erfahrenen Stimmigkeit [...]; ich vertraue der Welt. Wahrnehmen, das heißt: mit einem Schlage eine ganze Zukunft von Erfahrungen in einer Gegenwart engagieren, welche uns jener nie bindend versichert, es heißt: glauben an eine Welt. « (1945/1974, S. 345)

Im Aufbau einer Vertrautheitsbeziehung mit der Umwelt wird die offene Resonanz gegenüber dem Begegnenden also zunehmend an ein Moment des Wiedererkennens und Wiederholens gebunden. Ein solcher Prozess könnte damit in erster Linie als Verlust an Offenheit für das Andersartige, das uns in einer aktuellen Situation gegenüber der bisherigen Erfahrung begegnet, begriffen werden, da wir unsere Aufmerksamkeit darin fortan spontan auf jene Aspekte richten, die uns schon bekannt sind (vgl. Wehrle, 2010). In diesem Sinn beschreibt etwa Straus den Erwerb von Gewohnheiten, den er als »pathisches Lernen« bezeichnet, als einen Verlust von Möglichkeiten und der Fähigkeit zum Umgang mit Ungewohntem.[158] Die Vertrautheit, die wir durch Gewohnheiten mit unserer Umwelt erworben haben, wäre demnach vor allem eine *einengende* Vertrautheit und die sich durch Gewohnheiten in unsere Leiblichkeit einschreibende Ordnung zugleich ein Verlust von Offenheit und Wandelbarkeit. So bestimmt Straus (1935/1956, S. 199) das pathische Lernen etwa ausdrücklich als Gewöhnung an eine bestimmte Ordnung und vergleicht diesen Vorgang gar mit der Dressur.
Allerdings ist es unangemessen, die Habituation allein als zunehmenden Selektions- und Verfestigungsprozess unserer Erfahrung zu begreifen, denn Gewohnheiten müssen demnach jeweils situativ transformiert werden, ohne je vollständig in einer Situation aufzugehen (vgl. Schütz & Luckmann, 1979, S. 109; Waldenfels, 1986/2013, S. 66, 1999/2013, S. 80). Die Realisierung unserer leiblichen Gewohnheiten besteht in einem ständigen sowohl *wiederfindenden wie erfindenden und kreativen Prozess*. Leibliche »Vermöglichkeiten« (Husserl) bedürfen der kreativen Verwirklichung. Die durch Gewöhnung erzeugten leiblichen Dispositionen müssen also von

158 »Sie [die Gewohnheit] nützt im normalen Fall, d. h. bei der genauen Wiederholung der Umstände, und schadet in jedem ungewöhnlichen Fall, an dem gerade die Monotonie, Enge und daher die Unangepaßtheit der gewohnten Reaktion deutlich wird. Jede Gewohnheit wird mit dem Verlust anderer Möglichkeiten erkauft« (Straus, 1935/1956, S. 198).

ihrer eigentlichen situativen Aktualisierung unterschieden werden. Mit dem Ausdruck »sozialer Sinn« meine ich daher nicht lediglich eine bereits erworbene geteilte Gewohnheit sozialer Interaktion, sondern auch das *Vermögen zu dessen situativer und transformativer Realisierung*. »Sozialer Sinn« umfasst also beides: sowohl die interaktiv erworbenen leiblichen Habitualitäten wie auch das Vermögen zu ihrer konkreten Umsetzung. Hierbei von »*sozialem* Sinn« zu sprechen – und nicht etwa von »praktischem Sinn« oder »interaktivem Sinn« – begründe ich damit, dass wir unsere leiblichen Interaktionshabitualitäten im Wesentlichen in *sozialer* Interaktion erwerben und auch darin immer wieder aufs Neue erproben und verwirklichen. Diesen Umstand beschreibe ich in späteren Abschnitten anhand der Dimensionen von »frontaler« und »lateraler Sozialität« näher (s. u., S. 116 ff.). Zuvor analysiere ich nun den für die Ausbildung leiblicher Habitualitäten entscheidenden Aspekt der *Zwischenleiblichkeit*. Diese bestimme ich zunächst grundsätzlich, d. h. unter Absehung von geteilten Gewohnheiten, um daraufhin in der Zwischenleiblichkeit die Bildung dieser Gewohnheiten zu veranschaulichen.

5.2 Zwischenleiblichkeit

Zwischenleiblichkeit bezeichnet eine grundlegende Form der Intersubjektivität und ist von entscheidender Bedeutung für den Erwerb von Interaktionsgewohnheiten.[159] Im gemeinsinnlichen Empfinden stehen wir in Resonanz mit der Umwelt. In der Zwischenleiblichkeit stehen wir nicht nur in Resonanz mit der Umwelt, sondern die Umwelt steht auch in Resonanz mit uns, und zwar in Form der Antwort der Anderen. Dies ermöglicht erst im eigentlichen Sinn ein »beantwortetes Wirken« (vgl. Kapitel 2.3.3, S. 61 ff.). Uns wird eine grundlegende Bestätigung und Reaktion durch die Anderen zuteil. Durch diese responsive Vergemeinschaftung treten wir in eine andere Form von Realität ein, die sich in einem vertrauensbildenden Wiederholungsprozess in uns festigt und unser Weltverhältnis insgesamt prägt. Dies werde ich nun erläutern.

Bereits im vorigen Kapitel wurde der Begriff der Zwischenleiblichkeit im Abschnitt über den Sehsinn erwähnt (Kapitel 4.2.4, S. 96 ff.). Beschrieben wurden bestimmte Ausdruckserfahrungen. Ausdrücke wurden als sich-selbst-anzeigende Struktur begriffen, wie etwa der einladende oder bedrohliche Charakter einer Landschaft, der sich in ihrem Relief zeigt und nicht von diesem Relief abstrahiert werden kann. Es wurde hier auch auf die besondere Eigenschaft menschlicher Gesichtsausdrücke

159 Zum Begriff der Zwischenleiblichkeit und seiner Bedeutung in der Phänomenologie vgl. die Übersichtsdarstellung bei Waldenfels (2000, S. 284 ff.). Speziell bei Merleau-Ponty siehe Meyer-Drawe (1984/2001, S. 133 ff.). Zur moralischen Perspektive auf Zwischenleiblichkeit siehe die interessante Darstellung bei Sheets-Johnstone (2008, S. 295 ff.).

hingewiesen, von uns zugleich angesehen zu werden und uns anzusehen (ZUTT, 1963b, S. 809). Gesichter sind zugleich uns sehend wie von uns angesehen. In unserem Sehen wiederum drücken wir uns immer auch sehend aus. Dies verweist auf eine besondere *Wechselseitigkeit menschlichen Ausdrucksempfindens*, für das wir durch unseren Gemeinsinn einerseits offen sind, das diesen Gemeinsinn aber auch transformiert. Denn ein von uns gesehener Gesichtsausdruck reagiert, im Gegensatz zu einem Bergrelief, auf unsere Art, ihn wahrzunehmen. Unser Gesichtsausdruck führt zu Eindrücken bei Anderen, die sich wiederum in deren Gesichtsausdrücken artikulieren. Wir finden in einem menschlichen Gesichtsausdruck also nicht nur Halt, wie etwa im Anblick einer Landschaft oder eines Bildes, sondern unser Blick erfährt eine Antwort, die abweisend und kalt oder annehmend und liebend sein kann. Auf diese Weise findet unser Gemeinsinn in Gesichtsausdrücken eine besondere Resonanz und wird grundlegend verwandelt. Der in der Phänomenologie oftmals thematisierte Umstand, dass Gesichtsausdrücke als besonders bedrohlich und gewalttätig erfahren werden können, ist dabei nur ein Sonderfall unserer Alltagserfahrung, in der der Austausch der Blicke mit BLANKENBURG vielmehr als »feines Oszillieren zwischen diesen beiden Polen der Selbstbehauptung und der Selbsthingabe, des Nehmens und Genommenwerdens« (1971/2012, S. 136) zu verstehen ist.[160] Dieses feine Oszillieren gilt insgesamt für den Bereich der Zwischenleiblichkeit, d.h. für leibliche Ein- und Ausdrücke zwischen Subjekten (vgl. FUCHS, 2013c, S. 624ff.).

Das Hin und Her leiblicher Ein- und Ausdrucksmomente kann treffend mit einem Tanz verglichen werden, in dem weder das Ziel der Bewegungen noch überhaupt die Art des Tanzes und der Tanzschritt von vornherein bekannt ist. Ich meine also einen Tanz, der sich im Moment der Tanzbewegung selbst erst entfaltet. So wenig wie dabei den Tanzenden die Bewegungen des Gegenübers und des gemeinsamen Tanzes vorweg vertraut sind, so wenig sind es ihnen die eigenen. In einer solchen Dynamik der zwischenleiblichen Kommunikation entfaltet sich zwischen den leiblichen Gestalten zweier Subjekte auf ursprünglichste Art eine *werdende, gemeinsame Bewegungsgestalt*. Diese gemeinsame Gestalt ist eine performative Gemeinschaft, die weder additiv als die Summe von Einzelaktionen und -Akteuren begriffen werden kann noch als ein vorweg bestimmbares, schematisch koordiniertes Ganzes (vgl. WALDENFELS, 2015, S. 95, 105). Mit KUHN lässt sich die Metapher des Tanzes auf unsere Alltagserfahrung übertragen:

» Nicht nur wenn wir mit einem anderen Menschen zusammen tanzen, sondern im alltäglichen Miteinandersein besteht eine Kohärenz zwischen mir und dem

160 So wird der Blickaustausch häufig als kampfesähnliche Situation von Täter und Opfer konzeptualisiert. SCHMITZ (2011, S. 32f.) vergleicht den Blickwechsel mit dem Ringkampf und Blicke mit Speeren, SARTRE spricht von versteinernden Blicken, die er mit dem Kopf der Medusa vergleicht (1943/2003, S. 747), und ZUTT von einer Dialektik der Standhabe und des Standverlusts im Blickaustausch (1963b, S. 810ff.). S. a. Kapitel 4.2.4, S. 96ff.

anderen Menschen, es besteht ein Zusammenschwingen, ein Zusammengehen und ein Zusammenspielen, das aufeinander abgestimmt ist und das deshalb dem Begriff des Harmonierens oder der Übereinstimmung gehorcht. Dabei ist auch hier das Wesentliche, dass diese Harmonie immer eine gewisse Form hat, die sehr verschieden sein kann, und dass sie stets im Sinne des Formwerdens oder eben der Gestaltung neu hervorgebracht werden muss. Die Übereinstimmung kann dabei gelingen oder misslingen und dazwischen sind die verschiedensten Grade der Übereinstimmung im Zusammenschwingen oder Zusammenspielen möglich. Immer aber handelt es sich nicht einfach um ein eindeutiges Zusammengehen, sondern um eine Annäherung und Entfernung, um eine Distanzierung und Aufhebung der Distanz, um eine intensivere oder weniger intensive Beziehung. « (2014, S. 218)

Erneut bietet sich gemäß dieser Charakterisierung der Rhythmusbegriff an: *Zwischenleiblichkeit ist ein rhythmisches, sympathetisches Pendeln zwischen Interaktionspartnern, das sich weder im Chaos verliert noch in einem festen Interaktionsschema zusammenfassen lässt.* Der Rhythmus der Zwischenleiblichkeit und unser Empfindungsrhythmus (s. Kapitel 4.1 , S. 85 ff.) bilden dabei ein Resonanzverhältnis, d. h., unser leiblicher Empfindungsrhythmus steht in Resonanz nicht nur mit dem Gegenüber, sondern überhaupt mit der gemeinsamen, dynamischen Bewegungsgestalt.
Hierauf aufbauend möchte ich als These formulieren: Zwischenleiblichkeit in ihrer ursprünglichsten Form ist durch eine relative *Erstmaligkeit*, *offene Resonanzbereitschaft* und *Fragilität des Austauschs* gekennzeichnet. In diesem Austausch müssen sich Vertrautheit und Regelmäßigkeit erst noch etablieren. Zwischenleibliche Begegnungen dieser originären Art begründen unsere Gewohnheiten bzw. begründen sie neu und können von uns nicht vorweggenommen werden. In diesem Sinn haben sie *Ereignis-Charakter*.[161] Beispiele für diese ereignishaften Formen »primärer Intersubjektivität« (Trevarthen, 1979)[162] finden sich in der ersten Kommunikation zwischen Eltern und Neugeborenen (1) und im Verlieben (2):

1. Der leiblich-affektive Ausdruck des lächelnden neugeborenen Kindes erzeugt einen affektiven Eindruck bei seinen Eltern, der diese ebenfalls zum Lächeln bringt und so dem Kind sein Lächeln wiedergibt.[163] Diese »gestisch-mimisch-vokalen Interaktionssequenzen« (Fuchs, 2000 b, S. 76) zwischen Eltern und Kind können erneut treffend mit einem Tanz verglichen werden (vgl. Stern, 1985/1998, S. 56 f., 138 ff.). Sie sind von einer offenen Rhythmik ge-

161 In ihrer ursprünglichsten Form überschneidet sich Zwischenleiblichkeit mit dem emphatischen Begegnungsbegriff, wie er in der phänomenologischen Psychiatrie vielfach zum Thema gemacht wird (Maldiney, 2003; von Baeyer, 1955/1985; Kisker, 1969; Buytendijk, 1958 c).

162 Trevarthen beschreibt mit diesem Ausdruck die Art der Beziehung, die ein Säugling in den ersten drei Lebensmonaten, also noch bevor er sich selbst fortbewegen oder sprechen kann, im Sinne eines »deep affectional tie to his mother and other constant companions« (ebd., S. 321) aufbaut.

163 Vgl. aus phänomenologisch-anthropologischer Sicht u. a. Maclaren (2008); Buytendijk (1958 a); Merleau-Ponty (1945/1974, S. 403; 1964).

prägt, in denen beide Seiten spontan Ausdrücke des Gegenübers beantworten und sich an neue Interaktionssequenzen anpassen, ohne dieses dialogische »Zwischen« – und sich selbst im Zwischen – bereits zu kennen.[164] In dieser Erstmaligkeit der Begegnung zwischen Eltern und Kind liegt immer auch eine gewisse Zerbrechlichkeit: Das Lächeln des Kindes kann zurückgewiesen werden oder sein Schreien unbeantwortet bleiben. Grundlage des Erwerbs von Interaktionsgewohnheiten sowie der Vertrautheit der Welt insgesamt (S. 121 ff.) ist daher der Aufbau einer von Regelmäßigkeit und Erwartbarkeit geprägten Vertrauensbeziehung zwischen Eltern und Kind. Darin kann das Kind nicht nur Vertrauen in das Verhalten der Anderen, sondern auch in sich selbst im Bezug zu ihnen entwickeln (Fuchs, 2015; Russon, 2013).

2. Entsprechende ereignishafte Interaktionserfahrungen beschränken sich natürlich nicht auf die frühkindliche Entwicklung. Außergewöhnliche Begegnungen können auch im Erwachsenenalter immer wieder in unseren Alltag einbrechen und diesen umgestalten. So etwa im Verlieben. In wen wir uns verlieben, lässt sich trotz aller digitalen Algorithmik von Partnervermittlungsagenturen nicht vorwegnehmen. Vielmehr nimmt das Verlieben uns selbst vorweg: Wir machen in der Begegnung mit einem Anderen eine, wie Hubert Dreyfus sagt, »kreative Entdeckung« über uns selbst, in der »die Welt eine neue Ordnung der Bedeutungen [enthüllt], die weder einfach entdeckt noch willkürlich gewählt wird.«[165] Diese »neue Ordnung der Bedeutungen« ist eine zwischenleibliche, geteilte Ordnung, die sich zwischen uns und der anderen Person einstellt und uns uns selbst neu entdecken lässt. »Einfach entdeckt« ist diese neue Ordnung deshalb nicht, weil wir sie nicht schlicht vorfinden, sondern mitwirkender (zwischen)leiblicher Bestandteil der entdeckten Beziehung selbst sind. »Willkürlich gewählt« ist sie nicht, weil der Moment ihrer Stiftung nicht von unseren reflexiven Entscheidungen abhängt, sondern sich auf der Ebene vorreflexiver Zwischenleiblichkeit abspielt. Wenn wir uns verlieben, werden wir, ob wir wollen oder nicht, gezwungen, uns von nun an für einen Menschen zu halten, dem die Bezie-

164 Dabei ist aber auch die Identifikation mit dem Anderen nicht vollständig, sondern es liegt nach Meltzoff und Moore (1997) ein zumindest rudimentärer Sinn für die eigene Verfassung im Bezug zum Gegenüber vor. Die Autoren konzipieren ein angeborenes »supramodal representational system« als Vermittlungsinstanz zwischen externer Wahrnehmung von »organ-relations« und propriozeptiver »organ-relation« (ebd.), das der hier entwickelten Theorie des Gemeinsinns (Kapitel 4) ähnelt. Gallagher und Meltzoff (1996, S. 227) widersprechen im Anschluss an Meltzoff und Moore der nicht nur in der klassischen Psychoanalyse, sondern auch in der Leibphänomenologie Merleau-Pontys vertretenen Theorie einer undifferenzierten Einheit zwischen Mutter und Kind. In der neueren Säuglingsforschung wird jedoch davon ausgegangen, dass der Einfluss der Interaktion bereits weit in dieses Verhältnis von intermodaler Wahrnehmung der Mitmenschen und des Sinns für die eigene Verfassung hinein reicht und beides formt (vgl. Ray & Heyes, 2011). Dies unterstreicht somit noch deutlicher die Rolle zwischenleiblicher Interaktion für die Konstitution unseres Gemeinsinns.

165 Dreyfus (1989, S. 229) nach Joas (1992, S. 239).

hung zu diesem anderen Menschen fehlt und immer schon gefehlt hat (vgl. ebd.). Ebenso kann aber diese Begegnung auch enttäuscht werden, indem wir auf einmal entdecken, dass das Gegenüber, dem wir uns öffneten und anvertrauten, uns Leid zufügt oder dass wir selbst nicht diejenigen sind, die mit ihm in Resonanz treten können. Das Vertrauen, das dann auf dem Spiel steht, ist nicht nur ein Vertrauen in den oder die Andere, sondern auch in uns selbst, ja in unser Vermögen überhaupt, uns zu verlieben.

Nach dieser Betrachtung der Zwischenleiblichkeit und ihres möglichen Ereignischarakters können nun die Entstehung leiblicher Interaktionsgewohnheiten sowie die Funktion des sozialen Sinns, wie sie beide in der einleitenden Begriffsbestimmung bereits erläutert wurden, näher betrachtet werden.

5.3 Zwischenleiblichkeit, geteilte Gewohnheiten und sozialer Sinn

In der ursprünglichsten Form der zwischenleiblichen Begegnung etwa eines Neugeborenen mit seinen Eltern oder im Verlieben wird der leibliche Empfindungsrhythmus in besonderer Resonanz mit der anderen Person und einem gemeinsamen Zwischen erfahren. In der sich dabei aufbauenden verlässlichen Vertrauensbeziehung gründet die Bildung von ebenso verlässlichen und Halt gebenden leiblichen Interaktionsgewohnheiten und damit verbunden des sozialen Sinns.[166] Erneut illustrieren dies entwicklungspsychologische Befunde. So sprechen etwa Stern (1985/1998) sowie Beebe u.a. (1997) von sensomotorischen und emotionalen Interaktionsschemata, die sich im impliziten Gedächtnis des Kindes niederschlagen. Fuchs fasst dies zusammen:

» The child internalizes not isolated images of significant others or ›objects‹ but, rather, mutual experiences and sequences of interaction. From this results what Lyons-Ruth and Stern have termed an ›implicit relational knowledge.‹ It is a preverbal, not symbolically encoded, knowledge of how to get along with others – how to have fun with them, how to express joy, elicit attention, avoid rejection, restore interrupted contact, etc. It is a procedural knowledge in the

166 Damit wird freilich nicht geleugnet, dass bestimmte Interaktionsgewohnheiten im Subjekt bereits biologisch und generativ angelegt sind und somit nicht allein sozial konstituiert werden. Der Streit über die Gewichtung sozialer und biologischer Faktoren kann hier nicht entschieden werden. Wichtiger scheinen mir aus phänomenologischer Sicht folgende Feststellungen: 1. Soziale Interaktion sedimentiert immer leiblich und muss sich, da Leiblichkeit auch körperlich-biologisch ist, auch biologisch manifestieren. 2. Jede biologische Verfassung muss sich immerzu in sozialer Interaktion realisieren und transformieren, weshalb sie niemals statisch ist. 3. In unserem Leib ist damit die biologische und soziale Dimension des Menschen untrennbar verflochten.

sense of being accessible only in contact with others, and of being organized temporally: as a feeling for the rhythm of action and reaction, for the crescendo and decrescendo of a sequence of behavior, for the ›dancing steps‹ of the interaction. « (2002, S. 324)

Fuchs macht hier deutlich, dass diese »schemas of interaction« nicht aus ihrem Bezug zu Anderen herausgelöst werden können, ja dass sie geteilter Natur sind. In der jeweiligen Interaktion wird also nicht nur eigenes Verhalten antizipiert, sondern der bereits erfahrene gemeinsame interaktive Stil, d.h. ein Gesamtgeschehen, das uns selbst, die Anderen und die Welt miteinbezieht. In eben diesem Sinn sind unsere Gewohnheiten geteilte Gewohnheiten oder, wie Husserl sagt, »Gemeinschaftshabitualitäten« (1973b, S. 230; Wehrle, 2013).[167] Zu diesen geteilten Gewohnheiten gehört zudem aufgrund der Wechselseitigkeit der Beziehung, zu antizipieren, dass auch die Anderen an ebendiese gewohnte Situation gewöhnt sind. In diesem Sinn sind unsere Gewohnheiten immer auch *Gewohnheits-Gewohnheiten*.[168]

In der bisher beschriebenen »frontalen« zwischenleiblichen Begegnung mit Anderen und dem damit verbundenen Habitualisierungsprozess ist aber nicht nur das Verhältnis zur konkreten, geteilten Situation enthalten, sondern der Keim einer gemeinsamen Bezugs- und Gewohnheitswelt überhaupt, auf die der oder die Andere bereits verweist. So schreibt Waldenfels (2015, S. 53):

» Jemanden kennenlernen heißt stets auch erfahren, was dem Anderen widerfährt, mitsamt dem, was der oder die Andere erstrebt, meidet, vermag und nicht vermag, liebt oder verabscheut. «

Waldenfels nennt solche indirekten Bezüge, in denen das Gegenüber gar nicht mehr im Fokus der eigentlichen Interaktion steht, sondern die gemeinsame, die bloße Zweierbeziehung überschreitende Welt, »laterale Sozialität« (ebd., vgl. Zahavi, 2009, S. 125; Goffman, 1963/2009, S. 102 ff.; Merleau-Ponty, 1945/1974, S. 397 ff.). Natürlich bilden diese beiden Dimensionen, also frontale und laterale Sozialität, dabei nur Abstraktionen unserer sozialen Erfahrung, die stets zwischen diesen beiden Polen changiert.

In beiden Fällen ist die bereits angedeutete Funktion des *sozialen Sinns* als Vermögen der situativen Realisierung erworbener leiblicher Interaktionshabitualitäten entscheidend. Sozialer Sinn ist damit die Fähigkeit, sich auf gemeinsame Gewohnheiten und Gewohnheiten der Anderen in konkreten Situationen einzustimmen

167 Fuchs' eben zitierter Verweis auf das »feeling for the rhythm of action and reaction [...], for the ›dancing steps‹« (2002, S. 324) unterstreicht hier erneut den Charakter des Rhythmus und Tanzes zwischenleiblicher Interaktion und macht deutlich, dass hieraus ein bestimmter Sinn für die Interaktion erwächst, den ich als *sozialen Sinn* bezeichne (S. 109 f.).

168 Leibliche Gewohnheits-Gewohnheiten können als implizitere Vorstufe von »Erwartungserwartungen« verstanden werden, wie sie Luhmann (1984, S. 411 ff.) für die Interaktion psychischer Systeme beschriebt.

(vgl. Stanghellini, 2004, S. 79, 88). Dieses Wirken des sozialen Sinns ermöglicht dadurch ein jeweils *sozial angemessenes* Verhalten (vgl. Landweer, 2011). Indem der soziale Sinn dies ermöglicht, ist er nicht nur ausführendes, sondern auch improvisierendes Organ unserer Interaktionshabitualitäten (vgl. S. 109 f.). Er ist entsprechend Bergsons Bestimmung des *bon sens* eine »unablässig wache Aktivität, eine stets sich erneuernde Anpassung an stets neue Situationen« (1895/1957, S. 86, vgl. Kapitel 3., S. 72 f.). Durch den sozialen Sinn werden unsere Dispositionen und Interaktionsschemata in ständige Bewegung versetzt. Diese improvisatorische Funktion des sozialen Sinns möchte ich im Folgenden anhand der soeben erwähnten frontalen und lateralen Dimensionen der Sozialität verdeutlichen. Abschließend gehe ich dann auf den umfassenden Charakter der durch ihn ermöglichten Welt-Vertrautheit sowie der Möglichkeit ihres Verlusts ein.

5.3.1 Frontale Sozialität und sozialer Sinn

Frontale Sozialität meint die Interaktion mit Anderen in einer konkreten »Vis-à-vis-Situation«.[169] Die dabei erfolgende Abstimmung der Interaktionsgewohnheiten miteinander ereignet sich auf der Ebene der präreflexiv *fungierenden Intentionalität* (vgl. Merleau-Ponty, 1945/1974, S. 474 ff.). Mit der dynamischen Passung der Interaktionsgewohnheiten gehen Entwicklung und Erhalt einer Vertrauensbeziehung zwischen den Begegnenden einher. Spontan nehmen beide Seiten an, dass eine Begegnung, selbst wenn sie sich im Alltag nur beiläufig ereignet, immer so (»und so weiter«) verlaufen wird und dass das Gegenüber sich immer so verhalten wird, wie sie/er es soeben tut.[170] Begegne ich beispielsweise meinem langjährigen Nachbarn im Treppenhaus, bin ich an seine Art des Umgangs und des Sichgebens aufgrund zahlreicher Begegnungen bereits gewöhnt, womit untrennbar auch das Gewöhntsein an meinen eigenen Umgang mit seiner Art des Umgangs verbunden ist. Im Moment der konkreten Begegnung und ohne über die gegebene Erscheinung meines Nachbars urteilen zu müssen, empfinde ich den Klang seiner Stimme, den Rhythmus seiner Gestik und Mimik, seinen höflichen Umgang sowie unsere gemeinsamen Gesprächsthemen als vertraut und verwickle mich darin in der ebenso passenden wie auch ihm vertrauten Weise. Die situative Realisierung unserer Verhaltens- und Ausdrucksgewohnheiten vollzieht sich im Wesentlichen auf der leiblich-vorreflexiven Ebene. Unser sozialer Sinn erfüllt diese Habitualitäten in einer gemeinsamen Situation und fügt sie zu einer dialogischen Choreografie »Zwischen Tür und Angel« zusammen: etwa als Abfolge von ein-

169 Berger & Luckmann (1966/2003, S. 30); vgl. Waldenfels (2015, S. 52 f.).

170 »Er-kann-immer-wieder«, vgl. Schütz & Luckmann (1979, S. 106; 1984, S. 124 ff.).

leitender Begrüßung, Plauderei über das Gärtnern, Verabschiedung. Spontan ist diese Choreografie deshalb, weil unsere Begegnung nie exakt gleich verläuft und wir unsere Interaktionsgewohnheiten gegenüber dem jeweiligen Zustand des Anderen modulieren müssen. So mag mein Nachbar vielleicht gerade sichtlich erschöpft und deprimiert von der Arbeit kommen und mich nicht mit der üblichen Freundlichkeit grüßen, sodass auch ich mich eher zurückhaltend auf unser Gespräch einlasse usw. Eben in diesen *Mikromodulationen* unserer leiblichen Gewohnheiten besteht also die bereits angedeutete Kreativität unseres sozialen Sinns. Dennoch nehmen aber beide Seiten von dieser spontanen Choreografie an, dass sie sich jeder Zeit zwar nicht in exakter, aber doch ähnlicher Weise wieder ereignen wird. Die Begegnung wird also durch unseren sozialen Sinn zu einem vorhersehbaren und beiläufigen Ereignis, das zugleich die Alltäglichkeit unserer Erfahrung konstituiert und fortführt.

Die subtile Realisierung unserer alltäglichen Interaktionsgewohnheiten kann freilich an ihre Grenzen stoßen, ist doch jede Begegnung zumindest potenziell von Überraschung und Unvorhersehbarkeit geprägt: Wenn beispielsweise mein Nachbar auf einmal weinend und in klagende Selbstgespräche vertieft die Treppen hinaufsteigt, würde dies unseren bisherigen habituellen Interaktionsrahmen oberflächlicher Alltagsgespräche überschreiten. Ich müsste mich für einen Moment fragen, wie *man* sich in einer solchen Situation verhält. Hieran wird deutlich, dass überhaupt zu angemessenem Verhalten neben dem vorreflexiven, leiblichen Sich-Einstimmen eine gewisse spontane *Urteilsfähigkeit des Denkens* hinzutreten muss, die unser Verhalten gerade in problematischen und ungewohnten Situationen mit allgemeinen Verhaltensregeln in Übereinstimmung bringt. Dies verweist bereits auf die dritte entscheidende Funktion des Sensus communis, nämlich den Common Sense, den ich im nächsten Kapitel behandle.

5.3.2 Laterale Sozialität und sozialer Sinn

Wie angedeutet, enthält die frontale zwischenleibliche Begegnung schon den Keim einer geteilten Bezugswelt, auf die sich die Interagierenden beziehen (S. 115). In der lateralen Sozialität ist dabei der Bezug zu den Anderen nur noch *indirekt* gegeben.

Entwicklungsgeschichtlich wird der Übergang von der direkten Begegnung, in der ein Elternteil und Kleinkind aufmerksam aufeinander bezogen sind, zur »joint attention«, in der sich beide Seiten gemeinsam auf andere Gegenstände fokussieren, am Beginn des zweiten Lebensjahrs verortet (Meltzoff & Moore, 1997). Diese geteilte Aufmerksamkeit ist wiederum die Grundlage für das Erlernen gemeinsamer

Verhaltens- und Handlungsformen bis hin zu komplexen Gruppenaktivitäten.[171] Hierbei sedimentieren jeweils der entsprechende interaktive Stil bzw. die geteilten umweltbezogenen Gewohnheiten der Wahrnehmung und Bewegung in das implizite Leibgedächtnis der Kleinkinder (vgl. Fuchs, 2012; Stern, 1985/1998, S. 94 ff.). Auch diese in der lateralen Sozialität erworbenen leiblichen Habitualitäten müssen durch unseren sozialen Sinn situativ je neu angewendet und modifiziert werden. Durch diese Dispositionen und ihre jeweilige Passung mit neuen Situationen wird so eine Vertrauensbeziehung mit der Umwelt außerhalb von frontalen, zwischenleiblichen Interaktionen ermöglicht.

Der Übergang von der frontalen zur lateralen Sozialität und die damit verbundene Vertrautheit erstreckt sich schließlich auch auf Situationen, in denen Andere gar nicht zugegen sind und wir diese lediglich antizipieren. Das bedeutet, dass unser sozialer Sinn bis in die »rein« gegenständliche bzw. instrumentelle Interaktion mit der Umwelt hineinragt. Auch instrumentelle Interaktion ist demnach wesentlich sozial bestimmt. Jens Loenhoff (2015, S. 24 f.) kritisiert vor diesem Hintergrund die Tendenz in der gegenwärtigen Forschung über implizites Praxiswissen, dieses anhand von Tätigkeiten wie Fahrradfahren, Schwimmen oder Violinespielen zu verhandeln, in denen der Gemeinschaftsbezug dieses Wissens gerade aus dem Blick gerate:

» Tacit knowledge is collective knowledge. It is socially shared, because it is the result of agents' successfully coordinated and coproduced action. That a type of knowledge effective in the coordination of action has to be collective knowledge becomes apparent in the interaction of agents with the indexicality of the communicative situation. [...] Riding a bicycle in traffic, playing a team sport, or playing music with others are thus the more appropriate analogies. « (ebd., S. 24)

Es wäre daher falsch, praktisch-instrumentelle Interaktion und Interaktion mit der Sozialwelt voneinander zu trennen. Interagieren bedeutet letztlich, selbst im Alleinsein noch einen Bezug zu Anderen zu haben (vgl. Heidegger, 1927/2006, S. 120). Um etwa allein einen Rasenmäher zu bedienen, bedarf es zwar vor allem der korrekten Anwendung meines instrumentellen »Rezeptwissens« (Schütz) über seine Handhabung. Jedoch spielt der soziale Bezug dabei eine entscheidende Rolle: »Die erste Garantie des Rezepts ist sozial«, so Schütz und Luckmann (1979, S. 37). Diese Garantie besteht darin, dass all unser pragmatisches, gegenstandsbezogenes Wissen, auch wenn dieses nicht unmittelbar sozial kommuniziert wird, doch stets sozial kommunizier*bar* ist. Jede auch vermeintlich rein instrumentelle Interaktion mit der Umwelt ist sozial, weil wir sie in gemeinschaftlicher Interaktion erworben

171 Fivaz-Depeursinge u.a. (2010) sowie McHale u.a. (2008) zeigen in ihren Studien allerdings, dass die Partizipation an Gruppenaktivitäten bereits ab dem dritten Lebensmonat einsetzt. Man kann also annehmen, dass die geteilte Aufmerksamkeit auf etwas oder jemand Drittes – psychoanalytisch gesprochen: die Triangulierung – schon entsprechend früher einsetzt.

haben und weil wir stets implizit davon ausgehen, dass es Mitmenschen gibt und sich diese auf sie beziehen können. Dies prägt zutiefst die Selbstverständlichkeit, ja überhaupt den Realitätscharakter unserer Tätigkeiten.[172] Jede praktische Vertrautheit mit einem bestimmten Bereich der Umwelt verweist damit über sich hinaus auf die Vertrautheit mit der Sozialwelt überhaupt.

Die Funktion des sozialen Sinns besteht im Anschluss an diese Überlegung darin, dass er unser Verhalten ständig indirekt auf den gesamten Hof mittelbarer, sozialer, geschichtlich gewachsener Bezüge und Konventionen bezieht.[173]

5.3.3 Zusammenfassung

Wie bereits zu Anfang angedeutet, stellen *frontale* und *laterale Sozialität* nur analytische Abstraktionen dar. Für gewöhnlich bewegt sich unsere Erfahrung stets zwischen diesen beiden Polen. In einem Fußballstadion beispielsweise sind einerseits alle Zuschauerinnen und Zuschauer auf das Fußballspiel gerichtet und in ihrer gemeinsamen Reaktionsweise lateral aufeinander abgestimmt. Dieses gemeinsame Reagieren auf Spielereignisse kann aber immer wieder auch die frontale Bezugnahme aufeinander mit einschließen (z. B. Diskussionen über Schiedsrichterentscheidungen). Wiederum kann diese frontale Bezugnahme gerade für Personen nötig sein, denen die Spielregeln nicht geläufig sind und die sich somit direkt auf die Reaktionen der Anderen richten müssen, um sich angemessen verhalten zu können. Noch deutlicher wird dieser Zusammenhang in der Entwicklungspsychologie: Die Entfaltung des Verhältnisses eines Kleinkinds zur Umwelt außerhalb der frontalen sozialen Interaktion vollzieht sich in einem ständigen Hin und Her und dem wiederholten Abgleich von frontaler und lateraler Interaktion mit den Eltern (vgl. Fuchs, 2000 a, S. 276 ff.). Aus dem gewonnenen Vertrauen in frontale und direkte Interaktionen wird so für das Kind schließlich eine Vertrautheit der Welt als Ganzes.

Ich möchte damit zusammenfassend den sozialen Sinn als das *implizite und intuitive Gespür zur Anpassung unserer leiblichen Interaktionshabitualitäten an konkrete, soziale Situationen, in denen Andere frontal oder lateral gegeben oder antizipiert sind*, bestimmen. Dabei sind die Habitualitäten des sozialen Sinns selbst untrennbar an soziale Situationen gebunden, aus denen sie hervorgehen und in denen sie sich jeweils umsetzen müssen. Eben hierdurch sind sie *Gemeinschaftshabitualitäten* (vgl. Wehrle, 2013).

172 Dies zeigt sich bereits an grundlegenden Vorgängen wie etwa der Wahrnehmung eines Gegenstands, dessen Realität wir intuitiv anzweifeln, wenn nur wir es sind, die ihn wahrnehmen (vgl. Zahavi, 2009, S. 140 f.).

173 Zu diesem Hof bzw. Horizont an kulturellen Bedeutungen vgl. Merleau-Ponty (1945/1974, S. 397 ff.), Gadamer (1960/1990, S. 305 ff.), Heidegger (1927/2006, S. 126 ff., 372 ff.) und Husserl (1936/1976). Zum Verhältnis von Gadamer, Heidegger und Husserl für das Verständnis des geschichtlich-kulturellen Erfahrungshorizonts siehe Luft (2011 c).

5.4 Verlust des sozialen Sinns

Der Verlust eines solchen impliziten Gespürs für soziale Situationen wird von Blankenburgs Patientin Anne Rau, die an einer »hebephrenen Schizophrenie« mit sogenanntem »schizophrenen Autismus« leidet, eindrücklich beschrieben (Blankenburg, 1971/2012). Immer wieder klagt die Betroffene über den Verlust des »Feingefühls« im Kontakt mit anderen Menschen. Dieses Feingefühl möchte sie in einer ganz grundsätzlichen und lebensnotwendigen Weise verstanden wissen:

» Viele Leute verstehen sich nicht anzuziehen, wissen auch, daß sie keinen Geschmack haben, stören sich aber nicht daran. Das liegt (bei mir) *vor* dem, was denen fehlt! ... Das ist ungefähr so, daß man überhaupt diese Notwendigkeit im Leben spürt! Dann *hat* man das einfach. Dann kann man sich das *zusammenreimen* [...]. Dann kann man die Verbindung zu den andern schaffen und einen Bereich, wo alles von selbst geht. Dann kann man sich hineinfinden. Dann ist das natürlich und selbstverständlich. (Verzweifelt:) Man ist wirklich lebensunfähig, wenn das fehlt. Man kommt wirklich nicht durch. « (ebd., S. 107)

Anne Raus Klage über den Verlust des sozialen Geschmacks bezieht sich also nicht auf gelegentliche Fehlgriffe in der Kleiderwahl, sondern auf ein grundsätzliches Unvermögen, sich mit Anderen direkt wie indirekt abzustimmen. Dieser Zustand wird auch von Oliver Sacks anhand von Temple Grandin, einer Frau mit einer anderen Form des Autismus, dem Asperger-Autismus, treffend beschrieben:

» It has to do, she has inferred, with an implicit knowledge of social conventions and codes, of cultural presuppositions of every sort. This implicit knowledge, which every normal person accumulates and generates throughout life on the basis of experience and encounters with others, Temple seems to be largely devoid of. Lacking it, she has instead to ›compute‹ others' intentions and states of mind, to try to make algorithmic, explicit, what for the rest of us is second nature. « (1995, S. 270)

Der Umstand, dass Temple Grandin die Verhaltensweisen Anderer sich durch reflexives »Mentalisieren« und »Berechnen« erschließen muss, macht soziale Interaktion für sie zu einem anstrengenden und komplexen Unterfangen. Damit wird besonders der unterschwellige und intuitive Charakter des sozialen Sinns als einer »zweiten Natur« unterstrichen, deren nicht nur sie, sondern auch Anne Rau zu ermangeln scheint. Auch Anne Rau muss stattdessen ständig versuchen, sich bewusst und reflexiv auf soziale Anlässe bzw. auf Andere einzustellen und sich in sie einzufühlen. Dies gelingt ihr jedoch nicht und treibt sie in die Erschöpfung (Blankenburg, 1971/2012). Durch den Verlust sozialen Sinns verliert Anne Rau ihre Vertrautheit mit der Umgebung, sowohl im Sinne des impliziten praktischen

Bezugs zu den Dingen wie auch in direkten Begegnungen mit Anderen. Die Vertrautheit, nach der sie sucht, scheint letztlich ebenso *umfassend wie unfassbar* zu sein. Entsprechend äußert sie verzweifelt: »Ich kann gar nicht fühlen, wie die Anderen auch so sind [...] [,] alles, überhaupt alles, ist so fragwürdig – das Leben!« (ebd., S. 133).

Gerade in Anne Raus Verlusterfahrung zeigt sich, dass das intuitive Sich-Verstehen auf die Welt einen *apriorischen Charakter* hat, und zwar als ein »Sich-immer-schon-darauf-verstanden-Haben« (vgl. Heidegger, 1927/2006, S. 85). Zugleich wurzelt diese apriorische Vertrautheit jedoch im gelungenen Aufbau grundlegender Vertrauensbeziehungen zu unseren Mitmenschen, und zwar insbesondere in Interaktionserfahrungen der frühen Lebensjahre, wie dies weiter oben beschrieben wurde (S. 112 f.). Diese bilden die Grundlage für jede aktuelle situative Abstimmung. Entsprechend kommentiert Blankenburg (1971/2012, S. 143) zu Anne Raus Situation:

> » Nicht was die Andern gegenwärtig trachten und meinen ist für sie von Belang [...], sondern ihre Bedeutung ›von früher her‹. Vertraut-sein-mit heißt Vertrauen-*gehabt*-haben im Sinne des Aufbaues eines apriorischen Perfekts. «

Diese umfassende und apriorische Vertrautheit der Welt sowie die Möglichkeit ihres Verlusts möchte ich daher abschließend näher analysieren.

5.5 Holismus der Vertrautheit

Nach der Beschreibung des sozialen Sinns bezüglich der Dimensionen frontaler und lateraler Sozialität möchte ich abschließend die hierdurch ermöglichte, grundlegende Interaktionsvertrautheit unserer Erfahrung beschreiben, deren Verlust Anne Rau in ihrer Verrückung erfuhr. In der alltäglichen, normalen Erfahrung hat diese Vertrautheit wie zuletzt behauptet den Charakter des *apriorischen Perfekts*: Die Welt ist uns durch soziale Interaktion immer schon selbstverständlich, der Umgang mit ihr, das *Sich-Verstehen-auf-sie*, versteht sich wortwörtlich *von selbst* und hat sich immer schon verstanden, ohne dass es dafür eines gesonderten Verstehensaktes bedürfte. Dieses Verhältnis zur Welt lässt sich daher, wie ich nun zeigen möchte, als *holistisch* bezeichnen (vgl. Romano, 2010 a).

Die in Interaktion erworbene Vertrautheit umspannt das gesamte Erleben. In dieser holistischen Vertrautheit mit der Umwelt sind problematische Situationen natürlich nicht ausgeschlossen. Doch diese problematischen Situationen und unser mögliches Scheitern darin sind wiederum eingebettet in einen umfassenderen Hof von Vertrautheit, der jeden Interaktionsmoment durchzieht. Es sind somit nicht einzelne Bestätigungen unserer Gewohnheiten, die sich wie in einer Rechnung zu einer umfassenderen Vertrautheit der Welt aufaddieren ließen. Die Vertrautheit ist vielmehr von vornherein in jedem einzelnen Wahrnehmungs- und Interaktionsmoment schon gegeben. In diesem Sinn spricht Merleau-Ponty (1945/1974, S. 305) wie bereits erwähnt von einer *foi perceptive*, einem fundamentalen Wahrnehmungsglauben. Da sich diese Vertrautheit jedoch nicht nur auf das »Und-so-Weiter« der *Wahrnehmung* beschränkt, sondern auch die Interaktion mit anderen einbezieht, scheint mir der Ausdruck der »Interaktionsvertrautheit« adäquater.

Wie grundlegend und scheinbar *unverrückbar* diese Interaktionsvertrautheit mit der Umwelt für gewöhnlich ist, zeigt sich besonders an der phänomenologischen Methode der *Epoché* (Zahavi, 2009, S. 48). Wie bereits im ersten Kapitel erwähnt wurde (Kapitel 1, S. 42 f.), versucht sich eine phänomenologisch eingestellte Beobachterin durch die *Epoché* so vollständig wie möglich aus der Alltäglichkeit und Vertrautheit ihrer Erfahrung herauszulösen und diese so zum Gegenstand ihrer Betrachtung zu machen. Die Epoché zielt also gerade auf eine Infragestellung unserer holitischen Interaktionsvertrautheit – oder wie Husserl (1913/1976) sagt, unserer »Urdoxa« – ab.[174] Nicht umsonst wurde sie daher von Blankenburg (1991 b, S. 274, 1971/2012) als Versuch einer Komplizenschaft mit dem Verlust der Selbstverständlichkeit in der Verrücktheit herangezogen (s. Kapitel 11.2, S. 269 ff.). Jedoch haben verschiedene phänomenologische Autoren den *Widerstand*, den die phänomenologisch eingestellte Betrachterin in der Distanzierung von ihrer Eingebundenheit in die Welt erfährt, betont (Merleau-Ponty, 1945/1974, S. 11; Schütz & Luckmann, 1979, S. 53). Der normalen Erfahrung widerstrebt es, befragt zu werden. Sie ist von einem grundlegenden »Lebensgefälle« und einer »Weltverfangenheit« geprägt, die eine Grenze der reflexiven Selbstverfügbarkeit des Menschen darstellt (Blankenburg, 1971/2012, S. 97).

Es ergibt sich nun aber ein Widerspruch: Wie kann man einerseits wie bisher beschrieben die soziale Entstehung unserer Vertrautheit mit der Welt anhand der situativen Umsetzung unserer Gewohnheiten behaupten, andererseits aber eben dieser Vertrautheit einen holistischen und apriorischen Charakter zuschreiben, der einzelnen Erfahrungen schon vorangeht und sich der Infragestellung grundlegend entzieht? Steht die jeweilige, situative Entstehung und Bestätigung unserer Interaktionsvertrautheit also nicht im Widerspruch zu ihrem apriorischen und holistischen Charakter? Zudem: Wenn wir Merleau-Ponty (1945/1974, S. 305, 345) zufolge stets an eine Welt glauben und der Welt vertrauen (vgl. oben, S. 109), wie

174 Die Alltäglichkeit unserer Erfahrung wird von Husserl mit den Begriffen »natürliche Einstellung« bzw. »Generalthesis der natürlichen Einstellung« (1913/1976, S. 52 f.) bestimmt, die besagen, dass die von uns erfahrenen und vermeinten Gegenstände wirklich als solche unabhängig von uns existierten. Sie entspricht näherungsweise dem hier entwickelten Begriff des Interaktionsvertrautheit.

ist es dann möglich, dass ein Dichter wie Friedrich RÜCKERT behauptet, er sei »der Welt abhanden gekommen« (1821)? Und wie ist es möglich, dass ein ver-rückter Mensch wie Anne Rau darüber klagt, die sonst als natürlich erfahrene Selbstverständlichkeit der Welt derart absolut verloren zu haben?
Folgende Lösung möchte ich für diesen Widerspruch anbieten: Unsere Vertrautheit mit der Welt ist gerade in ihrem holistischen Charakter und ihrer Widerständigkeit gegen die willkürliche Reflexion eine *holistisch bewegte* Vertrautheit. Sie befindet sich in einer ständigen, ebenso umfassenden wie unscheinbaren Anpassung unserer Gewohnheiten an je unterschiedliche und neue Situationen. Unsere Vertrautheit mit der Welt ist damit niemals gänzlich abgeschlossen, sondern unterliegt einem fortlaufenden und subtilen Gestaltwandel. Sofern diese umfassende Vertrautheit wie beschrieben ursprünglich aus dem Aufbau von Vertrauensbeziehungen in zwischenleiblichen Begegnungen erwächst, wird sie auch gerade durch solche Begegnungen immer wieder neu gestiftet und infrage gestellt. Ich greife also zurück auf die bereits im Abschnitt über Zwischenleiblichkeit beschriebenen Erfahrungen zwischen Eltern und Kind oder des Sichverliebens, in denen »die Welt eine neue Ordnung der Bedeutungen [enthüllt], die weder einfach entdeckt noch willkürlich gewählt wird« (DREYFUS, 1989, S. 229; s. o., S. 113 f.). Entsprechende Erfahrungen verdeutlichen auch bis in unser Alter die Wandelbarkeit unserer Gewohnheiten, unserer »schemas of interaction«. Zugleich zeigt sich hierin aber auch die bereits einleitend angesprochene Fragilität unserer Vertrautheit: Der Aufbau einer zwischenleiblichen Vertrauensbeziehung kann durch den offenen und unbekannten Charakter einer menschlichen Begegnung immer auch scheitern. Nicht nur eine gemeinsam gebildete Beziehung, sondern die gemeinsam erschlossene Welt überhaupt kann in dieser Offenheit mit einem Mal zu Bruch gehen. Ein eben solches Erlebnis wurde im vorigen Kapitel (4.4, S. 100 ff.) mit Suzanne Urbans traumatischer Erfahrung im Untersuchungszimmer in Konfrontation mit dem möglichen Tod ihres Mannes und durch den Blick des Arztes beschrieben. Diese fundamentale Offenheit unseres leiblichen Empfindens macht die vermeintlich unverrückbare, apriorische und holistische Vertrautheit unserer Erfahrung letztlich doch ver-rückbar und die natürliche Selbstverständlichkeit des Alltags verlierbar (vgl. ROMANO, 2010 a, S. 115 ff.).
Abschließend kann es jedoch mit einer solchen abstrakten Feststellung nicht getan sein. Zu fragen ist: *Wem* widerfährt ein solcher Verlust der Interaktionsvertrautheit? Auf was für eine Umwelt bezieht sich dieser Verlust und von welchen jeweiligen Gewohnheiten und welcher Vertrautheit heben sich entsprechende traumatische Ereignisse ab? Wie kann die Umwelt nach einem solchen Verlust wieder angeeignet werden und welche Rolle kann hierbei die Sozialpsychiatrie einnehmen? Auf diese Fragen möchte ich im nächsten Teil der Arbeit durch eine phänomenologische Betrachtung des *sozialen Raums* näher eingehen. Im Vorgriff hierauf soll abschließend ein kurzes soziologisches Schlaglicht auf das Konzept des sozialen Sinns geworfen werden.

5.6 Die Habitustheorie Pierre Bourdieus

Aus soziologischer Sicht steht das vorgelegte Konzept des sozialen Sinns und der Interaktionshabitualitäten Pierre Bourdieus Habitustheorie nahe. Der Habitus bildet BOURDIEU zufolge eine vom sozialen Kontext in die Körper sozialer Akteure eingeschriebene Disposition zu »sinnvolle[r] Praxis und sinnstiftende[r] Wahrnehmung« (1987, S. 278). Eine Schlüsselrolle hat also auch für ihn der Körper, durch den wir uns in der Welt zu Hause fühlen würden, »weil die Welt in Form des Habitus auch in ihm zu Hause ist« (1997/2001, S. 183). Diese heimische Welt ist zunächst jene unseres unmittelbaren, sozialen Umfelds und nicht die der anonymen Gesellschaft. Auch BOURDIEU spricht dabei vom *sozialen Sinn*, der für ihn an den Habitus gebunden ist und sich in erster Linie auf die soziale Gruppe, in der wir leben, bezieht. So beschreibt Bourdieu den klassenspezifischen *Geschmack*, der »die Dinge und Menschen [miteinander paart], die zueinander passen [...]. Diese Art sozialen Sinnes für Verträglichkeiten und Unverträglichkeiten bezeugt völlig unbestreitbar die Endogamie innerhalb der Klassen« (1987, S. 374). Der soziale Sinn fungiert demnach als Medium klassenbezogener Gruppenkohäsion. Der Umstand, dass Bourdieu hierbei den Geschmackssinn mit dem sozialen Sinn verbindet, verweist im Übrigen, wie bereits im vorigen Kapitel angedeutet, auf die durch die jeweilige Sozialisation hervorgebrachte, kulturelle und ästhetische Funktion dieses leiblichen Sinnesvermögens (vgl. Kapitel 4.2.2, S. 91 ff.).

Ähnlich wie in der vorliegenden Darstellung beschreibt Bourdieu den Habitus als leiblich- vorreflexive Disposition des Subjekts, die das Verhalten sozialer Akteure bestimmt, ohne dabei ihrer bewussten Entscheidungsmacht zu unterliegen. Den Erwerb des Habitus beschreibt BOURDIEU als »implizite Pädagogik« bei der sich durch interaktive Nachahmungs- und Wiederholungsprozesse soziale Verhaltensmuster in die Akteure einschreiben (1972/2000, S. 298; FRÖHLICH & REHBEIN, 2009, S. 87–88). In einem solchen Blick auf den Habitus scheinen Parallelen zu STRAUS‘ Beschreibung des pathischen Lernens als dressurartiger Einverleibung einer äußeren Ordnung auf (1935/1956, S. 198). Nichtsdestotrotz weist BOURDIEU dem Habitus aber auch schöpferische Elemente zu. Der Habitus sei eine sowohl *strukturierte* wie *strukturierende Struktur* (1972/2000, S. 256). Er sei nicht allein vollbrachte Tat, d. h. *opus operatum*, sondern auch eine bestimmte Art des Tuns, also *modus operandi*, ein Modus, der immer wieder neue Arten des Tuns hervorbringe (ebd., S. 256 ff.). Diese Doppelfunktion des Habitus begründet sich in BOURDIEUS Werk in der besonderen situativen und interaktiven Eingebundenheit sozialer Akteure, in der sich der Habitus immer wieder neu realisieren und anpassen muss (vgl. 1972/2000, S. 337 ff.). Der Habitus ist für BOURDIEU letztlich »weder notwendigerweise angemessen noch notwendigerweise kohärent« (1997/2001, S. 206). Immerzu bleiben in der situativen Umsetzung des Habitus Spielräume von Unsicherheit und Dissonanz, die eine neue Anpassung erfordern, sich aber zugleich vor dem Hintergrund bisheriger Erfahrungen der Akteure abspielen. Dies wird in folgendem Zitat zusammengefasst:

» In Abhängigkeit von neuen Erfahrungen ändern die Habitus sich unaufhörlich. Die Dispositionen sind einer Art ständiger Revision unterworfen, die aber niemals radikal ist, da sie sich auf der Grundlage von Voraussetzungen vollzieht, die im früheren Zustand verankert sind. Sie zeichnen sich durch eine Verbindung von Beharren und Wechsel aus, die je nach Individuum und der ihm eigenen Flexibilitat oder Rigidität schwankt: Wenn [...] die Festigkeit allzu ausgeprägt ist, hat man es mit starren, verschlossenen und zu sehr in sich gekehrten Habitus zu tun (wie bei Greisen), wenn es die Anpassungsfähigkeit ist, löst der Habitus sich auf in dem Opportunismus einer Art mens momentanea, die nicht fähig ist, in der Begegnung mit der Welt ein Gefühl innerer Geschlossenheit zu bewahren. «
(1997/2001, S. 207)

In diesem Zitat betont Bourdieu, ähnlich wie hier geschehen, sowohl den stabilisierenden wie den transformativen Aspekt des Habitus. An diesem Zitat zeigt sich auch, dass es Bourdieu darum geht, verschiedene Habitus zu unterscheiden. Was muss aber für eine solche Differenzierung der Habitus beachtet werden und ist hierfür die phänomenologische Erfahrungsperspektive ausreichend? In diesem Punkt verdichtet sich die gesamte Problematik eines das Soziale aus der Erfahrung erforschenden Ansatzes, auf dessen Begrenztheit Bourdieu letztlich insistiert (s. a. Kapitel 2.1). Denn in Bourdieus (1995) Augen erfordert die Unterscheidung von verschiedenen Habitus, etwa aus dem Arbeitermilieu oder aus dem Bildungsbürgertum, nicht nur die empirische Befragung oder die Beschreibung der Alltagserfahrung und des Interaktionsstils, sondern die *theoretische Konstruktion einer zugrunde liegenden sozialen Ordnung und von sozialen Klassen.* Diese Ordnung und diese Klassen determinieren für Bourdieu erst eigentlich das Verhältnis der verschiedenen Habitus zueinander. Eine Beschreibung der interaktiven Vertrautheit mit der Umwelt darf sich demnach nicht darauf beschränken, diese Vertrautheit festzustellen und dann stillschweigend auf alle Gesellschaftsmitglieder zu verallgemeinern.[175] Vielmehr bedarf es nach Bourdieu eines methodischen Bruchs mit der jeweiligen Erfahrungsperspektive, um soziale Akteure samt ihres Habitus in ein »*System von Differenzen*« und von sozialen Klassen (ebd., S. 279; 1995) einordnen zu können (vgl. Lange-Vester & Teiwes-Kügler, 2013, S. 157 ff.). Dieses System bezeichnet Bourdieu als »sozialen Raum« (vgl. Suderland, 2009). Entscheidende

175 So hält Bourdieu (1972/2000, S. 296 ff.) Schütz und dem von Schütz inspirierten ethnomethodologischen Ansatz (vgl. Garfinkel, 1964) vor, lediglich die formalen Strukturen unseres praktischen und sozialen Bezugs zur Lebenswelt beschrieben zu haben, sich jedoch nicht mit der spezifischen Prägung dieser Strukturen durch die zugrunde liegende Gesellschaftsordnung und ihrer Verhältnisse befasst zu haben.

Analysekategorien in diesem Raum bilden einerseits die Verteilung verschiedener Formen von Kapital und – hiermit verbunden – die Frage nach Herrschaft und Unterdrückung. Das bedeutet, dass sich für Bourdieu die Beziehungen der Subjekte im sozialen Raum im Wesentlichen in Form von *Machtverhältnissen* bzw. Ein- und Ausgrenzungsprozessen darstellen (vgl. Kapitel 8.3).

5.6.1 Konsequenzen für die weitere Betrachtung

Bourdieus Sicht auf den Habitus als *strukturierte* wie *strukturierende Struktur* (1972/2000, S. 256) und dessen Situierung in der Erfahrung der sozialen Akteure gleicht dem hier entwickelten Konzept des sozialen Sinns. Sozialer Sinn wird hier von mir ähnlich wie bei Bourdieus dynamischer Beschreibung des Habitus als unsere Gewohnheiten in der Interaktion sowohl wiederfindende wie erfindende Fähigkeit verstanden. Mit Bourdieu erweitert sich dieses Konzept jedoch auf die Prägung durch die hintergründige soziale Ordnung.[176]

Insgesamt bietet Bourdieus Werk damit wichtige Erweiterungsmöglichkeiten für den phänomenologisch-psychiatrischen Ansatz, insbesondere für die Verbindung mit der Sozialpsychiatrie.[177] Mit Bourdieus Theorie des sozialen Raums kann der Blick für den weiteren sozialen Rahmen, in dem sich Erfahrungen von Selbstverständlichkeit und vor allem ihres Verlusts konstituieren, geschärft werden. Durch den damit verbundenen Bruch mit der Erfahrungsperspektive und durch die theoretische Herleitung und Konstruktion fundierender sozialer Strukturen kann außerdem eine methodische Offenheit eingeübt werden, wie sie für die phänomenologische Psychiatrie im Sinne von Oksalas »Post-Phänomenologie« bereits einleitend angedeutet wurde (Kapitel 2.1). Hierauf werde ich im zweiten Teil der Arbeit im Rahmen eines phänomenologischen Konzepts des sozialen Raums wieder zurückkommen (Kapitel 8.3, 8.4, 9).

Schließlich weist Bourdieus Betonung der Machtdimension in sozialen Beziehungen auf eine wichtige Leerstelle im bisherigen phänomenologisch-psychiatrischen Diskurs hin. Diese Dimension wird spätestens dann für die phänomenologische Analyse virulent, wenn man erkennt, dass in einer Gesellschaft bestimmte Interaktionsstile und Selbstverständlichkeiten mehr Gültigkeit beanspruchen als andere und dass dabei bestimmten Personen die Partizipation an diesen habituellen Interaktionsformen erschwert ist. Ich werde auf diesen Umstand am Ende meiner Arbeit nochmals eingehen (Kapitel 10 und 11).

176 Bzgl. Bourdieus Verhältnis zum Common Sense siehe außerdem Holton (2000).

177 Zur Rolle Bourdieus für die Sozialpsychiatrie und die Kritik an Psychiatrie und Psychologie siehe Brückner & Thoma (2017), Wagner & McLaughlin (2015), Gruber & Böhm (2012) und Crossley & Crossley (2001).

Abschließend könnte man gegen die Betonung der sozialen Verhältnisse und ihrer Macht über uns jedoch einwenden, dass wir die Möglichkeit haben, uns von unseren leiblichen Gewohnheiten, in denen sich diese Verhältnisse ja niederschlagen, zu distanzieren und diese kritisch zu reflektieren. So stellt etwa STRAUS (1935/1956, S. 198) dem pathischen Lernen ein »gnostisches Lernen« zur Seite. Diesem schreibt er die »Macht des Geistes zur Reflexion, zur schöpferischen Negation« zu, die es dem Menschen ermögliche, die Grenzen des »einfachen Daseins zu transzendieren« (ebd.). Durch das »gnostische Lernen« ist es uns möglich, bestimmte, bereits erfahrene Situationen zu antizipieren und uns durch willentliche Entscheidungen im nächsten Moment anders zu verhalten.

Dieser Verweis auf das geistige Vermögen des Menschen scheint schon im Aufbau unserer Erfahrungsstruktur nachvollziehbar: Gerade in Momenten der Unterbrechung und Dissonanz bedarf es des reflexiven Eingriffs, wie es mit dem Beispiel des sich ungewöhnlich verhaltenden Nachbarn im Treppenhaus angedeutet wurde (S. 117). Doch aus konstitutiver Sicht wäre es verfrüht, diesen reflexiven Eingriff wie STRAUS (1935/1956, S. 198) als »schöpferische Negation« zu definieren. Er vollzieht sich zunächst nicht als kreative Schöpfung, sondern als *regelgeleitete* Korrektur des eigenen Verhaltens. Und diese Regeln sind erneut *sozial geteilte und erlernte*. Ist die »schöpferische Negation« (ebd.) unserer Gewohnheiten also nicht selbst wieder durch und durch sozial determiniert? Welche Spielräume hat diese Negation? Mit diesen Fragen möchte ich mich nun im nächsten Kapitel befassen. Das Vermögen, um das es mir dabei geht, ist der Common Sense.

6 Common Sense

Le bon sens n'est-il pas, en effet, ce qui donne à l'action son caractère raisonnable, et à la pensée son caractère pratique?
Henri Bergson (1895/1957, S. 89)

Die bisherige Beschreibung sozialer Interaktion berief sich einerseits auf ein grundlegendes sympathetisches und intermodales Empfindungsvermögen des leiblichen Subjekts (→ Gemeinsinn) und auf durch Habitualisierung erworbene, soziale Interaktionsdispositionen (→ sozialer Sinn). Diese beiden Aspekte des Sensus communis sind leiblich und vorreflexiv. Für eine vollständige Erfassung des Sensus communis muss zuletzt der Aspekt des *Common-Sense-Denkens* analysiert werden. Dieser Aspekt ist beständiger Teil der Interaktion mit unserer Umgebung und stellt im Sinne des »gesunden Menschenverstands« die dritte wichtige Dimension des Sensus communis dar (s. Kapitel 3.3, S. 73 f.).

Die Schwierigkeit der folgenden Analyse besteht darin, diesen dritten Bestandteil des Sensus communis als Denkvermögen angemessen und präzise zu bestimmen. Dieses Vermögen muss einerseits von der unbeteiligten und theoretischen Reflexion abgegrenzt werden, darf andererseits aber auch nicht mit den vorreflexiven, leiblichen Interaktionsdispositionen des sozialen Sinns gleichgesetzt werden. Zugleich bestehen aber auch wichtige Wechselbezüge zwischen letzterem und dem Common Sense, was ich im nächsten Kapitel thematisieren werde.

Die Darstellung beginnt mit einem begriffsdefinitorischen Abschnitt, in dem ich das Denkvermögen im Hinblick auf gegenwärtige Debatten über die Reflexivität und Vorreflexivität praktischer Interaktion betrachte und so eine erste Bestimmung des Common Sense im Unterschied zum sozialen Sinn vornehme (6.1). Die Notwendigkeit dieser Unterscheidung verdeutliche ich dann im nächsten Abschnitt (6.2) anhand einer Betrachtung sozialer Interaktion und der Unzulänglichkeit einer rein auf impliziten Gewohnheiten abhebenden Beschreibung. Dabei werden Aspekte wie Regel, Ordnung, »generalisierter Anderer« (Mead) sowie »exzentrische Positionalität« (Plessner) in den Vordergrund treten, die ich mit dem Common Sense verbinde. Als nächstes beschreibe ich dann die epistemische und normative Grundlage des Common Sense, die ich als »Common-Sense-Wissen« bezeichne (6.3). Hiernach ist es möglich, den Common Sense in seiner umfassenden Funktion zu beschreiben, d. h. als ein von allgemeinem Wissen geleitetes, situationsbezogenes, pragmatisches und intentionales Denkvermögen (6.4). Abschließend komme ich auf kreative sowie psychopathologische Dimensionen des Common Sense zu sprechen (6.5 und 6.6).

6.1 Einleitende begriffliche Reflexion

In einer kritischen Betrachtung aktueller Theorien der Praxis zieht der analytische Philosoph Jason Stanley folgendes Resümee:

» The view that skills, be they the social skills that mark group membership in a culture, tribe, or class, or the practices that constitute tasks like midwifery, or the motor skills that allow us to drive a car or find our way home, are independent of cognitive states like knowledge and belief may be the only uniform 20th century point agreed upon by philosophy of every tradition, and adopted across the disciples, from sociology to neuroscience. « (2015, S. 319)

Stanley kritisiert an diesem Standpunkt, dass der Aspekt des *Wissens* und des *rationalen Denkens* im gegenwärtigen Verständnis von Praxis vollständig aus dem Blick gerate und Interaktion jedweder Form allein unter dem Gesichtspunkt vorreflexiver, habitueller, nicht-propositionaler Vertrautheit mit der Umwelt behandelt werde – jenem Gesichtspunkt also, den ich in dieser Arbeit unter dem Begriff des sozialen Sinns verhandelt habe. Wie aber lässt sich die Rolle propositionalen Wissens und rationalen Denkens in unserem Praxisbezug zur Umwelt näher bestimmen?
Ein Beispiel für die Schwierigkeit in der Beantwortung dieser Frage stellt die Auseinandersetzung zwischen Hubert Dreyfus (2007a, 2007b) und John McDowell (2007a, 2007b) dar.

Dreyfus geht davon aus, dass unser situativer Umgang mit der Umgebung inhärent *unbegrifflich* ist, d.h. weder auf Reflexion noch auf mental vergegenwärtigten, rationalen Konzepten beruhe, sondern in einem nicht mentalen »embodied coping« bestehe. Auf diese Weise interpretiert er auch die aristotelische *phronēsis* (vgl. Dreyfus, 2005, S. 51). McDowell (2007b) hingegen behauptet, dass eben zu dieser *phronēsis* auch eine begriffliche Rationalität gehöre, die es uns ermögliche, von der Interaktion zurückzutreten und Gründe für unser Handeln anzugeben.

Anstatt mich in dieser Debatte nun auf eine der beiden Seiten zu schlagen, möchte ich mich im Folgenden der vermittelnden Position Shaun Gallaghers (2015) anschließen. Dieser erläutert die Beschreibung einer Abfahrt-Skitrainerin:

» The downhill skier, she suggests, may be in the flow, but also has to reflectively consider potential changes in the texture of the snow as he descends the hill in order to anticipate possible adjustments to his skiing style. « (ebd., S. 135)

Anstatt wie Dreyfus das geschickte Skifahren allein als eine Art leiblich-habituellen Einklang bzw. »flow« mit dem Hang zu begreifen, schlägt Gallagher vor: »[E]xpertise would include knowing when to reflect, and how to reflect, and what to think about in terms of anticipating changes in snow texture« (ebd., S. 136). Gallagher unterstreicht an dieser Stelle also die Rolle des *Wissens* und der *Reflexion* für gelingende Praxis. Er fügt hinzu, dass er unter Reflexion »thinking insofar as it is an *embedded* or *situated* reflection« verstehe (ebd., S. 140; vgl. Gallagher & Marcel, 1999). Gallagher betont außerdem, dass dieses Denken nur durch einen immanenten *sozialen Bezug* möglich sei.

Diesen Behauptungen Gallaghers folgend begreife ich den Common Sense im Folgenden als ein *auf Wissen gegründetes, situativ eingebundenes und für gelingende Interaktion notwendiges Denkvermögen.* Dieses Denken ist damit wie John Sutton u.a. es ausdrücken, nicht »an inner realm behind practical skill, but an intrinsic and worldly aspect of our real-time engagement in complex physical and cultural activities« (2011, S. 95). Das Wissen, auf dem dieses Denken fußt und das es situativ realisiert, bezeichne ich als »Common-Sense-Wissen«.

In den nächsten Abschnitten arbeite ich folgende Überlegung näher aus: Im Gegensatz zum sozialen Sinn gehört zum Common-Sense-Denken eine besondere, aktiv auf die Welt gerichtete *Intentionalität.* Damit ist also nicht wie bei Merleau-Ponty eine implizite, leiblich-passiv »fungierende Intentionalität« (1945/1974, S. 474ff.) gemeint, sondern eine Intentionalität des aktiven Denkens. Mit diesem Denken geht wiederum ein besonderes *Selbst-inne-Sein* bzw. eine *Exzentrizität* gegenüber der eigenen Erfahrung (Plessner) einher. Dieses intentionale Common-Sense-Denken fußt auf Common-Sense-Wissen. Das Common-Sense-Wissen zeichnet sich im Gegensatz zur *impliziten Regularität* unserer leiblichen Interaktionsgewohnheiten (s. Kapitel 5) durch ein besonderes Maß an *expliziter Regelhaftigkeit* aus sowie durch eine *axiomatische Gewissheit.* Das Common-Sense-Wissen umspannt sowohl epistemische Aspekte in der Beurteilung unserer Umgebung wie auch normative Aspekte bezüglich bestimmter Verhaltenserwartungen in sozialer Interaktion. Diesen Hypothesen nähere ich mich nun anhand einer Analyse sozialer Interaktion.

6.2 Scheitern der Interaktionsgewohnheiten

Im vorigen Kapitel habe ich ausgeführt, wie die situative Umsetzung unserer Gewohnheiten durch den sozialen Sinn eine nahezu apriorische Vertrautheit mit der Umwelt ermöglicht. Zugleich habe ich betont, dass sich unsere Gewohnheiten hierbei in einem ständigen Prozess des Wiederfindens und Erfindens bewegen. Unsere Vertrautheit ist eine bewegte Vertrautheit, da, wie Bourdieu sagt, der Habitus »weder notwendigerweise angemessen noch notwendigerweise kohärent« ist (1997/2001,

S. 206). In dieser Bewegtheit liegt somit immer auch die Möglichkeit des Abbruchs der Interaktion, und zwar dann, wenn wir auf Situationen stoßen, die unserer gewohnten Art des Weltverhältnisses widersprechen. Die Vertrautheit mit einem Mitmenschen kann unterbrochen und gestört werden, wie es anhand enttäuschter Verliebtheit oder anhand der Begegnung mit einem erschöpft und deprimiert von der Arbeit nach Hause kommenden Nachbarn angedeutet wurde (Kapitel 5.2 und 5.3.1). Die intuitive Fortbildung unserer Gewohnheiten erfährt dann einen Widerstand an der Situation, die Passung mit der sozialen Umwelt ist unterbrochen.

Um das Beispiel des Nachbars aufzugreifen, könnte ich es etwa für angemessen halten, ihm in Erwiderung auf seinen sichtlich bedrückten Zustand die Hand auf die Schulter zu legen und ihn zu fragen, wie es ihm gehe. Dies könnte ich aufgrund der Kenntnis unseres bisherigen Verhältnisses und in Bezug auf die Schwere der gegenwärtigen Situation intuitiv für angemessen halten. Es könnte aber gerade die falsche Reaktion sein, sodass mein Nachbar dies als übergriffig und distanzlos empfinden und verstört meine Hand von seiner Schulter nehmen würde. Unsere Begegnung wäre unterbrochen und jeder auf seine Position zurückgeworfen. Im Moment des Bruchs der Interaktion kommt es somit zu einer besonderen Selbsterfahrung: Die eigene Position wird in der Trennung vom Geschehen *als* die eigene erfahren. Für einen Moment halten wir inne und sind genötigt, über das Geschehen und unser weiteres Handeln zu reflektieren. Das Scheitern der impliziten Repetition unserer Erfahrungsgewohnheiten führt so zur expliziten, innehaltenden Reflexion, in der wir uns *als* uns selbst und den Anderen *als* den Anderen erfahren und in der sich die explizite Frage nach der Vermittlung zwischen beidem stellt. Nachdem mein Nachbar meine Hand von seiner Schulter genommen und mich verstört angesehen hätte, müsste ich mich beispielsweise für meine augenscheinliche Übergriffigkeit entschuldigen oder rechtfertigen. Zugleich müsste ich urteilen, dass ich damit den Rahmen unseres bisherigen Verhältnisses überschritten habe. In diesem ausdrücklichen Urteil über unser Verhältnis – zum Beispiel: »Wir pflegen also eher eine distanzierte Nachbarschaft« – liegt zugleich die Bestimmung einer *Regel* und *Ordnung* zwischen uns, die sich prinzipiell auch auf alle unsere weiteren Begegnungen beziehen lässt. In dieser Bestimmung als »distanzierte Nachbarschaft« würde ich in Zukunft von solchen Handlungen absehen.

Im Moment des Bruchs eines gewohnten Verhältnisses liegt also immer auch die Frage nach seiner thematischen, regelhaften Bestimmung. Das interaktive Geschehen verändert sich daraufhin mit dieser thematischen Bestimmung durch Ordnungen bzw. Regeln grundlegend. Diese Bestimmung kann sich *erstens* aus dem Scheitern der Interaktion ergeben. *Zweitens* kann sie aber auch selbst dieses Scheitern bedingen, indem sich der Verweis auf Ordnungen durch Dritte störend zwischen ein Interaktionsgeschehen schiebt. *Drittens* ist es möglich, dass einer der Interaktionspartner explizit auf eine Regel der Interaktion verweist, während der oder die Andere diese Regel nicht kennt. Im ersten Fall etwa kann der Umstand, dass mein Nachbar meine Geste als übergriffig empfindet und mich zurückweist zu der gemeinsamen Feststellung führen, dass sich unser Verhältnis auf einer eher nachbarschaftlich-distanzierten Ebene bewegen sollte, das offenere und intimere Gespräche ausschließt. Ein Beispiel für den zweiten Fall wäre ein lautes Gespräch zwischen Bekannten im Zugabteil, das durch den Hinweis eines Fahrgasts, dass es sich hier um ein Ruheabteil handle, unterbrochen wird. Den dritten Fall hat SARTRE eindrücklich in seiner Genet-Studie (1952, 1952/1982) beschrieben: Der junge Jean Genet lebte SARTRE (1952, S. 62ff.) zufolge in einem naiven, selbstverständlichen Verhältnis zur Welt und bediente sich dabei regelmäßig am Besitz seiner Pflegeeltern und Nachbarn, bis er schließlich durch deren Verbot und Urteil erfuhr, dass er dadurch ein Dieb sei. Im Diebstahl, den er erst durch das Urteil seiner Pflegeeltern *als* Diebstahl erfährt, hat er das Tabu einer Ordnung gebrochen, die durch das Urteil überhaupt erst in die selbstverständliche Vertrautheit seiner Erfahrung einbricht.

Einerseits gehen explizite Ordnungsbezüge also aus Negationserfahrungen scheiternder interaktiver Passung hervor, andererseits können sie dieses Scheitern aber gerade auch bedingen. Im letzteren Fall treten Ordnungen in Form des Verbots (»Du sollst nicht!«) oder der Aufforderung (»Du sollst!«) auf, die ja nur nötig wird, wenn einer Aufforderung auf der Ebene impliziter Gewohnheit nicht nachgekommen wurde. Gerade das Genet-Beispiel Sartres macht deutlich, zu welcher Veränderung einer Person es hierdurch kommt: Dem jungen Genet wurde durch das Verbot zu stehlen und durch das Urteil, ein Dieb zu sein, ein Platz in dieser allgemeinen Ordnung zugewiesen – einer Ordnung, die ihm bislang unbekannt war und die er nun erleidet. Im erlittenen Urteil, ein Dieb zu sein, erfährt er nicht nur sich durch die Anderen als Dieb, sondern zugleich auch die Anderen durch die Ordnung als Nicht-Diebe. Die Ordnung kennt Diebe und Nicht-Diebe und verweist beide auf ihre Plätze. Doch gerade in der Erfahrung dieser expliziten Zuweisung tritt Genet aus seiner Position heraus. Er erfährt eine reflexive Verdopplung, in der er zu seiner Position wie auch zu der der Anderen vom Standpunkt dieser Ordnung aus noch einmal positioniert ist.

Bedingung der Möglichkeit für den Erwerb und die Einnahme eines solchen allgemeinen Standpunkts ist nach Helmuth PLESSNER die »exzentrische Positionalität« des Menschen (1928/1975, S. 288ff.). Durch sie hat der Mensch zu sich und seiner »zentrischen«, situativen Position noch einmal ein Verhältnis, er ist durch sie »Doppelgänger« seiner eigenen Erfahrung (vgl. PLESSNER, 2003, S. 232ff.). Der Standpunkt, den wir durch die exzentrische Positionalität einnehmen, ist der des »generalisierten Anderen«, der nach George H. MEAD (1934/1972, S. 152ff.) sowohl den konkreten Anderen wie auch uns selbst umfasst. So greift beispielsweise das konkrete Verbot: »*Du* darfst *uns* nicht bestehlen!« über die konkrete Situation Genets und seiner Pflegeeltern hinaus auf zukünftige und vergangene Situationen

und enthält implizit schon das allgemeine Verbot »*Man* darf nicht stehlen!«. Regeln und Verbote haben also eine prinzipiell verallgemeinernde und anonymisierende Funktion. So, wie wir selbst und die konkrete Andere zu einem Fall einer Regel werden, ist auch der Standpunkt, von dem aus wir uns durch eine Regel betrachten, der Standpunkt von einem oder einer anonymen, »generalisierten Anderen«[178].
Ich begreife im Folgenden das Common-Sense-Wissen als Wissen vom Standpunkt einer generalisierten Anderen, d.h., ich verstehe hierunter Regeln, Axiome und Verhaltensnormen, die wir vermöge der exzentrischen Positionalität mit konkreten anderen Menschen teilen und gemäß denen wir unsere Interaktion wahrnehmen und regulieren.

6.3 Common-Sense-Wissen

In Anlehnung an die bereits im historischen Kapitel gemachte Unterscheidung (Kapitel 3, S. 75f.) umspannt das Common-Sense-Wissen einer Person sowohl epistemische (1) als auch deontisch-normative (2) Aspekte, die das Common-Sense-Denken leiten. Beide Wissensaspekte sind das Ergebnis von Aneignungsprozessen gegenüber dem generalisierten Anderen, die ich soeben beispielhaft anhand von Sartres Genet-Studie beschrieben habe. Das Common-Sense-Wissen entspricht damit grundsätzlich einer im Laufe unserer Entwicklung gewiss und selbstverständlich gewordenen, exzentrischen Perspektivierung unserer Erfahrung vom Standpunkt der generalisierten Anderen. Es ermöglicht eine unsere Erfahrung erfüllende Gewissheit darüber wie Rhodes und Gipps sagen »what to expect from the world, and about how to understand what others say« (2008, S. 301). Diese Gewissheit muss prinzipiell als eine Gewissheit *in Interaktion* und mit Bezug auf eine bestimmte Gesellschaftsform begriffen werden. Dies führe ich im Folgenden näher aus.

6.3.1 Epistemischer Aspekt des Common-Sense-Wissens

Mit dem epistemischen Aspekt des Common-Sense-Wissens sind grundlegende, unsere Erfahrung konstituierende Regeln und Axiome des Denkens gemeint, die uns unmittelbar einsichtig sind. Ich erinnere nochmals an Beatties Auflistung (vgl. Kapitel 3, S. 74):

178 Wie beschränkt diese Generalisierung gleichwohl ist, wird bereits durch die Wahl des grammatischen Genus deutlich, also ob man von »der« oder »dem generalisierten Anderen« spricht. Um zu unterstreichen, dass der generalisierte Standpunkt auch *die* Andere mitmeint, verwende ich hier wahlweise auch das (generische) Femininum.

» I exist, things equal to one and the same thing are equal to one another, the sun rose today, [...] the three angles of a triangle are equal to two right angles, etc. – I am conscious that my mind admits and acquiesces in them. « (1770/1915, S. 217)

Zu diesem epistemischen Aspekt des Common-Sense-Wissens lässt sich mit STANGHELLINI (2000, S. 206) auch die fundamentale Annahme von *Kausalbeziehungen* in der Welt zählen. Demzufolge nehmen wir im Bereich des Physischen unmittelbar und spontan ein Verhältnis von Ursache und Wirkung an bzw. im Bereich »psychologischer Zustände und Situationen« (ebd.) einen Motivationszusammenhang zwischen mentalem Zustand und einer bestimmten Verhaltensweise:

» Guided by common sense, we spontaneously look for cause-effect relationships. Whereas physical causation deals with the relationships between material objects (e.g., ›If I touch fire, then my hand will burn or be damaged‹), the detection of psychological motivation is concerned with the understanding of the others' mental states (thoughts, feelings, intentions, etc.) through the perception of the others' behaviors (actions, facial expressions, etc.), e.g., ›If she smiles, she is happy.‹ « (ebd.)

Diese Überzeugungen, die Beattie und Stanghellini beschreiben, reichen in das hinein, was im Ausgang von Wittgenstein als »bedrock of unquestioned certainties« (RHODES & GIPPS, 2008; vgl. WITTGENSTEIN, 1969/1970, § 94 ff., 245 ff.) beschrieben wird (vgl. Kapitel 3, S. 75 f.). Überzeugungen wie, dass die Sonne heute aufgegangen ist oder dass wir uns verbrennen, wenn wir mit Feuer in Berührung kommen, haben für Erwachsene eine ebenso hintergründige wie unhintergehbare und realitätskonstituierende Gültigkeit. Diese Gewissheiten prägen und begleiten unsere Erfahrung der Realität und es scheint überflüssig, sie überhaupt zu benennen.

Hingegen kann dieses Charakteristikum der Gewissheit des Common-Sense-Wissens für unsere leiblichen Interaktionsdispositionen weitaus weniger geltend gemacht werden. Denn diese bestehen eher in leiblichen Anmutungen und vagen Ahnungen von möglichen Interaktionsverläufen. Leibliche Interaktionsdispositionen sind also nicht von der gleichen Unumstößlichkeit gekennzeichnet, wie unser Common-Sense-Wissen.[179]

179 Zur schärferen begrifflichen Unterscheidung von Gewissheit und Vertrautheit könnte man Gewissheit eher mit dem »Wissen-dass« und Vertrautheit eher mit einem »Wissen-wie« über die Umwelt in Verbindung bringen. Es kann uns beispielsweise gewiss sein, *dass* die Sonne heute aufgegangen ist, *wie* sie jedoch aufgegangen ist, etwa wie sie durch unsere Fenster scheint oder wie sie sich auf unserer Haut anfühlt, bezeichnet eher eine bestimmte Vertrautheit die wir mit der aufgegangenen Sonne haben. In der Interaktion mit Anderen wiederum kann es uns etwa gewiss sein, dass man in einer Kneipe die Rolle eines Gasts zu spielen hat (s. u.). Wie gut uns dies jedoch gelingt bzw. auf welche Art wir diese Rolle spielen, ist eine Frage des leiblichen Gewohnt- und Vertrautseins mit dieser Rolle.

Doch wie unsere leiblichen Interaktionsdispositionen unterliegt auch die Gewissheit des Common-Sense-Wissens vorgängigen Sozialisationsprozessen und ist damit soziohistorisch relativ.[180] Die Common-Sense-Gewissheit ist somit nicht abstrakt und rein formal, sondern an konkrete soziale Bezüge gebunden, in denen wir immer wieder daran erinnert werden, dass die mit ihr geteilten Überzeugungen und Axiome wahr und unumstößlich sind. Trotz der unumstößlichen Gewissheit dieser Überzeugungen sollten diese daher nicht, wie in der analytischen Philosophie häufig üblich, unter dem Aspekt »allgemeiner Wahrheit« (vgl. Reed, 2011), sondern bezüglich ihrer *sozialen Validität* betrachtet werden. Es handelt sich mit den Selbstverständlichkeiten des Common-Sense-Wissens daher gewissermaßen um ungeprüfte und im Lauf unserer Sozialisation übernommene Evidenzen: Von der Selbstverständlichkeit, dass die Erde rund ist oder dass wir ein Gehirn haben, sind wir vollkommen überzeugt, obwohl wir nicht die Welt umrundet oder unseren Schädel geöffnet haben, sondern weil diese Überzeugungen zum inneren Bestandteil des Zusammenlebens unserer Gesellschaft gehören (Wittgenstein, 1969/1970, § 4). Das Common-Sense-Wissen ist demnach nicht eigentlich *wahres*, sondern *geteiltes Wissen*, das uns mit einer bestimmten soziokulturellen Gruppe vom Standpunkt des für all ihre Mitglieder gültigen, generalisierten Anderen verbindet. Dafür ist es des Weiteren auch nicht notwendig, diese Überzeugungen zu *wissen* bzw. analysiert zu haben. Unser Bezug zum Common-Sense-Wissen ist kein analysierender und reflektierender. Für die unmittelbare Einsicht, dass die Sonne heute aufgegangen ist, bedarf es nicht des Nachdenkens über das kopernikanische Weltbild. Wir sind demnach keine Gelehrten des Common-Sense-Wissens, so, wie es einen Gelehrten der Wissenschaften gibt. Wir *wissen* unser Common-Sense-Wissen nicht eigentlich, sondern dieses Wissen ist uns vielmehr *gewiss*.

In dieser besonderen Gewissheit des Common-Sense-Wissens liegt abschließend auch seine besondere Macht, die die Macht des Wissens der Wissenschaften über unseren Alltag bei Weitem übersteigt, oder wie Clifford Geertz über den Common Sense sagt: »No religion is more dogmatic, no science more ambitious, no philosophy more general« (1983, S. 80).

180 Würden wir heute beispielsweise weiterhin Beatties eben zitierten Behauptungen zustimmen, mag einigen das ebenfalls in dieser Passage erwähnte Axiom »there is a God« (1770/1915, S. 217) weitaus weniger evident erscheinen.

6.3.2 Normativer Aspekt des Common-Sense-Wissens

Von diesem epistemischen Aspekt unanzweifelbarer Überzeugungen über das Sein der Welt kann ein normativer Aspekt des Common-Sense-Wissens unterschieden werden. Dieser betrifft die unmittelbare Kenntnis bestimmter, kontextgebundener Verhaltensnormen und -rituale (vgl. Goffman, 1967). So wissen wir unmittelbar, dass sich bestimmte Dinge »einfach nicht gehören«, wie beispielsweise, sich nicht zu entschuldigen, nachdem man einem Menschen auf den Fuß getreten ist, oder in einer Bibliothek laut herumzuschreien. Dabei ist dieses Wissen jeweils von bestimmten sozialen Räumen abhängig, wie ich in Teil zwei dieser Arbeit zeigen werde.

Ich möchte nun im Folgenden diesen normativen Aspekt des Common-Sense-Wissens anhand der Kenntnis sozialer Rollen näher beschreiben. Dabei behaupte ich nicht, dass soziales Rollenwissen den gesamten Bereich des normativen Common-Sense-Wissens abdeckt. Der Rollenbegriff eignet sich jedoch besonders gut dazu, noch einmal Plessners Begriff der exzentrischen Positionalität zu erläutern und darüber hinaus Unterschiede des normativen Common- Sense-Wissens im Verhältnis zu den impliziten leiblichen Interaktionsgewohnheiten (Kapitel 5) näher zu verdeutlichen.

Exkurs zum soziologischen Rollenbegriff

Eine Rolle bezeichnet eine normative Vorgabe bzw. Zuschreibung der anderen Gesellschaftsmitglieder gegenüber einer Person in Form bestimmter, strukturierter Verhaltensvorgaben.[181] Goffman fasst dies so zusammen: »*Role* consists of the activity the incumbent would engage in were he to act solely in terms of the normative demands upon someone in his position« (1961/1972, S. 75). Common-Sense-Rollenwissen bedeutet demnach die unmittelbare Kenntnis der rollengebundenen Verhaltenserwartungen innerhalb eines bestimmten Interaktionskontexts. Diese unmittelbare Kenntnis greift gerade dann, wenn es zu

181 Der aus der Soziologie stammende Begriff der sozialen Rolle kann mit Alfred Kraus (1980, 1977; vgl. von Baeyer, 1976) bis heute als ein »Schlüsselwort« sowohl der anthropologisch-phänomenologischen Psychiatrie wie auch der Sozialpsychiatrie bezeichnet werden (Schlimme & Schwartz, 2012; Heinze, 2009, S. 124 ff.; Stanghellini, 2004). Zur Unterscheidung verschiedener Bedeutungen des Rollenbegriffs in der Soziologie vgl. Giesecke (2015). Zur Kritik am Rollenkonzept in den Sozialwissenschaften siehe u. a. Krais & Gebauer (2002, S. 66 ff.); Davies & Harré (1990, S. 51 ff.); Grathoff (1989, S. 72 ff.). In dieser Arbeit wird ausgehend von Plessner ein *anthropologischer Rollenbegriff* verwendet (vgl. Giesecke, 2015). Für Plessner (2003) ist der Mensch durch die Rolle sowohl sozial über- wie auch unterbestimmt. Überbestimmt ist er dadurch, dass er gemäß seiner exzentrischen Positionalität notwendig einen Platz in der allgemeinen sozialen Ordnung einnimmt und hierdurch seine individuelle Position relativiert. Zugleich ist er hierdurch jedoch unterbestimmt, da seine Individualität nicht vollständig in der allgemeinen Ordnung aufgeht und eine Rolle selbst nur existiert, sofern sie individuell angeeignet wird.

einer Unterbrechung leiblich-habitualisierter Interaktionsformen kommt. Man denke etwa an den Besuch einer Stammkneipe durch einen »milieufremden« Gast. Statt der sonst üblichen, herzlichen Begrüßung beim Betreten kommt es hier häufig zu einem Moment des Befremdens. Daraufhin greifen die Beteiligten auf allgemeine Rollenschemata, beispielsweise der Rolle »Gast« oder »Barkeeper«, zurück, woran sich dann eine schematisierte Interaktionssequenz schließt wie etwa: formale Begrüßung – sich setzen – Entgegennahme der Bestellung etc. Weitere Beispiele wären neben kleineren Unterbrechungen unseres Alltags wie etwa dem Verpassen eines Zugs schließlich auch größere Veränderungen in unserem Lebenslauf, wie etwa ein Berufswechsel oder die Beendigung einer Beziehung. In diesen Momenten sind wir darauf angewiesen, uns im Moment der Orientierungslosigkeit spontan auf allgemeine Verhaltensregeln für unsere Situation zu beziehen: »Wenn *man* seinen Zug verpasst hat, einen neuen Beruf beginnt oder sich getrennt hat, tut *man* dies oder das.« Dieses *»man«* nimmt dabei immer eine bestimmte Rolle an – das *man* des verspäteten Fahrgasts, der Berufsanfängerin oder des Ex-Liebhabers – und impliziert unmittelbar bestimmte Verhaltensvorgaben.

In entsprechenden Unterbrechungen des Interaktionskontexts sind den Beteiligten die entsprechenden Rollenschemata in der Regel vollkommen einsichtig und werden von ihnen spontan umgesetzt. Wie in einem Skript oder einem Theaterstück, dessen sich GOFFMAN häufig als Metapher bedient (1959/2003), beinhaltet die Kenntnis des eigenen Texts auch eine ungefähre Kenntnis des Texts der Anderen. Folglich ist das eigene Rollenwissen immer auch auf Rollen der Anderen und des »role-set« insgesamt bezogen (GOFFMAN, 1961/1972, S. 75; MERTON, 1957). Die Umgrenzung der eigenen Rolle zu kennen heißt demnach immer auch, ein Stück weit in die Rolle der Anderen zu schlüpfen. Die Kneipenbesucherin etwa kennt nicht nur die mit ihrer Rolle verbundenen Verhaltensanforderungen, sondern auch die der Barkeeperin etc. Eine Rolle einzunehmen heißt also eigentlich gemäß Plessners exzentrischer Positionalität, sich in einem System von Rollen zu positionieren und das eigene Rollenspiel vom Standpunkt dieses Systems aus – und damit von der generalisierten Anderen aus – zu perspektivieren (vgl. PLESSNER, 2003). Dies wird auch durch SCHÜTZ' und LUCKMANNS Rede von der *»Generalthese der wechselseitigen Perspektiven«* (1979, S. 89) illustriert. Hiermit beschreiben die Autoren, dass in einer gemeinsamen Situation idealerweise unser Standpunkt mit dem des Gegenübers vertauschbar ist und wir dessen Standpunkt hypothetisch einnehmen können sowie dass die Relevanzsysteme beider Standpunkte ineinander passen (ebd.).

Damit lassen sich grundlegende Unterschiede des Rollenwissens zu den im vorigen Kapitel beschriebenen Interaktionsgewohnheiten markieren, nämlich die der unterschiedlichen Explizität (1), Allgemeinheit (2), Exzentrizität (3) und Kontrolle (4):

1. Erstens weist eine Rolle einen deutlich *höheren Grad an Explizität* als unsere leiblichen Interakionsgewohnheiten auf. So lässt sich etwa problemlos eine Liste von Verhaltensanforderungen erstellen, die mit der Rolle einer Kneipenbesucherin verbunden sind. *Wie* diese Rolle jedoch ausgefüllt wird (und werden muss), d.h. in welchem Tonfall beispielsweise in dieser Kneipe bestellt wird, wie die Bestellungen serviert werden, wie man sich setzt etc., verliert sich im Bereich impliziter, leiblicher Interaktionsgewohnheiten bzw. Gewohnheitsgewohnheiten, für die Personen wiederum unterschiedlich disponiert sind.
2. Hinzu tritt zweitens eine *größere Allgemeinheit* und *allgemeine Verbindlichkeit* von Rollen im Verhältnis zu leiblich-impliziten Interaktionsformen. Auch wenn es oftmals vorkommt, dass bestimmten Personen aufgrund ihres sozialen Status die Rolle zur Teilnahme an einem Raum nicht zugesprochen wird, können doch prinzipiell Rollen, wie etwa die allgemeine Rolle eines Gasts in einer Bar, von einer relativ großen Bandbreite an sozialen Hintergründen eingenommen werden. Hingegen können an impliziten Gemeinschaftshabitualitäten, beispielsweise dem Klüngel der Stammkneipe, nur wenige partizipieren. Bei Letzterem hat also bereits ein gewisser Habitualisierungsprozess des »Miteinander-Bekanntwerdens« eingesetzt, auf den ich im nächsten Teil anhand des Bekanntschaftsraums zurückkomme (s. Kapitel 9.2).
3. Damit geht durch die soziale Rolle drittens ein *höherer Grad an bewusster Relativierung* des eigenen Handelns einher. Wir haben im Rollenspiel ein exzentrisches Verhältnis zu uns und den Anderen – in der »bloßen« leiblich-vertrauten Interaktion miteinander erfahren wir dieses »Doppelgängertum« (Plessner, 2003, S. 232 f.) zum eigenen Verhalten hingegen nicht.
4. Zu diesem »Doppelgängertum« (ebd.) gehört viertens auch ein *höherer Grad an Kontrolle über das eigene Rollenverhalten* als über unsere leiblichen Interaktionsdispositionen: Welche Rolle wir in bestimmten Situationen einnehmen, untersteht unserer eigenen Entscheidung weit mehr als der leiblich-habituelle Stil, mit dem wir diese Rollen spielen.

Diese Unterscheidungen greife ich im nächsten Kapitel (7.3.1) bei der Verklammerung der einzelnen Sensus-communis-Dimensionen nochmals auf (s.a. Kapitel 10, S. 237).

Wie gesagt, stellt unser Rollenwissen jedoch nur einen Teil des Wissens über allgemeine soziale Verhaltenserwartungen dar. Während Rollen sich durch einen relativ hohen Grad an »normativer Verbindlichkeit«[182] innerhalb dieser Erwartungen auszeichnen, bringt insbesondere der Korpus an *idiomatischen Redewendungen und Sprichwörtern* einen eher unverbindlichen und lediglich »handlungsorientierenden« Teil dieses Handlungswissens zum Ausdruck, auf den ich im Folgenden näher eingehe (vgl. Feilke, 1994; Geertz, 1983, S. 90 f.). Die Frage ist nun: In welcher

182 Zum Begriff der Norm und der Unterscheidung zur Konvention vgl. Landweer (2011, S. 59 ff.).

Situation ist ein bestimmtes Sprichwort oder eine bestimmte soziale Rolle angebracht? Diese Frage leitet über zur konkreten situativen *Umsetzung* des Common-Sense-Wissens und damit zur Funktion des *Common-Sense-Denkvermögens.*

6.4 Situative Konkretion des Common-Sense-Wissens

Im Folgenden nehme ich die vollständige Funktion des Common Sense als eines *von gewissen Regeln geleiteten, situativ-pragmatischen, intentionalen* und schließlich auch *kreativen Denkvermögens* in den Blick.

Dass überhaupt die Gewissheiten unseres Alltags herausgelöst und für sich reflektiert werden, wie in der Common-Sense-Philosophie der Schottischen Schule (s. Kapitel 3.3) oder in Wittgensteins (1969/1970) späten Notizen, stellt eine Ausnahme dar, die streng genommen nicht mehr Teil des Common Sense selbst ist. Das Common-Sense-Wissen erfüllt seine Funktion vielmehr immer nur in Bezug auf konkrete Situationen, und dieser konkrete Situationsbezug wird erst durch unser Common-Sense-Denkvermögen gewährleistet. Dieses verstehe ich, wie angekündigt (S. 130), mit Gallagher als eine »*embedded* or *situated* reflection« (2015, S. 140). Damit kann erst die volle Funktion des Common Sense verstanden werden. Ich werde nun das Common-Sense-Denken sowohl im Hinblick auf das Wissen, von dem es geleitet wird, wie auch auf die Situation, in der es sich vollzieht, näher beschreiben.

Durch unsere leiblichen Interaktionsgewohnheiten bieten Situationen zunächst implizit einen bestimmten Stil der Interaktion und des möglichen weiteren Verlaufs an (s. Kapitel 5.3). Hierin muss sich das Common-Sense-Wissen situationsangemessen einfügen. Ich komme dafür zurück auf die idiomatischen Redewendungen und Common-Sense-Sprichwörter.[183] Diese ließen sich zwar auf eine Unzahl verschiedener Situationen anwenden, ihre jeweils angemessene Anwendung kann aber immer nur bezüglich der konkreten, impliziten Erfordernisse einer Situation entschieden werden.

183 So weist Geertz (1983, S. 90 f.) darauf hin, dass der Korpus an Sprichwörtern sich nicht in eine einheitliche und methodische Verhaltenslehre überführen lasse und sich meist für jedes Sprichwort ein gegenteiliges finde. Die situative Angemessenheit der Sprichwörter kann sich daher nicht aus dem Sprichwortkorpus selbst ergeben.
Zu idiomatischen Redewendungen gehört beispielsweise der Umstand, dass man sich auf Deutsch oder Französisch mit »Wie geht's?« bzw. »Comment ça va?« und im Englischen mit »How are you doing?« grüßt. Es handelt sich hierbei um selbstverständliche sprachliche Ausdrucksweisen, die den Mitgliedern einer sozialen Gruppe in der Regel intuitiv einsichtig sind und keiner weiteren Begründung bedürfen (und in der Regel auch nicht weiter begründet werden können). Damit ist überhaupt das Verhältnis von Common Sense und Sprache angedeutet, das in der vorliegenden Untersuchung nur gestreift werden kann (vgl. Feilke, 1994).

Die angemessene Anwendung des Common-Sense-Wissens ist folglich immer nur einmalig und situativ. Darin unterscheidet sich der Common Sense bzw. *bon sens* nach BERGSON grundlegend von den Wissenschaften, denn der *bon sens* ziele nicht wie sie

> » auf eine universelle Wahrheit ab, sondern auf die gegenwärtige Stunde und ihm liegt nicht so sehr daran, ein für alle Mal Recht zu haben, sondern immer wieder neu mit dem Rechthaben anzufangen. [...] Er hält bestimmte Einflüsse für praktisch vernachlässigbar und sieht von der Entwicklung eines Prinzips genau in dem Moment ab, wo eine allzu brutale Logik die Feinheit des Realen [délicatesse du réel] verletzen würde. « (1895/1957, S. 86)

Um diesen Gedanken zu veranschaulichen, möchte ich auf ein Beispiel des Linguisten Helmut FEILKE (1994, S. 139, 1989, S. 137 f.) zurückgreifen: Zwei ältere Damen stehen vor einem Schaufenster und betrachten Gegenstände, als auf einmal die eine zur anderen bemerkt: »Ja, ja. Es kommt alles wieder!« Dieser typische Common-Sense-Satz bzw. Gemeinplatz[184] kann abgelöst vom Kontext problemlos in seiner allgemeinen und abstrakten Bedeutung verstanden werden. Gleichzeitig erfüllt er jedoch seinen eigentlichen Sinn nur in *dieser Situation*, d. h. für die beiden Frauen, in diesem Moment, an diesem Ort etc.[185] Es handelt sich also um einen eigentümlichen und idiomatischen Sinn dieser Common-Sense-Formulierung für diese besondere Situation. Ihren Sinn oder auch den von Common-Sense-Sprichwörtern universell und im Vorhinein für alle denkbaren Situationen bestimmen zu wollen oder ein allgemeines, jederzeit gültiges Anwendungsprinzip aus ihnen ableiten zu wollen, hieße hingegen, der »délicatesse du réel« (Bergson) der jeweiligen und jeweils anderen Situation Gewalt anzutun. Die Erfordernisse der Situation verlangen demnach, die Gewissheiten des Common-Sense-Wissens jeweils aufs Neue an die jeweilige situative Konstellation anzupassen.

6.4.1 Zwischenbemerkung zu Sprichwort-Tests in der Psychiatrie

Im Rahmen der schizophrenen Verrücktheit ist der Sinn für die konventionelle und geteilte Bedeutung von Sprichwörtern und metaphorischen Ausdrucksweisen mitunter verändert oder abgeschwächt (vgl. TITZE, 2011, S. 177 ff.). Nach

184 Vgl. auch FLAUBERTS *Wörterbuch der Gemeinplätze* (2000), das sich auch als Wörterbuch des Common-Sense-Wissens lesen lässt, und zwar der französischen Bourgeoisie des 19. Jahrhunderts.

185 Im Anschluss bestimmt FEILKE den Common Sense als »›*Kontextualisierungs*‹-*Kompetenz*, d. h., sie ist eine wichtige Grundlage unserer Fähigkeit, gemeinsame Kontexte für Meinen und Verstehen zu *erzeugen*« (1994, S. 366, kursiv i. O.).

Blankenburg ist dies ein typisches Zeichen für den Verlust der natürlichen Selbstverständlichkeit bzw. des Common Sense (s. u., S. 144 ff.).[186] Problematisch ist dabei, dass das Verständnis von Sprichwörtern in der psychopathologischen Untersuchung durch Sprichwort-Tests in der Regel vollkommen herausgelöst aus dem interaktiven Kontext geprüft wird (etwa durch die Aufforderung: »Bitte erklären Sie mir, was das Sprichwort ›Keine Rose ohne Dornen‹ bedeutet«). Meines Erachtens verfehlt diese künstliche Befragung die eigentliche Schwierigkeit der Betroffenen: nämlich die allgemeine Bedeutung des Common-Sense-Wissens in spontaner und passender Weise in den situativen Kontext intersubjektivitätsbezogen einzubringen. Problematisch ist für sie weniger, wie etwa Wulff (1995 b) betont, die allgemeine Bedeutung sprachlichen Wissens, sondern dessen konkreter, situativer Sinn.[187] Ausgangspunkt für Diagnostik und Therapie muss daher diese konkrete Situation und der entsprechende verständigungsorientierte Umgang miteinander sein. Hierin erweisen sich Bedeutungen überhaupt erst als jeweils passend und gültig und können auch neu verhandelt werden.

Aus den bisherigen Überlegungen folgt, dass das Common-Sense-Denken grundsätzlich einen *pragmatischen Sinn* im situativen Hier und Jetzt erfüllt. Dieser Sinn besteht im Eingriff in das interaktive Geschehen, der dieses ordnet und die Interagierenden miteinander koordiniert. Im Beispiel der beiden Damen etwa wird die bisher implizite Interaktion durch den Gemeinplatz »Ja, ja. Es kommt alles wieder!« thematisiert und geordnet, wovon sich dann weitere Möglichkeiten der Interaktion anbieten (z. B. Gespräch über die Vergangenheit oder Zustimmung des Gegenübers und Verabschiedung). Ähnlich verhält es sich mit Rollenwissen: Wie im Kneipenbeispiel erörtert (S. 136 f.), ist es für den neuen Gast und die restlichen Anwesenden pragmatisch-sinnvoll und nützlich, unterbrochene Interaktion durch spontanen Rückgriff auf bestimmte Rollenschablonen zu überbrücken und fortzuführen. Und ebenso ist es schließlich für die gelingende Interaktion sinnvoll, anzunehmen, dass die so eingenommenen Rollen und Standpunkte im Prinzip vertauschbar sind und zueinander passen (s. o., S. 137), auch wenn dies genau genommen vielleicht gar nicht der Fall ist (vgl. Schütz & Luckmann, 1979, S. 313, 367).

186 Siehe Blankenburg (1991 c, 1984 a, 1971/2012). Zum allgemeineren Verhältnis von Schizophrenie und Sprache vgl. die klassische Studie Navratils (1966) sowie neuere Untersuchungen von Pienkos & Sass (2017), Covington u. a. (2005) sowie von Kraus & Mundt (1991).

187 Zur Unterscheidung von Bedeutung und Sinn siehe Wulff (1995 b, S. 39 ff.).

6.4.2 Exkurs zum Handlungsbegriff

An die Pragmatik des Common Sense schließt sich ein weiterer Aspekt: Erst durch das Moment des pragmatisch-koordinierenden Eingriffs in die Interaktion kann nun auch der *Handlungsbegriff* hinreichend beschrieben werden. SCHÜTZ und LUCKMANN (1984, S. 14) bestimmen Handlungen als Erfahrungsabläufe, die ihren Ursprung in einem ausdrücklichen Entwurf nehmen und damit »nicht von sich aus, sondern von mir aus geschehen. Sie sind motiviert. Das treibende Motiv der Handlung ist die Erreichung eines Ziels, und dieses Ziel ist vom Handelnden vorentworfen worden.« Im Handeln werden also Ziele der Interaktion gesetzt. Hierdurch wird Interaktion *intentional* gesteuert, d. h., sie wird von unserem Bewusstsein aktiv und mit der Erfahrung des Sich-selbst-inne-Seins auf bestimmte, gesetzte Ziele hin überschritten.[188] Das handelnde Subjekt macht sich damit zum Zentrum der Interaktion, indem es dieser bestimmte Zwecke vorschreibt, es wird so zur »Instanz, die angehört werden muß, wenn es festzustellen gilt, ob in einem vorliegenden Fall gehandelt wird oder nicht« (ebd., S. 15). Der Common Sense stellt gemäß dieser Handlungsdefinition eine *soziale Handlungskompetenz* dar.

In den bisherigen Beschreibungen von Interaktionen wurde die Rede von Handlung bislang vermieden. Interaktion bedarf aber, um zu gelingen, beinahe immer eines gewissen Maßes an intentionalem, regelgeleitetem Eingriff. Entsprechend hatte dies auch Gallagher anhand des Beispiels eines Skifahrers am Hang beschrieben (vgl. S. 130). Zugleich setzt aber dieser intentionale Eingriff den bis hierhin analysierten, vorreflexiven Bereich leiblich-habitualisierter Interaktionsvertrautheit voraus, aus dem die Entscheidung hervorgeht und in den sie durch die Setzung von Handlungszwecken korrigierend eingreift.

Ich fasse zusammen: Die situative Einbettung des Common-Sense-Denkens bedeutet, dass sich dieses Denken immer schon in einer leiblich empfundenen und vertrauten Welt vollzieht. Wenn dieses Denken intentional in dieses implizite Verhältnis zur Welt eingreift, rekurriert es auf ein allgemeines Wissen, das sowohl eine epistemische wie eine normative Komponente aufweist. Hierdurch werden Handlungen gemäß dem generalisierten Anderen sozial vermittelt und problematische Situationen pragmatisch gelöst. Die exzentrische Perspektivierung und Regulierung unseres leiblichen Verhaltens bildet damit abschließend einen integralen Bestandteil im Verhältnis zu unserer Umwelt.

188 Zu dem hier vertretenen Begriff von Intentionalität vgl. FUCHS (2000 a, S. 270 ff.). Bezüglich des »Selbstgefühls« des Bewusstseins siehe FRANK (2002).

6.5 Kreativer Pragmatismus des Common Sense

Wie sich bereits in der Beschreibung der handlungsleitenden und pragmatischen Funktion des Common Sense andeutete, gehört zum Common Sense auch Kreativität, worauf ich nun eingehen möchte. Darauf aufbauend komme ich auf psychopathologische Aspekte zu sprechen.

Die Regulierung unseres Verhaltens durch den Common Sense ist keine bloße Anpassung oder gar Gleichschaltung bezüglich allgemeiner, geteilter oder auferlegter Regeln. Konkrete Interaktionen gehen niemals vollständig in allgemeinen Regeln auf. Wie Kant in der *Kritik der reinen Vernunft* (1781/1974, S. 184 ff.) am Beispiel unter anderem eines Richters zeigt, kann es für die Anwendung einer Regel auf den konkreten Fall nicht erneut eine Regel geben. Dies würde zu einem infiniten Regress führen, da es für die Regel der Anwendung der Regel erneut eine Regel bräuchte und so fort. In der *Kritik der Urteilskraft* führt Kant (1790/1974, S. 87 ff.) hierzu das Konzept der »reflektierenden Urteilskraft« ein, die uns befähigt, Regeln auch außerhalb der von ihnen vorgesehenen Fälle anzuwenden und ggf. neu zu bestimmen. Ähnlich sieht auch Waldenfels (2015, S. 184 f.) die Rechtsprechung in einem kreativen und responsiven Vermittlungsprozess zwischen unmittelbarer Interaktion und allgemeiner Ordnung.

Dieser Gedanke der Kreativität bei der Regelanwendung lässt sich auf die Alltagsmoral und Alltagspragmatik des Common Sense anwenden: Hier sind wir alle gewissermaßen Richter und Übergangs- und Umsetzungsfiguren der Alltagsnormen, die einerseits zwar für alle in Form des generalisierten Anderen gelten, aber doch in einer konkreten interaktiven Situation je anders und neu bestimmt werden müssen (vgl. Waldenfels, 2015, S. 318, 1986/2013, S. 76 f.). Beispielsweise können einem Menschen allgemeine Rollenanforderungen durchaus offensichtlich sein, aber dass bestimmte Situationen auch eben genau *diese* Rolleninteraktionen erfordern, d. h. dass es zu einer allgemeinen Rolle gehört, auch in dieser Situation gespielt zu werden, und *wie* sie dabei zu spielen wäre, muss in jeder Situation von uns neu bestimmt werden. Das zuvor beschriebene pragmatische Antworten auf die konkreten Erfordernisse einer Situation und die »délicatesse du réel« (S. 140) haben damit auch eine elementare, kreative Seite.[189]

In der kreativen Antwort auf die Situation, liegt dabei freilich immer auch die Möglichkeit der Unzulänglichkeit von allgemeinen Common-Sense-Regeln gegenüber konkreten Situationen und somit des Scheiterns ihrer Regulierung (vgl. Waldenfels, 1998 b, S. 141). Dieses Scheitern kann von konkreten Interaktionsabbrüchen in

189 Zum genaueren Verhältnis der Philosophie des Pragmatismus, Common Sense und der Kreativität vgl. die ausführliche Untersuchung Heidi Salaverrias (2007).

Form von Missverständnissen und Rollenverwechslungen bis hin zur vollständigen Entkopplung von konkreter, individueller Erfahrung und allgemein geteilten Regeln führen, sodass die individuelle Erfahrung nicht mehr mit allgemeinen Regeln vermittelbar ist. Wie also bereits bei den vorigen Dimensionen des Sensus communis angedeutet, beinhaltet auch der Common Sense die Möglichkeit der Verrücktheit des Subjekts, die ich nun als Verrückung gegenüber einer allgemein verbindlichen Ordnung deuten möchte.

6.6 Verlust des Bezugs zu einer allgemeinen Ordnung in der Verrücktheit

Scheitert die kreative Vermittlung von konkreter Interaktion und allgemein verbindlicher Ordnung, so wird aus der situativen Modifikation und Anpassung entsprechender Überzeugungen und Regeln eine jenseitige und vereinzelte Position, die gegenüber den Anderen unverständlich ist. So spricht beispielsweise Wulff (1995b, S. 163 ff., vgl. 1993) von einer der Verrücktheitserfahrung zugrunde liegenden, fortlaufenden »Außerkraftsetzung der Vernunftspielregeln« der allgemein geteilten Bedeutungen und Normen und von einem Scheitern ihrer intentionalen Umsetzung in der konkreten Erfahrung. Stanghellini (2004, S. 15) verweist auf die Exzentrizität der Erfahrung gegenüber dem Common-Sense-Wissen im Rahmen von schizoiden Persönlichkeitsstörungen. Die Exzentrizität, von der er spricht, bedeutet dabei keine Exzentrizität gegenüber der *eigenen* Erfahrung durch die Verankerung in einer allgemeinen Ordnung wie bei Plessner. Was Stanghellini meint, ist vielmehr ein Verlust der *Verankerung in dieser geteilten Ordnung* und einer entsprechenden Exzentrizität *ihr* gegenüber. Der Verlust einer solchen Verankerung kann mit Ronald Laing mit dem existenziellen Gefühl der »ontologischen Unsicherheit« (1960/1987, S. 38 ff.) für die Betroffenen verstanden werden. Ihnen gelingt es dann nicht mehr, die eigene konkrete Erfahrung in Bezug auf einen generalisierten Standpunkt zu perspektivieren, wie u. a. Blankenburg dies beschreibt (1991a; Breyer, 2012). Ähnlich analysiert Conrad (1958/2013, S. 88 ff.) in seiner klassischen Studie über die beginnende Schizophrenie den Verlust des Überstiegs der eigenen Erfahrung auf ein geteiltes Bedeutungssystem hin.
Als Ausdruck eines solchen Verlusts können die von Binswanger beschriebenen eigentümlichen Verhaltensformen der Verstiegenheit, Verschrobenheit und Manieriertheit aufgefasst werden (1956/1994; vgl. Schlimme, 2015b). Binswanger macht hier besonders deutlich, wie die allgemeingültigen, sozialen Regeln und Konventionen sowohl theoretisch-abstrakt überblickt wie praktisch-konkret verfehlt werden.

Gerade die für unser Common-Sense-Denken wesentliche Fähigkeit, gegenüber der »délicatesse du réel« (Bergson, 1895/1957, S. 86) »fünf gerade sein lassen zu können«, verwandelt sich in verrückter Erfahrung häufig in einen, wie Minkowski sagt, »morbiden Rationalismus« und ein »affaiblissement pragmatique« (1933/1995, S. 259 ff., 1927/2002, S. 126 ff.), in dem die Betroffenen mit pedantischer Genauigkeit eigene Regeln und Überzeugungen verfolgen.

Besonders ausgeprägt und deutlich tritt der Verlust des Bezugs zu einer allgemeingültigen Ordnung schließlich im schizophrenen Wahn hervor. Jaspers (1913/1946, S. 80 ff.) definiert den Wahn als eine *absolut gewisse*, *unbeeinflussbare* und *unmögliche* Überzeugung, die dem Gegenüber unverständlich sei. Im Wahn, so scheint es, ersetzt die eigene und eigentümliche Gewissheit von Wahnüberzeugungen die Gewissheit des mit Anderen geteilten Common-Sense-Wissens. An Jaspers' These, dass der Wahn für Andere unverständlich sei,[190] muss jedoch mit Blankenburg (1984b; vgl. Brückner & Thoma, 2017, S. 15 f.) betont werden, dass auch das wähnende Subjekt sich nicht mehr auf eben diese Anderen versteht. Es handelt sich somit weniger um ein Problem des einseitigen Verstehens als der wechselseitigen Verständigung. Im Wahn artikuliert sich demnach kein individuelles Defizit, sondern ein *Beziehungsproblem*, nämlich der Beziehungsverlust zwischen den Betroffenen und dem geteilten Common-Sense-Wissen der Anderen. Entsprechend empfiehlt Kisker (1975, S. 58),

» den Wahn nicht mehr als Wahn zu nehmen, vielmehr als Ereignis unserer Beziehung zu Einem, der auf den Abweg gerät [...], sowie seiner Beziehung zu uns, die wir – zumeist – im Gängigen und Geläufigen verweilen. «

Folglich handelt es sich im Wahn nicht um ein einseitiges Herausfallen des Einzelnen aus einer allgemeinen Ordnung oder ein alleiniges Unvermögen dieses Einzelnen gegenüber dem »Gängigen und Geläufigen« (ebd.). Ebenso liegt hier ein Unvermögen der Anderen, der »gängigen und geläufigen Menschen« vor, eine Beziehung mit dem Einzelnen und seinen außergewöhnlichen Erfahrungen aufzubauen. Darüber hinaus kann der Wahn für die Betroffenen selbst jene Umwelt wieder verständlich machen, die in krisenhaften und traumatischen Situationen als bedrohlich und durch das bisherige Common-Sense-Wissen nicht mehr nachvollziehbar erlebt wurde. Dies habe ich bei Suzanne Urban angedeutet: Für sie wurde im Anschluss an den möglichen Krebstod ihres Mannes ihre Welt durch den Wahn, ihre Familie vergiftet zu haben, wieder ein Stück weit verständlicher und kohärenter (Kapitel 4, S. 103 f.). Trotz seiner äußeren Unverständlichkeit hat der Wahn für die Betroffenen also durchaus eine Verständlichkeit und Kohärenz erhaltende Funktion, die ihnen das gewöhnliche Common-Sense-Wissen offenbar nicht bieten konnte.

190 Diese These wird auch als »Unverständlichkeitspostulat über den Wahn« bzw. als »Jaspers-Theorem« bezeichnet, vgl. von Baeyer (1953); Brückner (2009).

Abschließend sei noch auf zwei wichtige Aspekte der Verrücktheit des Common Sense hingewiesen:

1. Selbst, wenn man an einer rein privativen Bestimmung der Verrücktheit und insbesondere des Wahns als bloßen *Verlust* des Common Sense festhält, stellt sich die Frage, vor welchem spezifischen sozialen Hintergrund und Verständigungskontext sich dieser Verlust ereignet. Außer Kraft wird immer nur eine *bestimmte* geteilte Ordnung gesetzt. Diese Frage verweist auf soziokulturelle Kontexte und Räume, in denen der Common-Sense-Verlust aus bestimmten sozialen Ordnungen hervorgeht (s. Teil zwei).
2. Schon Jaspers weist darauf hin, dass es verfehlt sei, den Wahn allein als Überzeugung und mithin als eine »Denkstörung« zu begreifen (1913/1946, S. 164; Kraus, 2014). Diese ist für ihn nur ein sekundäres Phänomen gegenüber den »primären Wahnerlebnissen« (1913/1946, S. 82 ff.), die einer grundlegenden Verwandlung der gesamten Erfahrung des Menschen gleichkämen. Es gilt also, nach tieferen Erfahrungsschichten zu suchen, in deren Zusammenhang der Wahn als Urteils- und Überzeugungssystem entsteht, sich erhält und transformiert.

Ganz ähnlich, wie also schließlich Jaspers den Wahn im Zusammenhang mit fundierenden Erfahrungsformen sieht, gilt dies auch für den hier beschriebenen Common Sense: Auch der Common Sense muss im Zusammenspiel mit den zuvor beschriebenen Ebenen des Gemeinsinns und des sozialen Sinns begriffen werden. Dies erläutere ich nun im abschließenden Kapitel dieses Teils.

7 Rekapitulation der drei Sensus-communis-Dimensionen

7.1 Rückblick

Nach einer historischen Rekonstruktion des Verhältnisses von phänomenologischer Psychiatrie und Sozialpsychiatrie rückte der Begriff des Common Sense bzw. allgemeiner des Sensus communis ins Zentrum der Betrachtung. Er erwies sich als für die Sozialpsychiatrie vielversprechende Forschungsdomäne der phänomenologischen Psychiatrie, da er die grundlegend interaktive und soziale Dimension menschlicher Erfahrung zum Ausdruck bringt. Außerdem schien er es zu ermöglichen, verschiedene Konzepte der phänomenologischen Psychiatrie miteinander zu verbinden.

Nach einer historischen Rekonstruktion habe ich den Sensus communis gemäß drei Dimensionen bzw. Vermögen bestimmt: als *Gemeinsinn*, *sozialer Sinn* und *Common Sense*. Der *Gemeinsinn* wurde von mir als ein grundlegendes Empfindungsvermögen des Menschen bestimmt, das ihm als *intermodaler Sinn* das einheitliche Empfinden der Umwelt und als *innerer Sinn* das Selbstempfinden ermöglicht. Der Gemeinsinn entspricht damit der Erfahrung grundlegender *Lebendigkeit* des Menschen in seiner Umgebung. Empfinden der Umwelt (Fremdempfindung) und Selbstempfinden wurden dabei mit Straus und Maldiney als »sympathetisch« aufeinander bezogen beschrieben (vgl. Straus, 1935/1956, S. 373; Maldiney, 2012b). Auf frühen zwischenleiblichen Interaktionen aufbauend habe ich dann die Bildung leiblicher Habitualitäten analysiert. Hieraus ergab sich der *soziale Sinn* als Vermögen zu situativ angemessenem Verhalten vor dem Horizont gemeinsamer, impliziter Gewohnheiten. Diese situative Abstimmung leiblicher Interaktionsgewohnheiten ermöglicht eine grundlegende *Vertrautheit* mit der Umwelt. Schließlich habe ich den *Common Sense* als regelgeleitetes Denkvermögen beschrieben. Dieses Denken richtet sich nach uns *gewissem* und unmittelbar einsichtigem *Common-Sense-Wissen*, das von mir in einen epistemischen Aspekt bezüglich des Seins der Umwelt und einen normativen Aspekt über sozial gebotenes Verhalten unterteilt wurde. Das durch dieses Wissen geleitete Denken habe ich als intentionale Regulation habitueller Interaktion und als alltägliche Handlungskompetenz ausgewiesen.

Da jedoch jede Differenzierung von Begriffen immer auch Übergänge verdeckt, möchte ich abschließend den Zusammenhang der hier unterschiedenen Bereiche aufzeigen und damit den Sensus communis als ein dynamisches Ganzes verstehen. Es lässt sich zusammenfassend folgendes Schaubild erstellen:

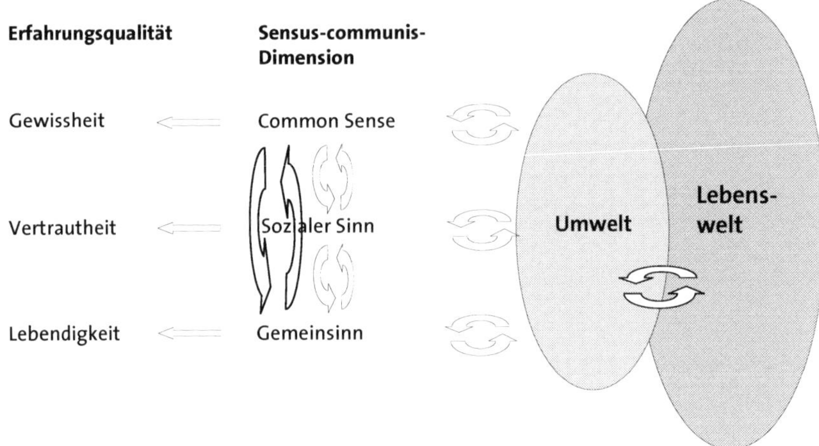

An dem Schaubild werden schematische Ähnlichkeiten der Vermögen bzw. Dimensionen des Sensus communis deutlich: In allen drei findet ein zirkulärer Austausch zwischen der konkreten Umwelt und einer bestimmten Sensus-communis-Dimension statt. Außerdem steht die konkrete Umwelt selbst wiederum in einem Bezug zum weiteren sozialen Bedeutungshorizont der *Lebenswelt*, deren Ordnungen sich hierdurch dem Sensus communis vermitteln (vgl. Kapitel 2.3.1). Aus diesen Austauschvorgängen erwachsen wiederum die Erfahrungsqualitäten der Lebendigkeit, Vertrautheit und Gewissheit. Diese Erfahrungsqualitäten können auch als Bereitschaften verstanden werden, die jeweils in Bezug auf die konkrete Umwelt realisiert werden. Die Sensus-communis-Vermögen bezeichnen also im vollständigen Sinn den dynamischen Prozess, sich selbst mit der konkreten Umwelt lebendig zu empfinden, sich auf vertraute Weise mit den jeweiligen Gewohnheiten der Mitmenschen abzustimmen und zugleich gewisse Regeln und Axiome spontan und situativ umzusetzen (vgl. Kapitel 3.4). Die Wechselpfeile im Schaubild zwischen Umwelt und den drei Vermögen sollen hierbei anzeigen, dass alle drei Vermögen *an* der Umwelt *für* die Umwelt herangebildet werden (vgl. BLANKENBURG, 1969/2007, S. 109). Durch die Wechselpfeile zwischen den Sensus-communis-Dimensionen wird wiederum unterstrichen, dass Gemeinsinn, sozialer Sinn und Common Sense auch in einem Wechselbezug *zueinander* stehen.

Den letzten Aspekt der Wechselseitigkeit zwischen den Sensus-communis-Dimensionen werde ich im Folgenden näher erläutern. Dafür komme ich noch einmal zusammenfassend auf die Frage der Sozialität der drei Sensus-communis-Dimensionen zurück (7.2) und erläutere dann deren Zusammenspiel (7.3). Hiernach thematisiere ich das Fundierungsverhältnis zwischen den drei Dimensionen (7.4). Dabei möchte ich zeigen, dass die situative Gewissheit des Common-Sense-Wissens durch eine vorgängige, leibliche Vertrautheit mit der Umgebung begründet ist, die wiederum in einem Gefühl von sympathetischer Lebendigkeit wurzelt. Aus diesem Grund ist die Ebene des Gemeinsinns im Schaubild auch als unterste Dimension angegeben. Daraufhin behandle ich das Verhältnis von Sensus communis, Normalität und Realität (7.5) und komme dann auf die Frage der Kreativität und Offenheit des Sensus communis zu sprechen, womit ich zugleich die Bewegtheit sozialer Ordnungen verbinde (7.6). Nach einer kurzen Zusammenfassung (7.7) bringe ich meine Überlegungen noch einmal mit der Frage der Verrücktheit zusammen (7.8) und leite damit zum nächsten Teil der Untersuchung über (7.9).

7.2 Die drei Dimensionen des Sensus communis als Erfahrungsformen von Sozialität

In ihrer Analyse zum Begriff der Gemeinschaftshabitualität bei Husserl differenziert Maren Wehrle (2013) in dessen Werk drei Ebenen, in denen sich Sozialität in der Erfahrung geltend mache. Zum einen bestimmt sie einen Bereich »expliziter Sozialität« (ebd., S. 306), der im gemeinsamen Handeln von Personen bestehe, zum anderen einen Bereich leiblicher, vorprädikativer Interaktion, bis hin schließlich zu einer grundlegenden Ebene habitualisierter Wahrnehmungsassoziationen bezüglich der Umgebung. Wehrle (2013, S. 316) resümiert daraufhin den Zusammenhang zwischen Erfahrung und Sozialität:

» Sozialität kann nicht nur auf explizite gemeinsame Tätigkeiten, wie etwa Handlungen oder Kommunikation, zurückgeführt werden, sondern muss bereits vor jeglicher expliziter Aktivität einzelner oder mehrerer Subjekte in impliziter Weise vorhanden sein. Die Kultur, die Geschichte oder das jeweilige soziale Milieu, in das ein konkretes Subjekt hineingeboren wird, prägen in diesem Sinne seine spezifischen Gewohnheiten, Umgangsformen, Normen und Werte. Dies geschieht von Geburt an durch Interaktion mit den Eltern, dem näheren Umfeld, und durch den Einfluss eines umfassenderen Weltbildes, das über Medien vermittelt wird. Durch wiederholende Einübung werden so die bestehenden Normen vom heranwachsenden Subjekt inkorporiert, erlernt, passiv übernommen und später auch aktiv bestätigt oder abgelehnt. «

Sozialität kann also nicht auf »explizite gemeinsame Tätigkeiten« (ebd.) beschränkt werden, sondern besteht schon in viel impliziteren Erfahrungsbereichen. Ähnlich wie bei Wehrle ist auch die hier vorgelegte Dreiteilung des Sensus communis eine Unterscheidung von Ebenen der Sozialität. Sozialität macht sich demgemäß wie folgt geltend:

1. Auf der grundlegendsten Ebene des Gemeinsinns ist unser sympathetisches Empfinden von sozialen Kontexten und Rhythmen geprägt. Soziales wird hier jedoch nicht zwingend *als* Soziales im Sinne konkreter, zwischenleiblicher Anderer oder einer expliziten Auseinandersetzung mit gesellschaftlichen Meinungen erfahren, sondern eher als ein anonymes Werden von Sinnes- und Bewegungsrhythmen, durch die wir uns die Umgebung erschließen und von ihr affiziert werden (s. Kapitel 4.1 und 4.5). Weiter erfahren wir aber auf der grundlegenden Ebene des Empfindens nicht nur das Soziale *anders*, sondern potenziell auch gegenüber dem Sozialen *Anderes* und *Fremdes*, wie ich noch zeigen werde. Gerade auf der Empfindungsebene ist daher m. E. die eigentliche Bewegtheit und Offenheit sozialer Ordnungen zu sehen (s. u., S. 160 f.).
2. Auf der Grundlage dieses Empfindungssinns macht sich das Soziale auf der nächsten Ebene durch in den ersten zwischenleiblichen Begegnungen erworbene, gemeinschaftliche Interaktionsgewohnheiten bezüglich der konkreten Umwelt geltend. Der soziale Sinn wurde dabei als das implizite, situative Gespür für diese gemeinschaftlichen Verhaltensgewohnheiten gekennzeichnet, welches wiederum nur auf der Grundlage wiederholter Interaktionen und der entsprechenden Inkorporierung dieser Interaktionsgewohnheiten möglich ist. Am sozialen Sinn ist dabei besonders der Aspekt der sozialen Kohäsion und der intuitiven Stimmigkeit des Umgangs zu betonen, wie es sich auch an dessen Bestimmung Bourdieus als Sinn »für Verträglichkeiten und Unverträglichkeiten« innerhalb sozialer Klassen (1987, S. 374) bemerkbar machte (vgl. Kapitel 5.6).
3. Das Denken des Common Sense wiederum ist von sozial vorgegebenen, geteilten und uns gewissen Regeln geleitet. Ein wichtiger Teil hiervon ist wie erläutert das soziale Rollenwissen. Durch dieses Wissen perspektivieren wir unser Handeln gemäß allgemeiner gesellschaftliche Anforderungen und regulieren es in einem exzentrischen Selbstverhältnis (vgl. Goffman, 1961/1972, S. 75; Plessner, 2003). Diese Regulation erfolgt im Verhältnis zum sozialen Sinn auf eher explizite und bewusste Weise.

Diese Differenzierung der Sozialität in Form grundlegender Empfindungsrhythmen, Interaktionsgewohnheiten und (relativ) expliziten Normen und Rollen macht deutlich, dass vom Standpunkt einer Phänomenologie des Sensus communis die Frage weniger ist, *ob* unsere Erfahrung sozial konstituiert ist, sondern *wie* sie dies ist und wie sie sich in dieser Konstitution »verrücken« kann (s. u., S. 162 ff.). Als nächstes möchte ich nun diese Erfahrungsebenen von Sozialität in ihrer dynamischen Verwobenheit betrachten.

7.3 Wechselseitige Beeinflussung der Dimensionen

Die Art, wie wir die Welt ursprünglich empfinden, prägt die implizite, leibliche Vertrautheit, die wir mit ihr entwickeln und die uns gewissen Regeln, in denen wir denken, ebenso wie diese Regeln wiederum zu leiblichen Gewohnheiten werden und unser Empfinden der Welt formen. Dies veranschauliche ich nun an zwei Beispielen.

7.3.1 Erstes Beispiel: Wechselseitige Verklammerung von Rolle und Habitus

Das Wechselverhältnis der Sensus-communis-Dimensionen lässt sich anhand des Verhältnisses von Rolle und Habitus beschreiben, das bereits im vorigen Kapitel angedeutet wurde (Kapitel 6, S. 136 ff.). Für das angemessene Spielen einer Rolle ist es nicht ausreichend, dass die mit der Rolle verbundenen Verhaltensanforderungen lediglich gewusst und ausgeführt werden. Sie müssen sich mit unserem leiblichen Interaktionsstil verbinden, d. h., wir müssen diese Rollen durch unsere leiblichen Interaktionsgewohnheiten auch bewohnen. Erst hierin lässt sich die – eigentlich ja paradoxe – Fähigkeit zum *authentischen Spiel einer Rolle*, wie sie beispielsweise Sartre (1943/2003, S. 139 ff.) anhand der Rolle eines Kellners beschreibt, ausmachen.[191] Dabei unterscheiden sich Rolle und Habitus zunächst: In der Rolle liegt im Vergleich zum Habitus eine größere Distanz des Selbst zu sozialen Erwartungen. So können wir etwa die Rolle einer Arbeitnehmerin, eines Patienten oder einer »besten Freundin« zumindest zeitweise ablegen. Diese Distanz ist zugleich aber trügerisch, da die Disposition zum Spielen dieser Rollen wiederum sozial in Form des Habitus bestimmt ist. Ein Beispiel hierfür wäre das Spielen einer Arztrolle, das mit einem typischen Klassenhabitus einhergeht, der sich in der Ausdrucksweise, der Wortwahl oder auch dem Kleidungsstil einer Person (auch außerhalb der Klinik) ausdrückt und

191 In dieser Hinsicht scheint es unzureichend, wenn Goffman das Selbst in seinen mikrosoziologischen Analysen lediglich als Produkt einer Theaterszene und samt ihrer Zuschauer (1959/2003, S. 230 ff.) begreift und die Person und ihren Körper lediglich als »vorübergehenden Aufhänger für etwas gemeinsam Hergestelltes« (ebd., S. 231) bezeichnet. Im selben Zug, wie hier die für die Konstitution des Rollenspiels notwendige Leiblichkeit aus dem Blick gerät, wird auch eine soziale Prägung vor aller Befähigung zum Rollenspiel ausgeklammert und so, entsprechend der Kritik Krais' und Gebauers (2002, S. 66 ff.), eine vom Sozialen unberührte und ihre Rollen frei wählende Individualität konstruiert.

den eine Person schon vor dem Rollenspiel inkorporiert haben muss. Es kann also nicht jede Person jede Rolle spielen.[192]

Umgekehrt prägt auch das Rollenspiel unseren Habitus: In einer neuen und unbekannten Situation müssen wir zunächst reflexiv auf das Wissen über eine einzunehmende Rolle zurückgreifen, zum Beispiel, wenn wir das erste Mal vor einer großen Menschenmenge einen wissenschaftlichen Vortrag halten. Uns mag dann zwar gewiss sein, wie »man« sich zu verhalten bzw. nicht zu verhalten hat, und wir mögen gerade mit dieser Gewissheit unser leibliches Ausdrucksverhalten beobachten und kontrollieren. Doch im Zuge der Wiederholung werden die entsprechenden Verhaltensweisen Teil unseres Leibgedächtnisses, sodass wir uns bei einem erneuten Vortrag zunehmend ohne denkenden Eingriff rollengemäß verhalten. Insgesamt besteht also eine wechselseitige Durchdringung von leiblichem Habitus und Rollenperformanz: Habitus und Rolle sind eigentlich nur in ihrer Verbindung denkbar, d.h., soziale Rollen befinden sich in einem ständigen leiblichen Habitualisierungsprozess, und leibliche Habitus werden ständig auf allgemeinere Rollenschemata hin »exzentrisch« überschritten. Diese dynamische Verklammerung von Rolle und Habitus ist auch aus psychiatrischer Sicht relevant, worauf ich weiter unten eingehe (vgl. S. 163).

7.3.2 Zweites Beispiel: Das Taktgefühl

Ein weiteres Beispiel, anhand dessen sich die Verklammerung der einzelnen Dimensionen des Sensus communis auch unter Einbeziehung des Gemeinsinns beschreiben lässt, ist das Taktgefühl. Zuvorderst handelt es sich beim Taktgefühl[193] um ein leiblich-habitualisiertes Vermögen, das geteilte Gewohnheiten (bzw. Gewohnheits-Gewohnheiten) immer wieder an konkrete soziale Situationen anpasst und so einen vertrauten Umgang mit Anderen ermöglicht. Es ist daher in erster Linie dem sozialen Sinn zuzuordnen. Andererseits gehört zum Taktgefühl aber auch eine besondere, an den Gemeinsinn gebundene Empfindungsfähigkeit gegenüber unüblichen, außergewöhnlichen und gegebenenfalls überraschenden Verhaltensweisen und Erfahrungen Anderer. Taktgefühl ist damit auch eine sen-

---

192 Die Möglichkeit, bestimmte Rollen einzunehmen, hängt vor allem von den klassischen soziologischen Kategorien von Klasse, »race«, Alter und sozialem Geschlecht ab, was in dieser Arbeit nur angedeutet werden kann (vgl. Kapitel 8.3).

193 Das Taktgefühl ist ein von Philosophie, Psychologie und Soziologie wiederholt behandeltes Thema. Aus philosophischer Sicht ist neben Kants (1790/1974) Behandlung des Begriffs u.a. Gadamer (1960/1990, S. 20 ff.) zu erwähnen. In der Psychologie wird der Begriff vor allem als psychotherapeutische Technik eingebracht (Abilgaard, 2014, S. 206 ff.; Wurmser, 1997, S. 428 ff.), in der Soziologie wird der Begriff beispielsweise von Plessner (1924/2002) sowie von Luhmann (1984, S. 213 f.) beschrieben. Luhmann verbindet den Begriff mit seinem Konzept der Erwartungserwartungen (ebd., S. 411 ff.), das eine Ähnlichkeit mit dem hier entwickelten Begriff der Gewohnheits-Gewohnheiten hat (s. Fn. 168, S. 115).

sible Offenheit für das, was soziale, leibliche Vertrautheiten und Usancen gerade überschreitet. In dieser Offenheit wird durch das Taktgefühl unübliches Verhalten Anderer nicht nur auf geteilte, implizite Gewohnheiten, sondern auch auf eher explizite Verhaltensnormen des Common-Sense-Wissens bezogen. Durch das Taktgefühl empfinden und antizipieren wir daher unübliches Verhalten Anderer auch als Verstoß und Unzulänglichkeit gegenüber geteilten Normen. Zugleich empfinden wir in der zwischenleiblichen Begegnung (s. Kapitel 5.2) auch das Empfinden dieser Unzulänglichkeit der Anderen – wir empfinden ihre Scham.[194] Exemplarisch möchte ich dies noch einmal anhand der erwähnten problematischen Begegnungssituation mit einem trauernd nach Hause kommenden Nachbarn im Treppenhaus beschreiben (vgl. Kapitel 5.3.1 und 6.2).

Nehmen wir etwa an, die Frau dieses Nachbarn wäre vor Kurzem verstorben, wovon ich durch Dritte erfahren hätte. Ihm wäre damit etwas Außergewöhnliches widerfahren, das vermutlich seinen Alltag zum Einsturz bringt und es ihm offenbar unmöglich macht, sich gemäß dem allgemein erwarteten Verhalten in einem öffentlichen Treppenhaus zu geben. Stattdessen ist er vielleicht in laute Selbstgespräche vertieft und bleibt immer wieder klagend stehen, während er die Treppe hinaufsteigt. Als ich ihm begegne, gelingt es ihm daher nicht, sich an die zwischen uns gewachsene Gewohnheit beiläufiger, nachbarschaftlicher Plaudereien zu halten. Der außergewöhnliche Verlust, der ihm widerfahren ist, drückt sich in seiner gesamten leiblichen Ausdrucksgestalt aus. Ebenso drückt die Schamröte in seinem Gesicht höchstwahrscheinlich das Empfinden der Unzulänglichkeit gegenüber der zwischen uns etablierten Alltäglichkeit aus. All das hinterlässt in mir einen leiblichen Eindruck und macht mich betroffen. Ich verstehe die außergewöhnliche und schambehaftete Situation unserer Begegnung und stehe nun vor der Frage, wie *man* sich darin verhält. Was wäre hier taktvoll? Den Tod seiner Frau zu erwähnen, könnte ebenso als taktlos erscheinen, wie dies nicht zu tun. Ebenso wenig könnte ich ihn natürlich einfach fragen, ob ich den Tod seiner Frau erwähnen sollte oder nicht. Dem Taktgefühl wohnt demnach mit Gadamer ein gewisse »Unausdrücklichkeit und Unausdrückbarkeit« und zugleich ein Sinn für den angemessenen Abstand inne (1960/1990, S. 22). Entscheidend für diese Unausdrückbarkeit des richtigen Abstands ist, dass selbst wenn es mir gelänge, seine verstorbene Frau zur Sprache zu bringen, mein Nachbar selbst nicht genau sagen könnte, ob ich ihn hierauf ansprechen sollte oder nicht: Nicht nur *ob*, sondern auch *wie* seine verstorbene Frau zur Sprache kommt, zeigt sich erst in einem bestimmten Begegnungsmoment, in dem ich bzw. wir beide, etwa anhand eines traurigen Blicks, realisieren, dass es angemessen ist, seine Frau zur Sprache zu bringen oder dies schweigend zu umgehen. Diesen Moment können wir beide nicht vorwegnehmen. Er entscheidet über den weiteren Verlauf unserer Begegnung und unseres Verhält-

194 Zum Begriff der Scham siehe u.a. Römer (2016); Diebitz (2005); Landweer (1999); Wurmser (1997).

nisses. Somit lässt sich das Taktgefühl gemäß Hilge LANDWEERS Bestimmung des Sinns für Angemessenheit als »ein kreatives Vermögen zur Situationsbewältigung, das [...] neue Handlungsmöglichkeiten zu etablieren vermag«, verstehen (2011, S. 67). Durch dieses hier exemplarisch beschriebene komplexe Zusammenspiel verschiedener Ebenen des Sensus communis ermöglicht das Taktgefühl somit ein filigranes Erspüren von Schamgrenzen Anderer sowie einen geschickten Umgang mit Unumgänglichem in außergewöhnlichen Begegnungen.

Sofern es gerade im Falle psychischer Erkrankungen häufig das Unumgängliche und Unausdrückbare ist, das in die alltägliche Erfahrung von Betroffenen und ihren Angehörigen einbricht und auf diese Weise unsägliches und schamvolles Leid erzeugt, ist besonders das Taktgefühl essenzieller Teil der psychiatrischen Haltung. Es verwundert somit nicht, dass Léon WURMSER (1997, S. 428 ff.) als psychoanalytischer Theoretiker des Schamgefühls das Taktgefühl als entscheidende Fähigkeit in der Psychotherapie hervorhebt. Später werde ich versuchen, das Taktgefühl als zentralen Bestandteil der *sozialpsychiatrischen Haltung* herauszuarbeiten: als ein Vermögen, das zwischen der Verrücktheit und Normalität des sozialen Raums vermittelt und Inklusion ermöglicht (Kapitel 10, S. 252 f.).

7.4 Fundierungsbezüge

Neben dieser Wechselseitigkeit der drei Dimensionen des Sensus communis liegt schließlich auch ein Fundierungsverhältnis zwischen ihnen vor. In seinen Notizen *Über Gewissheit* macht WITTGENSTEIN (1969/1970) wie erläutert deutlich, dass die Gewissheit der Überzeugungen und Axiome, die uns ins unserem Alltag leiten, nicht auf Beweisen beruhen, die uns jemand erbracht hätte (Kapitel 3, S. 75 f., 6.3.1, S. 133 ff.). Wittgensteins Reflexionen kreisen dabei immer wieder um die Unterscheidung zwischen *Wissen* und *Gewissheit*. Dennoch bewegen sich Wittgensteins Überlegungen nahezu ausschließlich im Bereich des Denkens und der Gewissheit unanzweifelbarer Propositionen.[195] Es wäre aber zu fragen, inwieweit die Gewissheit des Denkens nicht schon in einer *sinnlichen* Gewissheit verankert ist. So geht HEGEL etwa in seiner *Phänomenologie des Geistes* davon aus, dass in der »sinnlichen Gewissheit« (1806–1807/1986, S. 82 ff.) überhaupt die Bildung des allgemeinen Wissens des Geistes und der Reflexion ihren Anfang nehme. In der phänomenologischen Tradition spricht HUSSERL (2008, S. 251 ff.)

195 Gleichwohl finden sich in Wittgensteins Notizen Beispiele, in denen er diese Gewissheit eher in unserer unausdrücklichen Art, mit Anderen umzugehen, ausmacht als in expliziten Begründungen. So etwa, wenn er behauptet, dass das Ende einer Begründung nicht eine »unbegründete Voraussetzung, sondern die unbegründete Handlungsweise« sei (WITTGENSTEIN, 1969/1970, § 110; vgl. RHODES & GIPPS, 2008, S. 299 f.).

von einer primär wahrnehmungsmäßigen und leiblichen »Bodengewissheit«, die unsere alltägliche, natürliche Einstellung zur Welt fundiere. Ähnlich bestimmt auch STRAUS (1949/1960, S. 242 ff.; vgl. SUMMA, 2012) »Axiome des Alltags«, die er auf das »Wesen des sinnlichen Erlebnisses« bezieht, und MERLEAU-PONTY (1945/1976, S. 303) spricht, wie erwähnt, von einem »Wahrnehmungsglauben«, einem »Wahrnehmungsglauben« als elementarem Zug unseres Zur-Welt-Seins. Schließlich wurde in der vorliegenden Arbeit im Kapitel über den sozialen Sinn darauf hingewiesen, dass der Erwerb des quasi apriorischen *Vertrautheitsbezugs* zur Umwelt in der frühen Ausbildung von *Vertrauensbeziehungen* zu unseren Mitmenschen während unserer ersten Lebensjahre gründet (s. Kapitel 5.5).
Wittgensteins Überlegungen ließe sich demnach hinzufügen, dass die Common-Sense-Gewissheit nicht eigentlich im Denken, sondern viel tiefer greifend in leiblich-sinnlichen und vertrauensbildenden Interaktionserfahrungen mit unserer sozialen Umwelt begründet liegt. Wiederum sind diese Interaktionserfahrungen nur denkbar, sofern wir überhaupt uns selbst und die Umwelt in sympathetisch-rhythmischem Austausch empfinden. In diesem Sinne fundiert also unser Gemeinsinn die soziale Vertrautheit und das regelgeleitete Denken oder, um es anders zu formulieren: Unser lebendiger Kon-takt mit der Umgebung ist die Bedingung für die Entstehung sozialer Vertrautheit, die wiederum die Grundlage für regelgeleitetes Denken im Austausch mit der sozialen Umwelt bildet, ein Denken, das zugleich die Fehlgriffe der vorigen Fähigkeiten korrigiert und mit ihnen in Form des Takts eine Einheit bildet.
Die besondere Offenheit des Gemeinsinns hat aber nicht nur eine für die anderen Sensus- communis-Dimensionen fundierende, sondern diese auch überschreitende und infrage stellende Funktion: Es ist uns durchaus möglich, etwas zu empfinden, ohne damit bereits vertraut zu sein und ohne Common-Sense-Regeln unmittelbar darauf anwenden zu können. Die Bedeutung solcher außerordentlicher, d.h. die gültigen Ordnungen überschreitender Erfahrungen möchte ich nun im Rahmen einer Verhältnisbestimmung von Sensus communis und Realität diskutieren (vgl. S. 158 ff.).

7.5 Rolle des Sensus communis für die Erfahrung von Realität

In der folgenden Betrachtung des Verhältnisses von Sensus communis und Realitätserfahrung erhebe ich keinen Anspruch darauf, den Realitätsbegriff hinreichend phänomenologisch zu erfassen.[196] Es liegt jedoch eine wichtige Schnittmenge

196 Für eine Übersicht der hierfür relevanten Aspekte siehe VAN DUPPEN (2016, S. 8 ff.). Im Folgenden unterscheide ich nicht zwischen den Ausdrücken »Realität« und »Wirklichkeit«.

zwischen Sensus communis und Realitätsbegriff vor. Diese besteht im Gedanken der Normalität, welcher wiederum auch aus psychopathologischer und sozialpsychiatrischer Sicht äußerst relevant ist. Ich gehe zunächst auf den Normalitätsbegriff und seinen Bezug zum Realitätsbegriff ein, um dann dessen Aspekte der Kreativität und der Unerwartbarkeit zu diskutieren.

7.5.1 Normalität und Realität

Die unterschiedlichen Vermögen des Sensus communis können auch als unterschiedliche Grade der Normalisierung begriffen werden: Das Erfassen einer Situation durch den Common Sense macht diese Situation zum *Fall einer Regel*, in dem der Interaktionsablauf bereits festgelegt ist. Bezahlen wir etwa im Supermarkt ganz selbstverständlich an der Kasse, entspricht dieser Vorgang der bloßen Ausführung eines gemeinsamen Handlungsschemas, an dem sich die Handelnden mit ihren unterschiedlichen Perspektiven orientieren, wie bereits unter Verweis auf Schütz' und Luckmanns »*Generalthese der wechselseitigen Perspektiven*« (1979, S. 89) angedeutet wurde (vgl. Kapitel 6, S. 130). Die Allgemeinheit und Schematik dieses Vorgangs ist auf nahezu jeden Bezahlvorgang anwendbar. Dabei kommt es notgedrungen zu einer Einklammerung konkreter Unterschiede der einzelnen Fälle. Beim Bezahlvorgang achten wir zum Beispiel für gewöhnlich nicht darauf, was für eine Armbanduhr der Verkäufer trägt, auf die Länge seiner Haare o. Ä. Diesen Vorgang bezeichnet Waldenfels als *Normalisierung*. Damit ist gemeint, dass die Differenzen zwischen dem, was wir eigentlich konkret erfahren, und der Regel, nach der wir darauf immer und immer wieder reagieren, verschwinden.[197]

> Die Normalisierung unserer Erfahrung ist zugleich wesentliche Bedingung für unsere Handlungsfähigkeit. Würde ich mich etwa bei jedem Einkauf über die unterschiedlichen Armbanduhren oder Frisuren des Verkaufspersonals wundern, wäre die eigentliche Abwicklung des Einkaufs deutlich erschwert. Wie unser Common Sense zeichnet sich demnach Normalität im Wesentlichen durch einen pragmatischen Sinn aus, ohne den unser Alltag nicht zu bewältigen wäre, ja sie stellt überhaupt den Kern dieses Alltags – als eben das, was sich alle Tage wiederholt und bewährt – dar (vgl. Kapitel 6.5).

Unter den Normalitätsgedanken lässt sich auch der Wirklichkeitsbegriff fassen, der zu Beginn dieser Arbeit als fundamentales Korrelat der subjektiven Erfahrungskonstitution eingeführt wurde (Kapitel 1, S. 35 f.). In der Normalität des Alltags erkennt Schütz die eigentliche Bezugsgröße für unsere Wirklichkeit, d. h., der Alltag ist für Schütz (1945) die eigentliche, die »paramount realitiy«. Die widerspruchslose

197 Waldenfels drückt dies so aus, dass die »Differenz zwischen dem Was und dem Worauf des Antwortens zum Verschwinden« gebracht werde (1998b, S. 141; vgl. Rolf, 1999).

Einordnung konkreter Erfahrung in bereits bekannte und vertraute Regeln, wie sie den Alltag kennzeichnen, wird von Schütz entsprechend als entscheidendes Kriterium für die Realitätsgültigkeit dieser Erfahrungen betrachtet. So zitiert Schütz William James: »›[A]ny object which remains uncontradicted is *ipso facto* believed and posited as absolute reality« (nach ebd., S. 557).

Von dieser These über die *Widerspruchsfreiheit* der Realität lässt sich ein entscheidender Punkt bzgl. der Relevanz unseres Common-Sense-Wissens und unserer Common-Sense-Gewissheit für unsere Realitätserfahrung ableiten: Gerade die grundsätzlichen Überzeugungen, die Wittgenstein erwähnt – wie etwa, dass wir ein Gehirn haben, dass dies unsere Hand ist oder dass die Erde eine Kugel ist (1969/1970, § 1 ff., 118, 146, 207) – und von denen er nachweist, dass sie uns eigentlich nie bewiesen wurden, sind gerade deswegen realitätskonstituierend, weil sie praktisch durch unsere Erfahrung und insbesondere durch die Anderen *unwidersprochen* bleiben. Sie ermöglichen Normalität, weil wir von ihnen in unserem sozialen Umfeld überzeugt sein können, ohne sie ständig hinterfragen zu müssen. Diese Widerspruchslosigkeit ist so tief in der Gewissheit unserer Überzeugungen verankert, dass beispielsweise der Umstand, dass man unseren Kopf öffnete und darin kein Gehirn fände, für uns wohl einem umfassenden Gewissheits- und Realitätsverlust gleichkäme – oder es ansonsten zumindest äußerst guter Gründe hierfür bedürfte (vgl. ebd., § 4, 118, 207).

Im Gedanken der Widerspruchsfreiheit unserer Überzeugungen lässt sich erneut der Gemeinschaftsbezug dieser realitätskonstituierenden Überzeugungen und Regeln erkennen (vgl. Kapitel 6.3.1): Das Nicht-Teilen gemeinschaftlicher Überzeugungen würde dazu führen, dass wir diese – und damit unsere Realität – durch Andere immer wieder infrage gestellt sähen. Dies macht auch nachvollziehbar, warum der Verlust dieser geteilten und gewissen Überzeugungen und Regeln gerade im Wahn für die Betroffenen einen ebenso vereinsamenden wie realitätsumwälzenden Effekt hat (s. u., S. 162 ff.). Umgekehrt zeigt dies aber auch, dass eine Gesellschaft, die verrückte Wahnüberzeugungen ein Stück weit gelten lässt – und zwar nicht nur in der psychiatrischen Therapie, sondern auch in anderen sozialen Räumen (vgl. Kapitel 10.2) –, die heilsame Erfahrung von geteilter Wirklichkeit wieder ermöglichen kann.

Besonders in der Alltagsinteraktion wird der Zusammenhang von Widerspruchslosigkeit unserer Gewissheiten und ihrer realitätskonstituierenden Funktion deutlich. Denn in dieser Alltagsinteraktion können diese Gewissheiten von Anderen besonders leicht bedroht und gebrochen werden. So verortet Goffman in unseren gewissen Regeln des alltäglichen Umgangs ein »thin sleeve of immediate reality«:

» [I]t is to these flimsy rules, and not to the unshaking character of the external world, that we owe our unshaking sense of realities, to be at ease in a situation is to be properly subject to these rules, entranced by the meanings they generate and stabilize; to be ill at ease means that one is ungrasped by immediate reality and that one loosens the grasp that others have of it. To be awkward or unkempt, to talk or move wrongly, is to be a dangerous giant, a destroyer of worlds. As every psychotic and comic ought to know, any accurately improper move can poke through the thin sleeve of immediate reality. « (1961/1972, S. 72)

In diesem Zitat betont Goffman also nicht nur die Funktion der Alltagsregeln und ihren Gemeinschaftsbezug für unser Realitätsempfinden, sondern verweist auch auf die Brüchigkeit, die diesem Realitätsempfinden durch mögliches Fehlverhalten Anderer innewohnt. Jedoch sind die erwähnten »Psychotiker« im Gegensatz zu Komikern zunächst keine »destroyer of worlds« für Andere, sondern machen vielmehr selbst, etwa in der *Wahnstimmung* (s. Kapitel 4.4), die Erfahrung des dramatischen Verlusts ihrer Welt und der sie bisher konstituierenden Gewissheiten. Bevor ich dies im letzten Abschnitt dieses Kapitels noch einmal näher betrachte, möchte ich noch auf den Aspekt der Kreativität und der Offenheit des Sensus communis eingehen.

7.6 Kreativität und Offenheit des Sensus communis und sozialer Ordnungen

Das Moment der Kreativität wurde als inhärenter Bestandteil des Sensus communis ausgemacht (vgl. Kapitel 4.4, 5.3, 6.5). So ist der Common Sense im Sinne des selbstverständlichen Einnehmens eines allgemeinen und exzentrischen Standpunkts zur konkreten Situation immer auch von einer kreativen Auslegung allgemeiner Regeln geprägt. Dies ist in dem bereits erwähnten formalen Umstand begründet, dass es für die Anwendung einer Regel nicht erneut eine Regel geben kann (s. Kapitel 6.5). Eine Regel bedarf somit notwendig ungeregelter und kreativer Elemente. Kreativität lässt sich auch für die impliziten, leiblichen Interaktionsgewohnheiten des sozialen Sinns ausmachen: Zwar stehen wir durch unseren sozialen Sinn in einem ständigen Abstimmungsbezug mit den impliziten Gewohnheiten der Anderen, doch diese Gewohnheiten müssen, wie angedeutet (s. Kapitel 5.3.), in jeder konkreten Situation von uns sowohl wiedergefunden als auch modifiziert werden. Besonders deutlich tritt das Moment der Kreativität schließlich im Gemeinsinn hervor, dessen Wesen im pathischen Selbst- und Weltempfinden ausgemacht wurde. Mit Maldiney und Waldenfels kann im »Sich-selbst-Empfinden«, im »Fremd-Empfinden« überhaupt das eigentlich treibende Motiv der Kreativität unseres Sensus communis gesehen werden, und zwar im Sinne einer *pathischen* und *responsiven Kreativität.* So spricht WALDENFELS von einer sich in unserer Responsivität artikulierenden »*kreativen Antwort*« (1998 b, S. 141) und erklärt weiter: »Wir erfinden, was wir antworten, nicht aber das, worauf wir antworten. Das, worauf wir antworten, ist ein Fremdes und Außer-ordentliches, das sich der jeweiligen Ordnung entzieht« (ebd.).

Es ist eben dieses *Außerordentliche*, das wir in der pathischen Dimension des Sensus communis erfahren und erleiden. Jeder Widerspruch gegenüber einer Regel, jedes Unvertraute gegenüber etwas Vertrautem und jedes Fremdempfinden gegenüber dem Selbstempfinden hat immer auch den – teils ausgeprägten, teils ephemeren – Charakter des Erleidens und der Überraschung durch etwas Unvorhergesehenes und Unbekanntes, in dessen Kontakt wir uns selbst vorweg sind, auf das wir reagieren und an das wir unsere bisherigen Gewohnheiten anpassen müssen (vgl. S. 155). MALDINEY (1973/2012, S. 207) spricht vom »Ereignis [événement] einer Empfindung« in dem »während der Biegung einer Straße ganz plötzlich ein Gesicht, eine Stimme, eine Stück Sonne auf einer Mauer oder der Strom des Flusses die Rolle unseres Alltagsfilms zerreißen und uns darin überraschen, zu *sein* und *da* zu *sein.*« Besonders in Maldineys Denken drückt sich dabei ein ständiges, fast kindliches Staunen über die Welt aus, deren Normalität und Beständigkeit für ihn alles andere als selbstverständlich ist, weil sich diese Welt uns in einem immer wieder neuen *il y a*, einem *Es gibt*, offenbare und uns zugleich die eigene Offenheit hierfür zuteilwerden lasse:

» Finden Sie, dass es sich von selbst versteht, dass jeder, hier, ganz egal ob Sie oder ich, dass wir offen sind gegenüber etwas, dass es etwas gibt? Dieses Wunder des *Es gibt* (*il y a*) ist derart diaphan, dass es uns ohne Abstand gegeben ist [...]. Und versteht es sich von selbst, dass es einen Raum des Sinns (*espace de sens*) gibt –, nicht nur des Bedeutungssinns, sondern auch des Wahrnehmungssinns [...]? Dieses Mysterium besteht hierin: Erscheinen heißt, sich *im Offenen an sich* zu manifestieren. « (2014, S. 245 f.)

Erneut scheint hier also der fundamentale Begriff der Offenheit der menschlichen Existenz auf, wie sie bereits in vorigen Kapiteln erwähnt wurde (Kapitel 2.3.1 und 4.4). Noch dazu liest sich dieses Zitat fast wie eine philosophische Replik auf Anne Raus beklagten Verlust der natürlichen Selbstverständlichkeit: Auch eine Philosophin hält die Normalität der Welt nicht für selbstverständlich. Doch im möglichen Rückzug und der Abkehr von dieser Selbstverständlichkeit, die bei Maldiney nahezu meditative Züge annimmt, vermag sie die Offenheit und das philosophische Staunen gegenüber der Gabe der Welt zu finden. Inwieweit ein solcher »meditativer Rückzug« auch in der Verrücktheit eine Form der Selbsthilfe sein kann, werde ich später diskutieren (Kapitel 10, S. 241 f.). Zu guter Letzt kommt in dem Zitat aber auch ein grundsätzlich anderes Konzept von Wirklichkeit zum Ausdruck als jenes der widerspruchslosen, sich wiederholenden, all-täglichen Normalität (vgl. S. 157). So heißt es bei VON WEIZSÄCKER: »*Wir glauben nur das ganz, was wir nur einmal gesehen haben«* (1946, S. 33, kursiv i. O.).[198] BLANKENBURG wiederum erklärt: »›Realität‹ ist nicht nur das, was unsere Vorstellungen mit Inhalt füllt, sondern auch das, was sie jeweils vernichtet« (1991a, S. 10). Und ähnlich schreibt schließlich MALDINEY: »Das Reale ist stets das, was wir nicht erwartet haben« (1991/2007d, S. 105).[199] Durch die Dimension des weltoffenen Empfindens lässt sich im Sensus communis also auch die entgegengesetzte Hypothese einer notwendigen Widersprüchlichkeit und Unerwartbarkeit der Realität ausmachen, und zwar im Sinne eines Realen, das sich uns widersetzt, uns widerständig ist und uns bislang unvorhergesehene Antworten abverlangt.

> Maldiney verortet entsprechend im Ereignismoment des Empfindens, das die Selbstverständlichkeiten und Gewissheiten unseres Alltags widerlegt und außer Kraft setzt, den eigentlichen Kern der Realität. In diesem Zusammenhang wirft er Hegel vor, seinen Begriff der »sinnlichen Gewissheit« (s.o., S. 154 f.) von vornherein auf die Entwicklung und den Erhalt eines allgemeinen, absoluten und beständigen Wissens-Systems des Geistes hin anzulegen. Dieses System sieht Maldiney selbst im offenen und überraschenden Moment des Empfindens fundamental infrage gestellt (MALDINEY, 2012a). Begreift man dieses Wissens-System als eben jene soziale Ordnung, die sich im Laufe der Sozialisation in die Subjektivität einschreibt und sich anhand der drei Dimensionen des Sensus communis in ihr geltend macht, so wird abschließend deutlich, dass die These von der Kreativität, Offenheit und potenziellen Krisenhaftigkeit des Sensus communis, wie sie bis hier hin vertreten wurde, zugleich auch die Frage nach Bewegtheit und der Gestaltung sozialer Ordnungsgefüge betrifft.

Im pathischen und kreativen Moment des Sensus communis kann somit vom phänomenologischen Standpunkt aus die eigentliche *Bewegtheit* sozialer Ordnung gesehen werden. In der pathischen Dimension des Gemeinsinns kann etwas erfahren werden, das prinzipiell noch nicht sozial normalisiert und geordnet ist, das aber zugleich den ständigen Antrieb aller sozialer Ordnung bildet und damit im verbalen Sinn des »Sich-Ordnens« (vgl. WALDENFELS, 1986/2013, S. 23 ff.) oder auch des »Sich-Gestaltens« eine Unruhe im Regelwerk sozialer Verhaltensweisen und Beziehungen darstellt. Soziale Ordnungen verfestigen und erhalten sich nicht nur in uns, indem sie sich in verschiedenerlei Form in unsere subjektive Erfahrung einschreiben und zur Selbstverständlichkeit werden. Durch unseren Sensus communis sind wir ein leiblich-empfindendes und empfindliches Selbst, das nicht nur soziale Ordnungen denkt und wiederholt, sondern auch Außerordentliches

198 Fast wie eine Entgegnung auf James' Behauptung von der Widerspruchslosigkeit der Realität gegenüber unseren Erwartungen (S. 157) heißt es bei VON WEIZSÄCKER über den besagten Glauben weiter: »Jede Wiederholung schwächt diesen Glauben ab und erweckt die Vermutung einer Gesetzmäßigkeit, nicht einer Wirklichkeit. Was aber gesetzmäßig ist, das soll sein, braucht aber nicht zu sein« (ebd.).

199 Zu diesem Begriff der Wirklichkeit vgl. auch CAZAL (2016, S. 6 f.).

und Fremdes erleiden kann, d.h., im empfindenden Bezug zur Welt erfahren wir potenziell auch *Anderes* als Soziales (s. Kapitel 2, S. 58 f.). Die sozialen Ordnungen bewegen nicht nur uns, sondern wir bewegen sie, indem wir auf Außerordentliches antworten.

7.7 Zusammenfassung

Zu Anfang dieses Teils der Untersuchung (Kapitel 3.4.2) habe ich die Frage gestellt, mit welchem Recht bei der gegebenen Unterschiedlichkeit der Aspekte der Wahrnehmung, der sozialen Vertrautheit und des rationalen Denkens überhaupt vom Sensus communis als einem einheitlichen Phänomen gesprochen werden könne. Anhand der Fundierungsbezüge der einzelnen Sensus- communis-Dimensionen sowie ihrer dynamischen Verflechtung in unserer Erfahrung habe ich dies nun näher begründet. Der Sensus communis ist ein holistisches Phänomen, weil jeweils eine seiner Dimensionen nicht ohne Bezüge und Auswirkungen gegenüber den anderen gedacht werden kann: In einem ständigen Prozess stimmen wir uns mit unserer Umwelt ab, d.h. mit Anderen und Anderem, Normalem und Außerordentlichem. In diesem Prozess überlagern sich denkendes Erfüllen von gesellschaftlichen Regeln, leibliches Erfühlen von gewohnter und geteilter Regelmäßigkeit sowie pathisches Erleiden und Erwidern von Unregelmäßigem. Im zuletzt noch einmal betonten Aspekt der Kreativität des Sensus communis und des Empfindens von Außerordentlichem zeigt sich schließlich nicht nur die Dynamik dieses holistischen Phänomens, sondern auch dessen Zerbrechlichkeit, d.h. die Möglichkeit seiner Ver-rückung und damit auch der Ver-rückung der jeweiligen sozialen Ordnung, die durch den Sensus communis vermittelt wird. Dieses Motiv wurde in den einzelnen Kapiteln anhand unterschiedlicher Facetten der schizophrenen Verrücktheit veranschaulicht. Die Möglichkeit einer »verrückenden Störung« ist somit schon selbst in soziale Gestaltungsprozesse miteingeschrieben (vgl. Kapitel 1.3.2.b–c). Die Störung gehört notwendig und wesentlich zur sozialen Ordnung. Sie beweist ihre Lebendigkeit und Offenheit.

Mit einem zusammenfassenden Rückblick hierauf möchte ich nun noch einmal deutlich machen, dass die Einzeldimensionen des Sensus communis gerade im Moment ihres Gestörtwerdens nur in einem Wechselbezug zueinander verstehbar sind.

7.8 Zusammenfassung zum Verhältnis von Sensus communis und Verrücktheit

Mit Blick auf die beschriebene Normalisierungsfunktion des Sensus communis scheint die Möglichkeit der Verrückung mit zunehmendem Eintritt des Menschen in geteilte Regeln und Gewohnheiten abzunehmen. Die anfängliche Außerordentlichkeit von Erfahrungen wird schrittweise zum Bestandteil einer bereits bekannten Ordnung, in der wir einen gewohnten Umgang mit anfänglich Ungewohntem pflegen. Dies bedeutet also, dass die Möglichkeit für Verrücktheit – medizinisch gesprochen: die »Vulnerabilität« – umso ausgeprägter ist, je früher möglicherweise überwältigende und traumatisierende Erfahrungen gemacht werden. Gleichzeitig gilt aber auch, dass selbst bei einer hinreichenden Entfaltung des Sensus communis die Möglichkeit der Überwältigung bis an ein Lebensende bestehen bleibt. Jede noch so stabilisierte Alltagswelt kennt ihre eigenen Bruchlinien gegenüber dem Unvorwegnehmbaren und ihre Möglichkeiten der Entrückung. Die Außerordentlichkeit der Empfindungswelt kann nie ganz aus dem Sensus communis getilgt werden und bleibt für uns ebenso bestaunenswert (s. Maldiney-Zitat, S. 159 f.) wie möglicherweise auch bedrohlich.

Wenn Goffman also wie erwähnt (S. 158) von »Psychotikern« als »Zerstörern der Alltagswelt« spricht, macht die phänomenologische Betrachtung der Verlusterfahrung des Sensus communis deutlich, dass diese normale Alltagswelt in erster Linie schon für die Betroffenen selbst verloren geht: Im Wahn zeigt sich wie gesagt am ehesten ein Verlust von Common- Sense-Bezogenheit, und zwar besonders anhand des Jaspers'schen »Unverständlichkeitspostulats« (s. Kapitel 6.6). Für Jaspers war jedoch der Wahn und dessen unkorrigierbare Gewissheit, die die Gewissheit des Common Sense ersetzt, in tiefer greifenden Veränderungen der menschlichen Existenz verankert. In Übereinstimmung hiermit zeigt Blankenburg (1971/2012) in der bereits erwähnten Studie über den *Verlust der natürlichen Selbstverständlichkeit* seiner Patientin Anne Rau, dass sich die von ihm diagnostizierte Schizophrenie nicht nur in einer Störung des Common-Sense-Urteilsvermögens und der damit verbundenen Gewissheiten zeigt, sondern auch in der empfundenen, zwischenleiblichen Interaktion – also eben dem, was hier als *sozialer Sinn* beschrieben wurde. Blankenburgs Patientin Anne Rau fällt es beispielsweise schwer, die impliziten Erfordernisse sozialer Situationen praktisch zu erfassen oder intuitiv zwischen den Zeilen mitmenschlicher Äußerungen zu lesen, etwa zu erspüren, welche Kleidung für welchen sozialen Anlass am besten passen würde (ebd., S. 140 ff.; Fuchs, 2002, 2014 c). Schließlich jedoch verweist der Verlust auf der Ebene des gewohnheitsmäßigen und leiblichen In-der-Welt-Seins Sass zufolge (2014 b) auf einen noch tiefer greifenden Verlust, nämlich dessen, was Michel Henry (1963/2011; vgl. Sass & Parnas, 2003) als Auto-Affektion bezeichnet, d. h. des vorreflexiven, vitalen

Selbstempfindens (s. Kapitel 4.1, 4.4). Hier ziehe ich es allerdings wie erläutert vor, von einem rhythmisch vermittelten Verhältnis von Selbst- und Fremd-Affektion auszugehen, und zwar im Sinne von Straus' und Maldineys offenem, »sympathetischem Empfinden«. Durch dieses offene Empfinden der Welt kann immer auch Unheimliches in die Intimität unseres Selbst einbrechen und uns bedrohen. Zusammenfassend ist die hier verhandelte Verrücktheit also eine Störung aller drei Ebenen des Sensus communis.

Die im vorliegenden Kapitel analysierte Verklammerung der einzelnen Sensus-communis-Ebenen gilt auch für den Moment ihrer Störung, wobei eine Ebene immer auch Auswirkungen auf die anderen Ebenen hat. Ein Beispiel hierfür wäre die beschriebene gestörte Rollenkenntnis und -performanz.[200] Es wurde darauf hingewiesen, dass es für das angemessene Spielen einer Rolle notwendig ist, sich diese Rolle auch einverleibt zu haben, d.h. sie mit unseren Habitualitäten auch zu *bewohnen* (vgl. S. 151 f.). Bleibt dieses leibliche Bewohnen einer Rolle aus, so wird das Spiel einer Rolle zu einem schablonenhaften, steifen und mechanischen Vorgang, der nicht nur die ungeschickte Schauspielerin kennzeichnet, sondern auch in der Verrücktheit auftreten kann, wie es Binswanger (1956/1994, S. 324 ff.) für die sogenannte »Manieriertheit« beschreibt (vgl. Kapitel 1.3.2.b und 6.6). Darin erkennt Binswanger vor allem das bewusste Übersteigern und Überzeichnen von üblichen Verhaltensweisen und Manieren als Reaktion auf den Verlust des selbstverständlichen oder, wie er mit Bezug auf Heidegger sagt, »eigentlichen« Bezugs zu ihnen (ebd., S. 398 ff.). Gegen Binswanger ist jedoch einzuwenden, dass das absichtliche Spiel und die Karikatur – schließlich auch der Rolle des Verrückten selbst – nicht nur Ausdruck eines Verlusts, sondern auch Zeichen einer aktiven und produktiven Aneignung dieses Verlusts gegenüber der sozialen Umwelt ist. Besonders in Laings (1960/1987) und Sass' (1992) Beschreibungen mutet eine solche gegenüber den Anderen bewusst eingenommene Rolle als »Sonderling« oder Exzentrikerin wie ein bewohnbarer Kokon an, der den Betroffenen einen gewissen Schutz und Spielraum angesichts der unverständlichen und überfordernden sozialen Normalität bietet (vgl. Schlimme & Schwartz, 2012). Das aktive Spielen von Rollen belegt zudem, dass die Rollenkompetenz eben durchaus noch gegeben ist. Ein Beispiel hierfür findet sich in Schlimmes (2015 a) Bericht einer Betroffenen, die im öffentlichen Raum dadurch auffällig war, dass sie mit ihren Stimmen sprechen musste und damit »aus der Rolle« des gebotenen distanzierten und stummen Verhaltens in diesem Raum fiel (vgl. Kapitel 9.3, S. 198 ff., 10, S. 224). Sie setzte sich daraufhin Kopfhörer auf und gab vor, zu telefonieren. Hierdurch wurde mit einem Mal ihr für Andere merkwürdiges Verhalten sozial gewährt und normalisiert.

Neben dieser Wechselwirkung von Rolle und leiblicher Habitualität in der Verrücktheit ließe sich schließlich auch zeigen, dass das leibliche Bewohnen einer

200 Vgl. Finzen (2010 b, S. 188 ff.); Stanghellini (2004); Kraus (2002).

Rolle nur möglich ist, wenn wir uns in unserem Leib auch selbst empfinden. Für dieses Selbstempfinden bedarf es wiederum eines lebendigen Bezugs, einer basalen, sympathetischen *Resonanz* zwischen uns und der Umwelt (vgl. Kapitel 2.3.3, 4.1). Sie ist die Grundlage für die Bildung interaktiver Gewohnheiten und schließlich der selbstverständlichen Kenntnis verlässlicher Regeln und Axiome. Damit ist ausgehend von der Wechselseitigkeit der Sensus-communis-Dimensionen in der Verrücktheit noch einmal der Bogen zur Thematik des offenen und antwortenden Verhältnisses des Sensus communis zu seiner Umgebung gespannt.

7.8.1 Verrücktheit als psychische Krankheit?

Anschließend gehe ich nun auf die Frage des Krankheitswerts des verrückten Sensus communis ein. Im ersten Kapitel (1.3.2.b) wurde angemerkt, dass trotz der Kritik der phänomenologischen Psychiatrie am medizinisch-biologischen Krankheitsbegriff auch in dieser Schule ein letztlich defizitäres Krankheitsverständnis vorliege, nämlich darin, dass das Vermögen des Subjekts zur Konstitution einer geteilten und bewohnbaren Welt auf bestimmte Weise versagt. Trifft dies auch für die hier vorgelegte Theorie zu?

Andreas Heinz (2014, S. 117 ff.; vgl. Iwer, 2016; Seidel, 2016) geht für seine Bestimmung des psychischen Krankheitsbegriffs von drei notwendigen Aspekten aus:

1. Es müsse zu einem Versagen »lebenswichtiger Funktionen« (2014, S. 135) kommen, wobei Heinz sich an klassischen Symptomen wie Ich-Störungen, Halluzinationen oder Wahnwahrnehmungen orientiert, die eine Bewältigung des Alltags (etwa in Form von essen, sich anziehen etc.) deutlich erschweren würden.
2. Es müsse ein *Verlust von sozialer Teilhabe* an der jeweiligen Gesellschaft vorliegen.
3. Die ersten beiden Punkte müssten für die Betroffenen mit *Leid* verbunden sein.

Für Heinz haben diese drei Aspekte gemeinsam vorzuliegen, um hinreichend von psychischer Krankheit sprechen zu können.[201]

Diese Hypothesen wende ich nun auf die bisherige Theorie des Sensus communis an: Sofern der Sensus communis ein Organ sozialer Interaktion ist, wäre durch seinen Verlust in erster Linie der Aspekt der *sozialen Teilhabe* (Punkt 2) betroffen. So etwa, wenn das spontane Verständnis gemeinsamer Verhaltensgewohnheiten

201 So hätte etwa die Wiederherstellung von sozialer Teilhabe, deren Verlust von Betroffenen gar nicht als leidvoll erlebt wird, weniger den Charakter von Sozialtherapie denn von Zwangseingliederung.

(sozialer Sinn) oder die Gewissheit geteilten Common- Sense-Wissens abhandenkommt. Wenn aber ein Mensch sich durch den Verlust des Sensus communis auch grundsätzlich nicht mehr auf selbstverständliche Handlungsvollzüge wie Sichwaschen oder Sichernähren versteht, ja sich sogar nicht mehr als lebendig empfindet, ist offenbar eine *überlebenssichernde Alltagsbewältigung* ebenso eingeschränkt (Punkt 1). Durch den Verlust des Sensus communis wären also die ersten beiden Aspekte von Heinz' Krankheitsdefinition erfüllt. Schließlich ist durch das *pathische* Element des Sensus communis, d.h. durch die Offenheit unseres Empfindens, immer auch eine Verletzlichkeit und die Möglichkeit des Pathos, also des Leids, in unsere Existenz eingeschrieben: Gemeint sind krisenhafte und traumatische Erfahrungen, durch die uns die Selbstverständlichkeit der Welt schmerzhaft entrissen wird, wie es etwa Suzanne Urban angesichts des möglichen Tods ihres Mannes widerfuhr (s. Kapitel 4.4). Zu denken ist auch an Anne Raus Verlust der natürlichen Selbstverständlichkeit. Sie klagte, ohne diese Selbstverständlichkeit nicht leben zu können, und nahm sich schließlich das Leben (Blankenburg, 1971/2012, S. 65).

Zusammenfassend sind also in der hier vorgelegten Beschreibung der Verrücktheit alle drei Aspekte von Heinz' Definition erfüllt, sodass diese Verrücktheit als psychische Krankheit aufzufassen wäre. Dies möchte ich jedoch in vier Punkten relativieren:

1. Wenn man von psychischer Krankheit spricht, muss man von der bereits erwähnten *Durchlässigkeit* zwischen pathischer Normalität und pathologischer Verrücktheit ausgehen (Kapitel 1.3.2.c). Die Verrückung ist als Möglichkeit in die Normalität selbst eingeschrieben, die unter bestimmten Umständen jeden und jede erfassen kann. In der Verrücktheit drückt sich das Wesen der Normalität aus, die nur dann offen und lebendig ist. Eine unverrückbare Normalität wäre für den Menschen weder denkbar noch lebbar. Der Hinweis auf dieses »Zusammenspiel des Pathischen mit dem Pathologischen« (Maldiney, 2014, S. 221) verhindert dichotome und ausgrenzende Fremdzuschreibungen, bei denen Krankheit nichts mehr mit der jeweils zuschreibenden Person zu tun hätte. Dieser Gedanke ist Kernelement einer entstigmatisierenden, sozialpsychiatrischen Grundhaltung (vgl. Kapitel 1.4 und 11.2).
2. Wie mehrfach betont, ist dieses Zusammenspiel zwischen dem Pathischen und dem Pathologischen nur bezüglich konkreter sozialer Ordnungen begreifbar. Der Sensus communis wird als Interaktionsvermögen immer nur in einem bestimmten Kontext verloren. Seine Beschreibung verweist damit auf konkrete soziale Räume, in denen er sich ausbildet und mitunter verloren wird (s. Teil zwei).
3. Es wurde deutlich gemacht, dass der Sensus communis ein vielgestaltiges Phänomen ist, in dem beispielsweise die Ereignishaftigkeit des Empfindens (Gemeinsinn) der sozialen Abstimmbarkeit (sozialer Sinn, Common Sense)

widersprechen kann. Außerordentliche Erfahrungen und der Verlust sozialer Teilhabe müssen dabei nicht notwendig als leidvoll erfahren werden und haben deshalb auch nicht zwingend einen Krankheitswert. Statt pathologischer und leidvoller Umnachtung kann sich Verrücktheit auch in einer ekstatischen Entrückung ausdrücken, in der die Betroffenen mitunter eine besondere Lebendigkeit und Kreativität finden und diese wiederum in Nischen des Sozialraums ausleben (vgl. Kapitel 8, S. 179, Kapitel 10.1.3, S. 235 ff.).

4. An die Vielgestaltigkeit des Sensus communis schließt sich an, dass nur in Extremfällen von seinem vollständigen Verlust auszugehen ist. Eine »absolute« psychische Krankheit liegt praktisch nie vor. Es bleibt immer ein gewisser Spielraum sozialer Abstimmungs- und Handlungsfähigkeit, etwa der Rollenkompetenz, erhalten, wie schon in dem bei Schlimme (2015 a) berichteten Fall deutlich wurde (s. o., S. 163). Dasein ist also, so ließe sich auf Binswanger (1956/1994) erwidern, niemals in Gänze »mißglückt« (vgl. Kapitel 1.4). Auch bleibt in der Verrücktheit ein grundlegendes Selbstempfinden, aber auch ein Bezug des eigenen Zustands zur sozialen Ordnung erhalten (vgl. Zahavi, 2001). Treffend heißt es bei Foucault (1954, S. 56, 1962/2012, S. 74):

> » Das Bewußtsein, das der Kranke von seiner Krankheit hat, ist absolut original. Sicher ist nichts so falsch wie der Mythos von der Krankheit, die nichts von sich selbst weiß […]. Es ist nicht so, als stünde der Arzt auf der Seite der Gesundheit, die alles Wissen über die Krankheit besitzt, und der Kranke auf der Seite der Krankheit, die nichts von sich selbst weiß, nicht einmal ihre Existenz. «[202]

Diese Anmerkung Foucaults ist abschließend von entscheidender Bedeutung: Sie unterstreicht, dass sich die Erfahrungsgestalt der Verrücktheit dem vollständigen und einseitigen Zugriff durch das Gegenüber, zumal durch die Psychiatrie, entzieht und dass Betroffene eine grundlegende Expertise und Verständigungskompetenz gegenüber ihrer eigenen, verrückten Erfahrung haben.[203] Diese Expertise ist wiederum Grundlage für die Peer-Forschung und -Begleitung und hat eine herausgehobene Bedeutung für die subjektorientierte Psychiatrie (vgl. Demke u. a., 2017).
Damit ist zuletzt nochmals die Notwendigkeit unterstrichen, sich von einer einseitigen Wesenserkenntnis der Verrücktheit abzukehren (vgl. Kapitel 1.4). Ziel ist vielmehr die *wechselseitige Verständigung*, um eine geteilte Selbstverständlichkeit wieder zu ermöglichen. Auf die Frage nach dem Ermöglichungsraum für eine derartige Verständigung komme ich zum Ende des nächsten Teils zurück (Kapitel 10.2.3, S. 250 ff.).

202 Zur psychiatriegeschichtlichen Dimension eines absoluten Krankheitsbegriffs sowie der problematischen Rolle Kants hierin siehe Swain & Gauchet (1994). Heinz' (2014, S. 172 ff.) intensive Rezeption von Kants Anthropologie muss vor diesem Hintergrund kritisch gesehen werden.

203 Auch dieser Aspekt der Erfahrungsexpertise von Betroffenen findet in Heinz' Untersuchung kaum Beachtung.

7.9 Ausblick: Sensus communis und sozialer Raum

In der Einleitung zu diesem Teil der Arbeit fand eine kritische Auseinandersetzung mit Husserls Lebenswelt-Phänomenologie statt (Kapitel 2.1). Durch die Analyse des Sensus communis sollte nach den Erfahrungsgrundlagen unserer Lebenswelt gefragt werden, ohne dabei wie Husserl einen Anspruch auf universale Gültigkeit von Erfahrungsstrukturen zu erheben (s. Kapitel 2.2). Im Gegensatz zu Husserls Orientierung an einer allgemeinen Vernunft wurde der Sensus communis gegenüber bestimmten kulturellen und subkulturellen Ordnungen relative Instanz gedeutet. Außerdem wurde behauptet, dass sich diese jeweiligen Ordnungen nicht allein durch die phänomenologische Analyse der subjektiven Erfahrung erfassen ließen. Ziel sollte es daher sein, gemäß Oksalas Rede von der »Post-Phänomenologie«, den Blick auf die beschriebenen Strukturen durch sozialwissenschaftliche Ansätze zu erweitern und für die sozialpsychiatrische Diagnostik und Therapie zu öffnen und fruchtbar zu machen.

In der bis hierhin dargestellten Theorie des Sensus communis konnten nun zwar an verschiedenen Stellen sozialwissenschaftliche sowie psychopathologische Bezüge hergestellt werden, zugleich mag diese Theorie jedoch ebenso noch als »abstrakt herauspräpariert« erscheinen – so als ob die beschriebenen Vermögen des Sensus communis von einer übergeschichtlichen und allgemeinen Gültigkeit seien, wie dies ja gerade an Husserl kritisiert wurde. Um der Behauptung konsequent nachzugehen, dass der Sensus communis ein »an der Gemeinschaft *für* die Gemeinschaft herangebildetes Organ« (Blankenburg, 1969/2007, S. 109) ist und dass sowohl er wie auch seine Verrückung immer nur mit Bezug auf bestimmte soziale Kontexte verstanden werden kann, möchte ich nun im nächsten Schritt eben solche konkreten Interaktionskontexte beschreiben. Hierfür befasse ich mich nun wie angekündigt mit dem *sozialen Raum*.

TEIL ZWEI:
Sensus communis und sozialer Raum

8 Zur Relevanz des sozialen Raums

Die im vorigen Teil der Untersuchung entwickelte, phänomenologische Theorie des Sensus communis möchte ich nun auf bestimmte soziale Kontexte bzw. Formen der Sozialität hin weiterentwickeln.[204] Dass der Sensus communis sich nur in diesen konkreten sozialen Kontexten entwickelt, war bereits eine implizite Annahme der bisherigen Beschreibungen. Dieser Annahme gehe ich nun weiter nach. Die Fundierung in konkreten Kontexten gilt selbstverständlich auch für Verrücktheit. Indem ich nachzeichne, wie sich Verrücktheit in konkreten Kontexten zeigt, kann ich die vorgelegte phänomenologische Theorie für die Sozialpsychiatrie nutzbar machen. Wie bereits angekündigt befasse ich mich hierfür mit dem *sozialen Raum*. Soziale Kontexte erschöpfen sich freilich nicht in ihrer Räumlichkeit (vgl. Löw, 2001, S. 171f.). Der Vorzug der Raumthematik liegt jedoch darin, dass sie sowohl in den Sozialwissenschaften unter dem Begriff des *spatial turns*[205] wie auch in der phänomenologischen Psychiatrie (s.u.) und in der Sozialpsychiatrie (vgl. Haslinger, 2016) eine zentrale Rolle spielt. Die Frage nach dem Raum ist daher ein wichtiger Knotenpunkt für die Verbindung von Soziologie, phänomenologischer Psychiatrie und Sozialpsychiatrie. Zugleich erschwert der Blick von verschiedenen Disziplinen auf den Raum es aber auch, überhaupt eine gemeinsame Definition von ihm zu geben. Dies bedenkend befasse ich mich im ersten Teil dieses Kapitels zunächst mit dem Raum aus phänomenologischer Sicht (8.1) und verbinde dieses Raumverständnis mit dem Sensus-communis-Begriff (8.2). Im zweiten Teil dieses Kapitels problematisiere ich die methodische Grundlage dieses Raumverständnisses (8.3) und beziehe es auf andere Zugänge zum Raum, wobei ich beispielhaft auf die Bestimmung des sozialen Raums bei Bourdieu eingehe. Die Konsequenz daraus ist ein methodisch offenes Vorgehen (8.4).

204 Die hier entwickelten Überlegungen bauen auf einer in Thoma & Fuchs (2018) skizzierten Theorie auf.

205 Der *spatial turn* bezeichnet den Umstand, dass seit den 1980er Jahren in den Sozialwissenschaften die soziokulturelle, ökonomische und geografische Entwicklung des post- bzw. spätmodernen Zeitalters zunehmend durch räumliche Kategorien analysiert wird (vgl. Lehnert, 2011; Günzel, 2008; Schroer, 2005; Löw, 2001). Klassische Untersuchungen hierzu sind u.a. Soja (1989), Harvey (1973), Lefebvre (1968/2016) und Foucault (1967/2012).

8.1 Raum und Wohnen aus phänomenologischer Sicht

Die Raumerfahrung stellt eines der zentralen Forschungsgebiete der Phänomenologie dar, wobei phänomenologische und phänomenologisch-psychiatrische Raumanalysen in einem entsprechend engen Austauschverhältnis gesehen werden müssen.[206] Ich hebe nun zunächst zentrale Motive einer Phänomenologie des Raums hervor.

8.1.1 Landschaftsraum, Lebensraum, sozialer Raum

Minkowski spricht vom Raum als einem *gelebten* bzw. *erlebten Raum*.[207] Die Erfahrung dieses lebendigen Raums wird uns durch unseren Leib vermittelt, der uns die Bewegung und Orientierung darin ermöglicht.

Der Raum ist zunächst im Sinne einer leibhaftig erfahrenen und direkt auf uns wirkenden Umwelt (vgl. Kapitel 2.3.1) als Umraum zu verstehen, d.h. als das *Worinnen* unserer Selbsterfahrung, das verschiedene Grade des Abstands und Überblicks sowie der Nähe und der Immersion zulässt. In einer ersten Näherung möchte ich dieses Worinnen als *landschaftlichen Raum* betrachten, als einen Raum also, der mit einem gewissen Abstand zwar überblickt werden kann, in den wir aber im Gegensatz zum abstrakten, geografischen Raum doch leibsinnlich eingelassen und von dem wir um-geben sind.[208] Entsprechend bezeichnet der landschaftliche Raum nach Waldenfels im Sinne der lateinischen *regio*, der Region, einen »Lebensraum mittlerer Reichweite, fern von den Endformen eines Mikro- und Makrokosmos« (1985/2016a, S. 206), der durch »laterale Bezüge« (ebd.) immer auch über sich hinaus auf andere Regionen verweist. Zu diesen Regionen sind auch die »Stadtschaft« (Benjamin nach Waldenfels, 1985/2016a, S. 183), aber auch die »Dorfschaft« u.v.m. zu zählen. Als übergreifendes Phänomen gegenüber dem landschaftlichen Raum lässt sich, der *Lebensraum*[209] deuten. Fuchs versteht unter dem Lebensraum, den er gleichbedeutend mit

206 Vgl. u.a. Fuchs (2000a, 2000b) und die klassischen Untersuchungen von Maldiney (1973/2012), Zutt (1953/1963), Merleau-Ponty (1945/1974, S. 326), Straus (1935/1956, S. 335 ff., 403 ff.), Minkowski (1933/1995, S. 366 ff.) sowie Binswanger (1933/1994).

207 »Espace vécu«, vgl. Minkowski (1933/1995, S. 366 ff.) und Merleau-Ponty (1945/1974, S. 326 ff.).

208 Vgl. Straus (1935/1956, S. 335 ff.) und Lewin (1917/2012).

209 Dieser Begriff wird hier in einem ökologisch-phänomenologischen und nicht geografischen und politischen Sinn gebraucht. Ausdrücklich abzugrenzen ist die hier vorliegende Verwendung des Lebensraumbegriffs damit von seiner kolonialistischen und nazistischen Bedeutung in der deutschen Geschichte (vgl. hierzu Dreier, 2002).

> dem *ökologischen Raum* begreift, die »dauerhafte Gesamtheit des von einer Person präreflexiv gelebten und erlebten Raumes mit seinen Bedingungen, Wirkungen und Möglichkeiten« (2000a, S. 303). Der Lebensraum beschränke sich nicht auf die »aktuell wahrgenommene Umgebung«, sondern beziehe auch den »gesamten natürlichen, sozialen und kulturellen Raum [...], sofern er Einfluß auf die Person hat« mit ein (ebd.). Der Lebensraum lasse sich als die *»Räumlichkeit der Lebenswelt«* (ebd., kursiv i.O.) verstehen. Er sei mit der Lebenswelt jedoch nicht gänzlich deckungsgleich, da die Lebenswelt noch die »›natürliche Weltanschauung‹ oder die ›Axiome des Alltags‹ (Husserl) einschließt, also letztlich die historisch geprägten Wertvorstellungen, Sichtweisen und Überzeugungen der Gemeinschaft« (ebd.). Gerade aber diese Aspekte der Lebenswelt und ihr Zusammenspiel mit dem Sensus communis möchte ich in der folgenden Raumanalyse hervorheben.

Als Bezeichnung für die durch soziokulturelle Selbstverständlichkeiten und Ordnungen geprägte Räumlichkeit der Lebenswelt (s. Kapitel 2.1.2) verwende ich im Folgenden den Begriff *sozialer Raum* bzw. *Sozialraum*.[210] Der Sozialraum sei also die räumliche Ausprägung der Lebenswelt. Wie das soziale Bedeutungsnetz der Lebenswelt sich uns durch die konkrete Umwelt vermittelt, so vermittelt sich uns auch der Sozialraum durch den unmittelbar erfahrenen Umgebungsraum oder Landschaftsraum (vgl. Kapitel 2.3.1). In gewisser Weise *dezentriert* der Sozialraum unseren konkret erfahrenen und auf uns bezogenen Raum, indem er ihn auf allgemeine und geteilte Regeln und Gewohnheiten der räumlichen Interaktion bezieht (s.u., S. 180 f.). Zugleich verliert sich der soziale Raum, wie ich ihn verstehe, aber als hintergründiger Horizont der jeweiligen Raumerfahrung nicht im geografisch überblickten oder konstruierten Raum, wie er mitunter in der Geografie oder in Bourdieus Soziologie zum Gegenstand gemacht wird (S. 182 ff.).[211] Aus Vereinfachungsgründen beschränke ich mich im Folgenden zunächst auf den landschaftlichen Raum als eine Region des Sozialraums insgesamt.

---

210 Ich verwende die Ausdrücke »Sozialraum« und »sozialer Raum« synonym. Ähnlich wie beim Verhältnis der Ausdrücke »Sozialpsychiatrie« und »soziale Psychiatrie« (s. Kapitel 1.2) steckt in der adjektivischen Konstruktion auch ein Wertaspekt (»sozialer Raum« im Gegensatz zum »unsozialen Raum« bspw.). Da der vermittels des Sensus communis geteilte Raum aber immer auch von geteilten Werten durchzogen ist, ist diese Konnotation von mir durchaus erwünscht.

211 Der soziale Raum unterscheidet sich außerdem grundsätzlich vom Raum als leerem, anonymen Behälter für Objekte und mit metrisch bestimmbaren Abständen, wie er im euklidisch-geometrischen Verständnis der Mathematik und der newtonschen Physik beschrieben wird (vgl. Günzel, 2012).

8.1.2 Ausgang vom Landschaftsraum, das Wohnen

Grundsätzlich lassen sich im landschaftlichen Raum der *Stimmungsraum*, der *Handlungsraum* und der *Anschauungsraum* unterscheiden (Waldenfels, 1985/2016 a, S. 184 ff.). Der Stimmungsraum ist ein eher diffus affektiv aufgeladener Raum. In diesem Raum gibt es – wie zum Beispiel auch im Traum – kein konkretes Hier und Dort, vielmehr ist er von ortlosen Qualitäten wie unter anderem des Steigens und Fallens, der Enge und Weite, des Hellen und Dunklen, des Chaos und der Ordnung erfüllt (Binswanger, 1930/1994; Foucault, 1954/2001, S. 150 ff.). Demgegenüber ist der Handlungsraum ein um das leibliche Selbst zentrierter und orientierter Raum. Von einem leiblichen *Hier* aus greifen wir in das *Dort* der Umwelt aus und bewegen uns fort (vgl. Binswanger, 1933/1994, S. 132 ff.). Der Anschauungsraum wiederum ist auf den »sinnlich anschauenden Leib bezogen« (Waldenfels, 1985/2016 a, S. 184). Sofern hier Anschauung als erkennende und abstrahierende Wahrnehmung im Sinne Straus' begriffen wird, nähert sich der Anschauungsraum bereits dem geografischen Raum aus der Vogelperspektive an (vgl. Straus, 1935/1956, S. 335).
Unser Verhältnis zum Landschaftsraum besteht im *Wohnen*. An verschiedenen Stellen dieser Arbeit habe ich den Begriff des Wohnens bereits erwähnt.[212] Ich habe das Wohnen etwa in der Auseinandersetzung mit dem stoischen Konzept der *Oikeiosis* thematisiert, es war impliziter Bestandteil der Analyse von Interaktions-Ge*wohn*heiten mit der Umwelt und wurde von mir im letzten Kapitel in der Beschreibung des »Bewohnens von sozialen Rollen« angedeutet (Kapitel 7.3.1). Im Folgenden führe ich das Konzept des Wohnens systematisch ein. Ich bringe es zunächst mit dem Gemeinsinn in Verbindung und beziehe dann (9.2) die anderen Aspekte des Sensus communis aus räumlicher Sicht mit ein.

Wie in Kapitel 3 (S. 67) beschrieben, bezeichnete die *Oikeiosis* in der stoischen Tradition gemäß der Verbform »oikeion« den Prozess, in dem ein Lebewesen sich mit seiner eigenen Natur oder Verfassung vertraut macht bzw. sich »befreundet« (Heller-Roazen, 2012, S. 131; vgl. Ramelli, 2009). Diese Selbstbefreundung bzw. dieses Selbstbewohnen dürfe, wie Heller-Roazen (ebd.) argumentiert, für Autoren wie Seneca und Hierokles nicht mit einem reflektierten Wissen über die eigene Seinsweise verwechselt werden und müsse in der peripathetischen Tradition des Selbstempfindens, d. h. des Bezugs zur eigenen körperlichen Lebendigkeit, gesehen werden. Diese selbstbezügliche Lebendigkeit des Wohnens

212 Das Wohnen ist ein nicht nur in der Phänomenologie und der phänomenologischen Psychiatrie vielfach behandeltes Thema. Vgl. hierzu u. a. Waldenfels (2001) sowie die klassischen Analysen Heideggers (1951/2000, 1927/2006, S. 54). Aus phänomenologisch-soziologischer Perspektive siehe u. a. Hasse (2009, 2012); Lussault u. a. (2007). Speziell mit phänomenologisch-psychiatrischem Bezug siehe u. a. Thoma & Fuchs (2018), Fuchs (2007 a) sowie Zutt (1953/1963).

lässt sich phänomenologisch als ein ursprüngliches *Hier-Gefühl* bzw. ein *Sich-Befinden* beschreiben, dessen pathischen und affektiven Charakter das Wort »Befindlichkeit« treffend wiedergibt (vgl. HEIDEGGER, 1927/2006, S. 134ff.). Ob dieses *Hier* uns gänzlich in Anspruch nimmt – etwa im Schmerz oder Schreck (vgl. SCHMITZ' Rede von der »primitiven Gegenwart«, 2011, S. 74.) – oder ob es unsere Erfahrungen nur hintergründig begleitet, zu keinem Zeitpunkt können wir es ablegen oder ohne Weiteres verändern. Das Hier-Befinden ist untrennbar mit der Verfassung unseres Leibes als eines »eigenleiblich spürbaren« und affizierbaren Leibraums verbunden (vgl. SCHMITZ, 2011, S. 15ff.). Durch unseren Leib sind wir an ein Hier gebunden, an einen unvertretbaren, absoluten Ort.[213]

Den eigenleiblichen Raum, unser unvertretbares Hier-Gefühl, möchte ich von nun an als *Intimraum* bezeichnen. Diese Wortwahl begründe ich mit der lateinischen Bedeutung von *intimus*, was als Adjektiv mit »sehr vertraut« und als Substantiv mit »das Innerste«, aber auch mit »vertrauter Freund« übersetzt werden kann.[214] Als das vertraute Hier bildet dieser Intimraum den Ausgangspunkt, von dem aus wir uns den umweltlichen Raum erschließen und der all unsere anderen Raumerfahrungen begleitet. Der Intimraum bildet den Pol im Verhältnis zu aller »dortigen« Umwelt. Er konstituiert den *Orientierungsraum*, in dem, wie BINSWANGER (1933/1994, S. 132) erklärt, »›das Ich‹ vermittels seines Leibes ein absolutes Orientierungszentrum, das absolute Hier, bildet, um das sich ›die Welt‹ als Umwelt konstituiert.« Erst im Verhältnis zu diesem Hier wird die Umwelt als nah und erreichbar oder als fern und unerreichbar, aber auch als eigen und heimisch oder fremd und unbekannt erfahren. Durch das Hier teilt sich der Raum also in einen Nah- und einen Fernraum, einen Eigen- und einen Fremdraum (vgl. ebd., S. 134f.).[215] Der Intimraum ist damit die Conditio sine qua non für alle weiteren Raumerfahrungen, der »Nullpunkt« der Raumkonstitution (vgl. HUSSERL, 1952, S. 158f.). Dieser Intim- und Innenraum darf nicht als Behälter verstanden werden, in dessen Umkapselung sich ein weltloses Selbst befinden würde. Unser Selbstempfinden steht in einem ständigen Wechsel- und Spannungsverhältnis von Hier und Dort. Dieses Wechselverhältnis wird durch unseren *Gemeinsinn* und dessen *sympathetisches Empfinden* vermittelt (s. Kapitel 4). Durch den Gemeinsinn sind wir offen für die Umwelt und das darin Begegnende.

---

213 Dieser Ort, dieses Hier, kann also selbst wieder als ein Eigenraum erfahren werden, in dem sich das Selbst in seiner ausgedehnten Leiblichkeit erfährt. So ist es uns möglich, durch unseren *inneren Sinn* bzw. unser *inneres Tastvermögen* (s. Kapitel 3.1, 4.1) oder, wie SCHMITZ sagt, unser »eigenleibliches Spüren« (2007, 2011) unser Hiersein im eigenen Leib zu erfahren. Zu dieser Erfahrung gehören insbesondere die Momente der Engung und Weitung, aber auch der Fülle und Leere, der Leichtigkeit und der Schwere etc. Zur Veranschaulichung vgl. die Studie Isabella MARCINSKIS (2014) über das Erleben von Anorektikerinnen.

214 Unter Intimraum verstehe ich dabei auch das, was GOFFMAN (1971/1982, S. 56ff.) als »persönlichen Raum« und KRUSE & GRAUMANN (1978, S. 205ff.) als »personalen Raum« bezeichnen. Hintergrund meiner folgenden Überlegungen bildet dabei auch die grundlegende Untersuchung HALLS zur sog. *Proxemik* (1966), auf die ich jedoch nicht im Einzelnen eingehen werde.

215 Vgl. auch HUSSERLS Unterscheidung von »Heimwelt« und »Fremdwelt« (1973a, S. 214ff.).

So habe ich beschrieben, wie wir uns durch unsere Sinne immer auch außer uns selbst, dort, bei den empfundenen Strukturen der Welt aufhalten, so etwa beim getasteten Relief einer Bergwand, auf der Straße, von der wir einen lauten Knall vernehmen, oder in einer betrachteten Landschaft (s. Kapitel 4., S. 94 ff.).[216] Durch unser intermodales Empfinden erschließt sich uns also ein atmosphärisch durchstimmter Raum voller Gerüche und Geschmäcker, Berührungen, Klänge und Farben, mit dem wir in Resonanz stehen und der sich über die Grenzen unseres Intimraums hinwegsetzt. Durch unseren Gemeinsinn also ist das Wohnen nicht nur ein »Selbst-Bewohnen« des Intimraums, sondern auch ein »Fremd-Bewohnen« des uns in all seiner Vielfalt umgebenden Raums. Die ursprüngliche *Lebendigkeit des Wohnens* besteht im ständigen, sympathetischen Abstimmungsprozess zwischen Innen und Außen, zwischen Eigenraum und Fremdraum, zwischen Hier und Dort.

Das Wohnen ist immer auch ein Prozess des *Heimischwerdens* im Raum, da es durch die sympathetisch vermittelte Abstimmung mit der Umwelt zur Ausbildung von Gewohnheiten kommt, durch die wir uns diese Umwelt zu eigen machen (vgl. MERLEAU-PONTY, 1945/1974, S. 173; WALDENFELS, 1985/2016 a, S. 200 ff.). Entsprechend sind auch unterschiedliche Räume »Ausdehnungen« unseres leiblichen Selbst: So ist etwa nach WALDENFELS (2001, S. 188) unsere »Wohnung eine Ausweitung des leiblichen Innen- und Eigenbereichs«.

Ebenso muss hier der *hodologische Raum* genannt werden, wie ihn LEWIN beschrieben hat (1934; vgl. KRUSE & GRAUMANN, 1978, S. 178 ff.): der Raum, den wir uns durch das wiederholte Zurücklegen von Wegstrecken (gr. *hodós* = Weg) zu eigen machen. In einer Großstadt passieren Menschen meist jeden Tag eine Unzahl von Gebäuden und Orten, die sie sich als Teil ihres Wegs beispielsweise »zur Arbeit morgens um sieben« ein Stück weit vertraut gemacht haben, ohne dafür notwendig deren öffentliche und allgemeine Bedeutung zu kennen. Gewohnheiten mit dem Raum auszubilden heißt aber immer auch, sich von diesem Raum, in dem man wohnt, prägen und verändern zu lassen. Die Ausweitung des Eigenraums muss also gemäß dem Resonanzgedanken (Kapitel 2.3.3, 4.1 und 4.4)

216 Das sympathetische Empfinden des Gemeinsinns umfasst hierbei die oben skizzierten drei Weisen der Raumerfahrung: Durch unser Wahrnehmungsvermögen konstituiert sich ein *Anschauungsraum*, in dem wir die Welt aus der Distanz betrachten können. Zugleich steht, wie gezeigt, diese Wahrnehmung aber selbst im Bereich des Sehens und Hörens immer in einer gestaltkreisartigen Verbindung mit unserer Eigenbewegung (Kapitel 4.2.3-4), was bereits Grundlage des *Handlungsraums* ist, der auf unseren Zugriff und unsere Bewegung ausgerichtet ist. Im Verhältnis von Eigenbewegung und Umraum liegt aber auch eine gewisse Fragilität, die am Phänomen des Schwindels beschrieben wurde: Im Schwindel brechen die Dimensionen von Nähe und Ferne sowie Hier und Dort zusammen und unsere Eigenbewegung findet keinen Halt mehr in wahrgenommenen Strukturen des Umraums (Kapitel 4 bzw. S. 130 f.). In diesem mitunter fragilen Resonanzverhältnis bildet der Gemeinsinn schließlich auch die Grundlage für die Erfahrung des *Stimmungsraums*, in dem, wie WALDENFELS (1985/2016 a, S. 196) sagt, die »Expressivität des Leibes und Physiognomie der Welt miteinander korrespondieren«.

so verstanden werden, dass die Beschaffenheit des jeweiligen Raums und die habituelle Verfassung unseres Leibs sich dynamisch einander *anverwandeln*. Dem expansiven Vermögen unseres Leibs, sich in die Welt auszudehnen und sie zu einem Teil von sich zu machen, entspricht seine Offenheit bzw. sein rezeptives Vermögen, diese auch in sich aufzunehmen und damit zu einem Teil von ihr zu werden, indem er seine habituelle Gestalt an sie anpasst. Insofern ist der leibliche Intimraum auch selbst vom Außenraum konstituiert. Wer beispielsweise lange in einer Wohnung lebt, hat sie damit nicht nur zu einer »Ausweitung des leiblichen Innen- und Eigenbereichs« (Waldenfels, 2001, S. 188) gemacht, sondern umgekehrt ist diese Wohnung, ihre Gerüche, ihre verwinkelten Zimmer mit undichten Fenstern und dem Knarzen des Parketts etc. auch in dessen Intimraum gesickert und macht ihn teilweise zu dem, was er ist: ein auf bestimmte Weise an diese Wohnung und ihre Bedingungen gewöhnter und angepasster Mensch.

Ausgehend von diesen Beschreibungen kann nun ein erstes Bild des gelebten Raums skizziert werden: Er bietet sich uns als eine Landschaft, die atmosphärisch durchstimmt, durch Handeln erschlossen und durch Anschauung geordnet ist. Diese Landschaft zeigt sich in unterschiedlichen Graden des Fernen und Nahen, des Umgrenzten und Offenen sowie des Gewohnten und Ungewohnten. Sie ist von einem Netz vertrauter Wege durchzogen und voller heimischer und fremder Orte. Ausgehend von diesem landschaftlichen Raum lässt sich in einem nächsten Schritt der Lebensraum (vgl. S. 171 f.) im Sinne von *konzentrisch um den Menschen angeordneten Sphären* begreifen, die einander wie in der klassischen antiken Trias von *Oikos*, *Polis* und *Kosmos* umschließen und eine Einheit miteinander bilden.[217] Im Zentrum dieses gelebten Raums steht diesem Gedanken zufolge unser Intimraum, der sich nach außen hin die gelebte Landschaft und die weiteren Regionen des übergreifenden Lebensraums interaktiv anverwandelt hat (ebd., S. 206; Fuchs, 2000 a, S. 303 ff.).

8.2 Wohnen, Sensus communis und sozialer Raum

Nachdem ich bereits auf die Rolle des Gemeinsinns im gelebten Raum hingewiesen habe, verbinde ich als Nächstes die weiteren Dimensionen des Sensus communis mit der Beschreibung des sozialen Raums. Dabei vergegenwärtige ich einige Thesen aus dem vorigen Teil der Arbeit noch einmal.

Die entscheidende Rolle für das Wohnen im Raum spielen soziale Interaktionen, die diesen zu einem gemeinschaftlich geteilten Raum machen. Das Wohnen im

217 Vgl. Waldenfels (1985/2016 a, S. 202 f.); Huhn & Edel (2007); Hinrichs (2007).

Sinne einer responsiven Aneignung des Außenraums vollzieht sich also durch soziale Interaktion. Wohnen heißt letztlich immer, sich einen auf bestimmte Weise *geteilten* Raum anzueignen. Dies gilt bereits für den instrumentell-gegenständlichen Bereich des Raums: Ein Zimmer mit knarzendem Parkett und undichten Fenstern zu bewohnen und es sich vertraut zu machen, heißt immer auch, dies vor den Augen Anderer zu tun, die der Bewohnerin dieses Zimmers eine damit verbundene Identität zusprechen (z.B. »Anna ist die Mitbewohnerin mit dem zugigen Zimmer, die immer in eine Decke eingewickelt am Schreibtisch sitzt«). Zu dieser Aneignung von Räumen vermittels der Anderen gehört umgekehrt auch, sich mit *deren* angeeigneten Räumen abzustimmen. Wir sind daran gewöhnt, dass bestimmte Andere Orte[218] auf ihre eigene Weise als Eigenraum in Anspruch nehmen, also beispielsweise den Sitzplatz auf einer Parkbank oder das vermietete Zimmer in einer Wohnung, und wir sind in einem weiteren Sinn daran gewöhnt, wie *man* an bestimmten Orten wohnt.

Zur Vermittlung des Intimraums mit dem Außenraum auf Grundlage des sympathetischen Empfindens (Gemeinsinn) tritt folglich noch der *soziale Sinn*: das Vermögen zum impliziten und situativen Sicheinstimmen auf bestimmte Gemeinschaftshabitualitäten. Sie legen fest, auf welche Weise man den Raum bewohnt. Teil dieses Bewohnens des Raums ist schließlich die dritte Dimension des Sensus communis, nämlich der Common Sense: Wir bewohnen den Raum, indem wir uns spontan nach allgemeinem und soziokulturellem Wissen richten und entsprechend über das epistemische Sein und normative Sollen dieses Raums urteilen (vgl. Kapitel 6). So wird beispielsweise der naturhafte Raum eines Ozeans durch das kulturelle Wissen, dass wir an dessen Ende wieder Land erreichen werden, eher als eine nutzbare Seeroute denn als gottgegebene Grenze angeeignet (vgl. Kruse & Graumann, 1978, S. 184). Ebenso finden wir uns in verschiedenen Interaktionsräumen gemäß unserem Wissen darüber zurecht, welches Verhalten in ihnen erwartet wird und was der gebotene Umgang miteinander ist. Im epistemischen wie normativen Fall wird der gelebte Raum für uns vom Wissen und einer entsprechenden Hintergrund-Gewissheit des Common Sense erfüllt.

Zusammenfassend finden sich im menschlichen Wohnen alle drei Aspekte des Sensus communis wieder: der Gemeinsinn, der soziale Sinn und der Common Sense. Das heißt, durch die Sensus-communis-Vermittlungsleistung wird unsere Raumerfahrung mit unserer sozialen Umwelt und den darin geltenden Gewohnheiten und Regeln abgestimmt. Um diese Abstimmung nun näher zu veranschaulichen, greife ich im Folgenden einige Aspekte heraus, die für die weitere Differenzierung des sozialen Raums besonders wichtig sind: Die Erfah-

218 Zum Verhältnis von Raum und Ort siehe Kapitel 9.5.3.

rung von räumlichem *Gestaltungsvermögen* (1), von dessen *Begrenztheit* (2), von *Nähe, Distanz und Offenheit des Intimraums* (3) sowie schließlich des möglichen *Nischencharakters* (4):

1. **Gestaltungsvermögen:** Das Gestaltungsvermögen oder die Verfügungsmacht sozialer Akteure in Räumen und über Dinge in Räumen hängt von der bereits erwähnten resonanten Passung zwischen leiblich-sozialen Interaktionsgewohnheiten und wahrgenommenen Eigenschaften der Dinge ab, wodurch diese Eigenschaften zu »zuhandenem Zeug« werden (vgl. Heidegger, 1927/2006, S. 69). Dies führt dazu, dass Dinge sowie Räume im Gesamten als mehr oder weniger gestaltbar und »handhabbar« erlebt werden. Entscheidend ist, dass die Zuhandenheit der Dinge im Raum und des Raums selbst graduiert ist und dass diese Zuhandenheit von der Abstimmung der individuellen Interaktionsgewohnheiten mit den jeweils in diesen Räumen gültigen sozialen Regeln und Gewohnheiten abhängt. So kann etwa der private Raum als deutlich mehr gestaltbar erfahren werden als der öffentliche Raum, der gewissermaßen allen und keinem zu eigen ist. Entsprechend würden sich zum Beispiel Hammer, Nägel, Leder und Faden, von denen Heidegger veranschaulichend spricht (1927/2006, S. 70), einer Handwerkerin im Privatraum ihrer eigenen Werkstatt als anders gestaltbar erschließen als der öffentliche Raum einer Handwerksschule und die darin mit Anderen geteilten Materialien. Selbiges gilt für direkte soziale Interaktionen, etwa für die Möglichkeit, einander im privaten oder öffentlichen Raum anzusprechen oder sich in gemeinsame Tätigkeiten zu verwickeln.
2. **Grenzen:** Korreliert hiermit ist die Erfahrung von Grenzen unseres Wirkenkönnens. Unsere Raumerfahrung ist durchzogen von einem unsichtbaren Gitterwerk, von Schwellen und Widerständen gegenüber unserem Zugriff. Diese Grenzen und Schwellen werden nicht einfach nur erfahren, indem wir uns an ihnen »stoßen«, sondern wir antizipieren sie durch unseren Sensus communis. So halten wir uns beispielsweise an bestimmte Regeln der Anrede und der »legitimen Gründe«, um einen anderen Menschen in einem bestimmten Raum anzusprechen.
3. **Nähe, Distanz und Offenheit des Intimraums:** Einen weiteren Aspekt bildet die erfahrene Nähe und Distanz anderer Menschen in Räumen. Wie nahe uns Menschen in bestimmten Räumen sind, hängt von der Ordnung ab, die zwischen uns besteht. Sie reguliert, wie wir miteinander in Kontakt treten und wie sehr wir unseren Intimraum für einander öffnen. Unter »öffnen« verstehe ich, dass es zu einem relativ hohen Maß an Rezeptivität und Responsivität unseres Intimraums gegenüber Anderen bzw. der Umwelt insgesamt kommt (vgl. Kapitel 4.1 und 4.4). Resonanz entsteht demgemäß dann, wenn diese Offenheit von Anderen auch erwidert wird, d. h. diese sich ebenfalls zu einem gewissen Grad öffnen (vgl. Kapitel 2.3.3). Mit »Öffnen des Intimraums« meine

ich ein Verhalten, in dem die umfassende leibliche Gestalt eines Subjekts in einer Situation relativ unverstellt für andere zum Ausdruck kommt (s. Kapitel 9.1.2 und 9.3.3). Je eher Subjekte sich füreinander öffnen, desto mehr Nähe muten sie sich zu, je mehr sie sich verschließen, desto ferner erfahren sie einander, auch wenn sie sich physisch vielleicht schon aneinanderdrängen. Diese Offenheit des Intimraums ist auch dadurch bestimmt, ob der eigene Körper in Räumen eher bedeckt oder sichtbar ist (s. Kapitel 9.3). Das Maß an Offenheit wird somit je nach Raum unterschiedlich reguliert, d.h., in bestimmten Räumen wird mehr Nähe, in anderen mehr Distanz erfahren. Neben Extremformen, wie etwa dem polizeilichen Verhör oder auch einem psychiatrischen Gutachten, in dem sich die befragte Person in höchstem Maß öffnen muss, während die fragende Person verschlossen bleibt sind zahlreiche Abstufungen und Asymmetrien möglich. Je mehr wechselseitige Offenheit erlaubt ist, desto mehr Resonanz können einerseits die in einem Raum Anwesenden erfahren, desto mehr können sie andererseits aber auch durch die eventuell überfordernde oder auch auch gewalttätige Nähe der Anderen verletzt werden. Diese unterschiedlich offenen Interaktionsformen setzen wiederum voraus, dass sich die Beteiligten mit den dem jeweiligen Raum entsprechenden Offenheits-Regeln durch ihren Sensus communis abstimmen. Therapeutische Räume werde ich in diesem Zusammenhang als jene Räume diskutieren, die sich einem verletzten Intimraum *anmessen* und damit als *therapeutische Nische* einen diesen Intimraum restituierenden Resonanzraum bilden (s. Kapitel 10.2.3, S. 250 ff.).

4. **Nische:** Hieran schließt sich die Frage nach der Nische, die für die individuelle Ausformung des sozialen Raums einer Person von großer Bedeutung ist (s. Kapitel 9.1.2, S. 190 f.; 9.3.3, S. 202 f.; 10.1.3, S. 235 ff.). Ich begreife sie als den Raum innerhalb des Sozialraums, in dem Individuen *mit erwarteter Regelmäßigkeit eine ihrem jeweiligen Intimraum angemessene Form von Resonanz erfahren, d. h. in dem sie sich mit der Welt als besonders lebendig, vertraut und als sie selbst anerkannt empfinden.*[219] Der ökologische Psychologe Jürg Willi (2005, S. 48 ff.) spricht von der Nische als dem Bereich *beantworteten Wirkens* einer Person, wobei dieses Wirken selbst wieder ein *antwortendes Wirken* sei (ebd., S. 13). Im Sinne dieser doppelten Responsivität entspricht die Nische im Sinne Willis folglich dem hier verwendeten Resonanzbegriff (vgl. Kapitel 2.3.3). Die Nische verweist aber im Besonderen auf die für den jeweiligen Intimraum *angemessene* Resonanz.

219 Ich bin mir darüber im Klaren, dass sich hinter dem Anerkennungsbegriff ein komplexer sozialtheoretischer Sachverhalt verbirgt. Vgl. Hetzel u.a. (2011), Bedorf (2010) und Honneth (1992/2003). Da ich diese Thematik im gegebenen Rahmen nicht weiter ausarbeiten kann, verwende ich den Anerkennungs-Begriff vorläufig im alltagssprachlichen Sinn des Bestätigtwerdens durch die soziale Umwelt.

Von diesen Überlegungen komme ich zurück zu dem bereits skizzierten Bild der Landschaft mit ihren konzentrischen Sphären der Heim- und Fremdwelt, der Nähe und Ferne und ihres Netzes vertrauter Wege. Sie erweist sich nun als eine gemeinsame, d.h. als eine auf Andere und entsprechende Gemeinschaftshabitualitäten und Regeln bezogene und folglich durch eine soziale Ordnung *dezentrierte* Landschaft. Diese fächert sich in eine Unzahl von Orten und Teilräumen auf, an denen wiederum eigene Verhaltensregeln darüber gelten, wie viel räumliche Inanspruchnahme, Gestaltung oder Offenheit gegenüber Anderen jeweils möglich oder auch geboten ist. Zu diesen Orten gehören öffentliche Plätze oder Straßen, Orte der Arbeit und der Freizeit, Begegnungsorte wie Cafés oder Spielplätze und schließlich eher verschlossene Orte wie Wohnungen oder Heime bis hin zu abseitigen, unbewohnbaren und leblosen Nicht-Orten (s. Kapitel 9.5.5). Ist diese Landschaft und der Sozialraum insgesamt durch diese Dezentrierung aber zentrumslos? Nein, doch erst die Kenntnis und Einverleibung der an diesen Orten geltenden Regeln ermöglicht es uns, an ihnen und damit in dieser Landschaft überhaupt heimisch zu werden. Eine selbstzentrierende Aneignung der Landschaft ist für den Menschen also nur über den Umweg der unsichtbar diese Landschaft durchherrschenden Regeln und Grenzen möglich. Der Mensch muss nicht nur lernen, wie in Hierokles' Beispiel der Kröte (s. Kapitel 3, S. 67), seine Sprungkraft im Verhältnis zu einer zu überspringenden Grube richtig einzuschätzen, sondern er muss auch lernen, den sozial gebotenen Abstand seines Intimraums zu seinen Mitmenschen im jeweiligen Interaktionsraum einzunehmen – wie etwa in einem Aufzug (Goffman, 1971/1982, S. 58f.) oder in einer öffentlichen Toilette (Cahill, 2006, s. Kapitel 9.3.2)

Der Mensch eignet sich den Raum also über soziale Anstandsregeln an, die zu einem wichtigen Teil räumliche Abstandsregeln des Umgangs sind. Der Sensus communis ist ein Sinn für diese unsichtbare Ordnung der sozialen Landschaft. Er entspricht damit dem, was im Anschluss an Goffman (1959/2003) oft als *sense of one's place* bezeichnet wird, durch den wir unseren Platz im Verhältnis zum Platz der Anderen gemäß dieser Ordnung kennen und spontan einnehmen.[220] Dies gelingt uns an bestimmten Orten in der Landschaft gut, an anderen schlecht, abhängig von unserer Sozialisation und der entsprechenden Entwicklung unseres Sensus communis.

Dabei wird nun augenfällig, dass es in unserem Verhältnis zum sozialen Raum ein einziges Zentrum streng genommen nicht gibt. Gemäß unseres jeweiligen *sense of place* wird die soziale Landschaft weder als absolut zentrisch noch als zentrumslos, sondern, wie Waldenfels sagt, als *polyzentrisch* erfahren:

» Wo ist das Zentrum einer Landschaft? [...] Es gibt Markierungspunkte, auch Wahrzeichen wie Hausberge, Kirchtürme oder Wolkenkratzer, doch Zentrierung

220 Vgl. Goffman (1959/2003); Bourdieu (1995, S. 17); Meyrowitz (1985).

und Markierung ändern sich mit der wechselnden Bedeutsamkeit besonderer Lebensbereiche. [...] Der Weg von der Zentrierung zur Dezentrierung wird unterbrochen durch eine *Polyzentrik*, das heißt, durch eine simultane Gegenwart, in der verschiedenartige Hiers sich überlagern. Ich bin nicht nur hier, sondern ebenso gut oder noch mehr anderswo. « (1985/2016 a, S. 188, vgl. S. 209 f.)

Wir finden also ein über die Landschaft verteiltes Netzwerk an vertrauten Zentren des Aufenthalts und des Umgangs. Dabei ist nicht zwingend davon auszugehen, dass für uns z. B. Orte des öffentlichen Raums unvertraut und umgekehrt private Orte gänzlich vertraut und heimisch sind, dass also Heim und Heimisches notwendig zusammenfallen – im Gegenteil kann gerade das Heim auch zum Ort des *Unheimlichen* und zu einem Nicht-Ort werden (s. Kapitel 9.5.5).[221] Diese Polyzentrik des Raums gilt besonders für den Nischen-Charakter bestimmter Orte, wobei unter Nische ja soeben der unserem Intimraum angemessene Resonanzraum verstanden wurde. Diese Überlegungen möchte ich in folgendem Schaubild zusammenfassen:

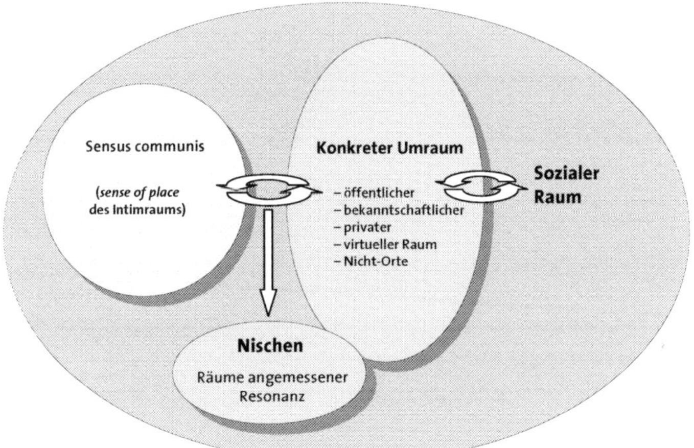

Das Schaubild soll zeigen, dass sich, analog zum Schaubild im vorigen Teil (Kapitel 7, S. 148), die Ordnungen des umfassenden, hintergründigen sozialen Raums im konkret erfahrenen Umraum ausdrücken. Der Umraum kann als Landschaft überblickt werden und verschiedene Formen annehmen (öffentlich, bekanntschaftlich, privat etc.), die ich im folgenden Kapitel näher analysiere. Nischen bilden sich dabei im Verhältnis unseres Sensus communis mit dem Umraum. In diesem Verhältnis kann es durchaus der Fall sein, dass beispielsweise von einer Person die Regeln der Interaktion an öffentlichen Orten mit anonymen Fremden besser beherrscht werden als jene intimer Interaktion im privaten Raum und dass diese Person ihre

221 Der Verweis auf Albrows Konzept der »socioscapes« (1997) sei hier zumindest als impliziter Hintergrund der vorliegenden Überlegungen angedeutet (vgl. Drilling, 2008).

Nische mit der für sie angemessenen Resonanz gerade im öffentlichen Raum findet (vgl. Kapitel 10.1.3 bzw. S. 135 ff.). Es ist durch die Sozialraumperspektive also möglich, individuelle und konkrete Konfigurationen des Sensus communis in den Blick zu nehmen, indem gefragt wird, welche Beziehungen Personen zur interaktiven Ordnung des Sozialraums einnehmen und wo sie ihrem Intimraum angemessene Nischen finden. Dies werde ich in Kapitel 10 bezüglich verrückter Erfahrung beschreiben.[222]

Abschließend für dieses Kapitel setze ich mich nun mit methodischen Problemen einer phänomenologischen Theorie des sozialen Raums auseinander.

8.3 Mögliche Kritik am anvisierten Raumverständnis

Grundsätzlich stellt sich die Frage, ob die Erfahrungsperspektive der Phänomenologie das Soziale überhaupt vollständig und adäquat beschreiben kann. Diesen bereits an verschiedenen Stellen (Kapitel 1.4, 2.1, 5.6) geäußerten Zweifel möchte ich hier mit Blick auf die Soziologie des Raums noch einmal thematisieren. Auf die bisherigen Überlegungen zum sozialen Raum angewendet lässt sich folgende Frage formulieren: Ist nicht bereits die phänomenologisch zu beschreibende Unterscheidung von Öffentlich und Privat eine historisch zufällige und politisch problematische Unterteilung, die sich bereits vielfacher Kritik ausgesetzt sah?[223] Kann, mit anderen Worten, der phänomenologische Ansatz im Allgemeinen und die entwickelte Sensus-communis-Theorie im Besonderen ihre eigenen soziohistorischen Voraussetzungen miteinbeziehen?

Diese Frage lässt sich in meinen Augen zu einem gewissen Grad durchaus bejahen: Soziohistorisch gewachsene räumliche Unterteilungen lassen sich nämlich als Produkt eines interaktiven, Sensus-communis-vermittelten Prozesses begreifen. Die Trennung von Öffentlich und Privat kann demnach in einer Genealogie der Lebenswelt auf ihre historischen Ursprünge in unendlich vielen sozialen Interak-

222 Besonders von Goffman (1963, 1971) wurde ein entscheidender Beitrag zum Verständnis interaktionaler Raumordnungen geleistet, wobei sein Werk voller psychiatrischer Bezüge ist (vgl. Dellwing, 2014, S. 169 ff.). Goffmans ausführliche Beschreibungen beschränken sich jedoch im Wesentlichen auf den öffentlichen Raum, und zwar aus der Beobachter-Perspektive eines gesunden, weißen Mittelschicht-Amerikaners (vgl. Gardner & Gronfein, 2006). Von Goffman ungeklärt bleibt zum einen die Frage, wie sich das Wohnen und entsprechende Alltagsinteraktionen in anderen Räumen abspielen. Zum anderen wäre zu fragen, wie das Verhältnis der Beteiligten zu diesen Räumen nicht bloß »von außen«, in der Perspektive des »Flaneurethnographen« (Dellwing, 2014, S. 46 ff.), sondern gemäß ihrer subjektiven Erfahrung »von innen« beschrieben werden kann – was in seinem Werk vernachlässigt wird.

223 So etwa aus feministischer Perspektive u.a. bei Koopman (2008), Kuster (2005) und Pateman (1989).

tionen zurückverfolgt werden.[224] Dennoch ist es m. E. fraglich, ob der Anspruch einer absoluten Durchdringung der Bedingungen unserer Erfahrung (und ihrer Geschichte) durch eine Phänomenologie der Erfahrung und der sozialen Interaktion jemals eingelöst werden kann. Und ebenso ist es fraglich, ob das Soziale (resp. der soziale Raum) allein auf die Geschichte sozialer Erfahrungen und Interaktionen reduziert werden kann. Goffman kommentiert treffend zu einem solchen Versuch:

» One can point (...) to obvious ways in which social structures are dependent on, and vulnerable to, what occurs in face-to-face contacts. This has led some to argue reductively that all macrosociological features of society, along with society itself, are an intermittently existing composite of what can be traced back to the reality of encounters – a question of aggregating and extrapolating interactional effects. (This position is sometimes reinforced by the argument that whatever we do know about social structures can be traced back to highly edited summaries of what was originally a stream of experience in social situations.) « (1997, S. 246)

Goffman verweist demgegenüber auf das Eigenrecht übergreifender, makrosoziologischer Strukturen und der für sie erforderlichen (ökonomischen, geografischen, linguistischen etc.) Untersuchungsmethoden (ebd., S. 247 f.).

Hier wäre besonders an die Funktion der von Goffman genannten sozialen Statuseigenschaften bzw. Kategorien »age-grade, gender, class, and race« zu denken (ebd., S. 256). Einerseits zeigen sich diese Kategorien zwar in der Interaktionserfahrung bzw. der Erfahrung des Sozialraums, andererseits gibt es eine Geschichte sozialer Klassen und Geschlechter (etc.), deren Bestimmung sich nicht darin erschöpft, was Menschen von diesen Kategorien erfahren und welchen Sinn sie ihnen in der Interaktion jeweils zuschreiben. So hat etwa Didier Eribon (2009/2016, S. 43 ff.) in autobiografischer Perspektive analysiert, wie die Zugehörigkeit zur Arbeiterklasse über Generationen hinweg die Lebensläufe ihrer Mitglieder prägt und den Zugang zu bestimmten Räumen, wie etwa dem höheren Bildungswesen oder dem Kulturbetrieb, unmöglich macht – was letztlich durch die historische Entwicklung von Klassen- und Herrschaftsverhältnissen zu erklären sei, die sich aus den Erfahrungen der Akteure allein nicht verstehen ließen. Die phänomenologische Rede vom »sozialen Raum« kann demnach nur bedingt sozial sein, wenn sie die hintergründigen, soziokulturell gewachsenen Regulierungsmechanismen des Raums nicht berücksichtigt.

224 Ähnlich schlägt beispielsweise Luft (2011 c) vor, Gadamers (1960/1990, S. 305 ff.) Begriff der »Wirkungsgeschichte« nicht als anonymes und prägendes Element unserer Gegenwart zu begreifen, sondern gewissermaßen als das Sediment unzähliger intersubjektiver Erfahrungen und Urteilsakte unserer Vorfahren.

Im Anschluss hieran möchte ich nochmals auf den von Bourdieu vollzogenen methodischen Bruch mit der Erfahrungsperspektive zurückkommen, mit dem sich für Bourdieu auch ein anderes Verständnis des sozialen Raums verbindet (vgl. Kapitel 5.6, S. 124 ff.). Die eigentliche Logik sozialer Beziehungen, die Bourdieu im Wesentlichen als Logik der Distinktion und des Erhalts von Macht- und Herrschaftspositionen bestimmt, wird für ihn erst in dem Moment zugänglich, da von der Erfahrungsperspektive zur Konstruktion des Raums gemäß der statistisch ermittelten Verteilung und Weitergabe von Kapital übergegangen wird (vgl. Bourdieu, 1995, S. 11 ff., 42).[225] Bourdieu begreift den sozialen Raum damit als eine konstruierte Abstraktion und spricht von ihm als »vergleichbar dem physischen Raum, den der Soziologe wie auf einer geografischen Karte rekonstruiert« (2001, S. 128). Der Herrschaftslogik und Hierarchie dieses konstruierten Raums folgend erklärt Bourdieu etwas lapidar: »Sozialer Raum: das meint, dass man nicht jeden mit jedem zusammenbringen kann [...]« (1995, S. 14).

Im Gegensatz zu diesem wissenschaftlich konstruierten und abstrakten Raum erwähnt Bourdieu (1991) aber auch den »physischen Raum«, der von sozialen Akteuren real angeeignet werde. In diesem physischen Raum setzen sich Bourdieu zufolge die Unterschiede und Machtverhältnisse des abstrakten sozialen Raums im Sinne einer »spontanen Metapher« (ebd., S. 26) um. Als eine solche »spontane Metapher« (ebd.) ließe sich entsprechend das von Bourdieu behauptete jeweilige »Zusammenbringenkönnen« von sozialen Akteuren (vgl. 1995, S. 14) verstehen.

Wie bereits erwähnt (Kapitel 5.6, S. 124 ff.) bietet Bourdieus Soziologie sinnvolle Erweiterungsmöglichkeiten des phänomenologischen Ansatzes, die sich nun am Raumverständnis konkretisieren lassen.[226] Dabei kann aus phänomenologischer Sicht an Bourdieus Gedanken des physischen Raums angeschlossen werden: Die von Bourdieu auf der abstrakten Landkarte des sozialen Raums festgestellten Abstoßungs- und Anziehungsverhältnisse zwischen sozialen Akteuren und Klassen lassen sich im physischen Raum als selbstverständliche Bestandteile ihrer Erfahrung beschreiben – nämlich als deren *sense of place* im Sinne der angemessenen Nähe und Distanz, des Gestaltungsvermögens und der Offenheit gegenüber den Mitmenschen (vgl. S. 180). Dieser *sense of place* muss demnach immer vor dem Hintergrund der sozialen Stellung des Subjekts auf der objektiven Landkarte sozialer Verhältnisse und Hierarchien gesehen werden.

225 Bourdieu unterscheidet verschiedene Formen des Kapitals: kulturelles Kapital (Bildungsstand), soziales Kapital (soziale Beziehungen), ökonomisches Kapital und schließlich symbolisches Kapital »als wahrgenommene und als legitim anerkannte Form der drei vorgenannten Kapitalien (gemeinhin als Prestige, Renommee usw. bezeichnet)« (1995, S. 11, vgl. S. 22).

226 Zur ähnlichen Anschlussmöglichkeit mit Foucault vgl. Foucault (1967/2012; Hartle, 2007, S. 86 ff., 319 ff.).

Aus phänomenologischer Sicht muss aber auch festgestellt werden, dass Bourdieus Rede vom physischen Raum als bloßer Matrize sozialer Machtbeziehungen die primäre und unhintergehbare Erfahrungsqualität des physischen Raums als leiblichem Empfindungsraum verdeckt. Bourdieu geht, wie Löw (2001, S. 182 f.) kritisch anmerkt, letztlich vom physischen Raum als einer anonymen, arelationalen Projektionsfläche der objektiven Raumstruktur aus (vgl. Bourdieu, 1995, S. 12 f.). Das Gegenstück zum geografisch-konstruierten (sozialen) Raum ist aus phänomenologischer Sicht aber kein physisch-amorpher und bedeutungsloser Raum im Sinne eines leeren Behälters, sondern jener landschaftliche, gelebte Sozialraum, wie er oben beschrieben wurde. Anstatt diesen Raum lediglich als die »Metapher« objektiver sozialer Strukturen zu denken, hat er vielmehr ein interaktionales Eigenrecht, das nicht vollständig in der soziologischen Abstraktionsarbeit der Dritten-Person-Perspektive aufgelöst werden kann.

Worum es mir letztlich geht, ist eine *wechselseitige Erhellung* von subjektiver und objektiver Perspektive auf das Soziale, in der beide als zwar notwendige, aber nicht hinreichende Bedingung für die jeweils andere Perspektive begriffen werden. Für die folgenden Betrachtungen bedeutet dies, dass der gelebte Raum zwar von objektiven Bedingungen wie der Verteilung von Kapital oder Parametern wie Klasse, *race*[227], Alter und Gender bestimmt (vgl. S. 183), aber eben nur »unterbestimmt« ist.[228] Der gelebte Raum zeichnet sich durch eine eigene Offenheit und Dynamik aus, in der objektive Parameter immer auch einen eigenen Sinn haben.[229] Im gelebten Raum findet sich deshalb die eigentliche Lebendigkeit und interaktive Bewegtheit objektiver sozialer Strukturen.

227 Der im Englischen verwendete Ausdruck »race« hat im Gegensatz zum deutschen Pendant »Rasse« einen Bedeutungswandel erfahren und meint eine sozial und politisch vollzogene Zuordnung von Personen einer bestimmten Hautfarbe und eines bestimmten kulturellen Hintergrunds zu einer sozialen Gruppe (vgl. Sander, 2014). Wenn ich in dieser Arbeit gelegentlich die Formulierung »ethnische Zugehörigkeit« verwende, beziehe ich mich ebenfalls auf dieses Moment sozialer Zuordnung und Kategorisierung.

228 Fuchs (2013 a, S. 250) verwendet diese Formulierung zur Beschreibung von Lebensprozessen, die zwar von ihren physikalischen Grundlagen abhingen, sich jedoch nicht hierauf reduzieren ließen. Dieser Gedanke lässt sich auch auf die soziologischen Grundlagen des gelebten Raums anwenden, der ebenfalls von sozialen Gesetzmäßigkeiten abhängt, sich aber nicht vollständig hierdurch erklären lässt.

229 Das lässt sich unter anderem damit begründen, dass sich objektive Raumbedingungen im gelebten Raum immer performativ umsetzen müssen. Mit anderen Worten: Diese Parameter erlangen im gelebten Raum durch die ihre jeweilige Aneignung sowie durch die Offenheit unserer Erfahrung eine neue Bedeutung. Der im letzten Teil der Arbeit (Kapitel 7.6, S. 160 ff.) angedeuteten *Bewegtheit sozialer Strukturen* durch unsere Sensus-communis-Interaktion entspricht also nun die gelebte Transformation objektiver Verhältnisse des bourdieuschen sozialen Raums in unserem gelebten Raum.

8.4 Konsequenz für die weitere Betrachtung und Ausblick

Der Umstand, dass die Phänomenologie der Raumerfahrung die soziohistorischen Voraussetzungen des Raums nicht vollständig miteinbeziehen kann, hat entsprechend zur Konsequenz, dass ich mit der folgenden phänomenologischen Beschreibung auch keine vollständige Bestimmung des sozialen Raums anvisiere. Die zu beschreibenden Erfahrungsstrukturen des Raums beziehen sich also lediglich auf eine konkrete, historisch-kulturell umgrenzte Situation innerhalb der westlich-neuzeitlichen Gesellschaft, einer Situation, die nur durch Miteinbeziehung anderer methodischer Zugänge vollständig zu erfassen wäre. Diese methodische Erweiterung werde ich im vorgegebenen Rahmen dieser Arbeit andeuten, indem ich die Analysen des gelebten sozialen Raums punktuell mit anderen sozialwissenschaftlichen Ansätzen und Erkenntnissen verbinde.

Im nächsten Kapitel analysiere ich nun verschiedene Teilräume des gelebten sozialen Raums im Einzelnen. Daraufhin betrachte ich das Wechselverhältnis dieser Räume zueinander und die hiermit verbundene Funktion des Sensus communis. Abschließend gehe ich auf die Erfahrung der Verrücktheit im sozialen Raum und auf soziotherapeutische Aspekte ein.

9 Teilräume des sozialen Raums

Im vorliegenden Kapitel ordne ich die Heterogenität des sozialen Raums. Ich unterscheide den privaten Raum, den Bekanntschaftsraum, den öffentlichen Raum und den virtuellen Raum. Die Bezeichnung »Teilräume« wähle ich für sie bewusst in einem doppeldeutigen Sinn: Diese Räume bilden nicht nur Teile des umfassenderen Sozialraums, sondern sind auch Räume, die in jeweils bestimmter Weise und nach bestimmten Regeln mit Anderen durch unseren Sensus communis geteilt werden. Zu der vorgenommenen Unterteilung sei angemerkt, dass sie zum einen nicht erschöpfend ist und dass es zum anderen *den* öffentlichen oder privaten Raum (etc.) nicht gibt. Vielmehr kommt bestimmten Räumen und Teilräumen eher der *Charakter* des Öffentlichen oder Privaten usw. zu. Man wird, mit anderen Worten, *realiter* kaum Räume finden, die vollständig einer der hier vorgestellten Raumformen entsprechen. So gibt es genau genommen Privatheit oder Öffentlichkeit nur näherungsweise und nur in pluraler Form als *Räume der Bekanntschaft* oder *der Öffentlichkeit*. Dies muss in der folgenden Beschreibung der Räume bedacht werden.[230]

9.1 Privater Raum

Ein zentraler Aspekt des privaten Raums besteht darin, der öffentlichen Sichtbarkeit beraubt (*privatus*) zu sein (vgl. Arendt, 1958/2007, S. 73 ff.). Durch diesen Entzugscharakter gegenüber der Öffentlichkeit hat der private Raum zunächst die Rolle eines *Rückzugsraums*. In diesem Rückzugsraum interagieren wir mit der Welt in einem relativ hohen Maß an Ungezwungenheit, d. h. ohne dabei äußeren Verpflichtungen – oder zumindest als solchen erlebten – zu unterliegen. Typischer Ort dieses Rückzugsraums ist in der westlichen Kultur die Privatwohnung. Sie kann eine besondere Bedeutung einnehmen als geheimer Ort, an dem sich unser Begehren und unsere Fantasie entfalten, ohne dass wir uns bereits in instrumentelle und rationale, öffentliche Bezüge einordnen müssen. So spricht etwa Hasse von der Wohnung als »von der gesellschaftlichen Öffentlichkeit getrennte Brutstätte der Gefühle« (2012, S. 481, vgl. 2014, S. 152 ff.). Die Wohnung sei unter

230 Es sei außerdem darauf hingewiesen, dass das hier entwickelte Konzept des sozialen Raums bzw. sozialer Teilräume sich in vielem an andere sozialtheoretische Konzepte anlehnt, die ich hier nicht im Einzelnen diskutieren kann. Erwähnt seien neben Goffmans Rahmenanalyse (1974/1977) und Bourdieus Feldtheorie (2007) auch neuere Konzepte wie Niewöhners ethnografisches Infrastruktur-Konzept (2014) sowie die Theorie des *affective arrangements* von Slaby u. a. (2017).

anderem »ein ›abgedunkelter‹ und verfassungsrechtlich besonders geschützter Raum, der nicht zuletzt imaginäre Drehscheibe der gefühlsmäßigen Vermittlung der Individuen an die Funktionsansprüche der Gesellschaft ist« (2012, S. 481). Freilich können auch andere Räume zeitweilig und situativ als Rückzugsräume dienen, wie etwa eine öffentliche Parkbank, ein Waldweg oder auch die Toilette während einer uns beanspruchenden Veranstaltung, dennoch ist die Wohnung (und das eigene Zimmer darin) durch seine territoriale Umgrenzung und Entzogenheit gegenüber der öffentlichen Sichtbarkeit und Zugänglichkeit der prädestinierte Ort des Privatraums. Der privativen bzw. negativen Bestimmung des Privaten (als der Öffentlichkeit beraubter und entzogener Raum), entspricht dabei umgekehrt die Möglichkeit der jeweiligen Bewohnerinnen und Bewohner, diesen Raum innerhalb seiner Grenzen mit relativ großer Willkür selbst zu bestimmen und darin ihren Intimraum zum Ausdruck zu bringen (etwa in der Gestaltung des eigenen Zimmers oder eines Gemeinschaftszimmers).

9.1.1 Interaktion im privaten Raum

Der Rückzugsraum stellt aber nur einen Aspekt des Privatraums dar. Der Sichtbarkeit gegenüber der anonymen Öffentlichkeit entzogen treten wir besonders im privaten Raum in eine intime Beziehung zu Anderen. Im Privatraum ist es üblich, den Intimraum relativ weit füreinander zu öffnen und sich einander preiszugeben. Besonders hier kommt folglich die für unser Selbst-Welt-Verhältnis prägende Dimension der zwischenleiblichen, resonanten Begegnungen zum tragen, wie sie in Kapitel 5.2 beschrieben wurde. Zur Betonung des emphatischen Aspekts der Offenheit, der Räumlichkeit und der besonderen Selbsterfahrung in entsprechenden Begegnungen möchte ich nochmals auf eine Beschreibung Maldineys verweisen:

» [I]n einer Begegnung ist der Ausdruck des anderen ein sprechendes Gesicht. Selbst ein Gesicht, das sich verschließt, drückt in dunklem Licht seine eigene Verschlossenheit aus, die auch mich schmerzvoll in dunklem Licht erhellt. Aber wenn der andere offen bleibt, lässt sein Gesicht den Raum erstrahlen, in dem sich auch mein Blick öffnet. In diesem Blick, den ich auf den anderen richte und der sich in dieser Offenheit aufhält, begegne ich dem anderen nur insoweit, wie ich mich selbst darin finde. Die Offenbarung [epiphanie] eines Existierenden im Blick eines anderen erfordert dessen Selbstoffenbarung [autophanie] in diesem selben Blick. « (2003, S. 16)

In diesem von Maldiney beschriebenen wechselseitigen Sichoffenbaren einer intimen Begegnung – ein Sichoffenbaren, das sich selbst im Moment des Verschließens noch fortsetze – wird unser Verhältnis zur Welt auf besondere Weise geprägt. Schrittweise bildet sich ein Vertrauensverhältnis, durch das die Anderen zu einem familiären Teil unserer Existenz werden. Umgekehrt ist dieses Vertrauen in die Anderen aber auch Bedingung für die Offenheit und Intimität, die wir mit ihnen in entsprechenden Begegnungen teilen. Es besteht also ein *Gestaltkreis von Offenheit und Vertrauen* in der privaträumlichen Interaktion: Je mehr wir uns füreinander öffnen, desto mehr können wir einander vertrauen, und je mehr wir einander vertrauen, desto offener können wir füreinander werden (vgl. Kapitel 5.2 und 5.5). Durch diese sich über die Zeit heranbildende Offenheit und Resonanz entsteht schließlich eine alltägliche Vertrautheit des privaten Umgangs, mit der Personen sich einander aussetzen, etwa durch bestimmte Gewohnheiten, sich zu kleiden, zu speisen und zu kochen, die Wohnung zu gestalten oder abseits der öffentlichen Wahrnehmung die eigene Meinung auszusprechen etc.

Durch die dauerhafte und offene Interaktion bildet sich im Privatraum das aus, was ich als *Familienraum* bezeichnen will. Der *Familienraum* betrifft nicht zwingend die Familie im Sinne der biologischen Verwandtschaft: Gemeint ist eine bestimmte Erfahrungsqualität des Raums und der sozialen Interaktion darin.[231] Mit dem Familienraum benenne ich die Erfahrungsqualität gewohnheitsmäßiger Offenheit im Sinne einer »enduring intimacy« (Maclaren, 2014, S. 60 f.), einer »fortdauernden Intimität« mit signifikanten Anderen.[232] Auch wenn diese Anderen häufig und besonders in der Primärsozialisation der biologischen Familie entsprechen, können zu diesem Raum ebenso Partner, Freunde, aber auch Haustiere gehören.

Die fortdauernde Intimität des Familienraums ist konstitutiv für die Bildung unseres Sensus communis und für unsere Verankerung im sozialen Raum als Ganzem, da wir im Familienraum uns selbst und die Anderen auf besonders emphatische Weise erfahren. Unsere Gefühle und Stimmungen beispielsweise, die im öffentlichen Raum in der Regel hinter dem formalen Umgang und dem anonymen Nebeneinander zurücktreten, können sich im Bereich des Privaten Geltung verschaffen und dort besondere Aufmerksamkeit erhalten. Unser Sensus communis »erprobt« sich somit im Privatraum. Das bedeutet auch, dass der Familienraum nicht automatisch als wohltuend empfunden wird: Die für diesen Raum typische Nähe und Resonanz gegenüber signifikanten Anderen wird uns immer auch auferlegt und nimmt uns in die Pflicht. Was die uns nahe Stehenden betrifft, betrifft auch uns. Schicksalsschläge, erlittener Verlust, Krankheit und vieles mehr sind im Privatraum immer auch geteilte Ereignisse, die sich in Form von gemeinsamen Stimmungen und Atmosphären des Beisammenseins mitteilen, noch bevor wir sie bewusst reflektieren und uns mit ihnen auseinandersetzen. Die Nähe und Offenheit des Familienraums ist daher immer auch im Sinne einer *Resonanzverpflichtung* zu denken.

231 Ebenso fällt auch der Privatraum per se nicht mit dem Privat*besitz* zusammen (vgl. unten, S. 205).

232 Für eine Differenzierung des Intimitätsbegriffs aus psychologisch-paartherapeutischer Sicht vgl. Ruland (2016).

Durch diese Resonanzverpflichtung kann es im privaträumlichen Gestaltkreis von resonanter Offenheit und Vertrautheit immer auch zu Aufdringlichkeit und Beengung kommen, wenn beispielsweise vertraut geglaubte Personen sich auf einmal in unvertrauter Weise zu erkennen geben, uns über die Maßen in Anspruch nehmen oder uns in unserer Intimität verletzen. Hier ist nicht zuletzt an Gewalt- bzw. Misshandlungssituationen im privaten Raum zu denken (vgl. ANDREWS u.a., 2004; GILBERT u.a., 2009, S. 68). Dazu prädestiniert ihn zum einen der Umstand, der öffentlichen Sichtbarkeit und damit auch ihrer moralischen Kontrolle entzogen zu sein, zum anderen können gerade die Normen geselliger Intimität und wechselseitiger Offenheit des privaten Raums die Grundlage wie auch die trügerische, äußere Fassade von traumatisierenden Gewalt- und Unterdrückungsbeziehungen bilden.
Abschließend sei noch darauf hingewiesen, dass die normative Verpflichtung des privaten Raums konkret höchst unterschiedlich ausgestaltet und graduiert sein kann, je nachdem, ob es sich etwa um eine Wohngemeinschaft, eine Kleinfamilie, eine Gemeinschaft von Mönchen oder ein Altersheim handelt (vgl. HASSE, 2012, S. 481). Trotz dieser Unterschiedlichkeit gemeinschaftlichen Wohnens lässt sich aber im Verhältnis zu anderen Räumen dessen relative Offenheits- und Resonanzverpflichtung als ein allgemeines Kennzeichen des Privatraums bestimmen.

9.1.2 Exkurs über das Unverstelltsein

Die relative Offenheits- und Resonanzverpflichtung des Privaten muss in Verbindung mit dem neuzeitlichen Gedanken gesehen werden, demzufolge gerade in diesem Raum unser Innerstes direkt und authentisch zutage trete.[233] Die eigene Wohnung wäre demnach der Ort, an dem wir die Rollen des öffentlichen Lebens ablegen und gänzlich unverstellt wir selbst sein können. Wenn es aber im Privatraum eine Resonanz*verpflichtung* gibt, wird aus dem Unverstelltsein*können* ein relatives Unverstelltsein*müssen*, das die eigentliche, spontane Unverstelltheit unseres Intimraums gerade verhindert. So kann es sein, dass

233 So erklären etwa WEISS & GROEBEL (2013, S. 19 f.): »Historisch etabliert sich die ›Privatsphäre‹ im Verein mit der Sphäre der ›Öffentlichkeit‹ im Zuge der Durchsetzung bürgerlicher Freiheiten gegenüber der Macht des Staates. Im Verlauf des sozialen Wandels hin zur ›organisierten Moderne‹ ist die Privatsphäre zu einem sozialen Raum geworden, in dem Identität und Integrität der Person sich ausbilden und der als herausgehobenes Refugium der Selbstverwirklichung fungiert. Seither ist die ›Privatheit‹ mit Identität, Authentizität, Integrität und Selbstverwirklichung assoziiert.« Kuster unterstreicht in diesem Zusammenhang die Rolle Rousseaus, der den privaten Familienraum als »Grundmuster transparenter, unverzerrter Kommunikation und Interaktion« begriffen habe (KUSTER, 2005, S. 21). Dass der Privatraum der bürgerlichen Familie und die hiermit assoziierte Intimität des Menschen aufs Engste mit der Entwicklung des Kapitalismus und der Akkumulation von Privatbesitz verknüpft ist, unterstreicht im Übrigen auch HABERMAS in seiner klassischen Studie (1962/1990, S. 107 ff.).

wir die von Anderen erwartete Offenheit und Resonanz im Privaten unserem Intimraum gegenüber als überfordernd, unangenehm oder auch als falsch und unangemessen empfinden. Das Sensus-communis-vermittelte Sicheinstellen auf die erwartete Unverstelltheit des Privaten kann daher gerade auch bedeuten, sich zu verstellen. Man kann hier also von einer »Verstelltheit zweiter Ordnung« sprechen, sodass sich unser Verhältnis zum Privatraum in diesem Moment als *verstellte Unverstelltheit* charakterisieren lässt. Umgekehrt kann eine Person gerade die erwartete Anonymität und Schablonenhaftigkeit von öffentlicher Interaktion als ihrem Intimraum angemessen empfinden (s. Kapitel 10.1.3, S. 235 ff.). Diese Person mag also paradoxer Weise gerade in der Anonymität öffentlicher Rollen die Erfahrung machen, unverstellt sie selbst zu sein. Dies lässt sich umgekehrt als »Unverstelltheit zweiter Ordnung« begreifen, also als *unverstellte Verstelltheit*.[234] Gibt es dann aber überhaupt ein eigentliches Unverstelltsein unseres Intimraums? Nicht, wenn man davon ausgeht, dass jeder Intimraum in soziale Interaktion eingebunden und von ihr geprägt ist und somit nirgends ganz »er selbst« ist. Dennoch gibt es aber Räume, die wir für uns als »passend« erfahren, d.h. in denen wir eine *für unseren Intimraum angemessene* Resonanz empfinden. Geschieht dies mit einer gewissen erwarteten Regelmäßigkeit, handelt es sich bei diesen Räumen, wie bereits ausgeführt, um *Nischen* (s. Kapitel 8, S. 130, 10.1.3, S. 235 ff.).

Fassen wir die Überlegungen zusammen: Der Privatraum hat zum einen den Charakter eines *Rückzugsraums*, der es Personen ermöglicht, sich den interaktiven Anforderungen und Erwartungen der Anderen und insbesondere der anonymen Öffentlichkeit zu entziehen. Zum anderen betrifft der Privatraum aber auch den durch dauerhafte, intime Interaktion mit Anderen gewachsenen Aspekt des *Familienraums*, mit dem sowohl die Möglichkeit wie auch die Verpflichtung zu vertrauter Resonanz mit Anderen verbunden ist. In dieser Doppelrolle von Möglichkeit und Verpflichtung zur Resonanz hat der Privatraum folglich eine ambivalente Funktion, sodass von ihm nicht per se als Raum der Unverstelltheit und Authentizität ausgegangen werden kann. Ebenso besteht eine Ambivalenz zwischen dem Rückzugsaspekt und der Resonanzverpflichtung des Privatraums. Beide Ambivalenzen fordern dazu auf, das Raumverhältnis einer Person konkret zu bestimmen. Dies gilt besonders im sozialpsychiatrischen Kontext: Durch die mitunter aufdringliche, beengende oder verletzende privaträumliche Interaktion kann gerade die Existenz eines Rückzugsraums besonders dringend werden. Der Rückzugsraum entwickelt sich dann zu einer bergenden Nische, die durch sozialpsychiatrische Arbeit wieder hergestellt werden muss (s. Kapitel 10.2.3, S. 250 ff.).

---

234 In lehne mich mit diesen Ausdrücken an Plessner an, der bekanntlich von der »natürlichen Künstlichkeit« und der »vermittelten Unmittelbarkeit« als »anthropologischen Gesetzen« spricht und mit der menschlichen Sozialität in Verbindung bringt (1928/1975, S. 309 ff., 321 ff.).

9.2 Bekanntschaftsraum

Zunächst bedarf es einer begrifflichen Klärung: Dörner (2012) führt aus sozialtherapeutischer Perspektive den Raum der Nachbarschaft als »dritten Sozialraum« im Sinne eines solidarischen, bürgerlichen »Wir-Raums« zwischen privatem und öffentlichem Raum ein.[235] Er plädiert dafür, Nachbarschaft in einem streng territorialen Sinn zu denken, d. h. als fest umgrenzte Region, in der wiederum alle darin Wohnenden Verantwortung füreinander übernehmen sollten (ebd., S. 93 ff.). Dörner bezieht sich mit seinen Reflexionen auf das, was in der Stadtforschung als *Quartier* bezeichnet wird, zieht jedoch aus Gründen der alltagssprachlichen Gebräuchlichkeit den Ausdruck Nachbarschaft vor (ebd.). In hierzu passender Weise definiert Hamm in der Stadtforschung Nachbarschaft als »soziale Gruppe, deren Mitglieder primär wegen der Gemeinsamkeit des Wohnortes miteinander interagieren« (1973, S. 17 f., nach Schnur, 2008, S. 26). Ich frage mich jedoch, ob Dörners und Hamms Bestimmungen den Phänomenen gerecht werden: Entsteht der »Wir-Raum«, um den es Dörner geht, zwingend dadurch, dass Menschen sich am selben Wohnort aufhalten, und interagieren sie deswegen notwendig miteinander (s.a. Obert & Müller-Ridinger, 2014)? In der aktuellen Stadtforschung wird jedenfalls eine rein territoriale Definition, die das Quartier bzw. die Nachbarschaft aus der stadtplanerischen Vogelperspektive nach Zonen und Zahlen (etwa Bezirksgrenze oder Einwohnerzahl) festlegt, vielfach kritisiert: Die Strukturen eines Quartiers unterlägen zahlreichen relationalen, ökonomischen, politischen und globalen Mobilisierungsprozessen, die sich nicht auf feste Zahlen und Grenzen reduzieren ließen (Schnur, 2008; Drilling, 2008).[236] Für dieses Argument spielt auch der *phänomenologische Lebensweltansatz* eine wichtige Rolle. Die phänomenologische Orientierung an der subjektiven Raumerfahrung wird für die Bestimmung des Quartiers als dynamisches und unterschiedlich erlebtes

235 Er sieht diesen Raum als eine »Zone der Begegnung zwischen dem konkreten Anderen und dem verallgemeinerten Anderen« (ebd., S. 93) und damit der Begegnung zweier Dimensionen des Anderen, die sonst in den privaten Raum (konkreter Anderer) und öffentlichen Raum (allgemeiner Anderer) aufgeteilt seien (ebd., S. 96). Dörner verweist hier auch auf Plessners Bestimmung des Wir, in der der allgemeine Andere konkret erfahren werde (Dörner, 2012, S. 93; Plessner, 1928/1975, S. 300 ff.). Die Berufung auf Plessner, der in meinen Augen als Theoretiker des Öffentlichen gesehen werden muss (vgl. Plessner, 1924/2002), für eine Theorie der Nachbarschaft bleibt bei Dörner jedoch unterbestimmt und kann auch hier nicht weiter verfolgt werden.

236 In der Berliner Stadtplanung wird beispielsweise seit 2006 von »Lebensweltlich orientierten Räumen (LOR)« gesprochen, die unter anderem im Hinblick auf Kriterien wie »einheitliche Baustrukturen bzw. Milieubildung, große Straßen und Verkehrstrassen sowie natürliche Barrieren, aber auch eine Begrenzung der Einwohnerzahl oder die Vorgabe, keine statistischen Blöcke zu schneiden« unterteilt worden seien. Auch wenn hierbei in Ansätzen die Erfahrung des Wohnraums durch die Bewohnenden in die Stadtplanung aufgenommen wird, wäre zu fragen, in wie weit durch die LOR tatsächlich die komplexen subjektiven Aneignungsprozesse und Dynamiken von Räumen eines Viertels berücksichtigt werden. Vgl. www.stadtentwicklung.berlin.de/planen/basisdaten_stadtentwicklung/lor/ (abgerufen am 23.04.2017).

Phänomen herangezogen, das nicht fest umgrenzten Orten zugeschrieben werden könne (SCHNUR, 2008, S. 26 ff.). Eben diesen phänomenologischen Ansatz möchte ich hier weiterverfolgen, indem ich nun eine bestimmte Interaktionsqualität des Sozialraums mit entsprechenden impliziten Regeln beschreibe: die bekanntschaftliche Interaktion.

9.2.1 Bekanntschaftliche Interaktion

Die regelhafte Interaktionsqualität der *Bekanntschaft* möchte ich in den folgenden Ausführungen analog zu Dörner als *dritten Sozialraum* zwischen dem Öffentlichen und dem Privaten betrachten. Noch bevor ich dies näher erläutere, liegt schon hier auf der Hand, dass im alltagssprachlichen Sinn Bekanntschaft und Nachbarschaft nicht deckungsgleich sind. Unsere Nachbarinnen und Nachbarn werden nicht automatisch Teil unseres Bekanntschaftsnetzes, das sich häufig weit über unsere territoriale Nachbarschaft erstreckt, ebenso wenig, wie sich aus dieser Nachbarschaft notwendig ein solidarischer »Wir-Raum« oder eine bürgerschaftlich-engagierte »Wir-Intentionalität« (CORSTEN u.a., 2008) bildet. Mit diesem Hinweis möchte ich aber Dörners territoriales Konzept der Nachbarschaft nicht verwerfen – dieses tritt vielmehr als sozialtherapeutisches Desiderat in Erscheinung, die unmittelbare Nachbarschaft auch zu einem *Bekanntschaftsraum mit supportiver Funktion* umzugestalten, worauf ich an späterer Stelle eingehe (s. Kapitel 10, S. 257 ff.).[237]
Für das Verständnis der Bekanntschaft greife ich zunächst auf GOFFMANS (1963/2009, S. 125 ff.) Analyse dieses Phänomens zurück. GOFFMAN (ebd., S. 125) definiert Bekanntschaft als soziale Beziehung bzw. »soziale Institution«, deren Voraussetzungen erfüllt sind, wenn

» zwei Personen einander gegenseitig identifizieren können aufgrund von Informationen, deren Inhalt sie von allen anderen Menschen unterscheidet, und wenn sie einander eingestehen, dass dieser Zustand wechselseitiger Information besteht. Ist diese Informationsbeziehung zwischen zwei Menschen hergestellt, kann daraus sich in der Regel eine soziale Beziehung ergeben, die beide Personen auf eine neue, normalerweise zeitlich unbefristete gemeinsame Basis stellt. «

237 Dörners Überzeugung, den Nachbarschafts- bzw. Quartiersbegriff entgegen der aktuellen Stadtforschung weiterhin territorial zu begreifen, scheint mir dabei vollkommen angemessen. DRILLING (2008, S. 60) etwa erklärt für die aktuelle Sicht der Forschung auf das Quartier: »Ein Quartier in dieser relativistischen Perspektive zeichnet sich also nicht ausschließlich dadurch aus, dass seine Kultur durch eine bestimmte Anzahl dort fest lebender Menschen geprägt wird, sondern auch durch Menschen, die dort nur zeitweise oder überhaupt nicht leben (aber durch Besuche, Kommunikation oder ideell mit den Bewohnenden in Kontakt stehen).« Was Drilling hier eigentlich beschreibt, ist m.E. nicht die Nachbarschaft, die für Dörner und in unserem Alltagsverständnis doch weiterhin eben einen physisch umgrenzten Bereich unseres Wohnortes meint, sondern den Raum von sozialen Bezügen, den ich hier als Bekanntschaftsraum bezeichnen möchte.

Hieran schließt sich die Frage, wodurch sich die Interaktion im Modus der Bekanntschaft genau definiert. GOFFMAN führt hierfür den Vorgang des *sozialen Erkennens* an, worunter er das »offene Begrüßen oder wenigstens die Bereitschaft zur Eröffnung einer Begegnung, etwa indem ein Gruß oder ein Lächeln zurückgegeben wird«, versteht (ebd., S. 126). Vom sozialen Erkennen unterscheidet GOFFMAN das *kognitive Erkennen*, das ihm zufolge eine »private Handlung« sei, in der das Erkennen der erkannten Person nicht offenbart werde (ebd.). Eine entscheidende Funktion für das soziale Erkennen hat dabei für Goffman der *Blickaustausch*, und zwar als Funktion einer »zeremoniellen Kontaktgeste« (ebd.). Durch soziales Erkennen stehen wir also, so könnte man anfügen, bereits in einem gewissen Öffnungsverhältnis zu den Anderen: Durch unseren Blick bringen wir unsere gegenseitige Kenntnis zum Ausdruck und zeigen uns kontaktfreudig, »sei es auch nur in Form eines flüchtigen Lächelns« (ebd., S. 128).

Doch was heißt Bekanntschaft weiter? Zunächst, so scheint es, nicht viel mehr – beschränkt sich das Miteinander-Bekanntsein doch im Wesentlichen auf das wechselseitige soziale Erkennen sowie die fortlaufende Verpflichtung hierzu. Entsprechend erklärt GOFFMAN, dass die Umgangssprache mit der Wendung »›nur eine Bekanntschaft‹ eine Beziehung« bezeichne, »in der die Rechte auf soziales Erkennen die wesentliche Substanz der Beziehung ausmachen« (ebd., S. 127). GOFFMAN verweist außerdem auf die dazugehörige »Stärke der Verpflichtung, bekannten Personen soziales Erkennen zuteil werden zu lassen und sich ihnen gegenüber kontaktfreudig zu zeigen« (ebd.). Demnach drohen natürlich auch Sanktionen, wenn dieser Verpflichtung nicht nachgekommen wird, etwa, wenn man den Namen einer (formalen) Bekanntschaft vergessen hat oder Ähnliches (ebd., S. 132).

Allerdings müssen zum Modus der Bekanntschaft noch andere Interaktionsformen hinzugezählt werden. So erklärt GOFFMAN an anderer Stelle, dass der freundliche Blick des gegenseitigen Erkennens »auch nur der erste Schritt hin zu einer ausgedehnten Begrüßung sein und eine Begrüßung nur die Eröffnungsphase eines Schwatzes« sein könne (ebd., S. 114). Zur sozialen Institution der Bekanntschaft wäre demnach immer auch die Interaktion in Form eines belanglosen »Plauschs«, »Schwatzes« oder auch des »Klüngels« und »Knotens« zu zählen, wobei die Beteiligten sich zugleich einander zu und von unbekannten Anderen abwenden (ebd., S. 113 f.). Der Bekanntschaftsraum bildet sich also immer auch in Abgrenzung gegenüber der allgemeinen und anonymen Öffentlichkeit. Dem »bloßen« Sichkennen unter Bekannten folgt ein komplexes Beziehungsgeschehen. Dieses zeichnet sich meist dadurch aus, dass soziale Akteure sich exklusiv, mitunter konspirativ aufeinander zubewegen, ohne einander dann im (meist inhaltlich belanglosen) Gespräch allzu nahezukommen. Dieses Beziehungsgeschehen muss außerdem mit jeder Begegnung und jedem Hintergrund der Bekanntschaft neu austariert werden. Das Gelingen dieses Vorgangs ist von unserem Sensus communis abhängig.

Die Bekanntschaftsbeziehung ist ein Paradebeispiel für Sensus-commuis-abhängige Interaktion, da die Begegnung mit Bekannten sich dynamisch zwischen allgemeinen Regeln des sozialen Erkennens und der konkret sich entfaltenden und leiblich empfundenen Annäherung und Distanzierung bewegt. Veranschaulicht wurde dies im vorigen Teil anhand der Begegnung mit einem von einem Todesfall betroffenen Nachbarn (s. Kapitel 7.3.2, S. 154 f.). Mit Bezug auf GOFFMANS Bestimmung der Bekanntschaft als Zustand »wechselseitiger Information« (ebd., S. 125) wird an diesem Beispiel erneut die besondere Anforderung des Bekanntschaftsmodus an den Sensus communis deutlich: Mit dem Einander-Kennen kann auch das wechselseitige Wissen um den erlittenen Schicksalsschlag eines Bekannten verbunden sein. Die Bekanntschaftsbeziehung kann je nach Vorgeschichte und Situation die Thematisierung dieses Schicksalsschlags wiederum sowohl erfordern wie ausschließen.

9.2.2 Die offene Region

Um die konkrete Gestalt einer Bekanntschaftsbeziehung näher zu erfassen, möchte ich mich nun nicht allein mit dem bloßen Beziehungsmodus zwischen einzelnen Personen beschäftigen, sondern nach dem umfassenderen Rahmen der Bekanntschaft fragen, also nach dem eigentlichen *Bekanntschaftsraum*. Seine implizite Kenntnis reguliert und ermöglicht die eigentliche Entstehung und Fortbildung von Bekanntschaften. Ich komme hierfür erneut auf GOFFMAN zurück, der von Regionen »gegenseitiger Offenheit« spricht (1963/2009, S. 142 ff.). Als entsprechende »offene Regionen« versteht er

» räumlich abgegrenzte Orte, an denen zwei Menschen, gleich wer sie sind und ob sie einander kennen oder nicht, das Recht haben, zum Zwecke ausgedehnter Begrüßungen Blickkontakte miteinander zu initiieren. Offene Regionen unterscheiden sich danach, ob das Recht auch als Verpflichtung empfunden wird, welcher Charakter dem zugelassenen Blickkontakt zukommt, ob eine Vorstellung zur Begegnung gehört oder nicht [...]. « (ebd., S. 144)

Offene Regionen stellen demnach Bereiche dar, in denen Bekanntschaftsbeziehungen zwischen Personen nicht zwingend bereits vorliegen müssen, sondern auch im Rahmen bestimmter Umgangsregeln erst entstehen und sich weiterentwickeln können. Als Beispiele gibt GOFFMAN die »Nick-Linie« verschiedener Gemeinden an, die, sobald man sie überschritten habe, das gegenseitige Sichzunicken der Anwesenden mit sich bringe (ebd.). Die »Nick-« bzw. »Begrüßungs-Linie« ist jedoch, so muss hinzugefügt werden, nicht streng territorial festlegbar, sondern abhängig von der Art, wie Personen den Raum atmosphärisch erfahren und bewohnen und von den ihn unterschiedlich durchziehenden Interaktionsregeln. Wenn GOFFMAN

die Bar in Lokalen, Hotelhallen, Salonwagen und schließlich auch den Karneval als Beispiele für offene Regionen angibt (ebd., S. 146 f.), wird diese Variabilität der Begrüßungs-Linien besonders deutlich. So zeichnet sich gerade der Karneval und das von GOFFMAN erwähnte Ablegen der (üblichen) sozialen Rolle (ebd., S. 147) besonders durch das räumlich-atmosphärische Arrangement – etwa allgegenwärtige schrille Klänge und Farben, gesellige Ausgelassenheit bei gleichzeitiger Selbst-Kostümierung und Maskierung etc. – aus, das für einen begrenzten Zeitraum die gewöhnliche Raumstruktur überdeckt.
Ein weiterer wichtiger Aspekt ist, dass die Entstehung eines Bekanntschaftsraums besonders von der *jeweiligen Aktivität* und *sozialen Position* der Personen abhängt: Eine Bar gilt beispielsweise nur für jene als offene Region, die die Bar als zahlende Gäste eines bestimmten sozialen Milieus aufsuchen, nicht etwa oder nicht im selben Maße für den vorbeiziehenden Verkäufer einer Obdachlosenzeitung. In einem Park wiederum entstehen Bekanntschaftsräume ebenso in der Regel nur für jene, die hier in gleiche Aktivitäten verstrickt sind – man denke an das stumme Sichzunicken von Sport-Treibenden oder das gelegentliche Sichanlächeln entlangschlendernder Familien mit Kinderwagen. Bekanntschaftsräume sind also immer auch selektiv und ausgrenzend. Nur bestimmten Menschen wird durch sie die Möglichkeit – aber auch die Verpflichtung – wechselseitiger Bekanntschaft bzw. sozialen Erkennens zuteil, während dies anderen verschlossen bleibt. Unser Sensus communis ist in diesem Zusammenhang eben jenes filigrane Gespür für die kontextuelle Möglichkeit und Unmöglichkeit des Sichkennenlernens, für die entsprechenden »Nick-Linien«, für das damit verbundene »Bekanntschafts-Prozedere«. Hierzu zählt natürlich gemäß dem *sense of place* auch das implizite Wissen um die eigene soziale Position und darum, ob einem gemäß dieser Position der Zugang zu einem Bekanntschaftsraum überhaupt zugestanden wird oder nicht (s. Kapitel 8, S. 180).

9.2.3 Teilhabe am Bekanntschaftsraum

Was bedeutet nun die Teilhabe an einem Bekanntschaftsraum genauer? Im Folgenden möchte ich hierfür einige Aspekte andeuten, die für den sozialpsychiatrischen Blick auf Verrücktheit im nächsten Kapitel besonders relevant sein werden:

1. **Bestätigung des Sensus communis:** Die Bewohnerinnen und Bewohner erfahren im Bekanntschaftsraum eine Bestätigung ihrer eigenen sozialen Position und mithin ihrer Fähigkeit, sich in diesem Raum gemäß der entsprechenden Gemeinschaftshabitualitäten zu bewegen und damit sozusagen »Kenner des Bekanntschaftsspiels« zu sein. Sie erfahren eine Bestätigung ihres jeweiligen Sensus communis.

2. **Beanspruchung von Raum:** Das regelmäßige Aufsuchen und Bewohnen eines bestimmten Bekanntschaftsraums erlaubt den entsprechenden Personen, diesen Raum partiell für sich zu beanspruchen. Diese aneignende Territorialisierung kann offiziell vonstattengehen, etwa durch die Übernahme eines bestimmten Amts in einem Verein, sie kann sich aber auch, was sicherlich häufiger der Fall ist, schleichend und informell vollziehen, etwa durch den Erwerb eines Stammplatzes in einer Kneipe. Die reguläre Präsenz in Bekanntschaftsräumen bringt hier *regulars* hevor, die von Anderen ebenso regelmäßig sozial erkannt werden bzw. erkannt werden müssen. Dies kann schließlich so weit gehen, dass diese *regulars* fast schon zum notwendigen Bestandteil des Inventars und Arrangements in der Raumerfahrung gezählt werden. Zu denken wäre hier an die mit vertrauter Regelmäßigkeit anzutreffenden Stammgäste einer Eckkneipe oder Imbissbude oder auch einen bestimmten Typus von Gästen in Hotels oder an Ferienorten (etwa jugendliche Backpacker in Jugendherbergen).
3. **Zwischenstellung des Bekanntschaftsraums:** Die regulative Grundstruktur des Bekanntschaftraums scheint sich genau *zwischen* dem Gebot der Unverstelltheit, Offenheit und Nähe privater Interaktion und der Verstelltheit, Verschlossenheit und Distanz öffentlicher Interaktion zu bewegen. Die Resonanzverpflichtung des Bekanntschaftsraums ist zwar weniger dringlich als im Privatraum, zugleich aber auch nicht ebenso unverbindlich und anonym wie im öffentlichen Raum. Damit hat der Bekanntschaftsraum eine wichtige Funktion für seine Bewohnerinnen und Bewohner: Er ermöglicht diesen in besonderer Weise das Ausbalancieren zwischen distanzierter (öffentlicher) und naher (privater) Interaktion sowie das Sichaussetzen gegenüber den Blicken Anderer, ohne dass diese ihnen zugleich gänzlich fremd und unvertraut wären. Zugleich bietet der Bekanntschaftsraum aber immer auch die Grundlage für die Entwicklung intimer Beziehungen.[238]
4. **Mehr Offenheit zwischen Verrücktheit und Normalität:** An diesen besonderen »Spielraum-Charakter« des Bekanntschaftsraums (zwischen Öffentlichem und Privatem) knüpft sich viertens die Möglichkeit, dass im Bekanntschaftsraum ein offeneres Verhältnis von Verrücktheit und Normalität bestehen kann als in öffentlichen Räumen mit ihren eher starren Verhaltensregeln und entsprechenden Sanktionen, aber auch als in privaten Räumen: Der Dialog mit verrücktem Verhalten wird hier eher gesucht, da es sich ja für die Ande-

238 Eine treffende Beschreibung hierfür findet sich erneut bei Goffman: »[H]at jemand einem anderen hinreichend Beachtung geschenkt und ihn willig angehört, so ist eine Art Band gegenseitiger Verpflichtung geknüpft, das der Initiator seinerseits als Basis weiterer Forderungen nutzen kann. Ist dieses Band erst einmal gespannt, sei das nun freudig oder widerwillig geschehen, können jederzeit weitere Forderungen nach sozialer oder materieller Gefälligkeit folgen. So […] können ein Mann und eine Frau, einander völlig fremd, irgendwo aufbrechen und, wenn die Umstände danach sind, von einer zufälligen Begegnung zur Ehe fortschreiten. Wir brauchen nur die Geschichte vieler enger Beziehungen zwischen Erwachsenen zu verfolgen, um festzustellen, dass aus Blickkontakten etwas entstand, was nicht hätte sein müssen« (Goffman, 1963/2009, S. 119).

ren um »ihre« Verrückten des jeweiligen Bekanntenkreises handelt, für die immer auch eine gewisse Verantwortung übernommen wird (vgl. Dörner, 2012, S. 94 ff.). Zugleich kann dieses Verhalten aber unter Umständen durch Andere auch mehr toleriert werden als im Privatraum, in dem sowohl die Verrücktheit selbst wie auch die entsprechenden Reaktionen der Anderen mit relativ großer Nähe und Aufdringlichkeit erfahren werden.

Eben diese letztgenannte Offenheit gegenüber Abweichung und Verrückung hängt jedoch entscheidend von der jeweiligen sozialen Klasse sowie deren sozialem, kulturellem und ökonomischem Kapital (vgl. Kapitel 5.6, 8.3) ab. Es wäre daher falsch, den Bekanntschaftsraum allein als eine offene und ihre Mitglieder bestätigende Region zu begreifen. Ebenso Teil des Bekanntschaftsraums sind Gewalt- und Unterdrückungsmechanismen. Diese können nicht nur nach außen wirken, beispielsweise durch rassistische Übergriffe einer Dorfgemeinschaft gegenüber den Bewohnern eines Flüchtlingsheims, sondern auch nach innen, etwa durch Misshandlungen von Bekannten. In beiden Fällen können, ähnlich wie schon im Privatraum (s. o., S. 190), die Vertrautheit und der Zusammenhalt des Bekanntschaftsraums samt der jeweiligen Gemeinschaftshabitualitäten einen verdeckenden und normalisierenden Effekt gegenüber alltäglicher Gewalt haben.

Diese kritischen Bemerkungen deuten abschließend an, warum der Bekanntschaftsraum aus sozialpsychiatrischer Sicht zu einem Interventionsraum von besonderer therapeutischer Relevanz wird: Ziel muss es sein, offene und unterstützende Bekanntschaftsräume zu schaffen und diese so zu gestalten, dass sie Personen, die das Vermögen zur Abstimmung in ihnen verloren haben, dennoch Teilhabe ermöglichen. Ich komme damit auf die Frage zurück, warum, wie anfänglich erläutert, zur Realisierung dieses Ziels gerade der territorial begriffene *Nachbarschaftsraum* von Bedeutung sein sollte. Wenn die Struktur des Raums und im Besonderen des Bekanntschaftsraums wesentlich durch unsere sozial abgestimmte Art des Wohnens determiniert ist, eben dieses Wohnen aber im Falle der Verrücktheit auf einmal unmöglich wird, birgt gerade die Arbeit mit der unmittelbaren Nachbarschaft das Potenzial stützender, neuer Bekanntschaftsressourcen für die Betroffenen. Auf diesen Gedanken komme ich später ausführlicher zurück (s. Kapitel 10, S. 257 ff.).

9.3 Öffentlicher Raum

In der Betrachtung des Privat- und des Bekanntschaftsraums wurde der öffentliche Raum bereits angesprochen. Wie bereits betreffend die anderen Räume angemerkt, kann auch hier die historische, kulturelle und vor allem politische Bedeutung dieses Raums nur angedeutet bleiben.

9.3.1 Allgemeine Sichtbarkeit und Zugänglichkeit des öffentlichen Raums

Bisher wurden die Anonymität und Distanz der Interaktionen sowie die Rigidität ihrer Regeln als wichtige Aspekte des öffentlichen Raums hervorgehoben. Doch wie hängen diese Aspekte miteinander zusammen und wie lassen sie sich näher bestimmen? ARENDTS Verständnis nach zeichnet sich der öffentliche Raum zum einen durch den Umstand aus, »daß alles, was vor der Allgemeinheit erscheint, für jedermann sichtbar und hörbar ist« (1958/2007, S. 62). Zum anderen ist für sie die Öffentlichkeit aber auch »die Welt selbst, insofern sie das uns Gemeinsame ist, und als solches sich von dem unterscheidet, was uns privat zu eigen ist, also dem Ort, den wir unser Privateigentum nennen« (ebd., S. 65). Die Öffentlichkeit wäre demnach der allgemein geteilte und für alle sichtbare, aber auch zugängliche Raum. Hieran lässt sich KLAMT (2012, S. 779) anschließen, der aus stadtsoziologischer Sicht die allgemeine *Zugänglichkeit und Nutzbarkeit* als entscheidendes Kriterium öffentlicher Räume geltend macht. Als klassische Beispiele gibt KLAMT Plätze, Parks, Promenaden sowie den alltäglichen Straßenraum an (ebd.). Er verweist jedoch ebenso darauf, dass es *den* öffentlichen, fest umschriebenen und tatsächlich für alle zugänglichen Raum eigentlich nicht gebe und sich stattdessen eine ganze Facette unterschiedlicher öffentlicher, teilöffentlicher, öffentlich-privater etc. Räume finde (ebd., S. 779 ff.).[239] Diesen Vorbehalt eingestehend, möchte ich nun fragen, wie sich diese relative Sichtbarkeit und Nutzbarkeit in konkreten Interaktionen niederschlägt.

9.3.2 Konsequenz: Distanziertheit der Interaktion

Zunächst bedingt die Sichtbarkeit und Zugänglichkeit des öffentlichen Raums, dass auch wir selbst darin einer Unzahl von Blicken und Kontakten mit anderen Menschen ausgesetzt sind. Dies gilt besonders für die Großstadt, die nicht nur für das Politische, sondern auch für öffentliche Alltagsinteraktionen eine typische Bühne abgibt. Mit der Unzahl an Kontakten im öffentlichen Raum geht eine bestimmte Haltung der Interagierenden einher, die SIMMEL schon 1903 für das Großstadtleben treffend beschrieben hat:

239 Neben Balkons, die zwar für alle sichtbar, zugleich aber nicht zugänglich und nutzbar, da zumindest rechtlich Teil des Privatraums sind, ist hier auch an großflächigen Einsatz von Glasfassaden in der zeitgenössischen Architektur von Unternehmensgebäuden zu denken, die zwar Transparenz und Zugänglichkeit suggerieren, in aller Regel jedoch nicht in öffentlichem, sondern privatökonomischem Interesse agieren (vgl. ebd.; HAN, 2012; SENNETT, 1977/2008).

» Die geistige Haltung der Großstädter zueinander wird man in formaler Hinsicht als Reserviertheit bezeichnen dürfen. Wenn der fortwährenden äußeren Berührung mit unzähligen Menschen so viele innere Reaktionen antworten sollten wie in der kleinen Stadt, in der man fast jeden Begegnenden kennt und zu jedem ein positives Verhältnis hat, so würde man sich innerlich völlig atomisieren und in eine ganz unausdenkbare seelische Verfassung geraten. Teils dieser psychologische Umstand, teils das Recht auf Mißtrauen, das wir gegenüber in flüchtiger Berührung vorüberstreifenden Elementen des Großstadtlebens haben, nötigt uns zu jener Reserve, infolge deren wir jahrelange Hausnachbarn oft nicht einmal von Ansehen kennen und die uns dem Kleinstädter so oft als kalt und gemütlos erscheinen läßt. « (1903/2006, S. 23; vgl. KLAMT, 2012, S. 786 f.)

Die *Reserviertheit* oder auch *Distanziertheit* des Umgangs in der Großstadt erscheint bei Simmel demnach als eine sinnvolle psychologische Anpassungsleistung an eine überfordernde Eindrucksvielfalt, eine Anpassungsleistung, die SIMMEL kurz zuvor auch als »Blasiertheit« bezeichnet (1903/2006, S. 19 ff.). Distanziertheit ist dabei überhaupt als Regel der öffentlichen Interaktion zu begreifen. Eine Veranschaulichung hierzu liefert das, was GOFFMAN (1963/2009, S. 97 ff.) *höfliche Gleichgültigkeit* (*civil inattention*) nennt. Sie besteht ihm zufolge darin,

» dass man der anderen Person deutliche Hinweise darauf gibt, dass man ihre Anwesenheit bemerkt [...], um im nächsten Moment diese Aufmerksamkeit bereits wieder zurückzunehmen und damit zu dokumentieren, dass sie kein Ziel besonderer Neugier oder spezieller Absichten darstelle. « (ebd., S. 98)

Als Beispiel gibt GOFFMAN aneinander vorbeigehende Passanten, die sich bis auf ungefähr drei Meter mit dem Blick erfassen, dann jedoch gewissermaßen in »höflicher Gleichgültigkeit« den Blick senken (vgl. ebd.).[240] Hier muss insgesamt die Funktion des Blickkontakts für die öffentliche Interaktion bedacht werden, eines Kontakts, für den nach GOFFMAN ein »ganzer Komplex an Wohlverhaltensformen« (ebd., S. 105) zu gelten scheine. Man könnte also eine kaum zu vollendende Liste von Blickregeln, von heimlich durch Blicke vermittelten und oftmals ambivalenten Botschaften der Distanzierung und der Annäherung erstellen, um jene unsichtbare und für unseren öffentlichen Raum so typische »Ordnung des Blicks« (ebd., S. 102 ff.) zu beschreiben. Diese Ordnung ist im öffentlichen Raum deshalb so relevant, weil jede andere sinnliche Interaktionsform bereits einen unerwünschten, da als zu nah und aufdringlich empfundenen Kontakt annehmen würde.

240 Dieses nach GOFFMAN »geringste interpersonelle Ritual« (ebd.) gilt natürlich nur für den öffentlichen Raum (und den westlichen Kulturraum). Besteht etwa eine Bekanntschaftsbeziehung zwischen den Passanten, würde gerade auf den letzten drei Metern die eigentliche Begrüßungszeremonie eingeleitet werden.

Gleichwohl ist die öffentliche Ordnung des Blicks immer auch, wie schon die höfliche Gleichgültigkeit, ein »delikates Übereinkommen« (ebd., S. 99), das zahlreiche Spielräume der verdeckten und offenen Überschreitung bietet: So kann eine Person der anderen zuerst signalisieren, ihr das Recht auf höfliche Gleichgültigkeit zu gewähren, um sie dann in einem unbemerkten Moment dennoch voyeuristisch zu mustern. Anlass hierfür können beispielsweise besondere physische oder verhaltenstypische Auffälligkeiten des Gegenübers sein. Die Scham, hierbei ertappt zu werden, bestätigt jedoch sogleich wieder die Grenzen dieser Überschreitungsmöglichkeiten. Aus phänomenologisch-psychiatrischer Sicht stellt sich die Frage, wie Menschen im Verrücktheitszustand das Herausfallen aus der »Ordnung des Blicks« und des Sensus communis erfahren und damit umgehen. So verweist Blankenburg (1971/2012, S. 135) auf das Unvermögen seiner Patientin Anne Rau (vgl. Kapitel 5.4, S. 120 ff.), »den Blick der Anderen auszuhalten«, einen Blick, den sie selbst als Tortur beschreibt. Hierauf komme ich in den nächsten beiden Kapiteln zurück.
Doch wer ist überhaupt jene Andere, mit der im öffentlichen Raum interagiert wird, sofern gerade diese Interaktion von Distanz und Verschlossenheit geprägt ist? Es scheint, dass es sich hier vor allem um eine *generalisierte Andere* (Mead, 1934/1972, S. 152 ff.) handelt, eine Andere also, für die die jeweils konkret erfahrenen Anderen in ihrer distanzierten Anonymität immer nur eine stellvertretende Position einnehmen (vgl. Kapitel 6, S. 132 f.). Die Andere, mit der wir in der Öffentlichkeit für gewöhnlich interagieren ist – weit mehr als in den bisherigen Räumen – eben nicht *diese,* sondern nur *eine* Andere. Das *soziale Erkennen,* wie es zuvor für den Bekanntschaftsraum beschrieben wurde, nähert sich hier durch seine Unterschwelligkeit, etwa bei der höflichen Gleichgültigkeit, fast schon dem lediglich registrierenden, *kognitiven Erkennen* (Goffman, s. o., S. 194) der Anderen an: Sie werden als anonyme Anwesende eines letztlich ebenso anonymen Raums lediglich zur Kenntnis genommen.
Betrachten wir diese Sichtbarkeit gegenüber der generalisierten Anderen und die entsprechende Ordnung des Blicks noch etwas näher: In unserer westlichen Kultur ist diese Sichtbarkeit mit der durch die Akteure verinnerlichten Notwendigkeit verknüpft, den eigenen Intimraum in seiner Erscheinung und Ausdrucksweise sowie seinen natürlichen Funktionen (etwa Nahrungsaufnahme und Ausscheidungsfunktion) zu kontrollieren und zu verdecken, wie dies Norbert Elias (1939) aus historischer Sicht ausführlich rekonstruiert hat. Aufschlussreich hierfür ist das Verhalten auf öffentlichen Toiletten, einem Ort also, an dem Öffentlichkeit und Intimität besonders direkt aufeinander stoßen: Cahill (2006, S. 72 ff.) beschreibt beispielsweise, wie in unserer Kultur einzelne Toiletten in kleine, abschließbare Räume unterteilt wurden und wie auf Herrentoiletten zunehmend die einst üblichen, mit anderen geteilten wannenähnlichen Urinale durch einzelne Urinale ersetzt wurden, die häufig durch Trennwände separiert seien. Dies verhindere ein

gegenseitiges Sichbeobachten während des Urinierens.[241] Cahill weist auch auf die Etikette hin, sich beim Vorfinden mehrerer Urinale immer das am weitesten von der anderen Person entfernte Urinal aufzusuchen und beim Nebeneinander-Urinieren den eigenen Blick ausschließlich auf den direkt vor sich befindlichen Bereich zu richten (ebd.). Doch nicht nur auf Toiletten, sondern auch an anderen öffentlichen Orten, an denen keine *physische* Abgrenzung des Intimraums möglich ist, fungieren die Konventionen des Umgangs gewissermaßen als die unsichtbare Bedeckung von Körpern: Sie geben vor, wann wohin geblickt, wann sich angesprochen oder berührt werden darf. Entsprechend erklärt GOFFMAN: »A rule in our society: when bodies are naked, glances are clothed« (1971, S. 46).[242] Der Bedecktheit und Verschlossenheit des Intimraums entspricht demnach immer auch eine Bedecktheit und Begrenztheit des Blicks, der sich nur an erlaubten Orten und gemäß einer Ordnung des Blicks aufhält und bewegt.

Die grundsätzliche Bedecktheit der Körper und Blicke scheint folglich die Kehrseite der anfangs beschriebenen Zugänglichkeit und Offenheit des öffentlichen Raums zu sein (vgl. S. 199). Verschlossenheit und empfundene Distanz der Akteure zueinander spielen dabei ineinander: Selbst auf physisch engstem Raum – etwa einer überfüllten U-Bahn – können zwei Personen sich als weit entfernt voneinander erleben, da sich ihre Intimräume nicht füreinander öffnen und sie sich nur in der Rolle eines U-Bahn-Gasts und damit des anonymen, generalisierten Anderen bewegen.

9.3.3 Rekurs auf das Unverstelltsein

An die Verschlossenheit und Distanziertheit öffentlicher Interaktion fügt sich der Eindruck einer gewissen Verstelltheit und Inauthentizität. Die Öffentlichkeit scheint im Gegensatz zum Privatraum jener Raum zu sein, in dem wir in öffentliche und anonyme Rollen des generalisierten Anderen schlüpfen und unsere intime leibliche Ausdrucksgestalt verdecken und verstellen. Damit geht offenbar auch eine Unterbindung der Resonanzbeziehungen einher. Wo sich ein Intimraum nicht unverstellt öffnet, kann er auch nicht in Resonanz zu anderen treten. Der relativen Resonanzverpflichtung und Unverstelltheit, wie sie für den Privatraum beschrieben wurde, steht folglich eine relative Verpflichtung zur Resonanzlosigkeit und Verstelltheit im öffentlichen Raum entgegen, die

241 Freilich hängt diese Beobachtung Cahills stark vom jeweiligen öffentlichen Ort ab. Auf Musik-Festivals oder in einer Diskothek beispielsweise finden sich häufig noch besagte Urinal-Wannenkonstruktionen. Ebenso verwandeln sich dort Toiletten häufig in offene Bekanntschaftsregionen, in denen Menschen miteinander ins Gespräch kommen.

242 Die deutsche Übersetzung des Wortes »clothed« mit »versteckt« gibt den Gegensatz von »nackt – gekleidet« in Goffmans Originalformulierung nicht wieder (vgl. GOFFMAN, 1971/1982, S. 77).

ebenso integraler Bestandteil des Sensus communis ist (vgl. S. 190f.). So, wie eine Person die Resonanzverpflichtung des Privaten gerade als für ihren Intimraum unangemessen und zu nah empfinden kann, kann sie umgekehrt das Entbundensein von dieser Verpflichtung und die Verschlossenheit und Distanz öffentlicher Interaktion gerade als für sich angemessen erfahren. Sie kann sich gerade im Einnehmen allgemeiner, schablonenhafter Rollen wie etwa der eines Restaurantgasts, einer Kundin in einem Shoppingcenter oder eines Umzugshelfers als unverstellt erleben (vgl. Kapitel 10.1.3, S. 235ff.). Öffentliche Interaktion vermag damit immer auch den Charakter einer individuellen Nische anzunehmen, und zwar im Sinne einer dem Intimraum angemessenen *unverstellten Verstelltheit*.

Der Gegensatz der allgemeinen Sichtbarkeit des öffentlichen Raums einerseits und der Verschlossenheit und Verstelltheit der darin angetroffenen Personen andererseits lässt sich auch für die von Klamt (2012) beschriebene praktische *Nutzbarkeit* des öffentlichen Raums beobachten (vgl. S. 199ff.): In der anonymen Sichtbarkeit des öffentlichen Raums können Orte *im Idealfall* durch alle als Territorien angeeignet werden. Zu denken ist an Sitzplätze in öffentlichen Verkehrsmitteln oder an Picknickflächen in Parks (Goffman, 1971/1982, S. 61f.). Allerdings handelt es sich immer nur um eine flüchtige Inanspruchnahme, die erneut durch einen feinen Code reglementiert ist, der vorschreibt, wer für wie lange welche öffentlichen Orte okkupieren darf. Auch wenn dieses Regelwerk den »Kennerinnen des Spiels« immer auch gewisse Erweiterungsspielräume der Aneignung bietet,[243] haben entsprechende Orte damit letztlich doch immer etwas Opakes, Unzugängliches und Fremdes an sich. Diese Opazität der Orte rührt von der Regel, dass sie tendenziell allen und keinem gehören und damit kaum individuell angeeignet werden können. Diese Regel öffentlicher Interaktion und diese Erfahrungsqualität der Orte schlägt sich atmosphärisch häufig auch in der ästhetisch-architektonischen Gestaltung von Gebäuden und Orten nieder.[244]

243 Goffman (1971/1982, S. 62) erläutert etwa den bekannten »Trick« von Fahrgästen, in öffentlichen Verkehrsmitteln einen freien Sitzplatz neben sich mit eigenen Gegenständen zu belegen oder neu ankommende Fahrgäste bewusst nicht anzublicken. Dies baut eine gewisse Hemmschwelle auf, müssen doch andere Fahrgäste, um diesen Platz einnehmen zu können, erst die »Hürde« der höflichen Bitte zur Beanspruchung des Sitzplatzes nehmen – worauf dann jedoch meist ebenso höflich der Platz freigegeben wird.

244 Oftmals werden öffentliche Räume so gestaltet, dass sie zwar zum Verweilen einladen, andererseits aber das Sesshaftwerden unterbinden, etwa, indem Sitzbänke in Flughäfen oder Bahnhöfen durch Armlehnen unterteilt sind, um ihre Verwendung als Schlafplatz zu verhindern, oder durch Dauerbestrahlung mit grellem Licht. Die Unmöglichkeit der Aneignung behandle ich weiter unten nochmals anhand des Themas der Nicht-Orte (S. 221ff.).

9.3.4 Rigidität und Gewissheit öffentlicher Interaktionsregeln

Schließlich möchte ich einen letzten Aspekt erwähnen: Im Gegensatz zu den anderen Räumen scheint die Offenheit und Zugänglichkeit des öffentlichen Raums dessen Interaktionsregeln umso *rigider* und *unverhandelbarer* zu machen, denn während man im Privat- oder Bekanntschaftsraum durchaus die unausgesprochenen Regeln der Interaktion zum Thema machen kann (und sich bspw. innerhalb eines bestimmten Milieus gezielt bestimmte Gruß- und Verabschiedungsformen herausbilden können), würde eine solche Verhandlung der Interaktionsregeln im öffentlichen Raum eben eine Interaktion mit jenem *konkreten*, *besonderen* Anderen erfordern, der im anonymen, öffentlichen Raum doch gerade kaum in Erscheinung tritt. Mit anderen Worten: Die gemeinsame Infragestellung der öffentlichen Interaktionsregeln, etwa, wie man sich anzusprechen habe, würde ein Heraustreten aus diesen Regeln erfordern, was von dieser Regel selbst gemäß der Vorgabe der Distanziertheit und Anonymität gerade unterbunden wird. Die Interaktionsregeln des Öffentlichen verhindern so ihre eigene Verhandelbarkeit. An diese Rigidität der Interaktionsregeln des öffentlichen Raums knüpft sich auch deren besondere *Gewissheit* für uns – eine Gewissheit über das unverhandelbar gebotene Verhalten, die als entscheidendes Merkmal des Common Sense im vorigen Teil ausgemacht wurde (Kapitel 6.3, S. 133 ff.).

Es scheint somit die Gewissheit öffentlicher Interaktionsregeln zu sein, die das bereits erwähnte Distanzempfinden gegenüber Anderen im öffentlichen Raum wesentlich beeinflusst: So erleben wir beispielsweise eine anonyme Person, die in einem überfüllten U-Bahn-Wagon genau neben uns sitzt, dennoch in sicherer Distanz zu uns, da wir von ihrer Einhaltung des Gebots »höflicher Gleichgültigkeit« überzeugt sind. Es scheint aber umgekehrt auch diese Verlässlichkeit und Gewissheit öffentlicher Interaktionsregeln zu sein, aufgrund derer Abweichungen rasch als Überschreitung empfunden und sanktioniert werden, beispielsweise wenn ein anonymer Fremder uns auf einmal zärtlich durch das Haar streichelt oder sich in einem *leeren* U-Bahnabteil direkt neben uns setzt. In diesem Moment verliert dieser Fremde mit einem Mal seinen Status als anonymer, generalisierter Anderer und entpuppt sich als aufdringlicher und bedrohlicher Gefährder nicht nur unserer Alltagsgewissheiten, sondern auch der sicher geglaubten Grenzen unseres Intimraums. Simmel erkennt hier gar eine »leise Aversion, eine gegenseitige Fremdheit und Abstoßung« als die Innenseite der Reserviertheit von Großstädtern, »die in dem Augenblick einer irgendwie veranlaßten nahen Berührung sogleich in Haß und Kampf ausschlagen würde« (1903/2006, S. 24). Hieran anschließend möchte ich an die erwähnte (s. o., S. 158) Bemerkung Goffmans über »Psychotiker« und »Komiker« erinnern, wonach »[t]o be awkward or unkempt, to talk or move wrongly, is to be a dangerous giant, a destroyer of worlds« (1961/1972, S. 72). Doch wie an selber Stelle ausgeführt, sind es gerade jene Gewissheiten, die oftmals für Menschen in diesem Krisenzustand selbst verloren gegangen sind. Dies kann so weit gehen, dass es zu einem radikalen Einbruch der Grenzen ihres Intimraums kommt und sie sich als nackt dem anonymen öffentlichen Blick ausgesetzt erfahren, worauf ich im nächsten Kapitel (10.1.1, S. 226 ff.) näher eingehe.

9.3.5 Bemerkung zur politischen Rolle der Öffentlichkeit und zur »Privatisierung« von öffentlichem Raum

Öffentlichkeit kann nicht ohne die Sphäre der Ökonomie gedacht werden. Beide Aspekte – politische Öffentlichkeit und Ökonomie – wurden in der hier vorgelegten interaktionsphänomenologischen Analyse des öffentlichen Raums (sowie der anderen Räume) ausgeklammert, müssen aber zumindest angedeutet werden.[245]

Sowohl Arendts (1958/2007, S. 79 ff.) wie Habermas' (1962/1990, S. 69 ff.) historische Analysen kulminieren in einer Kritik unserer heutigen Öffentlichkeit, die durch die kapitalistische Marktwirtschaft und deren Interessenverbände – die lediglich vorgaukelten, in einem alle betreffenden Interesse zu agieren – entpolitisiert und privatisiert worden sei.

Betrachtet man die Erfahrung konkreter öffentlicher Räume vor dem Hintergrund dieser Analysen, lassen sich Beispiele ausmachen, an denen sich die wirtschaftliche Privatisierung des öffentlichen Raums besonders geltend macht. Zu denken ist an Einkaufszentren: Es handelt sich um scheinbar öffentliche Orte, die allgemeine Sichtbarkeit und Zugänglichkeit suggerieren, sich aber in privatwirtschaftlicher Hand befinden und deren Zugänglichkeit eigentlich nur exklusiv auf ein zahlungskräftiges Klientel beschränkt ist – Obdachlose werden der Tür verwiesen. Weitere Beispiele sind u. a. privatisierte öffentliche Verkehrsmittel, Parkanlagen (s. Fn. 255) bis hin zu Krankenhäusern. Diesem Privatisierungs-Prozess steht aus stadtpolitischer Sicht der Gedanke entgegen, dass der öffentliche Charakter eines Raums, zumal des städtischen Raums, aus seiner *Zugänglichkeit und Gestaltbarkeit für alle* entspringt, unabhängig vom sozialen Status.[246]

245 Für eine differenzierte Darstellung dieses Themas siehe Klamt (2012, S. 793 ff.).

246 Vgl. Lefebvre (1968/2016); Holm & Gebhardt (2011). Ich danke Guido Schulz für diesen Hinweis.

Insgesamt stellt sich im Anschluss an diese Zwischenbemerkung die Frage, inwieweit die in dieser Arbeit beschriebene Aneignung von und das Vertrautwerden mit dem sozialen Raum vermittels unseres Sensus communis durch materiellen Besitz fundiert ist (Kapitel 10, S. 244 f.). Inwieweit verhindert die marktwirtschaftliche Privatisierung geteilter Räume diese Aneignung und produziert stattdessen unbewohnbare Nicht-Orte (s. u., S. 221 ff.)? Auch wenn diese Fragen hier nur angedeutet werden können, wird daran doch deutlich, dass in unserer Gesellschaft das Charakteristikum der Zugänglichkeit und Nutzbarkeit des öffentlichen Raums für *alle* nur selten zutrifft, wie auch KLAMT (2012, S. 798 f.) betont. Der öffentliche Raum steht meist eben nicht allen offen. Für die Teilhabe daran müssen für gewöhnlich zahlreiche Bedingungen erfüllt werden, angefangen bei ausreichendem Privatbesitz (etwa einem Wohnsitz) und gültigen Ausweispapieren über die Befähigung, sich mit dem eigenen Körper selbst fortzubewegen, bis hin zu der durch unseren Sensus communis vermittelten Kenntnis der Regeln öffentlicher Interaktion, wie ich sie hier beschreibe. Inwiefern die Sozialpsychiatrie zu einer eigentlichen *Öffnung des öffentlichen Raums* – und zwar besonders bezüglich des letzten Punkts – beitragen kann, diskutiere ich im nächsten Kapitel (s. Kapitel 10, S. 261 ff.).

Ich fasse die Überlegungen zum öffentlichen Raum zusammen: Wir erschließen uns den öffentlichen Raum durch unseren Sensus communis gemäß der impliziten Regeln von Anonymität, Verschlossenheit, Distanz und Rollenhaftigkeit/Verstelltheit im Verhalten zueinander – Regeln, die wiederum aus der allgemeinen Zugänglichkeit und Sichtbarkeit des Öffentlichen hervorgehen und die im Verhältnis zu anderen Räumen einen besonderen Gewissheitscharakter haben. Dieser Gewissheitscharakter wird vor allem anhand der Reaktion auf Verstöße und Abweichungen gegenüber der öffentlichen Interaktionsordnung deutlich und kann in der Verrücktheit als Einbruch intimer Grenzen verloren gehen (vgl. Kapitel 10.1.1, S. 226 ff.). Schließlich wird die Zugänglichkeit und Offenheit des öffentlichen Raums in unserer Gesellschaft an Bedingungen geknüpft, die ich im nächsten Kapitel bezüglich der Teilhabe von Verrücktheit am sozialen Leben problematisiere.

9.4 Virtueller Raum

Die bisherige Betrachtung unterschiedlicher Teilräume lässt sich rückblickend als Entwicklung von einer eher durch die Nahsinne zu einer eher durch die Fernsinne vermittelten sozialen Beziehung beschreiben: Auf der einen Seite steht die private Interaktion, bei der etwa beim Austausch körperlicher Zärtlichkeiten der Tast- und Geruchssinn ein besonderes Gewicht erhalten. Auf der anderen Seite findet sich die öffentliche Interaktion, die sich, wie beschrieben, tendenziell durch eine Interaktionsordnung des distanzierten Blicks auszeichnet.

Die Dominanz visueller Kommunikation im öffentlichen Raum kann grundsätzlich vor dem Hintergrund kulturtheoretischer Hypothesen beispielsweise Marshall McLuhans (1964/1994) und Walter J. Ongs (1982/1987, 1977) gesehen werden, denen zufolge das »sensorische Ordnungsgefüge« der Neuzeit wesentlich in einer »visuell orientierten Wirklichkeitskonstruktion« bestehe (Loenhoff, 2001, S. 88). Hieran schließt sich auch Hans Jonas' Rede von der »nobility of sight« für die westliche Erkenntnistheorie (Jonas, 1954, nach Breyer, 2012, S. 1) an. Es zeigt sich demnach erneut, dass die hier beschriebenen räumlichen Interaktionsformen nur im Kontext kultureller Wandlungsprozesse zu begreifen sind, die unseren Sensus communis, angefangen bei dessen gemeinsinnlicher und intermodaler Grundlage, prägen.

Der nun zu behandelnde *virtuelle Raum* ist vor dem Hintergrund sozialer Transformationsprozesse des menschlichen »sensorischen Ordnungsgefüge[s]« (Loenhoff) zu sehen: Bereits durch Telekommunikationsmedien wie Telefon und Fernsehen entspricht seine Entstehung einer Verschiebung von den Nah- zu den Fernsinnen in der Spätmoderne.
Ich werde nun zunächst eine vorläufige Definition des virtuellen Raums geben und virtuelle Interaktion beschreiben. Daraufhin frage ich nach der Normativität und dem Stellenwert des Sensus communis im virtuellen Raum. Grundsätzlich gehe ich davon aus, dass der virtuelle Raum einerseits ein Interaktionsraum mit eigenen Regeln und Selbstverständlichkeiten ist, dass er andererseits aber auch ein Vermittlungsmedium für andere Räume ist, worauf ich im darauffolgenden Abschnitt eingehe (s. u., S. 216 f.).

Grundsätzlich bildet Virtualität in Form u. a. der Imagination, der Fantasie und des Traums ein wichtiges Element unserer Erfahrung überhaupt, dessen Stellenwert in der Philosophiegeschichte häufig diskutiert wurde (vgl. Knebel, 2007). Erst im 20. Jahrhundert wurde Virtualität, etwa im Sinne der *virtual reality* u. a., aufgrund der technischen Simulationsmöglichkeiten zu einem zentralen Topos verschiedener Kulturtheorien (vgl. Grötker, 2007). Meine Analyse des virtuellen Raums beschränkt sich im Folgenden auf jenen sozialen Interaktionsraum, der durch digitale Simulation ermöglicht wird, wobei ich mich vor allem auf die internetbasierte Kommunikation mittels der *Neuen Medien* (PC, Smartphone etc.) fokussiere (vgl. Wikipedia, 2017; Holischka, 2016).

9.4.1 Reduzierte intermodale Interaktion im virtuellen Raum

Als strukturelle Bedingung der Interaktion vermittels Neuer Medien ist zunächst die Unabhängigkeit von Raum und Zeit zu nennen (vgl. ROESLER, 2017, S. 15 f.): Prinzipiell ist eine Kontaktaufnahme zum Gegenüber zu jeder Zeit und an jedem Ort möglich – wobei diese Kontaktaufnahme auch nicht an die unmittelbare Anwesenheit des Gegenübers gebunden ist. Kommunikation im virtuellen Raum kann also synchron (etwa Telefonanruf, Videokonferenz) oder asynchron verlaufen. Damit geht eine besondere Kontrolle der Interagierenden über die virtuelle Kommunikation einhereinher, indem diese digitale Kommunikationsmedien ein- oder ausschalten können. Zu dieser Kontrolle über die Interaktion gehört außerdem die Möglichkeit der Beteiligten, weitestgehend anonym zu bleiben, d. h. selbst darüber zu entscheiden, was sie Anderen von sich preisgeben und auf welche Art sie dies tun.[247] Das Ausmaß der möglichen Anonymität ist in diesem Fall höher als im zuvor beschriebenen öffentlichen Raum, wo in der unmittelbaren Begegnung das bloße Wahrgenommenwerden durch Andere bereits weitaus größere Möglichkeiten des kognitiven wie sozialen Erkennens (vgl. o., S. 194) eröffnet. So sagt etwa das Aussehen, der Kleidungsstil oder die Art zu sprechen weit mehr über eine Person aus als beispielsweise ein Kommentar in einem Internetforum unter Decknamen.[248] Daran knüpft sich also die Frage nach der leiblichen Unmittelbarkeit der Begegnung im virtuellen Raum, was zugleich dessen Kern berührt: In der *Social Presence Theory* (SHORT u. a., 1976; vgl. KÖHLER, 2003, S. 26 ff.) wird davon ausgegangen, dass es durch digitale Medien zu einer Reduktion der »Kommunikationskanäle« komme und damit zu einer als eingeschränkt erfahrenen Anwesenheit der Interagierenden. Unter *Kanälen* werden visuelle, nonverbale, taktile, auditive und textuelle Kommunikationsmodi verstanden (ebd., S. 27). Die bereits 1976 gestellte Diagnose der Kommunikationswissenschaftler verweist auf einen bis heute zutreffenden

---

247 Hier ist freilich einzuwenden, dass durch heutige Späh-Programme (siehe Edward Snowdens NSA-Enthüllungen, aber auch Ausspähung zu marktwirtschaftlichen Zwecken) die Möglichkeit, in virtueller Interaktion durch Dritte beobachtet bzw. enttarnt zu werden, im Prinzip jeder Zeit gegeben ist. Dieser Umstand hat einen wichtigen Einfluss auf das Interaktionsverhalten im virtuellen Raum, vgl. C. FUCHS u. a. (2012).

248 Wichtige Fragen werfen an dieser Stelle die Äußerungen des Psychologen und IT-Experten Michal KONSINSKI (2016) auf, dem zufolge es durch die algorithmische Analyse nur weniger *Facebook-Likes* möglich sei, den Charakter (und das wahrscheinliche weitere Verhalten) einer Person mit höherer Präzision vorauszusagen, als etwa die Beziehungspartnerin dies je könne. Kosinski geht sogar so weit, dem algorithmischen Erkennen durch digitale Programme mehr Offenheit zuzusprechen als der menschlichen Beurteilung des Gegenübers. Entscheidend ist hier jedoch, was überhaupt unter Charakter, sozialem Erkennen und schließlich auch Toleranz verstanden wird. Ein Charakter ist keine algorithmische Anordnung von *Facebook-Likes*, sondern eine lebendige, intim-leibliche Gestalt. Ebenso kann Toleranz nur einem leiblichen Subjekt zugesprochen werden, das sich digitaler Technik in der Interaktion allenfalls bedient und dessen Toleranzsteigerung (und nicht die von Internetprogrammen) das eigentliche Ziel sein muss.

Umstand, der aus phänomenologischer Sicht so formuliert werden kann: In der virtuellen Kommunikation durch digitale Anwendungen kommt es zu einer deutlichen Verengung, ja Zerstückelung der intermodalen Breite unseres Empfindens.[249] Das Gegenüber des virtuellen Raums wird vor allem durch Lautsprecher und Bildschirm audiovisuell erfahren, und zwar zumeist in Form von Textnachrichten (SMS bzw. *Messenger*) oder gesprochenen Nachrichten sowie gelegentlich durch Bilder (etwa auf einer Facebook-Seite) oder Videokonferenzen. Vollständige Synchronizität lässt sich auch bei Videokonferenzen praktisch nicht herstellen. Dies nicht nur aufgrund verminderter Übertragungsgeschwindigkeit, sondern vor allem, weil die eigentlich synchrone Kommunikation erfordern würde, dass das Gegenüber, mit dem eine Synchronisation stattfinden soll, überhaupt in einer (relativen) Fülle seiner leiblichen Gestalt erfahrbar ist – einer Fülle, die selbst in der distanzierten öffentlichen Interaktion noch größer ist als im virtuellen Raum: Selbst da, wo wir in einer realen Begegnung nur auf die Stimme eines Menschen zu hören glauben, sind es doch immer auch sein Blick, seine Bewegungen, ja sogar sein Geruch und damit seine einheitliche leibliche Gestalt, mit der wir in Resonanz stehen.

Verliert die virtuelle Kommunikation gar ihren intermodalen Charakter? Wenn nach STRAUS (1935/1956, S. 53) tatsächlich keine der Sinnesmodalitäten »nur in einer einzigen Tonart« spielt (s. Kapitel 4.3, S. 99 f.), lässt sich dies so beschreiben, dass in der digitalen Kommunikation die anderen sinnlichen »Tonarten« zwar anklingen, aber nicht eigentlich erfüllt werden, wie z. B. auf einem mit Anderen geteilten Facebook-Bild die Suggestion einer bestimmten Geräuschkulisse, Wärme und Atmosphäre eines Ortes. Andere sinnliche »Tonlagen« bleiben damit der bei sich selbst verharrenden Imagination der Betrachterin überlassen.

9.4.2 Hybride Nähe

Die verminderte intermodale Gegebenheit der Interagierenden füreinander, ja überhaupt deren reduzierte wechselseitige Kenntnis, führt jedoch nach KÖHLER dazu, dass diese »nahezu unvermittelt mit dem Austausch sehr persönlicher bzw. intimer Sachverhalte« beginnen (2003, S. 31). Es scheint also, dass es gerade die eingeschränkte intermodale Erfahrung des Gegenübers begünstigt, dass wir uns einander öffnen. Dies kann etwa im Austausch von E-Mails oder anderen Textnachrichten geschehen oder auch auf Internetblogs. Der virtuelle Raum entfaltet hier eine narrative und simulatorische Kraft, durch die wir in eine besonders intime Beziehung zu den Erfahrungen und Zuständen einer anderen Person treten können.

249 Aus Sicht eines holistischen Wahrnehmungsmodells des Gemeinsinns (s. Kapitel 4) ist gleichwohl kritisch einzuwenden, dass dem kommunikationswissenschaftlichen Modell ein atomistisches Verständnis der sinnlichen Wahrnehmung zugrunde liegt.

> Entsprechend beschreibt FUCHS (2014b, S. 163f.) eine »fiktionale Empathie« des virtuellen Raums. Diese Empathie könne ein hohes Maß an Intensität annehmen, indem wir uns, etwa anhand von Texten, aber auch Filmen, besonders stark mit dem Charakter einer Geschichte identifizieren und dessen Erfahrungen miterleiden. Der virtuelle Raum bietet uns heute, so lässt sich folgern, bislang ungeahnte Möglichkeiten zur Immersion, d. h. des leibsinnlichen Eintauchens in geografisch wie sozialräumlich weit entfernte Erfahrungswelten. FUCHS (ebd.) stellt allerdings auch klar, dass sich die »fiktionale Empathie« von der unmittelbaren Empathie (»primäre Empathie«) der zwischenleiblichen Begegnung, etwa zwischen Mutter und Kind, unterscheide, in der die Interagierenden in einem direkten, leiblichen, resonanten, aber auch *widerständigen* Kontakt miteinander stünden. Die im virtuellen Raum miteinander Interagierenden seien somit mehr auf ihre eigene Imagination gegenüber dem Anderen angewiesen, der sich ihnen virtuell niemals in leiblicher Gänze zeige noch sich ihren Vorstellungen widersetze.[250]

Welcher Art ist also die Nähe und Präsenz des Anderen, den wir im virtuellen Raum erfahren? Betrachten wir die Erfahrung virtueller Welten von Computerspielen, die von besonders immersivem Charakter sein können. Ein typisches Beispiel sind sogenannte *Ego-Shooter*, in denen sich die Spielerinnen und Spieler per Maus und Tastatur durch eine computeranimierte Welt aus der Erste-Person-Perspektive bewegen. Durch die bedrohlichen Bilderkulissen und durch die entsprechende Klanguntermalung sowie durch bestimmte taktile Empfindungen (z. B. Vibrationen an der PC-Maus) entsteht ein atmosphärisches Geschehen, in das die Beteiligten leiblich eintauchen. Allerdings bleibt es dabei, dass sie sich nicht eigentlich mit ihrem eigenen Leib durch die virtuelle Welt bewegen. Sie spüren nicht den Wind, riechen nicht das Gras der simulierten Fantasiewelt, sie empfinden auch nicht die schweren Beine ihrer fiktiven Heldin etc. Es bleibt bei einer eingeschränkten Intermodalität.[251]

Wie kann es dann aber sein, dass die virtuelle Welt nicht lediglich gesehen und gehört wird, sondern als eine intensives Gesamtgeschehen erlebt wird, auf das wir mit unserem Leib als Ganzem reagieren? Wie kann es sein, dass die mediale Simulation eine, wie FUNKEN (2005, S. 219) sagt, »Selbstvergewisserung der eigenen leibsinnlichen Befindlichkeit« ermöglicht? Dies scheint daran zu liegen, dass ein *intermodal reduziertes* Empfinden nicht notwendig auch ein weniger *intensives* Empfinden ist. Bereits im vorigen Teil wurde auf den welterschließenden, ja welterschütternden Charakter etwa von einzelnen Gerüchen (s. Prousts *Madeleine*, Kapitel 4, S. 92) hingewiesen. Telekommunikationsmedien haben die Macht, solche

250 In ähnlicher Weise bemerkt WALDENFELS (2001, S. 195ff.), dass es im Rahmen der heutigen Telekommunikation weder eine leibliche Tele*präsenz* noch Tele*absenz* des fremden Gegenübers gebe.

251 Dies gilt auch bei noch aufwendiger simulierten Digitalwelten per Virtual-Reality-Brille, in denen zwar die eigenen Körperbewegungen teilweise in die digitale Welt integriert werden und diese in den physischen Raum hineinprojiziert wird: Auch hier sind vor allem die Dimensionen des Tastens und Riechens unterrepräsentiert.

Erfahrungen über die Grenzen der physischen Wirklichkeit und besonders deren geografische Distanzen hinweg zu steigern. Ein literarisches Beispiel hierfür gibt die letzte Szene in Marguerite DURAS' Roman *Der Liebhaber* (1984/1989). Nach vielen Jahrzehnten, nach Krieg, Ehen, Kindern und Scheidungen begegnen sich zwei in ihrer Jugend verliebte Menschen plötzlich am Telefon wieder:

» Er hatte sie angerufen. Ich bin's. Sie hatte ihn sofort an der Stimme erkannt. Er hatte gesagt: ich wollte nur Ihre Stimme hören. Sie hatte gesagt: ich bin's, guten Tag. Er war verschüchtert, hatte Angst wie früher. Seine Stimme zitterte plötzlich. Und mit diesem Zittern hatte sie plötzlich den chinesischen Akzent wiedergefunden. [...] Dann wußte er nicht mehr, was er sagen sollte. Und dann sagte er es. Er sagte ihr, daß es wie früher sei, daß er sie immer noch liebe, daß er nie aufhören werde sie zu lieben, daß er sie lieben werde bis zu seinem Tod. « (ebd, S. 193 f.)

Der Anruf scheint unmittelbar in die Alltagswelt der Protagonistin einzubrechen. Unter Vermittlung des Telefons, das hier als Medium nahezu gänzlich in den Hintergrund zu treten scheint, erfahren beide eine schlagartige Nähe und Präsenz des Gegenübers und ihrer gemeinsamen jahrzehntealten Beziehung. Sie empfinden einander im Zittern der Stimme und im Akzent des Andern, sie empfinden, dass es »wie früher sei« (ebd.), sie empfinden Liebe. Die medial vermittelte Nähe nimmt hier einen emphatischen Begegnungscharakter an, indem sich beide – oder zumindest einer von ihnen – öffnen und in tiefer Resonanz mit dem bzw. der Anderen zu stehen scheinen. Die interaktive Nähe im virtuellen Raum kann somit durchaus von großer Intensität und welterschließender Kraft sein. Die Erklärung hierfür liegt erneut in STRAUS' Behauptung, dass keine der Sinnesmodalitäten »nur in einer einzigen Tonart« spielt (1958, S. 53): Die einzelsinnliche Intensität (etwa die Stimme des Anrufers oder die visuell imposant animierte Welt eines Computerspiels) »übertönt« gewissermaßen die Unvollständigkeit des gesamtsinnlichen Empfindens, indem sie immer auch andere Sinneseindrücke implizit anklingen lässt. Hierin besteht die immersive Kraft der virtueller Welt, die es nicht nötig hat, hierfür mit all unseren Sinnen in Kontakt zu treten.

Doch es bleibt dabei: Trotz dieser durch den virtuellen Raum ermöglichten Intensität des Empfindens bleibt darin eine sinnliche Resonanzunvollständigkeit, die letztlich das eigentlich *Virtuelle* des virtuellen Raums ausmacht, und zwar im Sinne des *Als-ob*: *als ob* wir tatsächlich die einstigen Gerüche und Blicke des Gegenübers am Telefon erführen, *als ob* wir diese Helden am Bildschirm wären, deren müde Beine wir ja nicht empfinden. Virtuelle Interaktion ist demnach immer mit Imagination und Erinnerung durchmengt – so denn auch der ständige Verweis auf die erinnerte Vergangenheit, auf das »wie früher« im erwähnten Telefonat. Die Nähe des Anderen in der virtuellen Interaktion bleibt aufgrund dieser imaginativen oder auch rememorativen Durchmengung auf sonderbare Weise fern und hybride.

9.4.3 Konsequenzen für die Interaktion

Mit dieser Verarmung sinnlicher »Tonlagen« in virtueller Interaktion und ihrem Ersatz durch imaginäre Aspekte geht auch die Möglichkeit der Wahrnehmung von *Zwischentönen* sozialer Interaktion verloren, durch die sich unserem sozialen Sinn die implizite Bedeutung und Rahmung von Aussagen unseres Gegenübers erschließt. Was beispielsweise zwischen den Zeilen einer SMS steht, können wir nicht auf dem Bildschirm ablesen und auch nicht durch eine weitere SMS erfragen. Entsprechend wird von anderen Forschenden auf die Ausklammerung impliziter, normativer Kontextfaktoren in digital vermittelter Kommunikation verwiesen (sog. »*Social Context Cues Filtered Out*«-Hypothese).[252] Durch diese Ausklammerung komme es zu einer Deregulation der sozialen Interaktion. Mit der intermodal eingeschränkten Erfahrung des Anderen geht demnach offenbar auch eine Abnahme der normativen In-die-Pflicht-Nahme durch einen ansonsten leiblich erfahrenen, geteilten Interaktionskontext. Dazu gehört auch, dass die Interagierenden sich praktisch ständig eine »Exit-Option« gegenüber der Interaktion offenhalten (Roesler, 2017, S. 16). So erklärt Steinhardt kritisch (2002, S. 38, nach Roesler, 2017, S. 16):

> » Dadurch, dass mit beliebigen anderen ohne Bezug auf ein gemeinsames Vorhaben kommuniziert wird, werden keine Interessengegensätze mehr sichtbar, keine Folgen eigenen Handelns mehr deutlich und Aushandlungsprozesse insgesamt verzichtbar. «

Die verringerte normative Verbindlichkeit virtueller Interaktion macht auch deren mögliche Offenheit zu einer Offenheit und Nähe *auf Abruf*. Interaktive Nähe kann also in ihrer möglichen Bedrohlichkeit jederzeit wieder entschärft werden (vgl. Kapitel 10, S. 237 f.). In Duras' Schilderung entschied sich der Protagonist vermutlich zu einem für ihn *passenden* Zeitpunkt dazu, die Protagonistin anzurufen, die selbst wiederum jederzeit im Moment der Überforderung hätte auflegen können.

Vorläufiges Fazit: Virtuelle Interaktion besteht nicht allein in distanzierter Anonymität, sondern ermöglicht eine besondere, leiblich empfundene Nähe und Offenheit zwischen den Menschen, die, wenngleich intermodal unvollständig, doch als besonders intensiv erfahren werden kann. Diese Intensität hat jedoch einen hohen imaginären Anteil bei gleichzeitiger Ausklammerung sozialer Kontextfaktoren. Hiermit geht sowohl ein reduziertes Maß an normativer Kontext-Verpflichtung wie auch ein höheres Maß möglicher Distanznahme einher. Die Möglichkeiten intensiver Annäherung und Offenheit im virtuellen Raum sind dadurch letztlich auf eigentümliche Weise entschärft, hybride und in die Ferne gerückt, da sie durch uns selbst mitverfügt und -imaginiert sind.

---

252 Sproull & Kiesler (1986); Kiesler u. a. (1984); vgl. Köhler (2003, S. 28 f.).

9.4.4 Keine Normativität im virtuellen Raum?

Dennoch oder gerade wegen dieses Mangels an intermodal wahrgenommenen *social context cues* ist virtuelle Interaktion von spezifischen Regeln und Kontexten geleitet. So kommt etwa in der Wahl eines bestimmten Internetforums (etwa einer Facebook-Gruppe) ein gewisser *sense of place* der Nutzerinnen und Nutzer zum Ausdruck, d. h. eines Sinns für ihre Gruppenzugehörigkeit im sozialen Raum. Auch wenn es wiederum gerade innerhalb dieser virtuellen Gruppen zu einer besonderen Enthemmung und Deregulation der Interaktion kommen kann, wie sich dies in den letzten Jahren durch den deutlich zunehmenden *hate speech* und Rassismus in Internetforen zeigt (vgl. EICKELMANN, 2017; LOBO, 2016), folgt diese Interaktion dennoch bestimmten, impliziten Regeln, in Form von für die virtuelle Gruppe gültigen idiomatischen Ausdrücken und Selbstverständlichkeiten der Kommunikation. Auf diese impliziten Regeln stimmen sich die Beteiligten immer wieder ab, ggf. auch in Form des korrigierenden Eingriffs durch die Netz-Administration. Ein grundlegender Aspekt der virtuellen Kommunikation ist außerdem in ihrem *performativen* und *identitätsstiftenden* Charakter zu sehen: Die Interagierenden bezeichnen sich selbst, gestalten durch Zeichen – etwa durch Kommentare, Bilder etc. – ihre eigene virtuelle Identität gegenüber den Anderen (SPRONDEL u. a., 2011; TURKLE, 1995). In dieser performativen und identitätsstiftenden Kommunikation hat die leib-körperliche Dimension des Menschen eine wichtige Funktion. Beispiele hierfür reichen von den zahlreichen *Emoticons*, die eine Palette verschiedener leiblicher Ausdrücke in Zeichenformat wiedergeben (s. a. das »Daumen hoch«-Zeichen als *Like-Button* bei Facebook), über den *Nickname* in Chatforen, der häufig das Geschlecht der Betreffenden anzeigt, sowie die oft minutiöse körperliche Ausgestaltung eines *Charakters* bzw. *Avatars* in Online-Rollenspielen (vgl. TIETZ, 2015; FUNKEN, 2005, S. 227 ff.). Nach FUNKEN (ebd., S. 215 ff.) gelten in dieser virtuellen und performativen Kommunikation besonders identitätsbezogene Werte wie *Glaubwürdigkeit, Authentizität, innere Kongruenz* und die bereits erwähnte *Gruppenzugehörigkeit.* Das zeigt, dass es im virtuellen Raum entgegen der »*Social Context Cues Filtered Out*«-Hypothese weniger zu einem Regulationsverlust als zu einem Regel- und Werte*wandel* angesichts der veränderten Interaktionsbedingungen kommt.[253]

253 Weiter wäre gar zu fragen, ob die eher auf Performanz und Identitätsschöpfung ausgerichteten Interaktionsregeln trotz der »Exit-Option« für die Beteiligten nicht sogar von noch größerer Verbindlichkeit und Bindungskraft sind, gerade *weil* sie eine von den Nutzern erstrebte Freiheit zur Selbstdarstellung versprechen. Diese Selbstdarstellung wird in dem Moment zum Zwang, da sie alle voreinander praktizieren und voneinander erwarten. Zum heutzutage kulturell positiv bewerteten Topos der Panoptizität und z.B. dem medialen »Gesehen-werde-Wollen« bei *Big Brother* vgl. WOODS (2011, S. 175 ff.).

9.4.5 Krise des Sensus communis im virtuellen Raum?

Die komplexe Thematik des virtuellen Raums würde eine noch tiefer gehende Analyse erfordern, die ich hier nicht weiter verfolgen kann. Abschließend mag sich jedoch der Gedanke einer *Krise* des Sensus communis, und damit des menschlichen Vermögens, sich im virtuellen Raum, sowohl physisch wie sozial verorten zu können, aufdrängen.

> Meyrowitz stellt in seinem bereits 1985 erschienenen Klassiker *No sense of place* dieses Vermögen für unsere medialisierte Kultur fundamental infrage. Waldenfels (2001, S. 191 ff.) geht gar so weit, dem virtuellen Raum überhaupt seine Bewohnbarkeit im Sinne einer *place identitiy* abzusprechen, da dieser Raum keinen eigentlichen Ort, kein Hier, biete, von dem her er sich erschließen lasse. In ähnlicher Weise sieht Frederic Jameson (1984) einen Orientierungsverlust unseres virtualisierten Zeitalters und Jean Baudrillard (1987, S. 11 ff.) eine *Ekstase der Kommunikation*, in der, wie Woods (2011, S. 188) kommentiert, »Fleisch zu *Code* wird und sich in Information dematerialisiert«.

Angesichts dieser Krisendiagnosen verwundert es vielleicht nicht, dass ebenso zahlreiche Theoretikerinnen und Theoretiker die postmoderne, virtualisierte und entleiblichte Conditio humana sogar als selbst *schizophren* beurteilen – und zwar in einem ganz ähnlichen Sinn, wie in der vorliegenden Arbeit Verrücktheit als Verlust des Sensus communis beschrieben wurde (vgl. Woods, 2011; Thoma, 2017 a, 2017 c). So spricht etwa Baudrillard von der Erfahrung einer »Über-Nähe aller Dinge [...], die ihn [den Schizophrenen] heimsuchen und durchdringen, ohne Widerstand [...], nicht einmal die Aura seines eigenen Körpers beschützt ihn. Entgegen seiner selbst ist der Schizophrene für alles offen und lebt in der aller äußersten Verwirrung« (1987, S. 24).
Man kann sich allerdings fragen, ob diese Krisendiagnosen nicht »das Kind mit dem Bade ausschütten«, indem sie bestimmte Aspekte der virtuell-digitalen Kommunikation verabsolutieren und damit nicht nur den Phänomenbestand des spätmodernen virtuellen Raums, sondern auch unsere in ihn eingebundenen Leiblichkeit inadäquat erfassen. Wie versucht wurde zu zeigen, ermöglicht auch der virtuelle Raum eine bestimmte »Selbstvergewisserung der eigenen leibsinnlichen Befindlichkeit« (Funken, 2005, S. 219) sowie eine eigene Form der Empathie, die sich sowohl durch Nähe und Offenheit wie auch eine gewisse Distanz und Sicherheit (»Exit-Option«) auszeichnet. Des Weiteren scheint zwar in der virtuellen Interaktion auch die Vermittlung soziokontextueller Normen aufgrund der reduzierten Intermodalität erschwert, gleichzeitig ist aber auch, wie erläutert, ein Normenwandel auszumachen, durch den besonders Normen

der Identitätsschöpfung und Performativität betont werden: Gesellschaftsmitglieder werden auf subtile Weise dazu aufgefordert, sich im virtuellen Raum selbst darzustellen und mitzuteilen und dies auf eine möglichst glaubwürdige und authentische Weise mit Bezug zu ihrer jeweiligen sozialen Gruppe zu tun (s. o., S. 213). Diese Normen korrespondieren wiederum mit einem *sense of place* der Beteiligten, die diese Normen je nach sozialer Gruppe im sozialen Raum unterschiedlich umsetzen.

Es sollte also zusammenfassend weniger von einem Verlust als von einer Transformation des Sensus communis im virtuellen Raum ausgegangen werden. Auch wenn diese Behauptung hier noch tiefer gehender Untersuchungen bedürfte, erscheint doch der Kurzschluss von virtueller Postmoderne und schizophrenverrückter Erfahrung als vorschnell und zweifelhaft. Nichtsdestotrotz stellt sich die Frage, welche Rolle der virtuelle Raum innerhalb verrückter Erfahrungswelten spielt, worauf ich im nächsten Kapitel zurückkomme (Kapitel 10, S. 237 f.).

9.5 Wechselverhältnis der Teilräume – Örtlichkeit, Nische und Nicht-Orte

Es ließen sich noch zahlreiche andere Teilräume beschreiben, wie etwa der ländliche Raum, der Raum der Arbeit, der Freizeit sowie eine wohl kaum zu überblickende Zahl von besonderen Räumen unterschiedlicher sozialer Gruppen, die nicht in den hier dargestellten Raumschemata aufgehen. Die vorgelegte Beschreibung von Räumen ist somit, wie eingangs erläutert, keineswegs erschöpfend und stellt lediglich den Versuch dar, einige prägende und für die weitere Untersuchung relevante Interaktionsstrukturen des sozialen Raums herauszuarbeiten. Ziel ist abschließend, das Wechselverhältnis der skizzierten Teilräume zueinander zu analysieren und nach der Funktion des Sensus communis hierbei zu fragen.

Ich habe den Sensus communis als jenes Vermögen beschrieben, durch das wir unterschiedliche Räume gemäß ihrer jeweiligen Interaktionsregeln bewohnen. Diese Regeln versuchte ich zu beschreiben: Von der einer allgemeinen Sichtbarkeit entzogenen, offenen und nahen Interaktion des Privatraums zur verschlossenen und distanzierten Interaktion der Öffentlichkeit bis hin zur potentiell offenen und intensiven aber intermodal eingeschränkten Interaktion des virtuellen Raums. Das Bewohnen dieser Räume ist ein Abstimmungsprozess, der mit einer Verinnerlichung der räumlichen Interaktionsstrukturen auf den unterschiedlichen Ebenen des Sensus communis einhergeht. Der Sensus communis ist aber nicht nur ein Sinn für soziale Räume, sondern auch für das Verhältnis *zwischen* Räumen. Ich werde daher zunächst das Verhältnis zwischen den Teilräumen des sozialen Raums beschreiben, um dann durch eine Beschäftigung mit dem *Ortsbegriff*, die vermittelnde Funktion des Sensus communis in den Blick zu nehmen. Mein Grundgedanke ist hierbei, dass die Vermittlung zwischen Räumen immer einen Ortsbezug hat. Schließlich werde ich hierdurch auch die Frage nach der individuellen Konfiguration des Sensus communis anhand der *persönlichen Nische* thematisieren.

9.5.1 Verhältnis der Teilräume zueinander

Wie in Kapitel 8 (S. 180 f.) erläutert, gehe ich von einer *Polyzentrik* des Sozialraums aus, dessen Teilräume zu verschiedenen Zentren vertrauter Interaktion angeeignet werden. Wir stoßen also in einer Interaktionslandschaft, etwa wenn wir über eine Stadt blicken, auf ein ständiges, fast unüberschaubares Ineinandergreifen verschiedener und verschieden angeeigneter Räume. In der Fluidität des Großstadtlebens verdichtet sich die oftmals sentimental oder kulturpessimistisch verklärte, kulturelle Erfahrung ständiger räumlicher Transformation, der zyklischen oder kontrazyklischen Gleichzeitigkeit von Räumen und Menschen, von Vertrautem und Fremdem, von konvulsiv-repulsivem Zusammendrängen und Auseinandergehen, von Orten, an denen sich Menschen anziehen und abstoßen und sich aus öffentlichen und distanzierten Berührungen der Blicke auf einmal innige Verbindungen schließen, um wieder zu zerbrechen.
Deutlich wird das Ineinandergreifen von Räumen auch anhand des virtuellen Raums. Er ermöglicht eine verstärkte Entgrenzung anderer Teilräume und ist folglich nicht nur ein eigenständiger Interaktionsraum, sondern auch Vermittlungsmedium für andere Räume. So wird der virtuelle Raum beispielsweise als Ausdrucksmedium unseres Privatraums genutzt. Im virtuellen Raum werden außerdem Bekanntschaften auch über physische Grenzen hinweg leichter gepflegt (vgl. Drilling, 2008). All dies wiederum kann einer anonymen Öffentlichkeit durch »soziale Netzwerke« (etwa *Blogging*) mitgeteilt werden kann. Ebenso wirkt der virtuelle Raum in die anderen Teilräume des Sozialraums zurück: Die ständige virtuelle Zugänglichkeit und Erreichbarkeit führt beispielsweise zum Eindringen anderer Räume in private Interaktion. Deren Status des Entzogenseins (*privatus*) gegenüber anderen Räumen wird dadurch zunehmend fragwürdig. Umgekehrt wird auch der öffentliche Raum durch den Umstand transformiert, dass die darin Anwesenden immer häufiger durch ihr Smartphone mit physisch abwesenden Personen kommunizieren und dadurch selbst als Anwesende abwesend sind. Das hat zur Folge, dass einerseits der Anspruch des Einzelnen auf *höfliche Gleichgültigkeit* (S. 200) der Anderen ihm gegenüber leichter eingelöst wird, da sie ihn ohnehin

nicht beachten. Umgekehrt kann dies aber auch eine *unhöfliche Gleichgültigkeit* der Anderen zum Ausdruck bringen, etwa indem diese laut vor ihm Privatgespräche am Mobiltelefon führen.

Am letztgenannten Beispiel deutet sich an, dass es trotz der dynamischen Verwobenheit der Räume dennoch zwischen den jeweiligen Räumen Regeln für den Übergang zu anderen Räumen bzw. Interaktionsformen gibt. Es gibt zum Beispiel legitime Gründe, mit denen es einer Person gestattet ist, zwischenzeitlich aus leiblich-privaten Interaktionskontexten (etwa einem Gespräch mit Freunden) in virtuelle Interaktion per Smartphone hinüberzuwechseln. Solche Übergangsregeln gelten natürlich nicht nur zwischen dem privaten und dem virtuellen Raum: Ein einfaches Beispiel sind die Regeln, die es erlauben, ausgehend von einer öffentlichen Beziehung eine Bekanntschafts- oder Privatbeziehung miteinander einzugehen (wobei sich bekanntermaßen die Kunst der Verführung die Kenntnis und Manipulation dieser Regeln zunutze macht). Entsprechende Regeln fungieren demnach als Grenzen oder Grenzwärter zwischen den Räumen und verhindern deren Verschmelzung. Aber nicht nur diese Übergangsregeln, sondern auch die Erfahrungsqualität der Teilräume selbst widersetzt sich ihrer Aufhebung: Haben beispielsweise Menschen im virtuellen Raum eine bestimmte Offenheit und Resonanz miteinander geteilt, bedarf es dennoch im physischen Raum eines zwischenleiblichen Abstimmungsprozesses, der immer auch befremdlich sein und scheitern kann. Die Interaktionsvertrautheit eines Raums kann also nicht einfach in einen anderen Raum überführt werden. Und ebenso können wir zwar mit einem Fremden im öffentlichen Raum unvermittelt eine offene und innige Verbindung eingehen, dennoch kann dieser Fremde nicht ohne Weiteres zu jenem signifikanten Anderen werden, mit dem wir eine über die Jahre gewachsene »enduring intimacy« des Privatraums teilen (vgl. Maclaren, 2014, S. 60).

9.5.2 Funktion des Sensus communis für das Wechselverhältnis von Räumen

Nach dieser Skizze über die Verschachtelung der einzelnen Teilräume werde ich nun die Rolle des Sensus communis für den Sozialraum insgesamt bestimmen: Der Sensus communis ist nicht nur ein Sinn für einzelne Teilräume. Er ist vielmehr jenes umfassende kognitive, leiblich-sinnliche Vermögen, das auch die räumlichen Übergänge und die impliziten Übergangsregeln *zwischen* Räumen in unsere Erfahrung integriert und situativ realisiert. Er ermöglicht eine prinzipielle, sozial geteilte Selbstverständlichkeit und Stimmigkeit der Raum- und Zwischen-Raum-Erfahrung.

Zusammenfassend ist uns durch unseren Sensus communis also ohne weitere Reflexionsanstrengung evident, in welcher Art von sozialem Raum wir uns befinden, welche Art der interaktiven Anforderungen mit Anderen dies impliziert und wo die unsichtbaren Grenzen und Übergänge zu anderen räumlichen Interaktionsformen verlaufen. Durch den Sensus communis ist unsere Selbst- und Welterfahrung damit ständig in eine sozialräumliche Architektur eingebettet. Zugleich verleiht der Sensus communis diesem Sozialraum hierdurch seine erfahrungsmäßige Lebendigkeit.
Diese Lebendigkeit hat immer einen *Ortsbezug*. Man kann also fragen: *Wo* werden öffentliche Räume, private Räume und schließlich Nischen des Aufenthalts angetroffen? Die Selbstverständlichkeit der Räume erwächst erst eigentlich daraus, dass wir diese Räume mit bestimmten *Orten* verbinden und regelmäßig an ihnen wiederentdecken. So muss der Ort des eigenen Zimmers beispielsweise immer wieder neu für uns als Raum bewohnt werden, in den wir uns unverstellt und ungestört zurückziehen können. Dieser Raum gewinnt erst dadurch seine verlässliche Selbstverständlichkeit und Geborgenheit, dass wir uns sicher sind, ihn immer wieder *hier*, in diesem Zimmer, wiederzufinden. Wenn aber Räume einen Ortsbezug haben, muss das auch für die Vermittlung *zwischen* Räumen gelten, die unser Sensus communis leistet. Die raumvermittelnde Funktion des Sensus communis kann also nur durch den Ortsbegriff hinreichend verstanden werden, dem ich mich nun zuwende.

9.5.3 Örtlichkeit der Räume

Im Anschluss an Martina Löw (2001, S. 199) verstehe ich unter einem Ort einen konkreten, individuellen, umschriebenen Platz oder ein Areal, das in irgendeiner Weise symbolisch markiert werden kann.

Gegenüber dem Ort begreift Löw den Raum als eine relationale (An-)Ordnung von Gegenständen (»sozialen Gütern«) und Menschen. Entscheidend für die Dynamik der Räume sei, dass Räume an einem bestimmten Ort *platziert* sein müssten. Der Ort sei *»Ziel und Resultat der Pla[t]zierung«* (ebd., S. 198, kursiv i.O.). Damit ist zum einen gemeint, dass etwas in einer räumlichen Anordnung immer an einem Ort platziert wird. Zum anderen wird ein Ort durch diese Platzierung aber auch erst zu dem gemacht, was er ist (als der typische Ort eines bestimmten Raums). Dieses Wechselverhältnis von Ort und Raum hängt für Löw sowohl vom Handeln sozialer Akteure ab, die bestimmte Orte nach einer räumlichen Anordnung transformieren, wie auch von bestimmten Atmosphären, durch die von Orten eine bestimmte räumliche Bedeutung ausgeht, d.h. eine *»Außenwirkung sozialer Güter und Menschen in ihrer räumlichen (An)Ordnung«*

(ebd., S. 205, kursiv i. O.). Räume werden also nicht nur handelnd an Orten erzeugt, sondern affizieren uns auch pathisch durch Orte, an denen sie angeordnet und mit Bedeutung versehen sind.[254]

Ich möchte das Verhältnis von Raum und Ort nun am Beispiel einer U-Bahn veranschaulichen: Diese kann sowohl der exemplarische Ort distanzierter und verschlossener öffentlicher Interaktion sein, beispielsweise werktags zur Rushhour. Ebenso kann eine U-Bahn aber auch, etwa samstagnachts, zur offenen Region eines Bekanntschaftsraums (vgl. S. 195 f.) werden, in dem Menschen sich einander kontaktfreudig zeigen und sich ansprechen (aber auch übergriffig zueinander sein können). In beiden Fällen handelt es sich um bestimmte Räume, die sowohl durch das unterschiedliche Handeln sozialer Akteure – je nachdem, ob sie sich auf dem Weg zur Arbeit oder zu einer Party befinden – wie auch durch eine bestimmte Atmosphäre – etwa ernste Stille, Geruch von Kaffee versus gesellige Partymusik und laute Gesprächsatmosphäre, Alkoholgeruch – erzeugt werden.

Der Sensus communis erweist sich in diesem Zusammenhang von Raum und Ort als das Vermögen, diese interaktiven räumlichen Anordnungen ortsbezogen wahrzunehmen und sich nach ihnen zu verhalten. Orte erhalten hierdurch eine selbstverständliche und vertraute Bedeutung im Sinne eines auf Andere bezogenen, geteilten Raums. Mit anderen Worten: Durch den Sensus communis werden Orte als selbstverständliche und geteilte Räume bewohnt (vgl. Kapitel 8.2, S. 171 ff.).

Das führt nun aber zum entscheidenden Punkt: Sofern in diesem Vorgang des geteilten Bewohnens von Orten die an einem Ort wahrgenommene Raumordnung auf Andere bezogen ist und diese Anderen selbst wieder eine bestimmte Raumordnung an diesem Ort mitgestalten, bedarf es an diesem Ort einer ständigen Abstimmung mit *verschiedenen Räumen* bzw. *Räumen der Anderen*. Das heißt, wir re-stituieren nicht einfach eine bisherige räumliche Interaktionsregel und Selbstverständlichkeit an einem Ort, sondern antworten auf konkrete Andere und deren Art des räumlichen Wohnens. Im genannten U-Bahn-Beispiel zeigt sich dies etwa an einem Montagmorgen, wenn der gesellige Raum von bis in die Frühe feiernden Partygästen auf den geschäftigen und seriösen Raum von zur Arbeit fahrenden Menschen trifft. Die Selbstverständlichkeit des Ortes der U-Bahn muss hier neu ausgehandelt werden. Dieses Beispiel kann meines Erachtens verallgemeinert werden: Räumliche Selbstverständlichkeit muss sich durch unseren Sensus communis an Orten fortlaufend kommunikativ und kreativ erhalten. In der Offenheit des Sensus communis für den jeweiligen Ort und die jeweils daran angetroffenen Anderen zeigt sich die eigentliche Offenheit des sozialen Raums mit

254 Löw entwickelt ihren Atmosphärenbegriff in kritischer Auseinandersetzung mit den Theorien Schmitz' und Böhmes (ebd., S. 205 ff.). Hasses Kritik (2014, S. 223 f.), der zufolge Löw ein rein handlungstheoretisches, auf der Aktivität von Akteuren beruhendes Raumkonzept vertrete, ist demnach unzutreffend.

seinen Regeln und Normen insgesamt (vgl. Kapitel 7.6, S. 158 ff.). Diese Offenheit macht den sozialen Raum lebendig (vgl. S. 218).
Um diese Überlegung noch besser zu veranschaulichen, möchte ich abschließend auf das Beispiel eines Stadtparks zurückgreifen: Stadtparks sind zunächst Orte des öffentlichen Raums, die für mehr oder weniger alle zugänglich und nutzbar sind und die eine Vielzahl unterschiedlicher, koexistierender räumlicher Aneignungen zulassen. Vor dem öffentlichen Hintergrund dienen Parks als Treffpunkt einander bekannter Menschen oder auch als »offene Regionen« (S. 195 f.) mitsamt entsprechender Gemeinschaftsaktivitäten (gemeinsames Grillen oder Sport etc.). Ebenso können sich im Park Menschen treffen, um im Privaten intime Gespräche zu führen oder den Park als Rückzugsraum gegenüber den interaktiven Ansprüchen anderer Räume zu nutzen. Schließlich kann ein Park auch zur Zuflucht, ja zum letzten Ort notdürftiger Behausung für obdachlose Menschen werden. Wenn wir also einen Park betreten, stoßen wir auf eine Pluralität von sozial und kulturell spezifisch geformten Räumen, die sich an diesem Ort überschneiden, miteinander verbinden oder auch voneinander abstoßen. Wir finden an diesem Ort ein komplexes Treiben von Räumen und Raum-zu-Raum-Übergangsregeln vor. Unser Sensus communis erlaubt uns an diesem Ort, dem Park, im Modus spontaner Gewissheit, Vertrautheit und Lebendigkeit uns in diesem Treiben zurechtzufinden, d. h. zwischen diesen Räumen zu unterscheiden, auf sie zu reagieren und uns durch sie hindurchzubewegen. Intuitiv wahren wir beispielsweise den angemessenen Abstand zu verschlossenen und intimen Räumen der einen, tauchen in die offene und einladende Atmosphäre der anderen Räume ein oder ziehen uns selbst auf eine abseitige Parkbark zurück. All dies bedarf einer kreativen Offenheit unseres Sensus communis gegenüber der am Ort des Parks vorgefundenen Anderen und der gemeinsamen Situation. Durch dieses örtliche Wechselspiel erst erhält der Raum seine sozial geteilte Selbstverständlichkeit.[255]

9.5.4 Die Nische

Anhand der örtlichen Abstimmung räumlicher Interaktion möchte ich schließlich die konkrete Verfassung des Sensus communis eines Menschen beschreiben. Genau dies sollte ja durch die Beschäftigung mit dem Sozialraum letztlich ermöglicht werden (s. Kapitel 8, S. 180 f.). Meine Frage lautet nun: Wohin bewegen wir uns jeweils im Dickicht der Räume? Welche räumliche Interaktion erstreben wir zum Beispiel in einem Park?

255 Dass die Verständigung über die räumliche Inanspruchnahme von Parks und anderen Orten dabei auch eine eminent politische Bedeutung hat und damit auch dem Sensus communis eine wesentlich politische Funktion innewohnt, kann hier erneut nur angedeutet werden. Man denke an die Gezi-Park-Proteste in Istanbul 2013 oder das Volksbegehren zum Tempelhofer Feld in Berlin 2014.

Diese Frage wird durch die *Nische* beantwortet: Wir werden an einem Ort wie einem Park am ehesten jenen Raum aufsuchen, an dem wir mit erwarteter Regelmäßigkeit eine unserem Intimraum angemessene Form von Resonanz erfahren. Gemeint ist eine Resonanz, in der die durch unseren sozialen Hintergrund geprägte Abstimmungsleistung unseres Sensus communis derart gut gelingt, dass uns eine unserem Zustand entsprechende, wechselseitige Responsivität im Sinne des antwortenden und beantworteten Wirkens zwischen uns und der Umwelt zuteil wird (vgl. Kapitel 2.3.3, S. 61 f. und 8, S. 130). In dieser Nische empfinden wir uns folglich als *unverstellt* (vgl. S. 190 f.). Im Park mag diese Nische je nach Gestalt unseres Intimraums ein Picknick mit Freunden sein oder ein einsamer Spaziergang.
Überblicken wir insgesamt die sozialräumliche Landschaft mit all ihren Orten und Räumen (vgl. Kapitel 8, S. 180 f.), kann es sein, dass von einer Person die Regeln der Interaktion an öffentlichen Orten mit anonymen Fremden besser beherrscht werden (vgl. *unverstellte Verstelltheit*, S. 202 f.) als jene intimer Interaktion im privaten Raum, sodass diese Person ihre Nische mit der für sie angemessenen Resonanz gerade im öffentlichen Raum findet. Dies nimmt freilich häufig sehr spezifische Formen an: Es kann sich etwa um die besondere Atmosphäre einer Kneipe mit einem speziellen Musikstil und einer speziellen Klientel handeln oder um einen Imbiss an einer befahrenen Straße oder schließlich auch um ein bestimmtes Internetforum im virtuellen Raum. Wo diese Nische auch sein mag, immer erfahren wir darin eine bestimmte Form des sympathetischen »*Dorthin-Gehörens*« im Sinne einer resonanten Passung zwischen uns und dem an einem Ort vorgefundenen Raum.
Drängend wird die Frage der Nische in Momenten des tief greifenden, verrückenden Verlusts des Sensus communis (Kapitel 7.8, S. 162 ff.). Welche Orte werden dann als zugänglich, welche als bedrohlich und vereinzelnd erfahren? Wo und und mit wem ist resonante Interaktion möglich und wo kann sie wieder hergestellt werden? Diese Fragen sind aus psychiatrischer Sicht von entscheidender Bedeutung, nicht nur für die Therapie, sondern auch für das Verständnis von Selbsthilfestrategien der Betroffenen sowie schließlich für eine kritische Reflexion des psychiatrischen Raums selbst. Hiermit werde ich mich im nächsten Kapitel. Den Übergang hierzu bildet ein Blick auf *Nicht-Orte*.

9.5.5 Nicht-Orte

Aus kulturtheoretischer und ethnologischer Sicht bestimmt Marc Augé (1992/2014) Nicht-Orte vor allem als Durchgangsorte, die die identitätsstiftende Beziehung zwischen Personen unterbinden und deren Atomisierung und Vereinsamung bedingen. Nicht-Orte sind für Augé ebenso real und materiell gegeben wie Orte, nur dass sie von Akteurinnen und Akteuren nicht angeeignet und mit eigener Bedeutung versehen werden können.[256] Er zählt zu Nicht-Orten Schnellstraßen, Einkaufszentren oder Flughäfen, aber auch »Durchgangslager, an denen man Flüchtlinge kaserniert« (1992/2014, S. 42). Nicht-Orte sind für Augé Ausdruck unserer heutigen »hypermodernen«, globalisierten und spätkapitalistischen Gesellschaft. In diesen Mobilisierungsprozessen ist für ihn die Möglichkeit eines Ortes, ein Nicht-Ort zu werden, jederzeit gegeben, sodass insgesamt die »Relativität der in den Boden eingeschriebenen Gewissheiten« offenbar werde (1992/2014, S. 119).

In gewisser Hinsicht kann Foucaults Theorie der *Heterotopien* als Vorläufer von Augés Konzept der Nicht-Orte gesehen werden (Foucault, 1967/2012; vgl. S. Weiss, 2005, S. 69 ff.). Foucault versteht unter Heterotopien

> » reale, wirkliche, zum institutionellen Bereich der Gesellschaft gehörige Orte, die gleichsam Gegenorte darstellen, tatsächlich verwirklichte Utopien, in denen [...] all die anderen realen Orte, die man in der Kultur finden kann, zugleich repräsentiert, in Frage gestellt und ins Gegenteil verkehrt werden. Es sind gleichsam Orte, die außerhalb aller Orte liegen, obwohl sie sich durchaus lokalisieren lassen. « (1967/2012, S. 320)[257]

Wie für Augé ist auch für Foucault der gegenüber der Ordnung einer Gesellschaft widersprüchliche und negierende Charakter von Heterotopien entscheidend.[258] Foucault zählt zu Heterotopien insbesondere auch psychiatrische Anstalten, was ich im folgenden Kapitel erläutere.

Auf den sozialtheoretischen Wert des Nicht-Ort-Konzepts kann ich an dieser Stelle nicht weiter eingehen. Aus Sicht des Sensus communis erweist es sich jedoch prinzipiell als ein vielversprechendes Motiv, um das Scheitern räumlicher Abstimmung an Orten zu beschreiben. Sind Nischen jene Orte resonanter Beheimatung im Gefüge des Sozialraums, so sind Nicht-Orte ihr Gegenteil. Es sind gewissermaßen unmögliche Orte, deren räumlicher Sinn in Form von selbstverständlichen, sozial geteilten Verhaltensregeln und Gewohnheiten sich uns nicht erschließt und an denen sich aufzuhalten und einzurichten uns nicht gelingt. Diese Nicht-Orte können, wie auch Augé (1992/2014, S. 107) meint, an bereits vertrauten Orten entstehen, wenn diese auf einmal ihres bisherigen Sinns entkleidet werden. Dabei scheint der von Augé betonte Bezugsverlust und die Vereinsamung der Betreffenden besonders interessant, kann dies doch als Abstimmungs- und Resonanzverlust

256 Nicht-Orte sind für Augé dabei auch das Gegenteil gesellschaftlicher Utopien, da Erstere eben nicht zukünftige Gesellschaftsformen anvisieren und keinerlei »organische Gesellschaft« beherbergen würden (ebd., S. 111).

257 Wie auch Augé grenzt Foucault in diesem Text (ebd.) Heterotopien vom Utopiebegriff ab (s. vorige Fußnote).

258 Augé radikalisiert Foucaults Gedanken jedoch dahingehend, dass er Nicht-Orte weniger als den randständigen Pol der Gesellschaft denkt, sondern als zunehmend in ihr Zentrum rückendes Konstituens (vgl. S. Weiss, 2005, S. 71).

ihres Sensus communis begriffen werden. Die Erfahrung des Nicht-Ortes ließe sich entsprechend auch als das »Herausfallen« aus der Sensus-communis-Abstimmung deuten. Da der Sensus communis aber vom sozialen Hintergrund der Anwesenden abhängig ist, bedeutet dies auch, dass was Ort und was Nicht-Ort ist, immer wieder neu bestimmt wird und nicht von einem absoluten Standpunkt aus festgelegt werden kann. Hierzu passend führt Weiss (2005, S. 61ff.) Studien an, die zeigen, dass Augé in seiner Studie Orte wie Autobahnraststätten oder Flughäfen als Nicht-Orte klassifiziert, die für bestimmte soziale Gruppen durchaus Teil ihres identitätskonstituierenden Alltags sind. Beispielsweise kann ein Flughafen für einen Fluggast in der Warteschlange als ungastlicher Nicht-Ort erlebt werden, während er für eine dort angestellte Person ein alltäglicher Ort der Arbeit voller kollegialer und identitätsstiftender Beziehungen ist.

Am selben Ort können also Nicht-Ort und Ort koexistieren. Im vorigen Abschnitt habe ich bereits beschrieben, wie an einem Ort (z.B. der U-Bahn) Abstimmung zwischen verschiedenen Personen und Räumen stattfindet. Hierzu gehört nun auch die Frage, ob und für wen es sich überhaupt um einen Ort selbstverständlicher Raumerfahrung handelt oder eben um einen Nicht-Ort, der diese Raumerfahrung verhindert. Ein typisches Beispiel hierfür, das im Vorgriff auf das nächste Kapitel erwähnt werden muss, sind Krankenhausstationen.[259] Behandelte und Angehörige erfahren diese Orte oftmals als zutiefst ungastlich. Auf einer somatischen Station beispielsweise verbindet sich der schneidende Geruch von Desinfektionsmittel, die piependen Geräusche medizinischer Apparaturen, das leidvolle Stöhnen von Kranken, das grelle Neonlicht etc. mit der Erfahrung von nebenwirkungsreichen und schmerzhaften Therapien (etwa einer Chemotherapie) und mitunter der Bedrohung, selbst bald das Leben zu verlieren. Die Krankenhausstation kann so für die Patienten und Angehörigen zu einem Nicht-Ort werden, den sie auch Jahre später nicht mehr zu betreten wünschen. Auf der anderen Seite ist aber eben dieser Nicht-Ort für die dort Angestellten ein täglicher Lebensmittelpunkt, der ihrem Leben durch die zu erledigenden Aufgaben, die täglichen Abläufe und die sozialen Beziehungen eine vertraute Regelmäßigkeit verleiht – eine Regelmäßigkeit, in die sich etwa auf einer onkologischen Station sogar das tägliche Sterben von Patientinnen einordnet. Die Spannung zwischen der Örtlichkeit und Nicht-Örtlichkeit könnte so aus Sicht der Professionellen kaum größer sein, wenn beispielsweise auf ein Gespräch mit einem Patienten und seiner Familie, in dem diesen die Diagnose eines unheilbaren Karzinoms mitgeteilt wird, unmittelbar die personalinterne und gesellige Kaffeepause folgt. Ebenso könnte die Herausforderung für den Sensus communis, zwischen diesen Menschen und (Nicht-)Orten zu vermitteln, kaum größer sein.

Doch was folgt hieraus? Der Verweis auf den medizinischen Rahmen macht deutlich, dass ein Nicht-Ort als vereinzelnder Verlust von Resonanz und Vertrautheit,

259 Ich berufe mich auf eigene ärztliche Erfahrungen im Rahmen meiner medizinischen Ausbildung.

ja gar als Bedrohung des eigenen Lebens (oder des Lebens der Anderen) immer auch den Auftrag bzw. den Appell für alle vor Ort Anwesenden mit sich bringt, diesen Ort als geteilten und bewohnbaren Raum zu erhalten bzw. wiederherzustellen. Das aber ist nur möglich, wenn der »entortende« Resonanzverlust der Einen wiederum in Resonanz mit der Ortserfahrung der Anderen steht und hierdurch aufgefangen wird.

Eben diese Resonanz mit dem Resonanzverlust scheint in dem bereits erwähnten Beispiel von Suzanne Urban auszubleiben (s. Kapitel 4, S. 101 f.): Die wahrscheinliche Krebsdiagnose ihres Mannes, die der Arzt ihr während der Untersuchung durch seine hoffnungslose Miene zum Ausdruck bringt, ließe sich derart interpretieren, dass für sie der Ort des Untersuchungszimmers zu einem Nicht-Ort wird, der ihre Beziehung zu ihrem Mann und ihre gesamte bisherige Existenz infrage stellt. Die wahrscheinliche Krebsdiagnose wirft Suzanne Urban auf sich selbst zurück. Bezüglich des Urologen hingegen kann man sich gut vorstellen, dass das schlechte Untersuchungsergebnis ein zwar bedrückendes, aber doch mit regelmäßiger Häufigkeit auftretendes Ereignis im Rahmen seines Arbeitsalltags in seiner Praxis ist. Der Umstand nun, dass der Urologe Suzanne Urban ihre Antwort auf das für sie außerordentliche Ereignis des Untersuchungsbefunds untersagt, nämlich zu schreien, kann sowohl als Versuch, die an seinem Arbeitsort gültige Interaktionsordnung (Angehörige haben im Untersuchungszimmer vor dem Patienten nicht zu schreien) zu wahren, wie auch als Resonanzlosigkeit gegenüber Suzanne Urbans Erfahrung des Nicht-Orts begriffen werden.

Glaubt man Binswangers Schilderungen (1957/1994, S. 230 ff.), so stand diese Krisenerfahrung am Beginn ihrer Verrücktheit. Daran anschließend drängt sich die Frage nach dem Verhältnis von Nicht-Orten und der Verrücktheit auf. Wie entsteht entsprechend Verrücktheit und wie kann Betroffenen geholfen werden? Hierauf gehe ich nun im letzten Kapitel ein, mit dem ich die bisherigen Überlegungen über den Sensus communis, die Verrücktheit und den sozialen Raum zusammenführe und auf den zu Beginn formulierten Anspruch einer phänomenologisch-theoretischen Begründung der Sozialpsychiatrie zurückkomme.

10 Verlust und Therapie des sozialen Raums

In diesem letzten Kapitel werde ich die bisherige Theorie des Sensus communis und des sozialen Raums anhand von Erfahrungsbeispielen der Verrücktheit sowie anhand verschiedener sozialpsychiatrischer Therapieansätze veranschaulichen. Verrücktheit wird in dieser Arbeit anhand phänomenologischer Analysen des Schizophreniebegriffs verhandelt. Diese Verrücktheit erwies sich als Verlust des Sensus communis, d.h. als das Herausfallen aus einem bestehenden sozialen Bedeutungs- und Ordnungszusammenhang. Damit wurde auch unterstrichen, dass Verrücktheit nicht ahistorisch, sondern immer nur relational, d.h. in Bezug auf einen bestimmten sozialen Kontext beschrieben werden kann. In Teil eins der Arbeit wurde gezeigt, wie sich dieser Verlust auf den verschiedenen Ebenen des Sensus communis als Verlust von Lebendigkeit, Vertrautheit und Gewissheit in Bezug auf die Lebenswelt ausdrückt. Daraufhin wurde der Sensus communis als das umfassende Vermögen zur ortsgebundenen Abstimmung mit einer Vielzahl räumlicher Interaktionsregeln verstanden (Teil zwei). Zuletzt gerieten Nicht-Orte als jene Orte in den Blick, in denen eine selbstverständliche, sozial abgestimmte Raumkonstitution nicht möglich ist.

Ausgehend von der radikalen Erfahrung von Nicht-Orten möchte ich nun Verrücktheit im wörtlichen Sinn als Verrückung der räumlichen Erfahrungsstrukturen bestimmen. Merleau-Ponty erklärt: »Was den gesunden Menschen vor Wahn oder der Halluzination schützt, ist nicht sein kritischer Geist, sondern die Struktur seines Raums« (1945/1974, S. 338, Übersetzung korrigiert). Dieser Raum ist, so muss hinzugefügt werden, ein sozialer Raum, d.h., er ist ein durch und durch von sozialen Interaktionen geprägter und geteilter Raum, wie ich es im letzten Kapitel beschrieben habe. Was sich in der Verrücktheit also verrückt, ist die Ordnung des sozialen Raums und die Architektur seiner Teil-Räume überhaupt, was unter Umständen in den Verlust der Teilhabe an seinen unterschiedlichen Teil-Räumen mündet.

Diese räumliche Verrückung kann nun einerseits plötzliche und dramatische Formen annehmen, auf die ich zuerst eingehe (10.1.1, S. 226 ff.). Andererseits kann sie aber auch in stabilisierter und dauerhafter Form vorliegen und vom Subjekt angeeignet werden (10.1.2), womit immer auch eine *kreative Nischenbildung* einhergeht (10.1.3). Im Anschluss an diesen aneignenden und kreativen Aspekt der Verrücktheit stellt sich die Frage der Berechtigung und Notwendigkeit eines therapeutischen Eingriffs, womit ich zum zweiten Teil des Kapitels überleite. Dort gehe ich zunächst kritisch auf die Funktion der Psychiatrie innerhalb des sozialen Raums ein (10.2.1,

10.2.2), um dann Therapien zu analysieren, die den Bedürfnissen der Betroffenen angemessen sind (10.2.3). Die abschließende Zusammenfassung (10.2.4) leitet zum letzten, ausblickenden Kapitel der Arbeit über.

10.1 Verrücktheit des sozialen Raums

Die folgende Darstellung orientiert sich grob an der psychopathologischen Unterscheidung zwischen akuten und chronischen Stadien der Schizophrenie. Problematisch an der Unterscheidung von »akut« und »chronisch« ist jedoch, dass sie in beiden Fällen einen defizitären und krankhaften Zustand der Betroffenen nahelegt. Dadurch wird verdeckt, dass diese Wahnsinnserfahrungen immer auch Herausforderungen mit der Möglichkeit zur identitätsstiftenden Anverwandlung sind. Ich ziehe daher die Unterscheidung zwischen »krisenhaft« und »dauerhaft« vor, womit noch nicht festgelegt ist, ob die entsprechende Verrückung auch zu einem leidvollen Scheitern oder »missglückten Dasein«, wie es Binswanger abwertend ausdrückt, führt.

10.1.1 Krisenerfahrung der Verrücktheit

In verrückt machenden Krisen kommt es zu einer tief greifenden Erschütterung des Raumerlebens. Die Konstitution eines geteilten und vertrauten Raums durch unseren Sensus communis scheitert. Krisen wurden in dieser Arbeit bereits mehrfach thematisiert und sollen hier kurz im Hinblick auf ihre räumliche Dimension vergegenwärtigt und erläutert werden: Zum einen wurde die Debatte zwischen Kulenkampff und Conrad um den Fall eines unglücklich verliebten jungen Mannes erwähnt, der eine Schizophrenie entwickelte (s. Kapitel 1., S. 28 f.). Kulenkampff beschreibt in seiner Falldarstellung den ungeschickten und die Regeln der sozialen Annäherung gewissermaßen überspringenden Versuch, die von ihm umschwärmte Frau für sich zu gewinnen. Als er dann von ihr abgewiesen wird, scheint aus räumlicher Sicht der von ihm ersehnte gemeinsame Intimraum mit dem Gegenüber in sich zusammenzubrechen.[260] Es kommt zu einer seine gesamte Existenz erfassenden »abnormen Krise«. Auch die erwähnte Patientin Kuhns erfährt offenbar den Zusammenbruch des Raums: Im starren Blick ihres Vaters während des Gewehrknalls, durch den sich ihr Bruder das Leben nimmt, scheint ihr Familienraum am Frühstückstisch mit einem Mal all seine Vertrautheit und Lebendigkeit zu verlieren (s. Kapitel 4.4, S. 100 ff.). Schließlich wurde im vorigen Kapitel (9.5.5, vgl. 4, S. 101 f.) das Beispiel

260 Vgl. ein ähnliches Beispiel bei von Baeyer (1966/1985, S. 168 ff.).

Suzanne Urbans aufgegriffen, die während der urologischen Untersuchung ihres Mannes von der »schrecklichen Pantomime« des Arztes sowie durch die »absolute Nähe« und »faszinierende Macht« seines Blicks aus dem vertrauten Raum herausgerissen und an einen un-heimlichen Nicht-Ort versetzt wurde (vgl. Binswanger, 1957/1994, S. 216; Maldiney, 1991/2007b, S. 203). Bei all diesen Beispielen scheint es sich nicht lediglich um kurzfristige oder oberflächliche Verletzungen von Räumen wie etwa des Intimraums oder des Familienraums der Betroffenen zu handeln. Vielmehr gerät offenbar das sozialräumliche Gefüge insgesamt ins Wanken, d.h. nicht nur einzelne Räume, sondern auch die Abstimmung der Räume miteinander und ihre Grenzen brechen zusammen. Um dies zu veranschaulichen, ist es hilfreich, nochmals auf die räumliche Erfahrung einer Landschaft zurückzukommen (vgl. Kapitel 8.1 , S. 171). Schleuning u.a. (1978/2016, S. 495) ziehen eben dies zur Beschreibung typischer Krisenerfahrungen heran:

» Wie sieht die Landschaft einer Krise aus? Wir stellen uns einen Wanderer vor [...]. Beim Queren eines Schotterfeldes kommt er plötzlich ins Rutschen. [...] Der ganze Hang gerät in Bewegung, und als sich alles zu beschleunigen beginnt [...] da verändert sich mit einem Schlag seine Sicht auf die Welt: Nichts ist mehr sicher, die Almlandschaft nicht mehr idyllisch, sondern auf einmal bedrohlich, alle bekannten Manöver versagen. Der Wanderer ist außer sich, fühlt sich hilflos und ausgeliefert, der Ausgang des Ganzen ist offen; plötzlich und unerwartet muss er mit Verletzungen rechnen, blickt unter Umständen sogar dem Tod ins Auge. «

An dieses Bild des Erdrutsches lässt sich treffend Maldineys (2012b, S. 205) Charakterisierung des Schwindels am Berghang als »*Selbstbewegung des Chaos*« anfügen, worin weder »der Mensch das Zentrum noch der Raum der Ort« sei und es »kein Da mehr« gebe (vgl. Kapitel 4, S. 97). Die Landschaft der Krise verwandelt sich demnach in einen Nicht-Ort, an dem der Mensch seine vertraute Sicht auf die Welt und seine gewohnheitsmäßige Art, den Raum zu bewohnen, verliert.

Diese Beschreibung muss allerdings auf den hier vorgestellten Gedanken einer *sozialen* Landschaft (s. Kapitel 8, S. 180f.) ausgeweitet werden: In der sozialen Landschaft befinden sich einzelne Orte und entsprechende öffentliche und private (etc.) Interaktionsräume für uns gewöhnlich in einem relativ geordneten Bezug zueinander. Wir stehen zu dieser Landschaft und den darin begegnenden Menschen in einem vertrauten Verhältnis, aber immer auch mit einem gewissen Handlungs- und Bewegungsspielraum, etwa was die Auslegung und Anwendung von räumlichen Verhaltensregeln anbelangt. Diese Ordnung der Landschaft und ihre Vertrautheit geht in einer Krise erdrutschartig verloren, einzelne soziale Räume verlieren ihre zuvor gewiss geglaubten Grenzen und schieben sich auf einmal bedrohlich ineinander, sie lassen uns keinen Handlungsspielraum mehr.

Die sozialräumliche Krisenerfahrung lässt sich stark vereinfacht in folgendem Schema zusammenfassen:

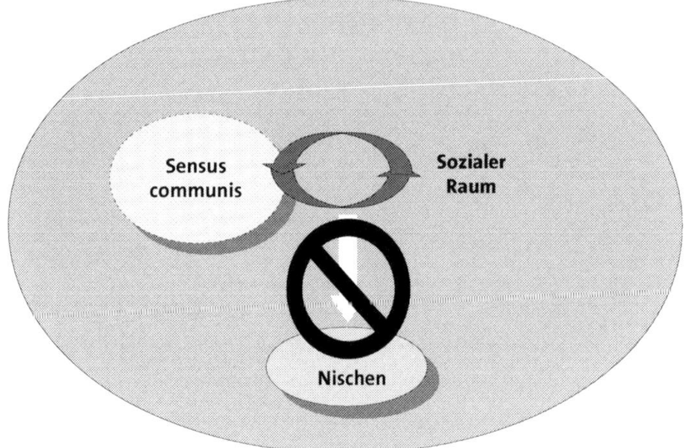

Die dunkel gefärbten und ineinandergeschobenen Wechselpfeile sollen das veränderte Verhältnis von Sensus communis und sozialem Raum im Rahmen tief greifender Krisen und radikal außergewöhnlicher Erfahrungen anzeigen. Die gestrichelte Linie um den Sensus communis soll die besondere Offenheit und Verletzbarkeit der Betroffenen in der Krisenerfahrung andeuten. Der Verlust des sicheren Halts im sozialen Raum bzw. in der sozialen Landschaft kann mit einem Verlust bisheriger, vertrauter Resonanznischen einhergehen.

Eine solche krisenhafte Veränderung beschreibt unter anderen auch Fuchs (2000 b, S. 247 ff.) für das Raumerleben paranoider Alterspsychosen[261]: Die Betroffenen erfahren einen radikalen Zusammenbruch der Raumgrenzen und damit verbunden einen fundamentalen Verlust räumlicher Gewissheiten (vgl. Kapitel 8.2, S. 171 ff. und 9.3.4, S. 204 f.). Sie fühlen sich in ihrem leiblichen Intimraum, aber auch im heimischen Privatraum der Wohnung beobachtet, beeinflusst und verfolgt.[262] Es scheint, als hätte der öffentliche Raum auf einmal all seine Gewissheit der Interaktion und der Distanz verloren und als würde nun seine allgemeine Sichtbarkeit und Zugänglichkeit bis in den innersten Eigenraum der Betroffenen hineinreichen, ein Eigenraum, der nun mit allen Mitteln wie eine Festung verteidigt werden muss. Fuchs analysiert die Auswirkungen, dieser bedrohlichen Verschiebung:

261 Das Altersparanoid wird teilweise auch dem Bereich wahnhafter Störungen (ohne psychotische Symptomatik) zugeordnet. Ebenso bestehen aber Überschneidungen mit der Schizophrenie (vgl. Fuchs, 2000 b, S. 188 ff.).

262 Diese auf den Wohnraum bezogenen, paranoiden Wahnideen werden auch als »partition delusions« bezeichnet (ebd., S. 261 f.).

» Wo [...] der schutzgewährende Innenraum der Wohnung gänzlich zur ›Festung‹ wird, können seine Grenzen nicht mehr ins Äußere überschritten werden und offen bleiben für den Austausch mit der Welt. So fühlten sich die Patienten beim Verlassen der Wohnung oft übergangslos ›in der Fremde‹, sie erlebten keinen Umraum heimatlicher Nachbarschaft und abgestufter Vertrautheit. [...] So schlägt die Sicherheit der Wohnung in Unheimlichkeit um, ihre Geborgenheit in Gefangenschaft. « (Fuchs, 2000 b, S. 262 f.)

Durch diese Erfahrung von schutzloser Offenheit des Intimraums gegenüber dem öffentlichen Raum und von der Auflösung von Grenzen wird es den Betroffenen demnach unmöglich, sich überhaupt im sozialen Raum zu bewegen und mit Anderen zu interagieren. Bekannte Nachbarn werden unmittelbar als böswillige Eindringlinge wahrgenommen.[263]
Neben Fuchs beschreibt auch Kuhn (1952) anhand seines Patienten Franz Weber die mit einem solchen Bedrohungserleben verbundenen Reaktionen: Weber leide an einem Wahn, immerzu starre und unverrückbare Grenzen durch das Ineinander der Räume ziehen zu müssen, zur »›Festigung der eigenen Person‹« (ebd., S. 360) gegenüber ihrem Chaos und als »›Sicherheit vor dem Nichts‹« (ebd., S. 367, vgl. kritisch hierzu Voigtländer, 2017). Webers Wahn, der sich schon als Bewältigungsversuch gegenüber der Bedrohung seines Intimraums deuten lässt, bestand nach Kuhn im Genaueren darin, eine riesige, geometrisch geordnete und gänzlich durch Mauern umschlossene Stadt errichten zu wollen, in der er selbst wieder in einem sicheren Schloss oder einer »trutzigen Burg« beherbergt sei (ebd., S. 362 ff.). Es scheint, dass diese von Weber herbeigesehnte Stadt und ein entsprechend geschlossener Erfahrungsraum bewohnbarer für ihn ist als ein entschränkter, für die traumatisierende Begegnung mit einem Anderen offener Raum (ebd, S. 373).
Zusammenfassend kann in einer Krise der sozialen Landschaft aus dem Bewohnen geteilter Räume qua Sensus communis und dem entsprechenden sozialen Umgang auf einmal eine abwehrende und schließlich vereinsamende Verbarrikadierung hinter geschlossenen Mauern werden, mit dem Sinn, sich vor diesen Anderen und vor der bedrohlichen sozialen Landschaft zu schützen.
Es wäre aber verkürzt, Verrücktheitszustände allein auf eine einzelne krisenhafte und traumatische Erfahrung zurückzuführen (vgl. Kapitel 4.4, S. 100 ff.). Der Krisenbegriff erfordert es vielmehr, die spezifische Lebensgeschichte und den Erfahrungskontext – und damit die jeweilige soziale Landschaft – einer Person genau zu analysieren. Hierin ereignet sich eine Krise und hieraus ergibt sich gegebenenfalls ein sich in der Tiefe vollziehender Verrückungsprozess.[264] Dabei gab Kisker schon

263 Zu dieser Erfahrung schutzloser Sichtbarkeit passen auch die Erfahrungen Daniel Paul Schrebers (1903/1973), der in seiner Selbststudie beschreibt, wie seine Gedanken und seine Handlungen durch Andere und durch Gott beobachtet und kontrolliert werden könnten.

264 Vgl. von Baeyers Ausführungen zum Begriff der *Situagenie* (1966/1985).

1960 zu bedenken, dass sich selten eine einzelne ausweglose Situation für die Entstehung einer Schizophrenie ausmachen lasse, sondern dass es sich vielmehr häufig um krisenhafte »Daueranlässe« handle (1960, S. 56; Häfner & Wieser, 1953). Wie wird wiederum ein solcher Daueranlass erfahren? Eine anschauliche Schilderung hierfür findet sich erneut bei Anne Rau, die ihr Unvermögen schildert, die Blicke der Mitmenschen zu ertragen:

» ›Ich habe nie die Blicke der Andern aushalten können. Und wie! Das war eine Tortur. – So die Leute ... furchtbar! Schon wenn ich sie am Horizont auftauchen sah, versuchte ich, an etwas Ernstes zu denken, um die Befangenheit nicht so zu zeigen.‹ « (Blankenburg, 1971/2012, S. 135 f.)

Dabei sind gegenwärtige Studien über das erhöhte Psychoserisiko bei Migrantinnen und Migranten und insbesondere bei Geflüchteten ein aus sozialräumlicher Perspektive vielsagendes Beispiel für krisenhafte Daueranlässe.[265] Das-Munshi u.a. (2012) weisen nach, dass das Auftreten psychotischer Erfahrungen, wie etwa Stimmenhören oder Verfolgungswahn, direkt mit dem Ausmaß von Diskriminierung und Rassismus sowie verschiedenen »chronic strains« (etwa Geld- oder Wohnungsproblemen) korrelierbar ist. Die Untersuchungen der Autorinnen und Autoren beziehen sich auf ein bestimmtes Wohnviertel, in dem die Betroffenen mit niedriger »own-group density«, d.h. als »Minderheitengruppe«, leben. Gemäß der Phänomenologie des Sensus communis und des sozialen Raums ließe sich dies so interpretieren, dass den Betroffenen die implizite und vertraute Abstimmung mit den Mitgliedern der Mehrheitsgruppe im öffentlichen Raum nicht gelingt und sie sich hierdurch gewissermaßen in einer ständigen »Interaktionskrise« befinden. Aufgrund ihres unterschiedlichen sozialen – in diesem Fall ethnisch-kulturellen – Hintergrunds sind die für die Mehrheitsgruppe gültigen Normen und Gemeinschaftshabitualitäten nicht Teil ihres Sensus communis, sodass eine sozial geteilte Selbstverständlichkeit des Aufenthaltsorts, also des Wohnviertels, dauerhaft infrage gestellt ist.
Mit der aktuellen Forschung über Migration und Psychose erstaunlich kompatible Untersuchungen finden sich in Kulenkampffs (1953) Analyse einer 1950/51 aus dem Sudetenland nach Frankfurt geflüchteten Patientin, die in ihrem neuen sozialen Umfeld und der veränderten »Wohnordnung« eine Schizophrenie entwickelt habe (vgl. Zutt, 1953/1963). In seinen *Gedanken zur Bedeutung soziologischer Faktoren in der Genese endogener Psychosen* (1962) wiederum beschreibt Kulenkampff aus phänomenologisch-anthropologischer Sicht das »soziologische Phänomen der *Isolierung*« als »Schwund kommunikativer Verbundenheit« (ebd., S. 8, kursiv i.O.). Er hob dabei besonders Umzüge im Sinne eines Verlusts der »Wohnordnung« und des »*sozialen Rang[s]*« als auslösende Faktoren für eine schizophrene Entwicklung hervor (ebd, S. 10, kursiv i.O.).

265 Vgl. Bourque u.a. (2011), Kirkbride u.a. (2014), Tortelli u.a. (2015) sowie Hollander u.a. (2016).

Sowohl in diesen klassischen Untersuchungen wie in der aktuellen Forschung scheint es sich um Dauerkrisen des sozialen Raums zu handeln, in denen sich über einen konstanten Zeitraum hinweg eine sozial abgestimmte Selbstverständlichkeit von Orten und entsprechenden Räumen bzw. Wohnordnungen nicht einstellen kann. Wenn Das-Munshi u.a. (2012) auch die Auswirkungen von Diskriminierung und Rassismus gegenüber den Betroffenen hervorheben, verweist dies zudem auf die Rolle von Machtverhältnissen als Teil sozialer Selbstverständlichkeit, was freilich einer ausführlicheren Analyse bedürfte (vgl. Kapitel 5.6, S. 124 ff. und 8.3, S. 176 ff.). Welche Orte für wen zugänglich sind und als bestimmter Raum genutzt werden können, wie viel Gestaltungsvermögen den Anwesenden an diesen Orten zugesprochen wird und welche Selbstverständlichkeit des Umgangs verbindliche Gültigkeit hat, hängt von der dominierenden sozialen Gruppe und dem jeweiligen sozialen Status ab. Gemäß dem unterschiedlich sozialisierten Sensus communis und der entsprechenden Gruppenzuordnung können Personen folglich sehr unterschiedliche Möglichkeiten des Zugangs zu bestimmten Orten und den an ihnen gültigen Interaktionsregeln haben. Die Frage, was selbstverständlich ist, wer dies bestimmt und wer sich wie geschickt hierauf einstellen kann, ist also immer auch eine Machtfrage, der die phänomenologische Analyse in Zukunft Rechnung tragen muss.

Zusammenfassend zeigen diese Befunde, dass es nötig ist, in der phänomenologischen Analyse der Raumerfahrung den gesamten sozialen Raum bzw. die gesamte von einer Person gelebte und erlebte soziale Landschaft miteinzubeziehen, um die Verletzbarkeit bzw. die Möglichkeit, verrückt auf bestimmte Situationen zu reagieren, beurteilen zu können.

> Die Relevanz der ethnisch-kulturellen Zugehörigkeit bzw. des Migrationsstatus und der Zuordnung zu einer ortsabhängigen Mehrheits- oder Minderheitsgruppe mit entsprechendem sozialen Status zeigen, dass sich die phänomenologische Analyse methodisch erweitern muss: Zur Erfassung von sozialen Faktoren, die den Erfahrungsstrukturen zugrunde liegen, muss mit der Erfahrungsperspektive ein Stück weit gebrochen und zu anderen, beispielsweise statistischen, ökonomischen und geografischen Untersuchungsmethoden übergegangen werden, wie dies in Bezug auf Goffman und Bourdieu in der Einleitung zu diesem Teil erläutert wurde (8.3).

Neben den bereits genannten Faktoren für diese Verletzbarkeit wäre hier noch nach weiteren zu fragen: Welche Rolle spielen etwa Alter, Geschlecht, Schichtzugehörigkeit und Urbanität bzw. Ruralität für das Verhältnis von Sensus communis und sozialer Landschaft? Wie wirken sie aber auch im Sinne von »Resilienzfaktoren« auf die Widerstandsfähigkeit gegenüber Krisen bzw. die Möglichkeit zur eigenen Verrückung (vgl. Bock & Heinz, 2016, S. 61 ff.)?[266] Sozialwissenschaftliche

266 Zum erhöhten Schizophrenie-Risiko der Stadtbevölkerung siehe Hill (1965); Lewis u.a. (1992); March u.a. (2008); Vassos u.a. (2012). Zur Frage des Geschlechts Aleman u.a. (2003); Anger-

Methoden und phänomenologische Erfahrungsanalyse des Raums könnten sich hier wechselseitig erhellen (s. Kapitel 8, S. 185). Diese methodischen Desiderate umzusetzen, bleibt jedoch zukünftigen phänomenologisch-psychiatrischen Analysen vorbehalten.[267]

10.1.2 Dauerhafte und angeeignete Erfahrungen von Verrücktheit

Die Überlegungen zur Krisenerfahrung und zu krisenhaften »Daueranlässen« (Kisker, 1960, S. 56) für die Verrücktheit leiten zur Frage über, wie sich Betroffene die in ihrer Selbstverständlichkeit fragilisierten Räume wieder aneignen. Welche stabile und dauerhafte Form nimmt ihr Sozialraum an? Wo halten sie sich auf und erschließen sich neue Nischen? Diese Fragen sind aus sozialpsychiatrischer Sicht besonders relevant, da Personen mit anhaltender Psychoseerfahrung von der psychiatrischen Versorgung wie auch der Wissenschaft häufig vernachlässigt werden (vgl. Rüther, 2016; Steinhart & Wienberg, 2015).[268]

Schlimme und Brückner (2017, S. 42) schildern über Psychoseerfahrungen, dass diese

» exklusiv im Wortsinne [sind]. Sie sind besonders und ausgrenzend zugleich. In ihr ist die Welt auf eine (tief greifende) Weise und nur für diese Person verändert. In den Hochphasen der Psychoseerfahrung bemerkt die Person jedoch meistens nicht, dass nur sie selbst diese Erfahrung macht und damit allein steht. «

Fällt den Betroffenen diese (doppelte) Exklusivität von Erfahrungen auf, die nicht mit Anderen teilbar sind, finden sie sich mitunter in tiefer Einsamkeit und Isolation

meyer u. a. (1990). Zum niedrigen sozioökonomischen Status als Risikofaktor Camilleri u. a. (2010); Hjern u. a. (2004); Saraceno u. a. (2005). Zum Aspekt der ethnischen Zugehörigkeit bzw. *race* siehe die deutlich höhere Zahl von Schizophreniediagnosen bei Afroamerikanern Metzl (2011) sowie Barnes (2004).

267 Nochmals sei hier auf Fuchs' (2000b, S. 247 ff.) Untersuchung des Altersparanoids hingewiesen, die auch zahlreiche Hinweise auf Veränderungen der Raumerfahrung im höheren Alter liefert. Eine ausführliche phänomenologische Analyse über den Zusammenhang von Geschlecht und der Erfahrung der Anorexie findet sich bei Marcinski (in Vorbereitung). Zum Thema der *race* finden sich aus phänomenologischer Sicht bereits einschlägige Untersuchungen (Ahmed, 2007; Mahendran, 2007; Fanon, 1971), die allerdings im phänomenologisch-psychiatrischen Bereich noch nicht aufgegriffen wurden.

268 Entsprechend finden sich hierzu nur wenige Untersuchungen. Ich beziehe mich im folgenden auf die Studie Corins und Lauzons (1992; vgl. Corin, 1990) sowie Willis u. a. (1999), einige phänomenologische Einzelfallstudien (Schlimme & Brückner, 2017, 2015; Blankenburg, 1958; Kuhn, 1946) sowie Berichte aus der ständigen Rubrik *Lebenslagen* in der Fachzeitschrift *Sozialpsychiatrische Informationen*, wo die Lebenssituation von Menschen mit anhaltenden Verrücktheitserfahrungen dargestellt wird. Auch hierzu müsste die zukünftige Forschung partizipativer vorgehen.

wieder.[269] Als Reaktion können sie dazu neigen, eine »randständige«, distanzierte und beobachtende Position einzunehmen. Diese »Exzentrizität« (Stanghellini, 2004, S. 15) findet sich in einer klassischen Fallgeschichte Roland Kuhns (1946) wiedergegeben, die Maldiney (1991/2007b) ausführlich kommentiert: Der als schizophren diagnostizierte Georg sucht bevorzugt *Durchgangsorte* auf – und zwar eben jene, die in Augés Konzeption (1992/2014) typische Nicht-Orte sind (vgl. Kapitel 9.5.5 , S. 221 ff.). Einer dieser Durchgangsorte ist eine betriebsame Straße, deren Treiben Georg zwar beobachtend beiwohnt, sich zugleich aber auf sicheren Abstand zu den Mitmenschen hält. Kuhn verdeutlicht dies anhand Georgs Gang:

» Gewöhnliche Menschen setzen beim Laufen einen Fuß vor den andern, gehen rhythmisch geradeaus einem bestimmten Ziele zu, wobei sie sich an den Verlauf der Straße und damit an die darauf gehenden Menschen anpassen. Georg setzt einen Fuß neben den andern, macht mit den Beinen ausfahrende Bewegungen, nimmt rechts und links nicht gleich lange Schritte und geht so weder rhythmisch noch geradeaus; zudem schlenkert er die Arme in übermäßiger Weise unordentlich in der Luft herum, so daß Laien schon aus seinem Gang allein auf eine Geisteskrankheit geschlossen haben. Wo Georg auf der Straße einem andern Menschen begegnet, schlendert er wie beschrieben an ihm vorbei; dann tritt überhaupt keine mitmenschliche Beziehung irgendwelcher Art ein. Er fürchtet, rhythmisch geradeaus zu laufen, weil er meint, er ginge dann ›an der Schnur‹ eines andern Menschen und verliere dabei seine Selbständigkeit. « (1946, S. 242)

Man könnte in dieser Beschreibung einerseits das Unvermögen von Georgs *Gemeinsinn* sehen, sich mit den geteilten Rhythmen, eben jenen einer belebten Straße, spontan und in Resonanz abzustimmen (vgl. Kapitel 4.5, S. 105 ff.). Andererseits kann Georgs Verhalten, durch das er Kuhn zufolge von Anderen als »Geisteskranker« erkannt werde, aber auch als aktive Abgrenzungs- und Selbstschutzhandlung gegenüber den vereinnahmenden oder gar bedrohlichen Rhythmen dieser Anderen verstanden werden. In diesem Sinn eignet er sich die Rolle des Verrückten aktiv an. »Das Spektakel der Straße« laufe für Georg wie eine zu schnell abgespielter Film ab (Maldiney, 1991/2007b, S. 209). »Gegenwart ist die alltägliche Arbeit und der alltägliche Umgang mit andern Menschen«, so Georg (Kuhn, 1946, S. 235) – und eben aus dieser vereinnahmenden Gegenwart und der Begegnung mit Anderen zieht er sich zurück. Eine ähnliche Situation beschreibt Kuhn (1946, S. 242, 245) auch für Georgs Behandlung in der psychiatrischen Klinik: Georg habe sich dort vornehmlich an Durchgangsbereichen der Station, etwa auf dem Gang zwischen zwei Türen, aufgehalten und die vorbeikommenden Leute mit spöttischen Bemerkungen kommentiert. Passend sprechen auch Schlimme und Brückner vom »*Tür-und-Angel-Raum*« (2017, S. 164, kursiv i. O.) als beliebtem Aufenthaltsraum für

269 Vgl. die Studien von Skodlar u.a. (2008, 2010), denen zufolge die Suizidalität von Menschen mit Schizophrenie vor allem mit deren Einsamkeits- und Ausgrenzungserleben verbunden ist.

Psychoseerfahrene. Maldiney bringt dieses Verhalten Georgs, das sich die Anderen vom Leib hält, mit dessen Berufswunsch in Verbindung:

» Eine solche Vorliebe für Durchgangsorte und für schnelle Wortgefechte ist eine Vorliebe für das, was nicht bleibt, was keine Zeit hat, zu sein. Das Ideal dieses Manns der Straße, der allen Begegnungen aus dem Weg geht, bestand lange Zeit darin, Verkehrspolizist zu sein. [...] Ein Verkehrspolizist ist eben das Zentrum und der Regler einer Bewegung, an der er selbst nicht teilnimmt. « (1991/2007b, S. 209)

Georg habe schließlich seine Vorliebe für Durchgangsorte nach seiner Entlassung als Vorarbeiter in einem Umzugsunternehmen realisiert, wo er sich am liebsten am Eingang der auszuräumenden Wohnung aufgehalten habe, um den Abtransport der Möbel zu regeln und zu beaufsichtigen.
Kuhns Einzelfallstudie von 1946 stimmt mit aktuelleren qualitativen Studien mit größerer Fallzahl von Corin (1990) bzw. Corin und Lauzon (1992) sowie Willi u.a. (1999) überein. Auch in diesen Studien wird deutlich, dass Menschen mit anhaltender Verrücktheitserfahrung eine prinzipiell distanzierte Position zum sozialen Raum einnehmen. Ellen Corin (1990, S. 175f.) weist dabei besonders auf die Bedeutung von Durchgangsorten des öffentlichen Raums für die Betroffenen hin:

» It is striking to observe the importance that public spaces such as little restaurants, little shops or shopping centers possess in this everyday life. [...] Shopping centers or innercity streets [...] offer opportunities to be in anonymous relationships with a social environment. [...] [O]ne gets the impression that these kind of spaces, and the style of sociability that is attached to them, offer ways of relating with others without having to be personally committed in personal interactions, of being close while remaining at a distance. «

Die Autorin deutet dieses Verhalten im öffentlichen Raum als Metapher für die umfassende Beziehung der Betroffenen zur Umwelt. Diese sei durch eine zurückgezogene Orientierung gekennzeichnet, die zugleich Teil der gemeinsamen Welt bleibe (ebd., S. 176). Die genannten Räume würden den Betroffenen also ermöglichen, »to stay simultaneously ›within‹ and ›outside‹ the social field, to remain ›at a distance‹ while staying in touch with others« (ebd.). Dieses zugleich distanzierte wie teilnehmende Verhältnis wiederum erlaube ihnen, »to manage a relationship within a social space without threatening their own boundaries« (ebd.). Das bereits für eine tief greifende Krise beschriebene Bedürfnis der Betroffenen, die Grenzen ihres Intimraums zu schützen (S. 229), spiegelt sich schließlich auch in dem Befund der Studien wider, dass die Betroffenen im privaten Raum intime und offene Beziehungen meist auf wenige langjährige »signifikante Andere« beschränken oder intimer Interaktion grundsätzlich ein eremitenartiges, gänzlich von sozialen Anforderungen abgeschiedenes Leben in Rückzugsräumen vorziehen (vgl. Kapitel 9, S. 187f.). Dies möchte ich erneut in einem Übersichtsschaubild zusammenfassen:

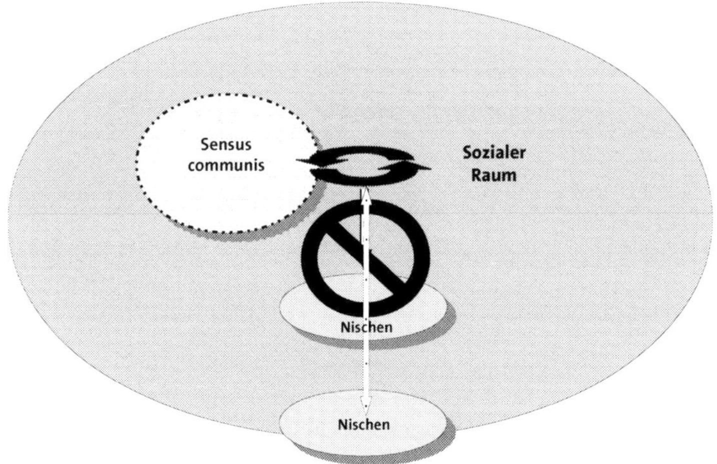

Man vergleiche hierzu das Schaubild auf Seite 228. Das Schaubild soll andeuten, dass es nach dem krisenhaften Verlust von Nischen zur Ausbildung neuer Nischen im randständigen Bereich sozialer Räume kommt, wobei der gepunktete Pfeil sowohl für die Schaffung neuer Nischen wie auch für die entsprechenden Neuaneignungsstrategien der Betroffenen im sozialen Raum steht.

Es liegt offenbar ein struktureller Zusammenhang zwischen einerseits der unheimlichen Erfahrung von Nicht-Orten bzw. des Verlusts des geteilten Raums in räumlichen Krisenerfahrungen (s. 10.1.1) und andererseits dem Rückzug in Randbereiche und Durchgangsorte des sozialen Raums vor. Gleichwohl wäre die Annahme verfehlt, dass das sozialräumliche An-den-Rand-Rücken nur als Verlust des Sensus communis bzw. *sense of place* zu deuten wäre. Mit Corin und Lauzon (1992) ist dieser Zustand vielmehr als Versuch einer Selbstheilung und eines Selbsterhalts im Sinne eines »positive withdrawal« gegenüber überfordernder Interaktion zu verstehen – eines Rückzugs, in dem immer auch ein *sense of place* für den eigenen Zustand im Verhältnis zum sozialen Raum zum Ausdruck kommt. Diesen »positive Rückzug« möchte ich nun näher analysieren.

10.1.3 Nischenbildung in der Verrücktheit

Zur Kehrseite des sozialen Rückzugs muss man fragen: *Wohin* zieht es die Betroffenen? Wo findet ihr Intimraum eine angemessene Resonanznische?

Jeder Raum zeichnet sich durch bestimmte Interaktionsregeln und -gewohnheiten aus. Durch unseren Sensus communis stimmen wir uns mit diesen Räumen und den darin angetroffenen Anderen auf vertraute und lebendige Weise ab. Sofern jeder Raum von bestimmten soziohistorisch gewachsenen und geformten Regeln determiniert ist, gibt es keinen ursprünglichen Raum unverstellter Authentizität. Sofern beispielsweise im Privatraum das soziale Gebot von (relativer) Offenheit und Nähe und damit eine entsprechende Resonanzverpflichtung gegenüber Anderen gilt, ist die vermeintliche Unverstelltheit des Privaten immer auch eine artifizielle und verstellte Unverstelltheit (Kapitel 9.1.2, S. 190 ff.). Gleichwohl ist die Frage, wie gut uns die Interaktion in verschiedenen Räumen gelingt, und damit auch, wie sehr wir uns selbst in diesen Räumen als unverstellt empfinden. Räume und entsprechende Orte, wo dies besonders der Fall ist, habe ich als *Nische* bezeichnet. In Nischen, so habe ich behauptet, erfahren wir mit erwarteter Regelmäßigkeit eine unserem Intimraum angemessene Form der Resonanz, d.h. wir empfinden uns mit der Umwelt als besonders lebendig, vertraut und anerkannt (Kapitel 2.3.3, S. 61 ff., 8, S. 179).[270]

a) Nische im öffentlichen Raum

Bezieht man diese Überlegungen nun auf die referierten Befunde über anhaltende Verrücktheitserfahrung, so scheint sich die These von der verstellten Unverstelltheit des Privatraums zu bestätigen: Die von Anderen erwartete Offenheit und Resonanz im Privaten wird gerade hier als überfordernd, unangenehm und dem Intimraum gegenüber unangemessen empfunden (Corin, 1990; Willi u.a., 1999). Das Sensus-communis-vermittelte Sicheinstellen auf die erwartete Unverstelltheit des Privaten bedeutet für viele offenbar gerade, sich verstellen zu müssen. Dies liegt vielleicht besonders daran, dass es durch die Norm der Unverstelltheit zu einer Überladung möglicher sozialer Bedeutungen und Implikationen der Interaktion kommt, die durch die Fragilisierung des Sensus communis nicht mehr gemeistert werden kann. Entsprechend weisen Schlimme und Brückner auf die klassische Studie von Brown u.a. (1962) über den Zusammenhang von Schizophrenie und »High Expressed Emotions«-Familien hin, in denen es regelmäßig zu »emotional hochkochenden Situationen« komme (Schlimme & Brückner, 2017, S. 164).

Umgekehrt sind es »Tür- und-Angel-Sozialräume« (ebd., S. 186) und entsprechend typische Durchgangsorte des öffentlichen Raums, denen sich viele Betroffenen zugehörig fühlen und an denen ihnen die Abstimmung mit Anderen gelingt. Die distanzierte Anonymität und die (relative) Unterbindung von leiblichen Resonanzbeziehungen des öffentlichen Raums erlauben eine »Dosierung« interaktionaler Bedeutungen (vgl. ebd., S. 162 ff.). Der öffentliche Raum scheint daher für den Intimraum der Betroffenen gerade passend zu sein. Es ist außerdem zu vermuten, dass gerade jene eher hintergründigen und schablonenhaften Rollen, in

270 Insgesamt sei für die folgende Betrachtung auf den Band 30 der Zeitschrift *Brückenschlag* verwiesen, in dem das Thema Nischen aus Sicht von Psychiatrieerfahrenen auf vielfältige Weise betrachtet wird (Bremer u.a., 2014).

denen die Individualität nicht in Erscheinung tritt und damit der Intimraum vom öffentlichen Blick unangetastet bleibt, präferiert werden. In diesen Rollen kann man sich daher in *unverstellter Verstelltheit* erfahren (s. Kapitel 9.3.3, S. 200 ff.). Zu denken ist an die Rolle eines unscheinbaren Gasts in einem Fast-Food-Restaurant, einer Kundin im Shoppingcenter oder schließlich – wie im Falle Georgs – eines Umzugshelfers, der den Umzug im Hintergrund beaufsichtigt. Dabei ist der Anerkennungsaspekt dieser Rollen zu betonen: Eine Rolle – und sei es auch nur die eines anonymen Restaurantgasts – vor Anderen einzunehmen heißt, Teil des generalisierten Anderen zu werden und damit eine sozial anerkannte und normalisierte Identität zu übernehmen. Man wird ein Jemand und erlangt, wie Jann Schlimme und Michael Schwartz (2012) es formulieren, ein »social cover«. Man beweist damit sich und den Anderen, das Spiel täglicher Interaktion spielen zu können. Die genannten Rollen und die entsprechenden Räume sind demnach Nischen, in denen Personen mit anhaltender Verrücktheitserfahrung eine ihrem Intimraum angemessene Resonanz und soziale Anerkennung zuteil wird, und zwar als Nischen, die ihnen erlauben, »to remain ›at a distance‹ while staying in touch with others« (Corin, 1990, S. 176).

b) Nische im virtuellen Raum

Für diese zugleich distanzierte wie verbundene Beziehungsstruktur ist wiederum die Interaktion in einem anderen Raum besonders geeignet: dem virtuellen Raum. Interaktion im virtuellen Raum wurde dadurch gekennzeichnet, dass er den Interagierenden sowohl distanzierte Anonymität wie auch Nähe und Offenheit ermöglicht (s. Kapitel 9.4.2, S. 209 ff.). Corin und Lauzon (1992, S. 272) schildern beispielsweise die Bedeutung eines täglichen Telefongesprächs im Alltag von »Mr. A.« mit

» somebody he calls his ›contact‹, more seldom his ›confidant‹, and whom he carefully distinguishes from a ›friend‹. This man is a member of a meditation group to which Mr. A also belongs. This telephone call occured almost every day for a number of years; however, Mr. A has never gone to his ›contact's‹ home and does not know where he lives. In exchange for this ›listening‹, Mr. A gives him financial support but this seems to remain exeptional. «

Corin und Lauzon beschreiben hier eine virtuelle Beziehung, die sich praktisch nie im physischen Raum umsetzt (Mr. A. weiß nicht einmal, wo sein »confidant« wohnt), die aber dennoch eine wichtige, identitätskonstituierende Funktion für Mr. A zu haben scheint, unter anderem deshalb, weil sie Mr. A.s Zugehörigkeit zu einer Meditationsgruppe markiert (ebd., s. u.). Die Art, in der sich Mr. A. seinem »confidant« anvertraut, wird dabei offenbar durch eine erwartbare Regelmäßigkeit der Anrufe (täglich und über Jahre hinweg) gerahmt und scheint so in einer gewissen Offenheit und Nähe »auf Abruf« zu bestehen (vgl. Kapitel 9, S. 209 ff.). Als einen weiteren Fall schildert Corin einen Betroffenen, der bevorzugt über ein privates Radiofunksystem kommuniziert und den physischen Kontakt mit Anderen meidet. CORIN (1990, S. 177) kommentiert:

» One could say that such a network is a kind of metaphor of the idea of communicating ›at a distance‹; people can speak together without knowing each other and without having to be involved in personal contacts. «

Dass virtuelle Kommunikation für Personen mit anhaltender Verrücktheitserfahrung einen überaus hohen Stellenwert hat, lässt sich auch für das heutige Internetzeitalter bestätigen: Menschen mit Psychose verwenden nach HIGHTON-WILLIAMSON u.a. (2014) das Internet deutlich häufiger zum Aufbau ihres Beziehungsnetzes als Kontrollgruppen in der Normalbevölkerung.[271] BIRNBAUM u.a. (2016) berichten, dass nahezu alle der von ihnen untersuchten Jugendlichen mit Psychose soziale Medien nutzen und drei Viertel von ihnen sich auch professionelle Hilfe über dieses Medium wünschen (s. u., S. 263). Es liegt nahe, dass hier der weiter oben beschriebene identitätsstiftende und performative Charakter virtueller Kommunikation in Internetforen (s. Kapitel 9.4.4, S. 213 f.) dessen Eignung als Nische für verrücktheitserfahrene Personen noch verstärkt und gerade ihnen eine »Selbstvergewisserung der eigenen leibsinnlichen Befindlichkeit« (FUNKEN, 2005, S. 219) ermöglicht: Angesichts ihrer Erfahrung von Randständigkeit in anderen sozialen Teilräumen erlauben der virtuelle Raum und entsprechende Internetgemeinschaften neue Formen der gesellschaftlichen Teilhabe und Anerkennung. Sie können für Betroffene eine Nische des sozialen Austauschs und der Sinngebung gegenüber eigenen außergewöhnlichen Erfahrungen darstellen, die in anderen Räumen keine Resonanz finden (vgl. THOMA, 2017 c; SCHRANK u.a., 2010). Dies gilt besonders für den virtuellen Austausch mit anderen verrücktheitserfahrenen Personen und der Ausbildung eines entsprechenden Bekanntschaftsraums (vgl. DOSANI u.a., 2014).[272]

c) Nische im Bekanntschaftsraum

Aber auch der Bekanntschaftsraum im realen Raum hat eine mindestens ebenso wichtige Nischenfunktion. Im vorigen Kapitel habe ich dessen »Spielraum-Charakter« unterstrichen, der darin besteht, dass sich seine regulative Grundstruktur zwischen dem Gebot der Unverstelltheit und Nähe privater Interaktion und der Verstelltheit und Distanz öffentlicher Interaktion bewegt (s. Kapitel 9.2.3, S. 196 ff.). Der Bekanntschaftsraum ermöglicht das Ausbalancieren zwischen diesen beiden Interaktionspolen und hat damit eine gewisse Analogie zur virtuellen Interaktion.

271 Eine Verschlimmerung psychotischer Symptome durch die Nutzung sozialer Medien konnte von den Autorinnen und Autoren gleichzeitig nicht festgestellt werden (ebd., TOROUS & KESHAVAN, 2016).

272 Hierbei sind Internetforen zu nennen, in denen sich Betroffene gegenseitig Rat und Unterstützung zukommen lassen können. Vgl. http://www.kompetenznetz-schizophrenie.info/forum/ oder http://www.bipolar-forum.de/

Die Bedeutung des Bekanntschaftsraums bei anhaltender Verrücktheitserfahrung wird durch das Verhältnis des bereits erwähnten Mr. A. zu seiner Meditationsgruppe bei CORIN und LAUZON (1992, S. 272) illustriert:

» The group clearly contributes to the framing of a social space toward which Mr. A. experiences a feeling of belonging without being overly involved with it in his concrete life. «

Außerdem bestätigt der Bekanntschaftsraum mit seinen entsprechenden selbstverständlichen Interaktionsformen – hier der Meditationsgruppe – die soziale Position:

» Membership in this group provides him with a kind of ›status‹ or position in his interactions with neighbors, acquaintances, or even with people in the street. « (ebd.)

Die bestärkende Wirkung auf das soziale Interaktionsvermögen (also den Sensus communis) von Mr. A. ist dabei nicht nur im erleichterten Verhältnis zu Nachbarn oder anderen Bekannten zu sehen, sondern auch darin, dass er, wie CORIN und LAUZON erläutern (1992, S. 272), schließlich auch eine »missionarische« Aktivität für die Meditationsgruppe übernimmt und »Pamphlete« in der Straße verteilt.

Freilich ist die Wahl eines Bekanntschaftsraums für Mr. A. ebenso wie für andere Betroffene nicht beliebig. So betonen CORIN und LAUZON die spirituellen Werte, die für Mr. A. mit der Meditationsgruppe verbunden sind (ebd., S. 272 f., s. u., S. 241 f.). Andere Betroffene können jedoch die Bekanntschaft mit anderen Erfahrungs- und Leidensgenossinnen vorziehen und so eine Resonanznische im sozialen Raum finden. Eine entscheidende Rolle hierbei spielt der Gedanke der Selbsthilfe bzw. der selbstorganisierten Hilfe von Psychiatrieerfahrenen. Die solidarische Unterstützung auf Basis gemeinsamer (oder zumindest ähnlicher) Erfahrungen von Verrücktheit kann in vielen Fällen weitaus hilfreicher sein als die vom psychiatrischen System angebotene oder aufgezwungene Hilfe. Mehr noch: Der Ausdruck »Leidensgenossin« bezieht sich auch auf das vom psychiatrischen System selbst ausgelöste Leid, woraus sich beispielsweise der Hilfsansatz eines betroffenenkontrollierten antipsychiatrischen Projekts wie des *Weglaufhauses* in Berlin (»Villa Stöckle«) begründet. Insgesamt ermöglicht die Kritik an Missständen der Psychiatrie als kollektive Praxis und Selbstermächtigung (*Empowerment*) die Restitution eines gemeinsamen Sensus communis und eines »Widerstands-Habitus« gegenüber der Psychiatrie, wie CROSSLEY (1999) sagt. Vor allem aber ist dieser psychiatriekritische politische Aktivismus notwendig für eine progressivere und sozialere Psychiatrie.[273]

273 Die weiteren psychiatriepolitischen Implikationen dieses Umstands kann ich hier leider nicht vertiefen. CROSSLEY (1999) spricht in Anlehnung an Bourdieu bezüglich der Geschichte der *Mental Patients Union* in England von einem »resistance habitus« der Psychiatrieerfahrenen, der

d) Nische im Rückzugsraum, Bedeutung von Haustieren, meditativer Rückzug

Neben diesen Resonanzräumen im Rahmen des *positive withdrawal* stellt schließlich zuletzt der Rückzugsraum selbst eine wichtige Nische dar. Ich habe den Rückzugsraum als ein den interaktionalen Anforderungen anderer Räume entzogener Raum bestimmt, der zugleich von seinen Bewohnerinnen und Bewohnern als besonders gestaltbar erlebt wird (s. Kapitel 9, S. 187 f.). Nach der Erfahrung unheimlicher Nicht-Orte und nach dem krisenhaften Verlust sozialer Selbstverständlichkeit, kann der Rückzugsraum zur wichtigsten Nische nicht nur für die Restitution eines auf Andere gerichteten Abstimmungsvermögens (als sozialer Sinn und Common Sense), sondern noch grundsätzlicher des Selbstempfindens mit der Umwelt werden. Wie ein Rückzugsraum als Nische erlebt werden kann, beschreibt Betty, eine Person mit Psychoseerfahrung:

» […] I'll turn on my jazz radio, and I'll love it … it's my interest. I turn the radio on myself, no one had it going to nourish themselves, to entertain themselves, like parents would at a house. *I* turn it on, *I*'m responsible, *I* enjoy the music, *I* make notes and draw while I'm hearing it … Then I turn it off, then I have some evidence, I've got something done, I've been productive, I have the drawings to look at … It was for me and by me. My own nurturing. So I'm proud of this effort. « (Davidson, 2003, S. 188, kursiv i. O.)

Betty schildert hier zum einen die besondere Rolle des Rückzugsraums, nämlich, von den Verpflichtungen der Umwelt entbunden zu sein, indem sie allein über die Musik und die Begleitaktivität entscheidet – zum anderen scheint sie jene grundlegende Erfahrung zu machen, die hier als *Resonanz* bezeichnet wurde, d. h. als *antwortendes und beantwortetes Wirken*: Sie antwortet auf die Umwelt, auf die Musik, indem sie sie genießt und dazu Zeichnungen anfertigt, zugleich wird ihr Wirken beantwortet, und zwar sowohl durch sie selbst, wenn sie ihr Werk betrachtet und stolz darauf ist, als auch durch die Umwelt, die ihr ihr Werk widerspiegelt. Als Rückzugsraum muss aber natürlich nicht nur, wie im Falle Bettys, die eigene Wohnung dienen. Ebenso kann es sich dabei um Orte in der Natur oder im Park und damit verbundene Tätigkeiten handeln, wie etwa einen Spaziergang (vgl. Willi u. a., 1999).

Eine nicht zu unterschätzende Rolle im Rückzugsraum spielen außerdem *Haustiere*: Viele Menschen mit anhaltender Verrücktheitserfahrung messen der Beziehung mit Haustieren eine hohe Bedeutung bei. Manche geben an, dass ihnen der

die Psychiatrie in England nachhaltig geprägt habe. Der Verweis auf den selbstbestärkenden Effekt, den die Kritik an der Psychiatrie für die Betroffenen hat, soll nicht von der inhaltlichen Berechtigung und Notwendigkeit dieser Kritik ablenken oder diese schmälern. Im Gegenteil: Wenn der Sensus communis auch ein politischer Sinn ist, sollte seine Restitution m. E. auch mit politischem Handeln einhergehen, wie es sich in politischem und eben auch in psychiatriekritischem Aktivismus ausdrückt.

Beziehungsaufbau mit Haustieren leichter falle als mit Menschen.[274] Ein solcher Kontakt bildet offenbar ebenso einen wichtigen »Resonanzhafen« gerade für jene Personen, die sich eher am den Rand des sozialen Raums aufhalten. Das Verhältnis von menschlichem Sensus communis und der Tierwelt würde einer ausführlichen Erörterung bedürfen und kann hier freilich nur angedeutet werden: Wenn es zutrifft, dass für unseren Sensus communis das sympathetische Erleben, das Sich-mit-der-Welt-Empfinden, eine fundierende Funktion hat und wenn es außerdem zutrifft, dass wir dieses Empfinden mit den Tieren zu einem bestimmten Grad teilen, so haben auch Tiere an der Ausbildung unseres Sensus communis Anteil. STRAUS beispielsweise spricht das »symbiotische Verstehen« der Empfindungswelt sowohl Tieren (insbesondere Hunden) als auch Menschen zu:

» Die Welt des Empfindens – in ihr begegnen wir uns mit den Tieren. Sie ist die Mensch und Tier gemeinsame Welt. In ihr verstehen wir das Tier und, was noch viel bedeutsamer ist, verstehen die Tiere uns. « (1935/1956, S. 200; vgl. DIACONU, 2015)

Folglich ist anzunehmen, dass nach einer tief greifenden Krisenerfahrung der Sensus communis auch durch sympathetische Kommunikation mit Tieren in Teilen wieder hergestellt werden kann. Ich werde auf diese Frage im zweiten Teil dieses Kapitels nochmals zurückkommen.

Für die Nischenfunktion des Rückzugsraums möchte ich schließlich noch auf ein entscheidendes Charakteristikum eingehen, das zugleich diesen Rückzugsraum in radikalster Weise definiert: die darin angestrebte *Ruhe* und *Leere*. Dies kann bereits in der Ausgestaltung der eigenen Wohnung zum Ausdruck kommen, in die sich Betroffene zurückziehen. KUHN (1946, S. 244) beispielsweise gibt an, dass sein Patient Georg in Zimmern regelmäßig die Bilder von den Wänden abgehängt habe und am liebsten Zimmer bevorzugt habe, die so leer wie eine Zelle eingerichtet seien. MALDINEY kommentiert Georgs damit verbundenen Rückzug als eine Suche nach jener fundamentalen Offenheit zur Welt und zu sich selbst, die ihm zuvor in der Begegnung mit Mitmenschen und mit einer Welt, die ihm keinen Spielraum mehr ließ, verloren ging:

» Die ›wähnende‹ Existenz Georgs ist ganz und gar von der Leere ausgeformt. […] Die Kohäsion der Dinge wie auch die soziale Beeinflussung unterhält das Seiende in einem lagerartigen Zustand, der keine Offenheit zu sich selbst hat. Der Wahn Georgs ist ein Versuch, zur Tabula Rasa des nackten Raums zurückzukehren. « (1991/2007b, S. 212)

Ähnlich erklären auch CORIN und LAUZON (1992, S. 273) im bereits genannten Fall von Mr. A., dass dessen Zimmer »constructed as a space for retreat and silence« sei. Mr. A.s Zugehörigkeit zu der erwähnten Meditationsgruppe (vgl. S. 239) er-

274 Vgl. WILLI u.a. (1999, S. 850) sowie erneut die Rubrik »Lebenslagen« in der Fachzeitschrift *Sozialpsychiatrische Informationen*.

möglicht hierbei offenbar nicht nur soziale Identität und Anerkennung, sondern die Meditation erlaubt es ihm auch, sich wieder mit dem intimen Raum seiner Wohnung zu verbinden:

> » In his room, he sometimes meditates but more often he listens to the ›vibrations of silence‹ of the home, which is like a presence; he has learned this art in his meditation group. He can also concentrate on the light he sees in himself through meditation. One might say that the frame provided by the meditation group makes it possible to change the valence of withdrawal, to ›inhabit‹ it and to give it a positive value. « (ebd.)

Doch was wird eigentlich in diesen »Vibrationen der Stille«, in dieser »Präsenz« gesucht? Auch an dieser Stelle wäre eine ausführlichere Analyse nötig, nämlich des Zusammenhangs von Verrücktheitserfahrungen und Meditation. Auch dies kann ich hier nur andeuten, allerdings nicht nur aus Platzgründen, sondern auch, weil dieser klinisch häufig beobachtete Zusammenhang in der psychiatrischen Forschung und Therapie bislang kaum beachtet wurde:[275] Ganz vorläufig und in Anlehnung an Maldiney möchte ich Meditation als *meditativen Rückzug* und als Versuch der Wiederherstellung einer pathischen Welt-Offenheit deuten (vgl. Kapitel 7, S. 159 f.). Damit meine ich jene für unseren Sensus communis grundlegende Offenheit, durch die wir in rhythmisch geordneter Bewegung auf die Umwelt bezogen sind (s. Kapitel 4). Georg erklärt: »Ich bin ein Chaosmensch« (Kuhn, 1946, S. 243). Er hat offenbar einen chaotischen, krisenhaften und traumatisierenden Zusammenbruch seiner Offenheit erfahren. Maldiney (1991/2007b, S. 212 f.) interpretiert daraufhin Georgs Wahn unter Verweis auf Paul Klee als die »Feststellung eines Punktes im Chaos« (Klee, 1964, S. 4) mit »kosmogenetischer« Funktion. Georg sei zu einem »Nichts« vorgedrungen, zu einer »ursprüngliche[n] Leere, von der allein aus er sich bedingungslos selbst widerfahren kann.« (Maldiney, 1991/2007b, S. 212). Er habe einen Punkt im Chaos gefunden, von dem aus, wie Klee es formuliert, die »somit erweckte Ordnung nach allen Dimensionen« der Existenz ausstrahle (Klee, 1964, S. 4; Maldiney, 1991/2007b, S. 213). Damit meint Maldiney die kreative Neuordnung des Chaos' von einem Ankerpunkt – hier: jenem des Rückzugsraums – aus. Diese Neuordnung macht das Chaos wieder bewohnbar.

In der Bedrohung des Sozialraums kann also, so scheint es, durch die Meditation die Leere und das Nichts des Rückzugsraums, zur letzten, rettenden Nische, zu jenem letzten, »feststellbaren Punkt im Chaos« (ebd.) werden. Der Raum kann hierdurch neu geordnet und bewohnt werden. Über den letztlichen Sinn, den dieser radikale, meditative Rückzug für die Betroffenen annimmt, kann hier nur spekuliert werden. Es bleibt aber die Feststellung, dass viele von ihnen auf medi-

275 Ich danke dem slowenischen Psychiater Borut Škodlar für diesen Hinweis.

tative und mystische Praktiken zurückgreifen und darin einen existenziellen Halt suchen – eine Suche, die von Professionellen selten beachtet und noch seltener angemessen erwidert wird.[276]

e) Fazit

Zusammenfassend kann die Nischenbildung in der Verrücktheit als eine Form der selbsterhaltenden Überlebensstrategie gegenüber dem sozialen Raum begriffen werden. Sie ist nicht lediglich defensiv, sondern hat auch kreative und produktive Elemente, und zwar als Praxis, durch die sich die Betroffenen den sozialen Raum neu aneignen und für sich bewohnbar machen.

Ein abschließendes Beispiel hierfür findet sich bei Blankenburg (1958), der in seiner Studie über den Patienten Achtzig beschreibt, wie der Raum im Rahmen seines langjährigen Wahns von einer eigentümlichen, numinosen und transzendenten Bedeutung erfüllt sei. Diese Bedeutung könne Achtzig seinen Mitmenschen nur schwer kommunizieren (ebd., S. 66 ff.). Dabei eigne er sich öffentliche Orte oder auch Wohnungen Anderer auf gänzlich eigene Weise an. Blankenburg illustriert dies durch Achtzigers Freude über das »Wiedersehen altvertrauter Plätze« während eines Ausflugs in die Stadt:

» Meist besichtigte er ›seine Bauten‹. Sie waren bis zum 2. und 3. Stockwerk ›da‹, wie er sagte, ›nur noch nicht sichtbar‹. [...] An Ort und Stelle ›besichtigte‹ er mit äußerster Gewissenhaftigkeit und Sachkennermiene den noch nicht sichtbaren Bau und murmelte dabei fortwährend unverständliche Worte vor sich hin. – Auch andere Wohnungen in diesem Stadtteil Freiburgs ›gehörten‹ ihm. Er ließ dort nur fremde Leute wohnen, die ihm aber eigentlich Miete schuldeten, mit denen er auf alle Fälle ›noch nicht ganz auseinander‹ war, so daß die Wohnungen ›eigentlich‹ noch ihm gehörten. « (ebd., S. 22)

Die von Blankenburg beschriebene Unkommunizierbarkeit der außer-ordentlichen Bedeutungswelt Achtzigs zeigt wiederum, dass dieser sich den sozialen Raum weniger durch soziale Interaktion mit Anderen aneignet, als durch ihre Überlagerung mit einem letztlich unteilbaren und numinosen Eigenraum. Dennoch kommuniziert Achtzig mit diesen Anderen und nimmt am gemeinschaftlichen Leben beispielsweise des Klinikalltags teil. Dieses Leben in »zwei Welten«, das in der Psychiatrie oft in eher abwertendem Ton als »doppelte Buchführung« bezeichnet wird (vgl. ebd., S. 68 ff.; Sass, 2014 a), bringt im positiven Sinn eine Restitution des Sensus communis bei gleichzeitigem Erhalt des Eigenraums zum Ausdruck. Hierzu passend erklären Schlimme und Brückner (2015, S. 881, vgl. 2017, S. 73 ff.) in ihren Untersuchungen zur *abklingenden Psychose*:

276 Das Verhältnis von Mystik, Meditation, entrückter und verrückter Erfahrung stellt ein wichtiges Desiderat sowohl für die qualitativ-phänomenologische wie quantitative Forschung dar (vgl. Skodlar & Ciglenečki, 2017; Parnas & Henriksen, 2016). Für die therapeutische Funktion der Achtsamkeitsmeditation bei Psychosen siehe Shonin u.a. (2014).

» Die Anerkennung der gemeinschaftlich üblichen Sicht der Dinge ist eben gerade nicht mit einer vollständigen (Selbst-)Kritik gleichzusetzen, sondern basiert lediglich auf der Fähigkeit, die sozial übliche Sicht der Dinge – und sei es auch nur phasenweise oder parallel – übernehmen zu können. «

Ein illustrierendes Beispiel für diese Fähigkeit zur Übernahme der »sozial üblichen Sicht der Dinge« liefert auch der bereits erwähnte Bericht Schlimmes (2015 a) von einer Betroffenen, die sich im öffentlichen Raum Kopfhörer aufsetzte und vorgab, zu telefonieren, um das Gespräch mit ihren »Stimmen« für den öffentlichen Blick der Anderen als normal erscheinen zu lassen (s. Kapitel 7, S. 163).
In einem weiteren Sinn kommt aber, so ließe sich abschließend sagen, überhaupt in den beschriebenen Nischen ein besonderer *sense of place* der Betroffenen im Verhältnis zum sozialen Raum zum Ausdruck: Im Wissen darum, wo in dessen Beschaffenheit, sei es in einem Fast-Food-Restaurant, in einer Meditationsgruppe oder einem Internetforum, eine dem Intimraum angemessene Resonanznische zu finden ist und in dem korrelativen Gefühl, genau dort hin zu gehören.

10.2 Therapie des sozialen Raums

Die phänomenologische Analyse der Verrücktheit und ihres konkreten Verhältnisses zum sozialen Raum führt zu der Frage, wie dieser Raum umgestaltet werden kann, um auch seinen ausgegrenzten Bewohnerinnen und Bewohnern ein ihrem Intimraum angemessenes Verhältnis zu ihm und entsprechende Teilhabe zu ermöglichen. Die Formulierung »Therapie des sozialen Raums« verstehe ich dabei im doppelten Sinn des Genitivs sowohl als eine Therapie des Individuums durch den sozialen Raum wie auch als eine Therapie, die diesen sozialen Raum selbst transformiert.
Bedenkt man die zuvor beschriebene Nischenbildung und Aneignung der Betroffenen gegenüber dem sozialen Raum, relativiert sich allerdings die Forderung nach der Therapie von Verrücktheit. Es fragt sich grundsätzlich, welcher therapeutische Nutzen von den Betroffenen selbst überhaupt *erwünscht* und welcher als übergriffig erlebt würde.
Die Therapie orientiert sich grundsätzlich am Krankheitswert einer Erfahrung. Verrücktheit, so hatte ich in Anlehnung an Heinz' Bestimmung behauptet, ist nur dann als psychische Krankheit zu verstehen, wenn es im Herausfallen oder dem Rückzug aus dem sozialen Raum zu einem *leidvollen Verlust an sozialer Teilhabe* kommt sowie wenn insgesamt eine *lebensnotwendige Bewältigung des Alltags* nicht mehr möglich ist (s. Kapitel 7.8.1, S. 164 ff.). Erst wenn dies eintritt, hat auch eine Therapie ihre notwendige Berechtigung.

Zunächst muss man bedenken, dass jede Form von Verrücktheit und jede Ausbildung von Nischen in einem speziellen soziokulturellen Kontext situiert ist. Dies betont etwa BLANKENBURG in seinem Aufsatz *Ethnopsychiatrie im Inland* (1984/2010, vgl. 1971/2012, S. 167 ff.). Blankenburg macht darüber hinaus deutlich, dass sich kulturelle Rahmungen nicht auf die Dichotomie In- versus Ausland beschränken lassen, sondern auch eine Vielzahl von Subkulturen betreffen. Das pathologische Moment der Schizophrenie tritt für Blankenburg dann auf, wenn bestimmte Erfahrungsweisen grundlegend nicht mehr in der gegebenen kulturellen Ordnung kommuniziert werden können und wenn Menschen leidvoll oder gar suizidal in sich vereinsamen (vgl. THOMA, 2016 b; KISKER, 1976, S. 27 ff.; SKODLAR u. a. 2008, 2010). Im Anschluss daran erscheinen entsprechende Resonanznischen und Aneignungsstrategien des Raums häufig als das prekäre und fragile Resultat einer bestimmten Gesellschaft, die die Erfahrungen der Betroffenen nicht zu ihrem kulturellen Selbstverständnis zählt und ihnen keine andere Wahl als den Rückzug ins Randständige lässt.[277] Aus der Krankheits-Diagnose des leidvollen und vielleicht sogar das Überleben bedrohenden Teilhabeverlusts folgt somit, dass der Hauptfokus der Therapie auf der sozialen Ordnung und dem entsprechenden sozialen Raum liegen muss. Hierauf gehe ich im Folgenden ein. Zunächst möchte ich aber die Rolle des psychiatrischen Raums selbst kritisch hinterfragen.

10.2.1 Problematisierung des psychiatrischen Raums

Der psychiatrische Raum kann selbst als eine Heterotopie gedeutet werden, worunter FOUCAULT, wie in Kapitel 9.5.5 (S. 221 ff.) erläutert, Orte verstand, an denen »die anderen realen Orte, die man in der Kultur finden kann, zugleich repräsentiert, in Frage gestellt und ins Gegenteil verkehrt werden. Es sind gleichsam Orte, die außerhalb aller Orte liegen, obwohl sie sich durchaus lokalisieren lassen« (1967/2012, S. 320). Dabei läuft der psychiatrische Raum allerdings ständig Gefahr, zu einer »Abweichungsheterotopie« zu werden, worunter FOUCAULT Orte verstand, »an denen man Menschen unterbringt, deren Verhalten vom Durchschnitt oder der geforderten Norm abweicht« (ebd., S. 322). Diese Diagnose der Psychiatrie als Abweichungsheterotopie lässt sich auch mit FOUCAULTS historisch-kritischer

277 In diesem Sinn erklären CORIN und LAUZON über die von ihnen befragten Personen: »[T]he marginal space that they occupy is not recorgnized as valuable by the core society or set in a constructive tension with it. [...] In other cultures [...] disorders presented by an individual set into motion a questioning that involves a larger social group; this can be treated as an opportunity to challenge the social and cultural order of the society« (1992, S. 277). Interessant wären hier Bezüge zum soziologischen Konzept des *marginal man* (vgl. SCHULZ-NIESWANDT, 2016, S. 92 f.). Vgl. außerdem DÖRNERS (1988) Beschreibung der Randständigkeit mit Bezug auf Sartre.

Rekonstruktion in *Wahnsinn und Gesellschaft* (1961/1973) bestätigen: In der Entstehung der modernen Psychiatrie drücke sich ein »Monolog der Vernunft *über* den Wahnsinn« aus, der den Wahnsinn zum »Schweigen« gebracht habe (ebd., S. 8, kursiv i. O., vgl. ebd., S. 11).[278]

Wiederum kann Goffmans zeitgleich zu Foucaults *Wahnsinn und Gesellschaft* erschienenes Werk *Asyle* (Goffman, 1961/1973) als interaktionssoziologische Illustration dieses »Monologs der Vernunft über den Wahnsinn« begriffen werden. Goffman beschreibt darin den interaktionalen Rahmen von Gefängnissen und insbesondere psychiatrischen Anstalten. Den allumfassenden Charakter dieser »totalen Institutionen« sieht Goffman u. a. in der »Beschränkung des sozialen Verkehrs mit der Außenwelt sowie der Freizügigkeit«, der Auslöschung der Privatsphäre und der bisherigen Rollenidentität der Insassen sowie ihrer allmählich einsetzenden »Diskulturation« (ebd., S. 15 f., 24, 26, 38).

Grundsätzlich sind Foucaults historische und Goffmans interaktionssoziologische Analysen in einer Entwicklung der Psychiatrie zu verorten, die sich, wie in Kapitel 1.1 und 1.2 beschrieben, in der BRD erst in den 1970er-Jahren durch die Psychiatrie-Enquete grundsätzlich ändern sollte. Die damit einsetzende Umgestaltung und Verkleinerung psychiatrischer Großanstalten,[279] der Abbau stationärer Betten und der gleichzeitige Ausbau ambulanter, wohnortnaher Versorgungsstrukturen, auf die ich weiter unten eingehe (S. 250 ff.), dürfen jedoch nicht darüber hinwegtäuschen, dass die Psychiatrie auch heute noch häufig als Abweichungsheterotopie fungiert. In gewisser Weise ist der in den letzten zwei Jahrzehnten zu verzeichnende Neuanstieg psychiatrischer Betten nicht nur in gewöhnlichen psychiatrischen Kliniken, sondern vor allem im Maßregelvollzug und in Altersheimen sowie das damit verbundene sozialräumliche Wegsperren abweichenden Verhaltens eine Neuausbreitung totaler psychiatrischer Institutionen.[280]

Folgendes Schaubild stellt diese disziplinarische und problematische Funktion des psychiatrischen Raums noch einmal dar:

278 Die Kritik an der Psychiatrie als einer ausgrenzenden und den Monolog der Vernunft über den Wahnsinn perpetuierenden gesellschaftlichen Institution bildet ein Leitmotiv in Foucaults Werk (vgl. Brückner u. a., 2017).

279 Eine eigentliche Schließung von Großanstalten fand in der BRD jedoch praktisch nicht statt und wurde von der Psychiatrie-Enquete auch nicht vorgesehen. Zur Kritik hieran vgl. Brink (2010, S. 468 ff.). Ein Beispiel für die massive Verkleinerung und Umgestaltung eines Landeskrankenhauses verbunden mit der Schließung von Abteilungen für Langzeitpatientinnen und -patienten ist das Landeskrankenhaus Gütersloh unter Leitung von Klaus Dörner (vgl. 1998).

280 Vgl. Wienberg (2014). Zu einer eigentlichen Deinstitutionalisierung ist es in vielen Fällen also nicht gekommen, da Patientinnen und Patienten oftmals nicht in ihr häusliches Umfeld, sondern in betreute Wohnstrukturen entlassen werden, die teilweise geschlossen geführt und psychiatrisch beaufsichtigt sind. Dieser auch international beobachtbare Prozess wird als *Trans- und Reinstitutionalisierung* bezeichnet (Richter & Hoffmann, 2016; Hoffmann, 2014; Chow & Priebe, 2013; Priebe u. a., 2008, 2005). Eine Entlassung aus dem Maßregelvollzug kann durch die restriktive Gesetzgebung allzu oft nur schwer erreicht werden (vgl. Lewe, 2016). Zu einer weiteren Zunahme stationärer Betten kommt es durch den Ausbau entlegener, privatwirtschaftlich orientierter Spezialkliniken (Wienberg, 2014).

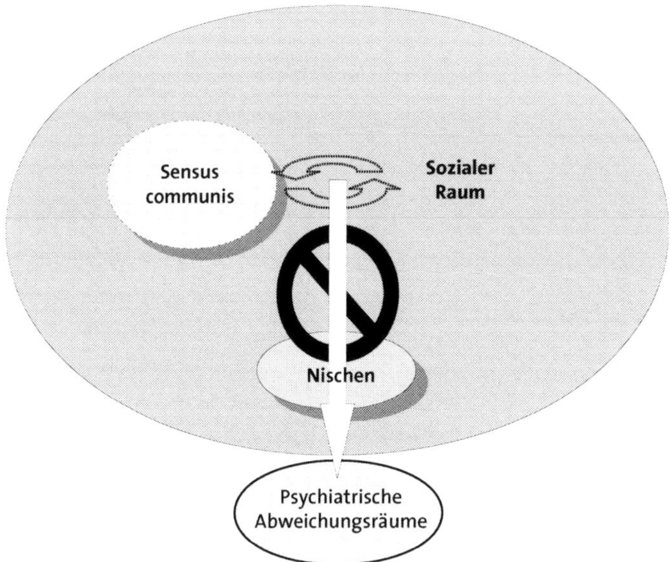

Das Schaubild beschreibt vereinfacht eine Tendenz der Psychiatrie und der Gesellschaft: die Unterbringung von Menschen im Zustand krisenhafter (oder anhaltender) Verrücktheit in Abweichungsräumen bzw. totalen Institutionen, die sich außerhalb des restlichen sozialen Raums befinden und in denen eine eigentliche, offene Sensus-communis-Interaktion unterbunden wird (durch gestrichelte Wechselpfeile angedeutet).

10.2.2 Zwischenbemerkung zu psychiatrischen Nicht-Orten als Ende einer Dialogik der Verrücktheit

Es bedürfte hier einer *Phänomenologie psychiatrischer Nicht-Orte*, um der Psychiatriekritik Goffmans und Foucaults neue Aktualität und Anschaulichkeit zu verleihen. In dieser Phänomenologie müssten die psychiatrischen »Abweichungsheterotopien« und »totalen Institutionen« unseres heutigen sozialen Raums genau beschrieben werden, in denen verrücktes Verhalten hinter geschlossenen Türen aus dem Austausch mit dem restlichen Sozialraum herausgetrennt wird. Diese Phänomenologie müsste die Atmosphäre, die impliziten und expliziten Regeln, etwa in einem geschlossenen Heim oder auf einer forensischen Station, auf der Menschen oft auf unbestimmte Zeit untergebracht sind, darstellen. Man müsste die Unbewohnbarkeit und das Unerträgliche dieser psychiatrischen Nicht-Orte

> ebenso beschreiben wie die Strategien der Betroffenen, sie sich dennoch zu eigen zu machen. Weiter müsste diese Phänomenologie die Interaktionsprozesse und die Herstellung jener sozialen Selbstverständlichkeit analysieren, mit der Professionelle (d. h. Psychiater, Richterinnen, Pflegepersonal) und Angehörige zu dem Urteil kommen, dass an einem bestimmten Punkt Verrücktheit in einem jeweiligen sozialen Raum »keinen Raum« mehr hat und an einen anderen, an einen Nicht-Ort, transferiert werden muss, an dem man selbst sich vorerst nicht mehr damit auseinanderzusetzen hat. Ich denke hier nicht an die rechtlichen Bedingungen für die Unterbringung irgendeiner Art, sondern an das, was diesen rechtlichen Bedingungen interaktional eigentlich schon vorangeht: etwa die Selbstverständlichkeit, mit der während eines Krankenhausaufenthalts einer plötzlich schwer erkrankten alten Person von den Beteiligten darüber entschieden wird, dass sie besser nicht mehr nach Hause zurückkehren sollte, sondern in ein Pflegeheim gehen muss; oder an die Selbstverständlichkeit, mit der eine Patientin in einer Klinik auf eine geschlossenen Station aufgenommen wird (»Die ist zu akut, die muss jetzt auf die Geschlossene«); oder schließlich an die Selbstverständlichkeit, mit der unter Professionellen nach einem bestimmten Vorfall die Notwendigkeit gesehen wird, eine Person in ihrem Zimmer zu fixieren – wodurch sich dieses Zimmer mit einem Mal aus dem relativ homogenen Stationsraum herauslöst (etwa: Tür wird geschlossen, Mitpatienten haben keinen Zutritt, strenges, ernsthaftes Schweigen kehrt ein, während ein Beruhigungsmittel gespritzt wird) und die Fixierung in gewisser Weise die menschliche Beziehung an diesem plötzlich entstandenen Nicht-Ort ersetzt.
> Was diese psychiatrischen Selbstverständlichkeiten im Einzelnen auch immer begründen und was ihnen auch immer vorangegangen sein mag, es drückt sich darin immer auch der Abbruch des Dialogs mit etwas oder jemandem aus, das oder der eigentlich zum Dialog herausfordert – der Appell an uns, unseren Sensus communis zu erweitern und bestehende Räume so zu verändern, dass Verständigung wieder möglich wird. Diese *Phänomenologie psychiatrischer Nicht-Orte* steht bislang aus. Sie ist nur partizipativ denkbar und kann von mir an dieser Stelle nicht geleistet werden.

Diese hier kurz skizzierte, auf Repression und Ausgrenzung abhebende Auffassung der Psychiatrie und ihrer Geschichte muss man jedoch mit einer anderen Betrachtung verbinden, die die subtilen Ausbreitungs- und Aneignungsmechanismen der Psychiatrie in der zweiten Hälfte des letzten Jahrhunderts im sozialen Raums beschreibt (vgl. Hess & Majerus, 2011): Psychiatrische Diagnosen sowie der Psycho- und Pharmakotherapie-Markt haben sich in zahlreichen Lebensbereichen im Sinne einer *Psychiatrisierung des Alltags* geltend gemacht, der psychiatrische Raum ist, heute vielleicht mehr denn je, unmittelbar in den Sozialraum eingelassen.[281]

281 Vgl. u. a. Healy (2012), Forster (1997, S. 241 ff.), Castel u. a. (1982) sowie Keupp (1982).

Veranschaulichen lässt sich die heutige Psychiatrisierung des Sozialraums durch Ian HACKINGS Konzept des *looping effect* (1995, 1998, 2002, 2006). Mit diesem ursprünglich von GOFFMAN (1961/1973, S. 43 ff.) stammenden Ausdruck beschreibt Hacking auf epistemologischer Ebene, wie psychiatrische Klassifikationen und Erklärungsmodelle in die Selbsterfahrung der Gesellschaftsmitglieder einfließen. Einerseits wird hierdurch ein bestehendes abweichendes Verhalten als bestimmter, wissenschaftlich anerkannter Störungstypus *kategorisiert* und *normalisiert*, andererseits aber auch als möglicher Erfahrungs- und Verhaltensmodus *hervorgebracht*. Um ein Beispiel zu geben: In den USA der 1970er-Jahre wurde laut HACKING (2006) die Erfahrung, eine *multiple Persönlichkeit* zu haben, zu einem gewissen Grad erst dadurch ermöglicht, dass diese Erfahrung von der psychiatrischen Wissenschaft und dem öffentlichen Diskurs als diagnostizierbarer Zustand definiert und anerkannt wurde, wodurch es zugleich zu einem rapiden Anstieg von Personen kam, die diese Störung zu haben glaubten.[282]

Hacking beschreibt das Wechselverhältnis (*looping*) von psychiatrischen Diagnosen und persönlicher Erfahrung als Ausbildung einer *ökologischen Nische*: Ökologische Nischen stellen ihm zufolge das *Habitat* dar, sich in der Gesellschaft mit den eigenen außergewöhnlichen Zuständen auf wissenschaftlich und kulturell bekannte, anerkannte und damit auch graduell normalisierte Art zu erfahren (HACKING, 1998, S. 55 ff.). Auch wenn Hacking die ökologische Nische vor allem als epistemologischen Begriff versteht, d. h. die psychiatrische Erkenntnis und ihre soziohistorische Wechselwirkung mit ihrem Erkenntnisobjekt betreffend, kann die ökologische Nische auch im interaktionsphänomenologischen Sinn gedeutet werden:[283] Psychiatrische Diagnosen und die daran gebundene institutionelle Praxis sind immer auch eine sozialräumliche Nische der Verrücktheit. In der Nische einer psychiatrischen Diagnose und den entsprechenden Therapieimplikationen kann die zuvor unvertraute und bedrohliche Erfahrungswelt eines Menschen auf einmal eine vertraute und gegenüber dem jeweiligen »gesunden Menschenverstand« legitimierte Gestalt annehmen (vgl. HOLZHEY-KUNZ, 2003, S. 165). Das Unheimliche einer Wahnstimmung beispielsweise kann allein dadurch, dass es von einer Psychiaterin als »Wahnstimmung« im Rahmen einer »paranoiden Schizophrenie« diagnostiziert wird, die mit einer bestimmten Häufigkeit und Verlaufskurve auftritt, wieder Teil einer sozialen Selbstverständlichkeit werden, in der *man* eine Schizophrenie haben kann und für die *man* auch gemäß bestimmter Behandlungsschemata behandelt werden kann. Umgekehrt könnte man aber auch von einem Gespür dafür sprechen, welches verrückte Verhalten innerhalb von

282 Für eine ähnliche Entwicklung im Falle der Depression vgl. EHRENBERG (2004, S. 83 ff.). Ähnliche Entwicklungen ließen sich aber auch für ADHS und Burn-out beschreiben.

283 HACKING (2004) ist sich dieser Leerstelle in seiner Theorie bewusst und verweist insbesondere auf Goffmans und Sartres Werk, um die mikrosoziologischen und existenziellen Aspekte des *looping effect* näher zu beforschen.

Hackings *looping* überhaupt vom psychiatrischen System als diagnostizierbare Störung (an-)erkannt wird. Dies wäre Ausdruck eines gewissen *sensus communis psychopathologiae* für das psychiatrisch und sozial legitimierte Haben, Haben-Können und Haben-Dürfen bestimmter Störungen im sozialen Raum.[284]
Zusammenfassend bewegt sich der psychiatrische Raum also zwischen peripherer Ausgrenzung von Verrücktheit an den Rändern des Sozialraums (s. Abweichungsheterotopie) und zentraler Diffusion in verschiedene soziale Teilräume, in denen psychiatrische Diagnosen und Therapieformen als ökologische Nische (s. Hacking) angeeignet werden können. Ich will nun fragen, wie sich hiervon ausgehend sozialpsychiatrische Praxis aus sozialräumlicher und interaktionsphänomenologischer Sicht verstehen lässt.

10.2.3 Sozialpsychiatrie als Bergung von Nischen

Wie soeben ausgeführt, nimmt die Psychiatrie im sozialen Raum eine ambivalente Stellung ein, da sie einerseits die Tendenz hat, abweichendes und verrücktes Verhalten auszusortieren, zu kontrollieren und eine Dialogik der Verrücktheit zu unterbinden, sie andererseits aber Verrücktheit auch eine Nische im sozialen Raum bieten kann. Diese Nischenbildung setzt allerdings immer voraus, dass der psychiatrische Raum durch soziale Akteure angeeignet und damit von ihnen zu einem Teil ihrer Lebenswelt gemacht wird. Bleibt dies aus, d.h. werden beispielsweise Eigen- und Sonderwelten gemäß einer bestimmten Norm psychischer Gesundheit und Leistungsfähigkeit diagnostisch etikettiert und als krank bewertet, werden Personen gegen ihren Willen dabei gar unter direktem oder indirektem Zwang therapiert, so nimmt erneut der repressive und ausgrenzende Aspekt der Psychiatrie überhand (vgl. Brenssell & Weber, 2016). Die Nischen der Verrücktheit werden so durch die Psychiatrie eher bedroht als ermöglicht.
Um dieser Gefahr entgegenzuwirken, möchte ich folgenden Grundsatz formulieren, den ich für die Psychiatrie insgesamt, besonders aber für die Sozialpsychiatrie geltend machen will: *Die Nischen der Verrücktheit im sozialen Raum sind die Grenzen des psychiatrischen Zugriffs.* Dieser Grundsatz bedarf der Erläuterung: Ausgrenzendes und permissives Element der Psychiatrie lassen sich häufig nicht voneinander trennen und können vielfach ineinander übergehen. So kann das bloße Zulassen von Nischen der Verrücktheit in hohem Maße ausgrenzend sein und letztlich ebenso zur Zerstörung von Nischen führen. Zu denken wäre an eine Person, die in der Manie oder im schizophrenen Wahn ihre bisherigen

284 Zu denken ist etwa an den Befund, dass bei Menschen mit Depression vielfach die Diagnose »Burn-out« vorgezogen wird, da diese sozial anerkannter ist (vgl. Bahlmann u.a., 2013).

Nischen, etwa im Bekanntschafts- oder Familienraum, unwiederbringlich einreißt, sodass sie nach Abklingen ihres Zustands nicht mehr darin zurückkehren kann und ihre tragenden sozialen Kontakte verloren hat. Ebenso muss an die (steigende) Zahl von Menschen erinnert werden, die mit ihrer Verrücktheit in der Obdachlosigkeit leben müssen (Wienberg, 2014) und die gelegentlich als sogenannte »Schreier« auf den Straßen zu beobachten sind. Es wäre in diesen Beispielen wohl zynisch, unterlassene Hilfe und damit auch einen unterlassenen Eingriff in die Situation mit dem Respekt vor den Nischen der Verrücktheit zu begründen – gewissermaßen als »ausgrenzende Toleranz«. Vielmehr kann gerade in diesen Situationen das Übertreten von Nischengrenzen durch ein beharrliches Hilfsangebot (»fürsorgliche Belagerung«) und im seltenen Extremfall auch durch den Zwang einer stationären und medikamentösen Behandlung nötig werden, gerade um soziale Nischen im Leben einer Person zu schützen und zu erhalten.[285] Wiederum kann genau das Argument des Schutzes solcher Nischen als Vorwand instrumentalisiert werden, um auf paternalistische Weise die normativen Vorgaben des sozialen Raums umzusetzen und abweichendes Verhalten zurechtzurücken (»Wir wollen ja nur ihr Bestes!«, »Zwang geschieht zu Ihrem eigenen Wohl!«). Ist der Grundsatz, von den Nischen der Verrücktheit als den Grenzen des psychiatrischen Zugriffs auszugehen, demnach nicht Augenwischerei? Wird damit nicht eine einseitige und letztlich unhaltbare Lösung für die Dilemmata der psychiatrischen Therapie suggeriert?

Dieser Einwand wäre berechtigt, wenn ich beanspruchen würde, die allgemeine Ambivalenz des psychiatrischen Raums aufzulösen. Der genannte Grundsatz ist jedoch nicht als *Lösung*, sondern als *Richtung* und *Orientierung* von oftmals widersprüchlichem psychiatrischem Handeln gemeint. Diese Orientierung besteht in der grundsätzlichen *Achtung* vor den Nischen der Verrücktheit und damit vor dem Umstand, dass Menschen in diesen Räumen, haben sie sie einmal gefunden, prinzipiell Lebendigkeit, Resonanz und Anerkennung gegenüber der sozialen Umwelt erfahren. Aus dieser Achtung heraus ist zu fragen, wo für diese Menschen in ihrem Zustand Resonanz mit ihrer Umwelt verloren ging, wo sie in ihrer Lebendigkeit und ihrem Überleben bedroht sind, ja wo Verrücktheit und das sozialräumliche An-den-Rand-Rücken vielleicht Ausdruck ebensolcher Bedrohung ist, und schließlich, wo ein therapeutischer Eingriff – auch wenn dieser vielleicht punktuell ein Übergriff sein mag – zum Erhalt von Nischen und zugleich zur Teilhabe einer Person am sozialen Raum beiträgt. Diese grundsätzliche Orientierung sehe ich im Besonderen mit der Sozialpsychiatrie verbunden.

285 Damit ist die komplexe Thematik des Zwangs in der Psychiatrie angedeutet, die nicht nur im stationären, sondern auch ambulanten Bereich sowie in den bereits in Fußnote 283 angesprochenen Formen der Reinstitutionalisierung (also etwa in Altersheimen) virulent ist. Vgl. hierzu Richter & Hoffmann (2016); Steinert (2008) sowie zur Zwangsproblematik in der Psychiatrie allgemein Russo & Wallcraft (2011); Steinert u.a. (2016); Flammer & Steinert (2015).

Um dieser Orientierung zu folgen, ist das *Taktgefühl*, das von mir in einem vorigen Kapitel zur Veranschaulichung des Zusammenspiels unseres Sensus communis mit Anderen und sozialen Normen beschrieben wurde (s. Kapitel 7.3.2, S. 152 ff.), von entscheidender Bedeutung: Ich habe es als subtile Wahrnehmung sowohl von sozialen Unzulänglichkeiten Anderer wie auch von deren Scham gegenüber geteilten Normen und Gewohnheiten beschrieben. Das Taktgefühl erwies sich so als Vermögen zum filigranen Erspüren von Schamgrenzen Anderer sowie zum geschickten Umgang mit Unumgänglichem in außergewöhnlichen Begegnungen. Das Taktgefühl hat somit gerade im Falle der Verrücktheit und der Randständigkeit der Betroffenen eine wichtige Vermittlungs- und Brückenfunktion zwischen der sozialen Selbstverständlichkeit und ihrem Verlust. Diese Brückenfunktion kann dabei auf das Vorgehen der sozialpsychiatrischen Therapieansätze verallgemeinert werden: Die Sozialpsychiatrie nimmt gegenüber der Ausgrenzung und dem Verlust sozialer Kommunizierbarkeit der Betroffenen eine Stütz- und Hilfsfunktion ein. Anstatt das soziale Interaktionsvermögen und den Intimraum einer Person an einer Funktionsnorm zu messen, *misst* bzw. *passt* sich die Sozialpsychiatrie dieser Person, ihrem Leid und ihren Bedürfnissen *an*.[286] Sie bildet therapeutische Nischen zur Restitution des Interaktionsvermögens und trägt schließlich zur Schaffung neuer Nischen der Teilhabe bei. Wenngleich dies sowie der zuvor genannte Grundsatz der Achtung vor bestehenden Nischen auch für die Psychiatrie insgesamt zu fordern ist, so situiert sich doch die Sozialpsychiatrie im Besonderen genau *zwischen* bzw. am Übergang von psychiatrischem Raum und sozialem Raum (vgl. Pfefferer-Wolf, 1999, 2014). Eben hierin kann übrigens eine weitere Rechtfertigung für die hier praktizierte Rede von »Sozial-Psychiatrie« (zwischen sozialem und psychiatrischem Raum) gesehen werden (vgl. Kapitel 1.2, S. 30 ff.). Die Sozialpsychiatrie zielt damit schließlich in einer mediativen und verständigungsfördernden Rolle auf ein neues Verhältnis zwischen Person und sozialen Teilräumen ab. Diesen Gedanken möchte ich nun anhand der unterschiedlichen Teilräume durchexerzieren.

a) *Soteria* als Rückzugsraum und »Krisenheterotopie«

Wenn die soziale Landschaft eines Menschen sich auf einmal erdrutschartig verändert und bestehende Nischen verloren gehen, kann der psychiatrische Raum zu einem wichtigen Schutz- und Rückzugsraum werden. Im Gegensatz zu den aussperrenden und auf Devianz ausgerichteten »Abweichungsheterotopien« versteht Foucault »Krisenheterotopien« als »Orte, die solchen Menschen vorbehalten sind, welche sich im Verhältnis zu der Gesellschaft oder dem Milieu, in denen sie leben,

286 Heidegger (2006, S. 130) unterscheidet in seinen *Zollikoner Seminaren* zwei Arten des Messens, die eine bestehe im naturwissenschaftlichen Messen und Zählen von Objekten zum Zwecke ihrer Manipulation, die andere sei dem menschlichen Verhalten als antwortendes »Sich-Anmessen an das Gegebene« (ebd.) zu eigen. Heidegger spricht dabei allerdings nicht von Personen im Verhältnis zum sozialen Raum und zu dessen Ausgrenzungsstrukturen. Dennoch ist seine Unterscheidung hier sinnvoll.

in einem Krisenzustand befinden« (1967/2012, S. 322). Im Anschluss hieran können psychiatrische Stationen als *permissive Räume* begriffen werden, die Krisenzuständen, außerordentlichen Erfahrungen und Verhaltensweisen einen Ort geben, der ihnen in anderen sozialen Teilräumen mit deren ggf. restriktiven Interaktionsregeln verwehrt ist. Zugleich können psychiatrische Stationen damit zugleich Menschen, die durch krisenhafte und »entbergende« Erfahrungen (vgl. BLANKENBURG, 1958, S. 57) ihr Abstimmungsvermögen und ihre bisherigen Resonanznischen verloren haben, eine bergende Nische bieten. So erklärt MUSALEK (2011, S. 48):

» Der in der Fremde des Krankheitsgeschehens gefangene Patient braucht einen Ort der Zuflucht, einen Ort des Schutzes vor dem Befremdenden in der Fremde. Er braucht einen Ort, wo er sich sicher fühlen kann, wo er zur Ruhe kommen kann, dem Unheimlichen der Erkrankung entkommen kann. «

Entgegen der häufigen Erfahrung von Krankenhausstationen als Nicht-Orten (s. Kapitel 9.5.5, S. 221 ff., 10.2.2, S. 247 f.) ist eine entscheidende Bedingung hierfür eine Raumgestaltung und Architektur, die bereits auf der Ebene des gemeinsinnlichen Empfindens (Kapitel 4) etwa durch entsprechende Farb-, Geräusch- und Geruchskulissen eine gastfreundschaftliche Atmosphäre entstehen lässt und vertrauensbildende Begegnungen ermöglicht. NICKL-WELLER (2016) bezeichnet diesen Ansatz als *Healing Architecture* (vgl. RICHTER & HOFFMANN, 2014). Von essenzieller Bedeutung hierfür ist das Konzept der *Gastfreundschaft*, welche Musalek nicht nur in einer bestimmten Haltung, sondern auch in damit verbundenen Handlungsweisen sieht.[287] Dazu denke ich besonders an *Soteria*-Stationen (CIOMPI u. a., 2001; MOSHER & BURTI, 1992): Ihre vornehmliche Therapiemethode besteht in gemeinsamer, auch Krisen und Unselbstverständliches anerkennender Alltagspraxis mit anderen Betroffenen sowie Professionellen innerhalb eines zurückgezogenen Schutzraums. Dies ermöglicht die Wiederaneignung sozialer Selbstverständlichkeit in verschiedenen Handlungskontexten, angefangen bei grundlegenden Tätigkeiten wie etwa der Erledigung des Haushalts (NISCHK u. a., 2013).
Hierbei muss auch auf die Bedeutung des *Narrativen* auf Soteria-Stationen hingewiesen werden: In Gruppen- und Einzelgesprächen wird den Betroffenen ermöglicht, ihre eigenen Zustände und Erfahrungsweisen auf eigenständige Weise und möglichst ohne vorgefertigte psychiatrische Konzepte zu verbalisieren, in einen Sinnzusammenhang zu setzen und Anderen zu kommunizieren (vgl. HURTZ u. a., 2014; NISCHK u. a., 2015). Innerhalb eines solchen *Erzählraums* (vgl. SCHLIMME & BRÜCKNER, 2017, S. 113) wird einerseits die Besonderheit und Eigentümlichkeit der eigenen Erfahrungen respektiert, andererseits aber auch ermöglicht, ihnen

287 »Genau dann, wenn das Unbekannte als Unheimliches und das Unheimliche als Feindliches und Bedrohliches erlebt wird, braucht es nicht nur Gastfreundschaft als offene und öffnende Grundhaltung, sondern auch konkrete gastfreundliche Handlungsweisen, poetische Akte der Gastfreundschaft« (MUSALEK, 2011, S. 30).

gegenüber einen allgemeineren Standpunkt einzunehmen und Anschluss an den allgemeinen Common Sense zu finden (vgl. Kapitel 6).

Bezieht sich dieses narrative Element eher auf die Restitution der erkennenden und kognitiven Dimension des Sensus communis, so zielt der Einsatz von *Therapiehunden* im stationären Milieu eher auf dessen zwischenleibliche und pathische Dimension ab (vgl. Kapitel 4, 5.2). Die heilsame Rolle von Therapiehunden ist zwar belegt, wurde jedoch bislang wenig beforscht, wozu eine Phänomenologie des Sensus communis und des »symbiotischen Verstehens« zwischen Tier und Mensch (Straus, s. o., S. 241) durchaus eine theoretische Begründung liefern könnte (vgl. Calvo u. a., 2016; Hartfiel u. a., 2017).

Gleichwohl darf man aber, wie Schlimme und Brückner (2017, S. 161) einwenden, den »künstlichen Charakter dieser Ersatzräume nicht aus dem Auge« verlieren. Wenn der Sensus communis sich *am* Sozialraum *für* den Sozialraum entwickelt, muss auch sein Verlust vom Sozialraum her gedacht und therapiert werden (vgl. Kapitel 7, S. 147 ff.). Bleibt dies aus, ist die Schaffung einer künstlichen bergenden Nische abseits des Sozialraums ebenso wirkungslos wie die häufig in der phänomenologischen Psychiatrie heraufbeschworene existenzielle Ereignishaftigkeit und Nähe in der Begegnung mit einem verrückten Menschen während der psychiatrischen Behandlung – eine Behandlung, die sich schlechterdings nicht über die Klinikmauern hinaus erstreckt.[288] So heißt es treffend bei Kisker (1960, S. 100):

» Eine unverkürzte Mitweltlichkeit wird aber beim Schizophrenen nicht im psychiatrischen Krankenhaus hergestellt; es kann für ihn immer nur ein schwaches Gleichnis jener sozialen Realität sein, in welcher Freiheitsbeschränkung nicht durch verschlossene Türen, sondern durch unaufdringlichere, schwieriger zu durchschauende Grenzen repräsentiert wird und in der andererseits die Intoleranz gegenüber unangepaßtem Handeln weit schneller zum moralischen Verdikt führt, als das in der laissez-aller-Atmosphäre moderner Kliniken der Fall ist. «

Ziel muss also die Arbeit außerhalb des psychiatrischen Raums in den unterschiedlichen sozialen Teilräumen sein.[289]

b) Therapie des Privatraums: Aufsuchende Behandlung und *Open Dialogue*

Aufsuchende Behandlungsansätze wie *Hometreatment/Zuhausebehandlung* für besonders dringende Fälle sowie das *Assertive Community Treatment* und *Sozialpsychiatrische Dienste* (beides für eher langfristige Versorgung, siehe T. Becker u. a., 2008, S. 125 ff.) können in erster Linie als Therapie des *Privatraums* der Betroffenen

288 Vgl. u. a. Binswanger (1957/1994, S. 289); Maldiney (2003); Tatossian (1979/2002, S. 83).

289 Vgl. auch Bock (2010, S. 29): »Wir müssen raus – nicht nur aus den klinisch sterilen Gebäuden mit all ihren Qualitätssicherungsnormen [...]. Heraus auch aus den sterilen Gedankenkonstruktionen, aus unseren unendlichen Sprachcodes zur Normierung von besonderem Verhalten. Hinein ins Leben!«

betrachtet werden. So werden im *Hometreatment* die Betroffenen vornehmlich zu Hause, in ihrer Wohnung, von einem professionellen Team bestehend aus Pflegekräften, Sozialarbeitern, Psychiaterinnen und »Experten aus Erfahrung« behandelt, was im Idealfall die Behandlung in einer Klinik ersetzt oder reduziert. Die eigene Wohnung ist, wie in Kapitel 8 (S. 176) dargelegt, »eine Ausweitung des leiblichen Innen- und Eigenbereichs« (Waldenfels, 2001, S. 188). Es handelt sich dabei um einen intimen Raum, in dem Menschen sich öffnen und einander preisgeben. Dieser Umstand kann sich in einer schweren psychotischen Krisensituation deutlich verstärken, wenn, wie beschrieben (S. 228 ff.), die Grenzen des Eigenraums auf beängstigende Weise durchlässig werden und verteidigt werden müssen oder wenn mit einem Mal die Vertrautheit und Nähe des Familienraums umschlägt in bedrohliche und aufdringliche Unheimlichkeit. Besonders dann kann also ein psychiatrischer Eingriff zu einem verletzenden Übergriff oder gar Überfall werden (vgl. Stoffels & Kruse, 1996). Es bedarf also vor allem eines responsiven, der jeweiligen Fragilität eines Privatraums Rechnung tragenden Vorgehens, das nicht starr die Regeln und Behandlungsindikationen der Psychiatrie in diesen Raum hineinträgt. Dieses Vorgehen kann dadurch realisiert werden, dass ein Therapiegespräch mitunter nur über die Fernsprechanlage einer Wohnung geführt wird und so dem Bedürfnis nach Abstand der Betroffenen nachgekommen wird. Ebenso wichtig kann es sein, dass – wie vom Team des Klinikums Neukölln in Berlin gehandhabt – nur eine Einzelperson aus dem Team den Hausbesuch durchführt, was den Eindruck der Übermacht des psychiatrischen Raums verringert. So erklärte etwa eine Hometreatment-Mitarbeiterin in einem Psychoseseminar (s. u.): »Nicht die Psychiatrie, sondern *ich* besuche jemanden zu Hause.« Mit dieser Aussage wird auch deutlich, dass sich bei aufsuchenden Behandlungen die Rollen vertauschen: Die behandelte Person wird zur Gastgeberin und entscheidet über Einlass und Grenzen des Besuchs. Entsprechende Ansätze bedeuten demnach, dem Gegenüber ein »Heimspiel« zu ermöglichen, wie Thomas Bock (2013) es formuliert.

Was aber geschieht in diesem »Heimspiel«? Eine Grundsatzfrage ist hier, wie dieser Privatraum auf heimische Weise bewohnt werden kann. Wie kann umgekehrt verhindert werden, dass sich dieser in einen unheimlichen Nicht-Ort verwandelt? Wie kann beispielsweise die Wohnung eingerichtet werden? Wie kann darin eine vertraute und gastfreundliche Atmosphäre entstehen? Grundlegendes Ziel ist, wie schon im Soteria-Beispiel, die Restitution eines gelingenden Verhältnisses von Intimraum und bewohntem Umraum der Betroffenen. Wie kann in der Wohnung etwa durch die Erledigung des Haushalts oder resonanzstiftende Aktivitäten, wie im Falle Bettys (s. o., S. 240), ein sicherer Alltag entstehen und bewältigt werden? Die Möglichkeit, an einem Ort wie der eigenen Wohnung heimisch zu sein, ist dabei von enormer Bedeutung. In gewisser Weise kann man nur mit sich selbst heimisch werden, wenn man sich auch in (s)einer Wohnung heimisch fühlt. Dies gilt wohl umso mehr für Verrücktheitszustände, in denen es auf einmal schwerfällt, sich selbst bzw. den eigenen Intimraum zu bewohnen (vgl. Kapitel 4.1, 4.4, 7, S. 163 f.). Treffend bemerken auch VIDON und ANTOINE: »Irgendwo zu wohnen heißt bereits, ›sich selbst zu bewohnen‹« (2013, S. 238).

Das Bewohnen der Wohnung ist freilich nicht nur in einem atmosphärischen Sinn zu verstehen: Das »Irgendwo« hat eine materielle Grundlage, die im Rahmen der Obdachlosigkeit, von der zahlreiche chronisch psychisch Erkrankte betroffen sind, nicht gegeben ist (vgl. WIENBERG, 2014). Hier sind sozialpsychiatrische *Housing-first*-Initiativen zu erwähnen (vgl. GILMER u.a., 2010; KYLE & DUNN, 2008), die vom Grundsatz ausgehen, dass eine angemessene Behandlung der Betroffenen nur im Rahmen ausreichend gesicherter materieller Wohnungsbedingungen erfolgen kann.[290]

Umgekehrt ist es aber ebenso möglich, dass der bestehende Raum der Wohnung aufgrund des Unvermögens, sich selbst zu bewohnen, gar nicht erst bewohnt werden kann. So erklärt VON BAEYER (1955/1985, S. 137):

> » Man unterhält sich z. B. mit einer akut Schizophrenen [...] über das Zuhausesein, daß sie erst selbst bei sich zuhause sein müßte, ehe sie von der Geborgenheit in ihrem Heim etwas haben könnte. «

Folglich sollten stationäre und aufsuchende Behandlung in einem Wechselverhältnis gesehen werden: Stationäre Soteria-Therapie fokussiert eher auf die Wiederherstellung des Intimraums einer Person, die aufsuchende Behandlung eher auf die Wiederherstellung eines vertrauten Privatraums dieser Person, beides bedingt sich gegenseitig. Ähnlich erklärt auch BOCK (2016, S. 76) diese Ansätze für komplementär: »Soteria und Hometreatment ergänzen sich, Soteria als eine Art stationäres Hometreatment, Hometreatment als eine Art ambulante oder private Soteria.«

Schließlich muss der *Open-Dialogue*-Ansatz (AALTONEN u. a., 2011; SEIKKULA u. a., 2011) erwähnt werden, der am Familien-Raum (vgl. Kapitel 9.1) im Zuhause der verrücktheitserfahrenen Personen ansetzt: In einem gemeinsamen Gespräch zwischen ihnen, den Familienmitgliedern und Nahestehenden sowie den Professionellen sollen festgefahrene oder krisenhafte Interaktionsstrukturen thematisiert und verändert werden. Wie schon bei der Soteria-Therapie wird dabei ein besonderer Akzent auf die wechselseitige narrative Verständigung und das In-Worte-Fassen eigener Erfahrungen, insbesondere des häufig *unsäglichen* Leids, gelegt. Bøe u. a. (2015) legen dar, wie dieser Vorgang zu einer grundlegenden *Öffnung* der Beteiligten zueinander und zur jeweiligen Lebensgeschichte führt. Dabei komme es auch zur Erfahrung neuer Lebendigkeit und zu einem neuen Bedeutungsverstehen der gemeinsamen Situation. Demnach lässt sich der Open-Dialogue-Ansatz als Wiederherstellung eines responsiven Verhältnisses von außerordentlicher Verrückung

290 Dies hat folglich auch stadt- und wohnungspolitische Implikationen, die ich als weiteren Hintergrund sozialpsychiatrischer Arbeit hier nur andeuten kann.

und konkretem sozialen Rahmen deuten, wodurch bestehende Ordnungen wieder in Bewegung versetzt werden. Im Open Dialogue drückt sich damit ein Grundgedanke der Inklusion aus, den ich weiter unten bezüglich der sozialpsychiatrischen Haltung aufgreife (s. u., S. 263 ff.).

c) Schaffung von Nischen der Gastfreundschaft im Bekanntschaftsraum

Der Open-Dialogue-Ansatz beschränkt sich nicht auf den engen Familien-Raum, sondern bezieht im weiteren Verlauf auch Menschen am Arbeitsplatz oder in der Nachbarschaft mit ein, und damit jenes Raums, den ich hier als Bekanntschaftsraum bezeichnet habe (vgl. Seikkula u. a., 2006, S. 215). Auf die besondere, stützende Funktion des Bekanntschaftsraums im Rahmen andauernder Verrücktheitserfahrung wurde von mir bereits am Beispiel von Mr. A. hingewiesen (S. 239). Jedoch habe ich ebenfalls argumentiert, dass der Bekanntschaftsraum prinzipiell trotz seines Spielraum-Charakters zwischen Öffentlichkeit und Privatheit von möglicher Gewalt und Ausgrenzung sowie prinzipiell von einer gewissen Selektivität geprägt ist: Tendenziell können nur Personen mit gleicher sozialer Stellung und Milieuzugehörigkeit auch in eine Bekanntschaftsbeziehung eintreten, während Andere hiervon ausgeschlossen werden (vgl. Kapitel 9.2.3, S. 196 ff.). Diese Ausschlusserfahrung kann sich in der Verrücktheit deutlich verschärfen und das filigrane Gespür für den gewohnten Umgang verloren gehen. An die Stelle des Sensus communis tritt dann ein verzweifeltes Nicht-Wissen um den eigenen Platz und das erwartete Verhalten. Die eigenständige Schaffung einer Nische im Bekanntschaftsraum und die entsprechende Teilhabe daran, wie sie Mr. A. fand, ist also mitunter verwehrt oder unmöglich gemacht. Mehr noch: Ehemals bestehende Bekanntschaftsräume können durch den häufig mit Psychosen assoziierten »sozialen Abstieg« – etwa durch Verlust der Arbeit und sozialer Beziehungen – gänzlich abhandenkommen.[291]

All dies macht deutlich, dass die Teilhabe am Bekanntschaftsraum gerade für jene, die sich auf dessen Interaktionsregeln und Gemeinschaftshabitualitäten nicht mehr verstehen, eine Teil*gabe* voraussetzt, indem im Bekanntschaftsraum befremdliches und unverständliches Verhalten anerkannt und miteinbezogen wird. Hieran setzt die sozialpsychiatrische Arbeit vermittelnd an. Dabei ist besonders auf den dem Open Dialogue komplementären Ansatz des *Kwartiermakens* von Doortje Kal (2010) hinzuweisen. Wenn ehemals bestehende Bekanntschaftsräume in der Verrücktheit verloren oder zu Bruch gehen, birgt besonders der unmittelbare *Nachbarschaftsraum* das Potenzial neuer stützender Bekanntschaftsressourcen für die Betroffenen (vgl. Kapitel 9.2.3). Hierauf fokussiert sich Kal, indem sie die Rolle der Sozialarbeit in der Nachbarschaft der Klientinnen und Klienten betont: Durch die Verständigungsarbeit von Bezugspersonen, sogenannten »*Buddies*« (ebd., S. 74 ff.),

291 Gemeint ist die sogenannte »Social-Drift-Hypothese«, der zufolge es besonders im Rahmen der Schizophrenie zu einem sozialen Abstieg komme (vgl. Saraceno u. a., 2005).

soll ihnen der Zugang zu bestimmten Institutionen in ihrer Nachbarschaft, wie etwa einem lokalen Sportverein oder einer Kirchengemeinde, erleichtert werden. Diese Institutionen sollen in »Nischen der Gastfreundschaft« (ebd.) transformiert werden, indem die *Buddies* beispielsweise die darin Anwesenden auf die Eigenheiten des Neuankömmlings vorbereiten oder eben diesen darin bestärken, sich in ein bestimmtes Milieu vorzuwagen. Begünstigend hierzu trägt, wie sich mit DÖRNER (2012, S. 94ff.) hinzufügen lässt, sowohl die örtliche und territoriale Nähe der Nachbarinnen und Nachbarn zu »ihren« Verrückten bei als auch, dass die Unterstützung »ihrer« Verrückten durch sie nicht den gleichen überfordernden Charakter wie im eigenen Privatraum annehmen müsse.
Ein Ziel der sozialpsychiatrischen Arbeit sehe ich somit in der *Transformation des Nachbarschaftsraums in einen Bekanntschaftsraum mit supportiver und inkludierender Funktion*. Ich möchte hinzufügen, dass dies gerade im Hinblick auf das erhöhte Psychoserisiko bei Migrantinnen und Migranten (S. 230 f.) von Relevanz ist: Eine interkulturelle Verständigungsarbeit zwischen ihnen und den jeweils gültigen kulturellen Codes und Normen des sozialen Raums könnte durch die Schaffung von »Nischen der Gastfreundschaft« auch das Verrücktheitsrisiko reduzieren.

> Zwischenbemerkung zum Arbeitsraum:
> Das Äquivalent zu Kals Buddies im Rahmen des »Supported Employment«, also der unterstützten Eingliederung in den Arbeitsmarkt, sind sogenannte »Job-Coaches« (BRIEGER & HOFFMANN, 2012; HOFFMANN u.a., 2012). Diese ermutigen einerseits die Betroffenen, sich im ersten Arbeitsmarkt trotz ihrer Einschränkungen zu behaupten, engagieren sich andererseits aber auch für ein den Fähigkeiten und besonderen Bedürfnissen der Betroffenen angepasstes Arbeitsmilieu. Die Wichtigkeit des Arbeitslebens als »soziales Teilsystem« wird in der Sozialpsychiatrie immer wieder betont.[292] In der vorliegenden Untersuchung muss ich diese Thematik aufgrund des komplexen Verhältnisses von Raum, Arbeit, Sensus communis und Verrücktheit allerdings übergehen.

Natürlich vollzieht sich die Schaffung von »Nischen der Gastfreundschaft« und die entsprechende »Urbarmachung« des Nachbarschaftsraums nicht allein durch die Arbeit einzelner Buddies, sondern bedarf auch des Vorhandenseins bestimmter, institutionalisierter Begegnungsorte. Zu diesen Orten sind klassische sozialpsychiatrische Einrichtungen wie Kontakt- und Beratungsstellen, psychiatrische Institutsambulanzen, Tagesstätten, Krisenpensionen und diverse betreute Wohnformen zu zählen, die wiederum im Rahmen eines »Basismodells« miteinander verknüpft sein sollten (vgl. STEINHART & WIENBERG, 2016, 2015). Diese miteinander vernetzten Einrichtungen sind als Formen von Beziehungsangeboten zu sehen und damit in den Worten GOFFMANS (1963/2009, S. 144) als »offene Regionen«,

292 Vgl. EIKELMANN u.a. (2005); EIKMEIER & LACROIX (2016); RICHTER (2003, S. 254ff.).

in denen Bekanntschaftsbeziehungen besonders leicht entstehen können (s. Kapitel 9.2.2, S. 195 f.). Der Offenheitscharakter der genannten sozialpsychiatrischen Institutionen besteht im Gegensatz zu üblichen offenen Regionen darin, dass sie explizit jenen offen stehen, die sich auf die Bekanntschafts- und Umgangsregeln anderer Räume nicht verstehen. Es sind also gewissermaßen Orte, an denen sich der Sensus communis des Sozialraums für die Verrücktheit öffnet und mit ihr in Dialog tritt.

Ein markantes Beispiel hierfür sind *Psychoseseminare*.[293] Es handelt sich um regelmäßig (z. B. einmal im Monat) stattfindende Diskussionsrunden rund um das Thema »Psychose« (etwa »Psychose und Religiosität« oder »Psychose und Medikamente« oder »Psychose und Zwang« usw.). Die Treffen sind »trialogisch« organisiert, d. h., sie finden unter gleichwertiger Einbeziehung von Psychoseerfahrenen, Angehörigen und Professionellen statt und stehen darüber hinaus allen Interessierten offen. Im Zentrum steht, dass die Beteiligten sich ungezwungen und respektvoll über ihre subjektiven Erfahrungen aussprechen und einander zuhören können. Ein bestimmtes medizinisch-therapeutisches Ziel wird nicht verfolgt (Bock & Priebe, 2005). Nach von Peter u. a. (2015) schätzen vor allem Psychoseerfahrene im Psychoseseminar die

» Atmosphäre [...] von ›gegenseitiger Akzeptanz und Toleranz‹. Ein Erfahrener drückt sich so aus: ›Eigentlich dreht sich für mich alles um Verständigung und die Fähigkeit des menschlicheren Umgehens – Augenhöhe, Ernstnehmen des Einzelnen in seinem Erleben.‹ « (ebd., S. 388)

Den trialogischen Austausch mit der Gruppe erfahren besonders die Betroffenen als identitätsstiftend, wobei gerade der Prozess des Erzählens als heilsam erlebt werde (ebd.). Offenbar wird also gerade ihnen im Trialog eine besondere Resonanz, als *beantwortetes Erzählen*, zuteil, eine Resonanz, die ihnen ansonsten im Sozialraum aufgrund ihrer exklusiven Erfahrungen verwehrt wird und durch die sie sich selbst wieder im Dialog mit der sozialen Umwelt erfahren können.[294] Hierzu passend beschreibt die psychoseerfahrene Birgit Hase das befreiende Erlebnis, durch die Teilnahme an einem offenen Gruppengespräch vom Alleinsein mit ihren exklusiven Erfahrungen befreit zu werden:

» ›Was mir geholfen hat – ich muss mich ja irgendwo wiederfinden. Was erzählen die [in der Gruppe, Anm. J. S. & B. B.]? Das kenne ich doch! [...] Mir tut es gut, wenn ich das höre, und dem fällt nicht die Kinnlade runter. Dass ich da so locker drüber

293 Bock & Priebe (2005). Siehe http://www.trialog-psychoseseminar.de/de/6/Psychoseseminare.html (abgerufen am 23.05.2017).

294 Entsprechend müsse nach von Peter u. a. im Trialog »die Präsenz einer zuhörenden und antwortenden Person berücksichtigt werden. So berichten die von uns befragten Erfahrenen, dass vor allem ›die anderen Blickwinkel‹ dazu geführt hätten, zu Erkenntnissen über sich selber zu kommen. Das heißt, durch Differenz entsteht so etwas wie ein Selbst, ein dialogisches Konzept von Identität, das sich insbesondere auf den Aspekt der Vielstimmigkeit gründet« (ebd., S. 390).

reden kann. Ich war viele viele Jahre allein – das war schrecklich, hat mich bis in meine Träume verfolgt. […] Man hat 'ne Horrorstory hinter sich – aber wem soll man das sagen? […] Das ist sehr hart, das macht einen kaputt.‹ « (Schlimme & Brückner, 2017, S. 55)

Dieser offene Gruppendialog kann also zur Restitution der narrativen Identität bzw. des sprachlichen Selbst führen. Ebenso kommt es aber auch, wie schon durch die Studie von Bøe u.a. (2015) über den Open Dialogue unterstrichen wurde, zur Wiederherstellung von zwischenleiblicher Resonanz und eigener Lebendigkeit (s.o., S. 256f.). Was bedeutet diese Offenheit also? Es handelt sich nicht nur um eine Offenheit des (Sich-)Erzählens, sondern in einem weiteren Sinn um eine Offenheit des Intimraums, die *wechselseitig* und *resonant* ist, ohne zugleich erzwungen zu sein. Resonanz wird darin erlebt, dass die eigenen Erfahrungen im Trialograum nicht mehr »exklusiv«, sondern geteilt bzw. teilbar sind, dass den Anderen beim Wahrnehmen der eigenen Eigenheiten »nicht die Kinnlade runterfällt«. In gewisser Weise steht in diesem dialogischen Raum also der »entortende«, krisenhafte Resonanzverlust, den Betroffene in ihrer Verrücktheit oftmals bezüglich der Umwelt erfahren (vgl. Birgit Hases Rede von »Horrorstory«), in Resonanz mit den Anderen und wird hierdurch aufgefangen (vgl. Kapitel 9, S. 223f.). Je mehr sich Personen so füreinander öffnen, desto mehr Nähe muten sie sich zu (vgl. Kapitel 8, S. 177ff.). Diese Nähe wird den ansonsten randständig und distanziert positionierten Betroffenen insgesamt in sozialpsychiatrischen Dialogräumen (also u.a. auch der Soteria, des Open Dialogue, aber auch der Psychosen-Psychotherapie) wieder ermöglicht bzw. angeboten. Diese Dialogräume stellen so den sicheren Rahmen für den zuvor beschriebenen *Gestaltkreis von Offenheit und Vertrauen* dar (vgl. Kapitel 9.1.1, S. 189), der schließlich auch einen Rückgewinn von alltäglicher Vertrautheit des Sozialraums sowie des entsprechenden Sensus communis als soziales Verständigungsvermögen bewirken kann.

Gleichzeitig werden speziell im Falle des Trialogs ehemals selbstverständliche Ordnungen geöffnet und durch den Austausch der Perspektiven in Bewegung versetzt. Das gilt in besonderem Maß für den psychiatrischen Raum und dessen teils starre Rollengrenzen und -zuschreibungen. So wird nach von Peter u.a. (2015) die Vielstimmigkeit des Trialogs insbesondere von den Professionellen als entlastend empfunden. Der Trialog werde

» als ein Ort erfahren, an dem die Professionellen im Vergleich zur Behandlungssituation weniger ›das Sagen‹ haben. Die Betroffenen erleben sich als Gestalter im Trialog. Sie besetzen den Begriff der Psychose und füllen ihn mit subjektiver Erfahrung. Dadurch entziehen sie den Professionellen die Definitionsmacht über diese Begrifflichkeit. Die Professionellen erleben damit einen doppelten Machtverlust: Neben der Sicherheit gebenden institutionellen Macht kommt ihnen im Trialog auch die Definitionsmacht abhanden. Sie selber erklären ihr gegenüber der Behandlungssituation verändertes Verhalten damit, dass sie im Trialog endlich einmal nicht unter Verantwortungs- oder Handlungsdruck stehen, und fühlen sich dadurch befreit. « (ebd., S. 389 f.)

In dem Umstand, dass typische psychiatrische Rollenschemata und -beziehungen der Psychiatrie eingeklammert werden, kann schließlich eine Bestätigung für die Behauptung gesehen werden, dass der sozialpsychiatrische Raum eine besondere Vermittlungsfunktion zwischen dem psychiatrischen Raum und dem sozialen Raum einnimmt (vgl. oben S. 251 f.). Der sozialpsychiatrische Raum tritt als *Zwischenraum* in Erscheinung, in dem bestehende Regeln und Gewohnheiten sowohl des psychiatrischen wie auch des sozialen Raums insgesamt im Dialog mit der Verrücktheit neu verhandelt werden können.

d) Öffnung der Öffentlichkeit, Antistigma-Arbeit

Aus der letztgenannten Vermittlungsfunktion des sozialpsychiatrischen Raums ergibt sich, dass dieser notwendig auch in den öffentlichen Raum vordringt. Dies wird erneut an den Psychoseseminaren deutlich, die sich in ihrer allgemeinen Zugänglichkeit und Sichtbarkeit ausdrücklich im öffentlichen Raum situieren.[295] So betonen erneut von Peter u.a. (2015, S. 390):

» Persönliche Geschichten werden im trialogischen Raum geteilt und damit veröffentlicht, die Offenheit wird zur Öffentlichkeit, und die Erfahrungen können durch diese gegenseitige Anerkennung besser verarbeitet werden. Der öffentliche Raum des Trialogs wird also von allen 3 Teilnehmergruppen besetzt, um den eigenen Anliegen Gehör zu verschaffen. «

Diese Aussage lässt sich m.E. grundsätzlich über *alle* trialogisch arbeitenden Institutionen bzw. offenen Regionen der Sozialpsychiatrie, wie etwa auch Beratungsstellen oder gemeindepsychiatrische Zentren, machen: Durch ihre Offenheit ermöglichen diese Institutionen selbst eine Form von Öffentlichkeit, die sich sowohl vom üblichen öffentlichen Raum unterscheidet als auch in diesen hineinwirkt.[296] Sie tun dies, indem sie diesen allgemein sichtbaren und zugänglichen öffentlichen Raum auch für jene öffnen und zugänglich machen, denen er aufgrund ihrer Verrücktheit nicht zugänglich ist und die daher nur an Rändern des Raums zu existieren vermögen (vgl. Kapitel 9.3). Eben dem wirken die offenen, sozialpsychiatrischen Räume im öffentlichen Raum entgegen und transformieren so schrittweise dessen Gestalt. Sie tragen damit insgesamt zur Erfahrung einer geteilten öffentlichen Wirklichkeit bei, an der auch Verrücktheit teilhat, was per se schon einen heilsamen Effekt für Betroffene haben kann (vgl. Kapitel 9, S. 157 f.).

---

295 In Berlin-Neukölln beispielsweise im Rathaus, gleich neben dem Bürgermeisterbüro.

296 Zur Funktionsweise Gemeindepsychiatrischer Zentren siehe die diesem Thema gewidmete Ausgabe der *Sozialpsychiatrischen Informationen* (Elgeti, 2015 a).

An diesen Zusammenhang von Offenheit des öffentlichen Raums, der Erfahrung geteilter Wirklichkeit und der sozialpsychiatrischen Praxis schließt sich ein weiteres wichtiges Element: die Antistigma-Arbeit.[297] Es ist bekannt, dass Stigmatisierung eine negative Auswirkung auf den Verlauf der Schizophrenie hat (vgl. Zelst, 2009; Corrigan, 1998). Der Verlust des sozialen Verständigungsvermögens gegenüber Anderen in der Verrücktheit spiegelt sich im Unvermögen eben jener Anderen, sich mit dieser Verrücktheit zu verständigen und einzulassen. Die in der Stigmaforschung übliche Rede von »sozialer Distanz« bringt die räumliche Dimension dieses Stigmatisierungsprozesses auf den Punkt (vgl. Rössler, 2011, S. 343). Schomerus u. a. (2012) konnten nachweisen, dass die Stigmatisierung von Menschen mit Schizophrenie in den letzten Jahrzehnten wieder zugenommen hat. Sie zeigen außerdem, dass Entstigmatisierungsprojekte, die diese Diagnose als biologische Erkrankung darstellen, die Stigmatisierung eher erhöhen (ebd.). Ebenso weist Asmus Finzen (2013, S. 142 ff.) darauf hin, dass groß angelegte und am Reißbrett geplante Antistigma-Kampagnen beispielsweise durch öffentliche Plakate oder Werbespots kaum Wirkung zeigen. Finzen plädiert daher für eine »Antistigma-Arbeit von unten«: In Form direkter Begegnungen mit Psychoseerfahrenen, Angehörigen und Professionellen und einer entsprechenden Aufklärungsarbeit durch lokale Initiativen in Schulen, Betrieben und der Polizei könne Stigmatisierung effektiv bekämpft werden (ebd.). Stadler und Ramstetter (2008) konnten in diesem Zusammenhang nachweisen, dass das Vorhandensein einer gemeindepsychiatrischen Einrichtung, also einer »offenen Region« im lokalen Umfeld, sowie die damit verbundenen Begegnungserfahrungen in der Bevölkerung zu einer Reduktion sozialer Distanz gegenüber psychischer Krankheit führt. Dass sich wiederum eine solche Reduktion gegenüber verrücktem Verhalten und das Anstoßen von Verständigungsprozessen auch im Selbstverhältnis der Betroffenen und gewissermaßen ihrer Verständigung mit *sich* spiegelt, betonen Bock und Heinz (2016, S. 28 f.):

» Der Abbau sozialer Distanz und Ausgrenzung wird als wichtige Voraussetzung dafür angesehen, auch die Distanz des Betroffenen zu sich selbst zu reduzieren, eigene Krisen für die Zukunft nicht völlig auszuschließen und achtsam mit sich selbst und der eigenen Befindlichkeit umzugehen. Ein Zuwachs an Toleranz im Umgang mit anderen Menschen und an Sensibilität im Umgang mit sich selbst müssen die Ziele dieses Herangehens sein – beides Voraussetzungen für psychische Gesundheit. «

Abschließend möchte ich noch die sozialpsychiatrische Funktion des virtuellen Raums skizzieren.

297 Zum Stigma-Begriff siehe die wegweisende Untersuchung Goffmans (1963/2010). S. a. Ahmedani (2011).

e) Mögliche Hilfe sowie Antistigma-Effekte im virtuellen Raum

Zu den in den öffentlichen Raum hineinwirkenden offenen Regionen gehört schließlich auch der virtuelle Raum. Dieser bietet in tief greifenden, verrückenden Krisensituationen nicht nur die Möglichkeit, tragende Bekanntschaften zu machen, sondern auch, einfachen Zugang zu professioneller Hilfe zu finden. Dass dies gerade im Zustand des *positive withdrawal* über den virtuellen Weg bevorzugt in Anspruch genommen wird (s. o., S. 238), machen sich in Großbritannien und den USA anonyme Hilfsplattformen zunutze.[298] Dabei ist jedoch kritisch zu bedenken, dass nicht alle hilfsbedürftigen Personen auch Zugang zum virtuellen Raum und entsprechender Hilfe haben (sog. »digitale Spaltung«, vgl. Elgeti, 2015 c; Zillien, 2013). An anderer Stelle wurde außerdem auf die spezifischen Gefahren von digitalen Gesundheitsapps und Therapieangeboten hingewiesen, und zwar im Sinne einer digitalen *Psychiatrisierung der Lebenswelt* (Thoma, 2017 c). In ihrer Vermittlungsrolle zwischen psychiatrischem und sozialem Raum kommt der Sozialpsychiatrie hier eine korrigierende Funktion zu.

Schließlich bleibt zu hoffen, dass die besondere Narrativität und Empathie im virtuellen Raum ebenfalls entstigmatisierend auf das öffentliche Verhältnis zur Verrücktheit wirken kann (s. Kapitel 9.4.4, S. 213 ff.). Indem der virtuelle Raum die subjektive Erfahrung, die sich hinter dem befremdlichen Verhalten »fremder Wahnsinniger« verbirgt, sowie deren soziale Sinnhaftigkeit und deren Leid vermittelt, könnte der virtuelle Raum ebenso wie die genannten Antistigma-Initiativen die soziale Distanz zwischen Wahnsinn und sozialer Ordnung verringern.

10.2.4 Resümee

Ausgehend von der bis hierhin entwickelten Theorie des sozialen Raums kam ich im vorliegenden Kapitel auf die bereits im vorigen Teil der Arbeit behandelte Frage der Verrücktheit zurück und thematisierte die Rolle der Sozialpsychiatrie. Verrücktheit wurde von mir als das sozialräumliche An-den-Rand-Rücken des Subjekts beschrieben, was sowohl plötzliche und krisenhafte als auch stabilisierte Formen annehmen kann. Dabei habe ich betont, dass der hiermit verbundene Verlust des Sensus communis als sozialräumlichem Abstimmungsvermögen nicht absolut ist, sondern dass sich Betroffene den sozialen Raum in der Verrücktheit auf neue Weise aneignen und sich Resonanznischen schaffen. Daraufhin habe ich die Ambivalenz des psychiatrischen Raums thematisiert. Sie wurde von mir darin gesehen, Verrücktheit einerseits zu kontrollieren und im sozialen Raum peripher

298 Für die USA siehe die App *Air*, die die *National Alliance of Mental Illness* zur Verfügung stellt: http://www.nami.org/Find-Support/Air-App. Für Großbritannien siehe die *App Big White Wall*: https://www.bigwhitewall.com/landing-pages/landingV3.aspx (beide Seiten abgerufen am 20.04.2017).

auszugrenzen, ihr andererseits aber auch eine mögliche Resonanznische zu bieten. Daraufhin habe ich die im besonderen Maße *sozialpsychiatrische* Orientierung der Psychiatrie darin ausgemacht, die angeeigneten Nischen von Betroffenen sowohl zu achten wie auch auf deren Teilhabe am Sozialraum hinzuarbeiten. Hierin habe ich die vermittelnde Funktion der Sozial-Psychiatrie zwischen Sozialraum und psychiatrischem Raum ausgemacht. Diese Vermittlungsfunktion beschrieb ich anhand unterschiedlicher Teil-Räume: angefangen bei *Soteria*-Stationen, über aufsuchende Ansätze wie die *Zuhausebehandlung* (als »Soteria im Privatraum«, vgl. Bock, 2016) zur Herstellung »offener Regionen« im Bekanntschaftsraum und öffentlichen Raum bis hin schließlich zur Antistigma-Arbeit im öffentlichen und virtuellen Raum.

Die Überlegungen zur Sozialpsychiatrie lassen sich in folgendem Schaubild zusammenfassen:

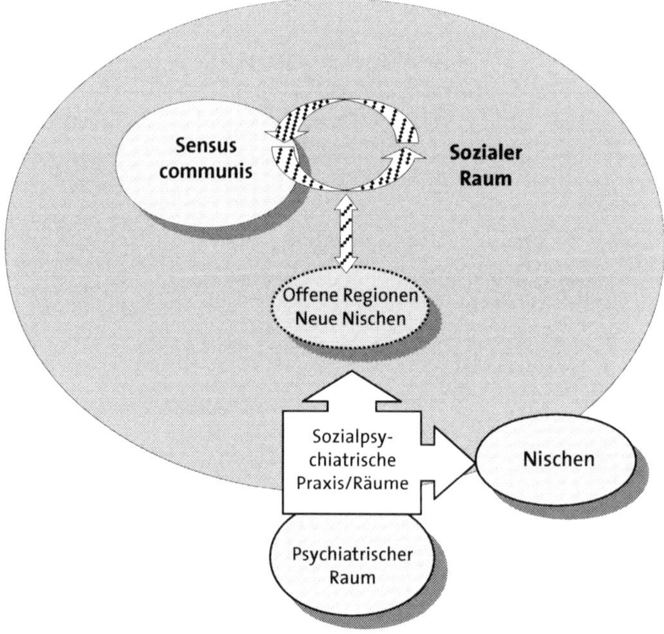

Das Schaubild soll vereinfachend zeigen, dass die sozialpsychiatrische Praxis (bzw. sozialpsychiatrische Räume) sich vermittelnd zwischen dem psychiatrischen Raum in seiner disziplinarisch-ausgrenzenden Dimension (s. 10.2.1), dem Sozialraum und den randständigen Nischen der Verrücktheit situiert. Erneut möchte ich dabei betonen, dass diese Vermittlungsposition Teil jeder Form von Psychiatrie sein kann. Es geht mir hier lediglich darum, sie als spezifisch sozialpsychiatrische Haltung und Praxis herauszuarbeiten, die sich über den psychiatrischen Raum insgesamt erstrecken sollte. Diese Haltung achtet des Weiteren die Nischengrenzen der Verrücktheit und strebt zugleich die Schaffung neuer Nischen und offener Regionen im Zentrum des Sozialraums an. Insgesamt geht es der Sozialpsychiatrie damit um ein verändertes Verhältnis von Sensus communis und sozialem Raum (schraffierte Pfeile), das offen für Verrücktheit ist und diese an offenen Regionen (vgl. »Öffnung der Öffentlichkeit«) teilhaben lässt.

Entsprechend kann damit nun das Ziel der sozialpsychiatrischen Vermittlung benannt werden: Es ist die vielfach diskutierte Thematik der *Inklusion* der Verrücktheit in den sozialen Raum – eben jener Verrücktheit, mit deren Verwaltung und Kontrolle im Abseitigen die Psychiatrie im größeren Teil ihrer jungen Geschichte beauftragt war (vgl. Kisker, 1970a).[299] Die beschriebenen Räume und Praktiken sind im Gegensatz zu dieser disziplinarischen Rolle *Übergangs-* und *Zwischenräume* der Verrücktheit zwischen psychiatrischem und sozialem Raum (vgl. Schulz-Nieswandt, 2016). Diese Inklusionsfrage für die Psychiatrie möchte ich nun im letzten, ausblickenden Kapitel dieser Arbeit noch einmal aufgreifen.

299 Zum Inklusionsbegriff siehe u.a. Schulz-Nieswandt (2016, S. 52ff.); Heinrich Böll-Stiftung (2015); Becker u.a. (2013).

11 Rückblick und Ausblick

Mit dieser Arbeit habe ich versucht, einen Beitrag zur Theorie der Sozialpsychiatrie zu leisten und damit den theoriebildenden Diskurs in der Sozialpsychiatrie zu stimulieren. Mein Ansatz war phänomenologisch-psychiatrisch, da dieser in besonderer Weise die Subjektivität psychischer Erkrankungen betont und eben diese Betonung auch ein Credo der Sozialpsychiatrie darstellt.
Im ersten Kapitel begründete ich meinen phänomenologisch-psychiatrischen Ausgangspunkt durch eine Rekonstruktion des historischen Verhältnisses von phänomenologischer Psychiatrie und Sozialpsychiatrie. Die besondere geschichtliche Bedeutung der phänomenologischen Psychiatrie für die Sozialpsychiatrie wurde von mir vor allem in der Zeit vor der Psychiatrie-Enquete sowie in der Prägung einer bestimmten sozialpsychiatrischen Haltung ausgemacht (s. u., S. 269 ff.). Zugleich wurde von mir festgestellt, dass sich beide Schulen heute kaum mehr aufeinander beziehen. Als vielversprechendster Ansatz, um diesen Bezug wieder herzustellen, erwies sich die Phänomenologie und Psychopathologie des Sensus communis. In Teil eins der Arbeit habe ich daraufhin, aufbauend auf einer philosophiegeschichtlichen Betrachtung des Sensus communis sowie auf diversen phänomenologischen Konzepten, das komplexe Verhältnis von Subjekt und sozialer Ordnung beschrieben. Diese ausführliche Analyse hatte zum Ziel, sowohl die soziale Eingebundenheit der subjektiven Erfahrung wie auch die Bewegtheit sozialer Ordnung zu verdeutlichen. Der Sensus communis erwies sich dabei insgesamt als ein vielschichtiges Interaktionsvermögen des Subjekts, das sich *an* einer und *für* eine Gesellschaftsordnung entwickelt. Verrücktheit wurde daraufhin von mir in Orientierung an phänomenologischen Beschreibungen der Schizophrenie einerseits als der partielle Verlust dieses Vermögens, andererseits aber auch als immanenter »Störungsmodus« in der Ordnung sozialer Abstimmungsprozesse begriffen. Verrücktheit kann folglich, so meine Argumentation, nur vor einem sozial-lebensweltlichen Hintergrund analysiert werden. Mit Teil eins der Arbeit habe ich somit versucht, das sozialpsychiatrische Desiderat der *Subjektorientierung in sozialer Perspektive* (Kapitel 1.2) prinzipiell und vorläufig umzusetzen.
Um allerdings diese bis dahin eher allgemein formulierte Theorie zu konkretisieren und in ihrer praktischen Relevanz zu verdeutlichen, untersuchte ich im zweiten Teil der Arbeit das Verhältnis von Subjekt, sozialer Ordnung und Verrücktheit in räumlicher Perspektive, nämlich im Wechselspiel von *Intimraum* und *sozialem Raum* bzw. *sozialen Teilräumen* (privat, öffentlich etc.). Der Sensus communis trat dabei als Abstimmungsvermögen zwischen dem Intimraum einer Person und dem sozialen Raum in Erscheinung. Eine besondere Bedeutung wur-

de *Nischen* zugeschrieben, die ich als Räume besonderer, identitätsstiftender und resonanter Interaktion zwischen Subjekt und Umwelt definierte. Verrücktheit erwies sich in der nachfolgenden Analyse erneut als der partielle Verlust dieses Abstimmungsvermögens und damit verbunden als das sich-selbst-erhaltende sozialräumliche An-den-Rand-Rücken des Subjekts. Zugleich habe ich jedoch auch gezeigt, wie Betroffene sich neue Nischen schaffen und damit weiterhin ihren Sensus communis für den sozialen Raum zum Ausdruck bringen. Im Anschluss hieran habe ich die Aufgabe sozialpsychiatrischer Interventionen darin ausgemacht, den Intimraum und das Abstimmungsvermögen einer Person nicht an einer sozialen Funktionsnorm zu *messen*, sondern sich den Bedürfnissen einer Person und dem Leid, das sich aus ihrem sozialen Teilhabeverlust ergibt, *anzumessen*, d.h. durch die Anpassung und Transformation sozialer Räume auf ihre Teilhabe hinzuarbeiten (s.o., S. 252). In dieser sich anmessenden und den Sozialraum verändernden Orientierung wurde daraufhin der Sinn sozialpsychiatrischer Zwischen- und Übergangsräume in den verschiedenen sozialen Teilräumen gesehen.
Im Anschluss an diese Untersuchung möchte ich nun auf verschiedene weiterführende Forschungsaspekte hinweisen.

11.1 Ausblick auf weiterführende Forschungsfragen

Ich greife drei Themengebiete heraus, die im Anschluss an meine Analysen zu diskutieren wären und für die diese Anregungen geben könnten:

1. **Versorgungsforschung und Gesundheitspolitik:** Zum einen wären die genaue Funktionsweise und Wirksamkeit der beschriebenen sozialpsychiatrischen Übergangsräume genau zu analysieren. Dies ist Aufgabe der Versorgungsforschung, und die hier entwickelten phänomenologischen Raumkonzepte könnten hierfür eine Grundlage bieten. Die phänomenologisch-psychiatrische Beschreibung der jeweiligen lebensweltlichen Erfahrung, die Frage danach, wo Interaktion misslingt, wie Betroffene unterschiedliche Räume tatsächlich erleben und erleiden und wo sie Nischen der Resonanz finden, könnte beispielsweise helfen, die benutzerorientierte und sozialräumliche Gestaltung sozialpsychiatrischer Einrichtungen zu verbessern. Denkbar wäre auch – beispielsweise im Rahmen eines partizipativen Forschungsprojekts – die Entwicklung eines Fragebogens oder eines semistrukturierten Interviews zum Sozialraumerleben der Betroffenen mit dem Ziel, entsprechende Hilfsangebote individuell anzupassen. Von großer Bedeutung hierfür wären gerade auch

nutzerkontrollierte Forschungsansätze, die durch das kritische Erfahrungswissen der Nutzerinnen ein wichtiges Korrektiv für die Untersuchung und Gestaltung solcher Hilfsangebote darstellen.

Schließlich muss es aber auch darum gehen, entsprechende Versorgungsstrukturen und Übergangsräume gesundheitspolitisch umzusetzen, was wiederum Aufgabe nicht nur politischer Entscheidungsträgerinnen, sondern aller im psychosozialen Bereich Tätigen sowie insgesamt der politischen Öffentlichkeit ist.

2. **Formen von Verrücktheit:** In dieser Arbeit wurde die Verrücktheit des Sensus communis und des sozialen Raums allein anhand des psychiatrischen Konzepts der Schizophrenie beschrieben. Damit sollte der Verrücktheitsbegriff jedoch nicht auf die Schizophrenie eingeschränkt werden. Zahlreiche weitere Formen von Verrücktheit wären mit Blick auf den Sensus communis, den sozialen Raum und ihre jeweilige Nischenbildung phänomenologisch zu analysieren. Ich denke hier beispielsweise an phänomenologische Betrachtungen der Anorexie (vgl. Marcinski, in Vorbereitung, 2014; Zutt, 1963 a) oder der Borderline-Persönlichkeitsstörung (vgl. Stanghellini & Rosfort, 2013). Von besonderem Interesse erscheint mir die Depression und die hierfür prädisponierende Persönlichkeitsstruktur des *Typus melancholicus* (Tellenbach, 1983). Alfred Kraus (1977) zufolge zeichnen sich Menschen mit dieser Persönlichkeitsausprägung durch eine Überidentifikation mit gesellschaftlich vorgegebenen Rollen und Normen aus, was Kraus auch als »Hypernomie« bezeichnet (ebd., S. 137 ff.). In Momenten, da diese Rollen und Erwartungen nicht mehr ausgefüllt werden können, komme es zum depressiven Gefühl der Leere (Gefühl der Gefühllosigkeit), der Wertlosigkeit und Erschöpfung. Ebenso sieht Kraus aber auch die Manie bzw. insgesamt die manische Depression (bipolare Störung) als Ausdruck dieser Überidentifikation. Im Anschluss ist zu vermuten, dass in diesem Fall statt eines *Verlusts* des Sensus communis eher ein zu stark ausgeprägter oder übersteigerter Sensus communis vorliegt. Dies wäre wiederum mit der gegenwärtigen Vereinnahmung des Menschen von neoliberalen Leistungs- und Effizienz-Normen unserer Gesellschaft zu korrelieren (vgl. Mensen, 2014; Ehrenberg, 2004). Aus räumlicher Sicht jedenfalls stellt Stanghellini (2004, S. 15) der *Exzentrizität* der schizophrenen Verrücktheit die *Zentrizität* des »melancholischen Typus« entgegen, der sich immerzu in Übereinstimmung und Nähe zu den bestehenden Regeln und Normen der Gesellschaft verhalte und bewege. Eine für die weitere Forschung interessante Frage, die ich hier allerdings nur aufwerfen kann, wäre dann: Was sagt es über das Verhältnis von Sensus communis und gesellschaftlicher Ordnung aus, wenn sowohl der Verlust ihrer Selbstverständlichkeit und des Sinns für sie als auch ihre »Über-Selbstverständlichkeit« und die Überidentifikation mit ihr in die Verrücktheit führen können?

3. **Verhältnis zu anderen Theorien:** Schließlich ist für die Weiterentwicklung der hier dargestellten Theorie der interdisziplinäre Austausch mit anderen Forschungsmethoden und Theorien vonnöten. Mehrfach wurde auf die Erweiterung der Phänomenologie durch sozialwissenschaftliche Ansätze hingewiesen. Die Auseinandersetzung mit Goffmans Werk sollte dabei ebenso weiter vertieft werden wie die im gegebenen Rahmen lediglich angedeuteten Erweiterungs- und Fundierungsmöglichkeiten durch Bourdieus Theorie des Habitus und des sozialen Raums. Auch eine Beschäftigung mit sozialtheoretischen Entfremdungstheorien (vgl. Jaeggi, 2016; Gabel, 1967) und mit dem Anerkennungsbegriff (vgl. Bedorf, 2010), der in dieser Arbeit nur kurz anhand des Nischenkonzepts gestreift wurde, scheint in Zukunft lohnenswert (vgl. Iwer, in Vorbereitung). Ebenso ist ein Dialog mit der sozialtherapeutisch bereits etablierten Systemtheorie vielversprechend sowie schließlich mit der Kritischen Psychologie, deren sozialpsychiatrische Relevanz vor allem Erich Wulff betont hat. Diese Andeutungen müssen hier vage und summarisch bleiben, doch lassen sie die Lebendigkeit und Vielfalt erkennen, mit der in Zukunft die verstummte Debatte um die Theorie der Sozialpsychiatrie geführt werden könnte.

Nach diesen Andeutungen möchte ich die Untersuchung nun mit der Frage nach der *sozialpsychiatrischen Grundhaltung* beenden.

11.2 »Homo sum …« – Phänomenologie des Sensus communis und sozialpsychiatrische Grundhaltung

Zu Beginn der Arbeit (Kapitel 1.2, 1.4) plädierte ich dafür, die Sozialpsychiatrie weniger als bestimmtes Ressort der Psychiatrie mit eigener Theoriebildung, empirischer Forschung und Versorgungsplanung zu verstehen denn als eine besondere, am Sozialen orientierte Grundhaltung, die sich über die Psychiatrie insgesamt erstreckt und die sich sowohl in Wissenschaft, Organisation wie in konkreter Praxis ausdrückt (ebd.; vgl. Elgeti, 2010). Ich verwendete zur Umschreibung dieser Grundhaltung die Formulierung der »Subjektorientierung in sozialer Perspektive«. Wie stellt sich nun zum Ende meiner Untersuchung diese Grundhaltung konkret dar?

Zunächst besteht sie in dem steten Versuch, die jeweilige Erfahrung und den Intimraum einer Person vor dem Hintergrund von kulturellen, moralischen, ökonomischen (etc.) Ordnungen des sozialen Raums zu verstehen und diesen Raum kritisch zu hinterfragen. Sie nähert sich damit dem an, was Heiner Keupp (2003) als »soziale Empfindsamkeit und Reflexivität« der sozialpsychiatrischen Grundhaltung bezeichnet. Allerdings setzt dies voraus, dass auch selbst übergangsweise die randständige Perspektive der Verrücktheit im Bezug auf den sozialen Raum eingenommen wird. Es bedarf eines Grenzgängertums, einer »Einstellungsflexibilität« (Blankenburg, 1991b, S. 274 ff.) und einer einklammernden Distanzierung gegenüber dem Selbstverständlichen der Lebenswelt, wie es gerade in der phänomenologischen Tradition durch die *Epoché* eingeübt wird (s. Kapitel 1, S. 42 f.). Durch diese Distanzierung können die feinen, verdeckten Regeln und Gesetze der alltäglich bewohnten Räume sichtbar gemacht werden. Zugleich macht dies eine »Komplizenschaft« mit jenen möglich, die sich nicht mehr auf diese Ordnung verstehen (vgl. Wulff, 2007, S. 14). In dieser *komplizenhaften Haltung* kann jene Interaktionsordnung, die für Andere unscheinbar und selbstverständlich den sozialen Raum durchwirkt, sich auf einmal als »Wildnis der Normalität« entpuppen, wie es die psychoseerfahrene Amelie Palmer erklärt (Schlimme & Brückner, 2017, S. 162), oder gar zu einer leidvollen und unüberwindbaren Grenze werden. Die *phänomenologische Komplizenschaft* kann so den Blick dafür schärfen, dass die öffentliche »Ordnung des Blicks« (Goffman) mitunter eine Tortur ist (s.o., S. 201) und dass sogar jeder noch so selbstverständliche Begriff seinen spontanen Sinn verlieren und Schmerz bereiten kann (Blankenburg, 1971/2012, S. 63 f.).

So unscheinbar schließlich, wie die soziale Ordnung des Alltags selbst ist, so unscheinbar ist offenbar auch ihre Grammatik des Ausschlusses gegenüber jenen, die sich nicht qua Sensus communis darauf einzustimmen imstande sind. Denn dieser Ausschluss ist nicht auf die gleiche Weise sichtbar wie ein von einer Treppe behinderter Rollstuhlfahrer. Die sich an die phänomenologische Komplizenschaft knüpfende Forderung nach Barrierefreiheit und Inklusion meint daher auch eine ganz andere Form von Barrieren, die sich nicht durch Aufzüge oder Brailleschrift beseitigen lassen. Da diese Barrieren in den Strukturen der menschlichen Interaktion verborgen sind, in ihren unscheinbaren Grenzen und leisen Verboten, geht es darum, diese Interaktion durch Räume des offenen Dialogs zu transformieren, wie ich sie in diesem letzten Kapitel veranschaulicht habe.[300]

In diesen Räumen wiederum erfüllt die von mir vertretene phänomenologisch-anthropologische Sicht auf den Menschen ihren besonderen Sinn, und zwar nicht als Bestimmung einer allgemeinen Norm des Menschen, dessen Scheitern der Wahnsinn wäre, sondern – wie hier vorgeschlagen – als immer wieder neu zu stellende Frage danach, *wer wir in der Begegnung mit dem Wahnsinn sind* (s. Kapitel 1.3.2,

300 Die Ausgrenzungsmechanismen und Teilhabebehinderungen von Menschen mit anhaltender psychischer Erkrankung sind demnach insgesamt von anderer Art als im Falle körperlicher Behinderung. Die damit verbundene, weitaus subtilere Form der Ausgrenzung wird gesundheitspolitisch häufig bagatellisiert oder gänzlich missachtet. Entsprechend klagt Kellmann (2017) die in seinen Augen für die Bedürfnisse chronisch psychisch Erkrankter vollkommen unzureichende Fassung des *Bundesteilhabegesetzes* an.

S. 40 f.). »*Der Mensch ist*«, wie Minkowski sagt, »*dazu gemacht, das Menschliche zu ergründen*« (1947, S. 339 f., kursiv i. O.). Durch eben diese Verständigungshaltung und dieses offene Fragen kommt es zu der beschriebenen Wiederherstellung von Resonanz, Nähe und Vertrauen der Betroffenen mit der sozialen Umwelt (s. o., S. 259 ff.). Wenn Bøe u. a. (2015, S. 175) dies in ihrer Untersuchung zum *Open Dialogue* mit der Erfahrung von *Lebendigkeit und Bewegung* bei den Befragten verbinden, scheint eben das erreicht zu sein, was Minkowski (1947, S. 340) mit dem anthropologischen Fragen der phänomenologischen Psychiatrie forderte: den verrückten Menschen wieder an der »Gemeinschaft der Lebenden« teilhaben zu lassen (vgl. Kapitel 1, S. 27).

Zu guter Letzt geht diese komplizenhafte, anthropologische Haltung der Sozialpsychiatrie aber auch mit einem bestimmten Bild der alltäglichen sozialen Interaktionsordnung, ihrer Normalität und schließlich ihres Common Sense einher. Sie geht davon aus, dass der Common Sense eigentlich nur als die komplexe und vielschichtige Einheit des Sensus communis zu begreifen ist, durch den wir uns auf die geteilte Ordnung des Alltags abstimmen. Dieser Sensus communis ist zwar von jener Ordnung bestimmt, die er durch das Common-Sense-Denken in Regeln (vgl. Kapitel 6) und durch die leiblichen Gewohnheiten des sozialen Sinns (vgl. Kapitel 5) integriert, er ist zugleich aber durch seinen Gemeinsinn offen gegenüber dem »Unmöglichen« und »Unvorhersehbaren« unserer Existenz – und schließlich ist er auch selbst durch die radikale Offenheit seines Empfindens gegenüber diesem »Unmöglichen« verletzbar und *verrückbar* (Kapitel 4.4, S. 100 ff.).

»Homo sum: humani nil a me alienum puto« – »Ich bin ein Mensch, nichts Menschliches ist mir fremd« (Terenz, Heaut., V. 77). Diese Formulierung der römischen Antike, die ich im historischen Kapitel über den Sensus communis erwähnt habe (Kapitel 3, S. 71 f.), möchte ich demnach abschließend ändern: »Ich bin ein Mensch, nichts *Verrücktes* ist mir fremd.« Die Verrücktheit wird und sollte niemals gänzlich ihre Fremdheit für uns alle verlieren.[301] Doch dass die Verrücktheit dem Common Sense, dem vermeintlichen »true pillar of normal mental life« (Stanghellini, 2004, S. 13), weitaus näher steht, als wir dies gemäß unserem Common Sense für gewöhnlich meinen, ja dass sie uns alle angeht, dies habe ich versucht, in dieser Arbeit zu zeigen. Hierin liegt meines Erachtens die grundlegende Relevanz der philosophischen Reflexion über den Sensus communis – für die Psychiatrie, für die Gesellschaft und für jede Dialogik der Verrücktheit.

301 Erinnert man sich aber an die kritische Note, die Terenz ursprünglich in seinem Stück *Heautontimoroumenos* dem Originalzitat gab, so ist in der anthropologisch-dialogischen Suche nach dem Menschlichen des Wahnsinns dabei immer auch Respekt und Zurückhaltung vor dessen Fremdheit geboten, wie ich dies schon bezüglich der Nischen der Verrücktheit angedeutet habe (vgl. Kapitel 1.3.2, 1.4 und 10.2.3, S. 250 ff.). Um dieses Spannungsverhältnis wiederzugeben, müsste der Satz also ein weiteres Mal verändert werden: »Ich bin ein Mensch, das Verrückte ist mir fremd und doch ein Teil von mir , ohne den ich nicht wäre, was ich bin.« Ich danke Dyrk Zedlick für eine wichtige Diskussion hierzu.

Literaturverzeichnis

Aaltonen, J., Seikkula, J., & Lehtinen, K. (2011). The comprehensive open-dialogue approach in Western Lapland: I. The incidence of non-affective psychosis and prodromal states. *Psychosis, 3*(3), 179–191.

Abilgaard, P. (2014). *Stabilisierende Psychotherapie in akuten Krisen: PITT für die psychotherapeutische Grundversorgung.* München: Klett-Cotta.

Ahmed, S. (2007). A phenomenology of whiteness. *Feminist Theory, 8*(2), 149–168.

Ahmedani, B.K. (2011). Mental health stigma: Society, individuals, and the profession. *Journal of Social Work Values and Ethics, 8*(2), 4–16.

Albertus Magnus. (opera omnia-a). *De anima* (C. Stroick, B. Geyer, Hrsg.) (Ausg. von 1968, Bd. 2.4). Münster: Aschendorff.

Albertus Magnus. (opera omnia-b). *Liber de anima* (B. Geyer, Hrsg.) (Ausg. von 1951, Bd. 7.1). Münster: Aschendorff.

Albrow, M. (1997). Travelling beyond local cultures: Socioscapes in a global city. In J. Eade (Hrsg.), *Living the Global City* (S. 37–55). London: Routledge.

Aleman, A., Kahn, R.S., & Selten, J.-P. (2003). Sex differences in the risk of schizophrenia: Evidence from meta-analysis. *Archives of General Psychiatry, 60*(6), 565–571.

Alexander Aphrodisiensis (Alexandri Aphrodisiensis praeter commentaria scripta minora). *Alexandri Aphrodisiensis praeter commentaria scripta minora.* (I. Bruns, Hrsg.) (Ausg. von 1892, Bd. 2, Teil 2). Berlin: Reimer.

Amering, M., & Schmolke, M. (2012). *Recovery: Das Ende der Unheilbarkeit* (5. Aufl.). Bonn: Psychiatrie Verlag.

Andersch, N. (2016). Gestalt und Gestaltverlust in der Schizophrenie. Zur Bedeutung stabilisierender Symbolbildung für unser Bewusstsein und seine Störungen. *Gestalt Theory, 38*(2/3), 279–296.

Andersch, N. (2017). Gestaltpsychologische Ansätze in der Psychiatrie in den 20er und 30er Jahren. In L. Scherzberg, A.H. Leugers-Scherzberg (Hrsg.), *Diskurse über Form, Gestalt und Stil in den 20er und 30er Jahren des 20. Jahrhunderts.* Saarbrücken: Universaar. Abgerufen von https://www.academia.edu/19542678/Gestaltpsychologische_Ans%C3%A4tze_in_der_Psychiatrie_in_den_20er_und_30er_Jahren

Andrews, G., Corry, J., Slade, T., Issakidis, C., & Swanston, H. (2004). Child sexual abuse. In *Comparative Quantification of Health Risks: Global and Regional Burden of Disease Attributable to Selected Major Risk Factors* (S. 1851–1940). Genf: World Health Organization.

Angermeyer, M. C., Kühn, L., & Goldstein, J. M. (1990). Gender and the course of schizophrenia: Differences in treated outcomes. *Schizophrenia Bulletin, 16*(2), 293–307.

Arendt, H. (1994). Verstehen und Politik. In *Zwischen Vergangenheit und Zukunft: Übungen im politischen Denken I*. München: Piper Taschenbuch.

Arendt, H. (2007). *Vita activa oder Vom tätigen Leben* (6. Aufl.). München: Piper Taschenbuch. (Erstmals erschienen 1958)

Arendt, H. (2012). *Das Urteilen*. München, Zürich: Piper Taschenbuch.

Aristoteles (an.). *De anima – Über die Seele* (G. Krapinger, Übers.) (Ausg. von 2012). Stuttgart: Reclam.

Aristoteles (somn.). *De somno et vigilia – Über Schlaf und Wachsein* (P. Gohlke, Hrsg.) (Ausg. von 1953). Paderborn: Schöningh.

Aristoteles (eth. Eud.). *Eudemische Ethik* (P. Gohlke, Hrsg.) (Ausg. von 1953). Paderborn: Schöningh.

Aristoteles (Historia animalum). *Historia animalum – Über die Glieder der Geschöpfe* (P. Gohlke, Hrsg.) (Aufl. von 1957). Paderborn: Schöningh.

Aristoteles (eth. Nic.). *Nikomachische Ethik* (G. Bien, Hrsg.; E. Rolfes, Übers.) (Ausg. von 1972). Hamburg: Meiner.

Armbruster, J., Dieterich, A., Hahn, D., & Ratzke, K. (Hrsg.) (2015). *40 Jahre Psychiatrie-Enquete: Blick zurück nach vorn*. Köln: Psychiatrie Verlag.

Ataria, Y. (2015). Trauma from an enactive perspective: The collapse of the knowing-how structure. *Adaptive Behavior, 23*(3), 143–154.

Augé, M. (2014). *Nicht-Orte* (M. Bischoff, Übers.) (4. Aufl.). München: C. H. Beck. (Erstmals erschienen 1992)

Augustinus, A. (lib. arb.). *De libero arbitrio: Der freie Wille* (Ausg. von 2006, Bd. 9). Paderborn: Schöningh.

Bahlmann, J., Angermeyer, M. C., & Schomerus, G. (2013). »Burnout« statt »Depression« – eine Strategie zur Vermeidung von Stigma? *Psychiatrische Praxis, 40*(02), 78–82.

Barberi, A. (2011). »Der Wahnsinn ist eine soziale Konstruktion.« Zur Aktualität der Antipsychiatrie. *Internationale Zeitschrift für Sozialpsychologie und Gruppendynamik in Wirtschaft und Gesellschaft, 36*(2), 3–18.

Barnes, A. (2004). Race, schizophrenia, and admission to state psychiatric hospitals. *Administration and Policy in Mental Health and Mental Health Services Research, 31*(3), 241–252.

Basaglia, F. (Hrsg.) (1973). *Die negierte Institution oder Die Gemeinschaft der Ausgeschlossenen. Ein Experiment der psychiatrischen Klinik in Görz*. Frankfurt a. M.: Suhrkamp.

Basaglia, F. (1981). *Dalla psychiatria fenomenologia all'esperienza di Gorizia* (F. Ongaro Basaglia, Hrsg.). Torino: Einaudi.

Basso, E. (2012). On historicity and transcendentality again. Foucault's trajectory from existential psychiatry to historical epistemology. *Foucault Studies*, (14), 154–178.

Basso, E. (2016). À propos d'un cours inédit de Michel Foucault sur l'analyse existentielle de Ludwig Binswanger (Lille 1953–54). *Revue de Synthèse*, 137, 35–59.

Bastian, T. (1982). *Arzt, Helfer, Mörder. Eine Studie über die Bedingungen medizinischer Verbrechen.* Paderborn: Junfermann.

Bateson, G., Jackson, D.D., & Wynne, L.C. (1969). *Schizophrenie und Familie.* Frankfurt a.M.: Suhrkamp.

Baudrillard, J. (1987). *L'autre par lui-même.* Paris: Galilée.

Bauer, M. (2003). Reform als soziale Bewegung: Der »Mannheimer Kreis« und die Gründung der »Deutschen Gesellschaft für Soziale Psychiatrie«. In F.W. Kersting (Hrsg.), *Psychiatriereform als Gesellschaftsreform* (S. 155–163). Paderborn: Schöningh.

Bauer, M. (2013). Sozialpsychiatrie kann als eigenständiges Gebiet abgeschafft werden – Pro. *Psychiatrische Praxis*, *40*(8), 411–412.

Beards, S., Gayer-Anderson, C., Borges, S., Dewey, M.E., Fisher, H.L., & Morgan, C. (2013). Life events and psychosis: A review and meta-analysis. *Schizophrenia Bulletin*, *39*(4), 740–747.

Beattie, J. (1915). Essay on the nature and immutabihty of truth. In G.A. Johnston (Hrsg.), *Selections from the Scottish Philosophy of Common Sense* (S. 217–226). Chicago, London: Open Court Publishing Company. (Erstmals erschienen 1770)

Becker, T., Hoffmann, H., Puschner, B., & Weinmann, S. (2008). *Versorgungsmodelle in Psychiatrie und Psychotherapie.* Stuttgart: Kohlhammer.

Becker, U., Wacker, E., & Banafsche, M. (Hrsg.) (2013). *Inklusion und Sozialraum. Behindertenrecht und Behindertenpolitik in der Kommune.* Baden-Baden: Nomos.

Bedorf, T. (2010). *Verkennende Anerkennung: Über Identität und Politik.* Berlin: Suhrkamp.

Beebe, B., Lachmann, F., & Jaffe, J. (1997). Mother-infant interaction structures and presymbolic self-and object representations. *Psychoanalytic Dialogues*, 7(2), 133–182.

Benedetti, G. (1955). Psychotherapie einer Schizophrenen. *Psyche. Eine Zeitschrift für psychologische und medizinische Menschenkunde*, *8*, 1–16. (Erstmals erschienen 1954–1955)

Benedetti, G. (1956). Psychotherapie eines Schizophrenen. *Psyche. Eine Zeitschrift für psychologische und medizinische Menschenkunde*, *9*, 23–41. (Erstmals erschienen 1955–1956)

Benoîst, J. (2014). Avant-propos. In H. Maldiney, *Existence: crise et création* (S. 9–15). Paris: Encre marine.

Berger, P. L., & Luckmann, T. (2003). *Die gesellschaftliche Konstruktion der Wirklichkeit: Eine Theorie der Wissenssoziologie* (H. Plessner & M. Plessner, Übers.) (19. Aufl.). Frankfurt a. M.: Fischer. (Erstmals erschienen 1966)

Bergson, H. (1957). Le bon sens et les études classiques. In G. L. Roy, R.-M. Mossé-Bastide (Hrsg.), *Ecrits et paroles* (S. 84–94). Paris: PUF. (Erstmals erschienen 1895)

Bergson, H. (2012). *Le bon sens ou l'esprit français* (C. Morana, Hrsg.). Paris: Mille et une nuits.

Bergson, H. (2013). *L'évolution créatrice* (F. Worms, A. François, Hrsg.) (12. Aufl.). Paris: PUF. (Erstmals erschienen 1907)

Beyer, C. (2014). »Ko-Existenz« im »Trainingslager« – Karl Peter Kisker und die Frühphase der Hannoveraner Sozialpsychiatrie 1966–1972. *Sozialpsychiatrische Informationen, 44*(1), 28–32.

Binswanger, L. (1994). Über Phänomenologie. In *Ausgewählte Werke in vier Bänden* (Bd. 3, S. 35–70). Heidelberg: Asanger. (Erstmals erschienen 1923)

Binswanger, L. (1994). Traum und Existenz. In *Ausgewählte Werke in vier Bänden* (Bd. 3, S. 95–119). Heildelberg: Asanger. (Erstmals erschienen 1930)

Binswanger, L. (1994). Das Raumproblem in der Psychopathologie (1933). In *Ausgewählte Werke in vier Bänden* (Bd. 3, S. 123–178). Heidelberg: Asanger. (Erstmals erschienen 1933)

Binswanger, L. (1994). Grundformen und Erkenntnis menschlichen Daseins. In *Ausgewählte Werke in vier Bänden* (Bd. 2). Heidelberg: Asanger. (Erstmals erschienen 1942)

Binswanger, L. (1994). Drei Formen missglückten Daseins. In M. Herzog (Hrsg.), *Ausgewählte Werke in vier Bänden* (Bd. 1, S. 233–418). Heidelberg: Asanger. (Erstmals erschienen 1956)

Binswanger, L. (1994). Der Fall Suzanne Urban. In A. Holzhey-Kunz (Hrsg.), *Ausgewählte Werke in vier Bänden* (Bd. 4, S. 210–332). Heidelberg: Asanger. (Erstmals erschienen 1957)

Binswanger, L. (1994a). Melancholie und Manie. In A. Holzhey-Kunz (Hrsg.), *Ausgewählte Werke in vier Bänden* (Bd. 4, S. 351–428). Heidelberg: Asanger.

Binswanger, L. (1994b). Wahn. In A. Holzhey-Kunz (Hrsg.), *Ausgewählte Werke in vier Bänden* (Bd. 4, S. 210–332). Heidelberg: Asanger.

Birnbaum, M. L., Rizvi, A. F., Correll, C. U., & Kane, J. M. (2016). Role of social media and the Internet in pathways to care for adolescents and young adults with psychotic disorders and non-psychotic mood disorders. *Early Intervention in Psychiatry*. Abgerufen von http://europepmc.org/articles/pmc4580496

Blankenburg, W. (1958). Daseinsanalytische Studie über einen Fall paranoider Schizophrenie. Ein Beitrag zur Interpretation schizophrener Endzustände. *Schweizer Archiv für Neurologie und Psychiatrie*, (81), 9–105.

Blankenburg, W. (1979). Die Daseinsanalyse. In *Psychologie des 20. Jahrhunderts* (Bd. III, S. 941–964). Zürich: Kindler.

Blankenburg, W. (1980a). Anthropologisch orientierte Psychiatrie. In U.-H. Peters (Hrsg.), *Psychologie des 20. Jahrhunderts* (Bd. 10, S. 182–197). Zürich: Kindler.

Blankenburg, W. (1980b). Phänomenologische Epoché und Psychopathologie. In W. R. Sprondel, R. Grathoff (Hrsg.), *Alfred Schütz und die Idee des Alltags in den Sozialwissenschaften* (S. 93–117). Stuttgart: Enke.

Blankenburg, W. (1981). Phänomenologie der Lebensweltbezogenheit des Menschen und Psychopathologie. In R. Grathoff, B. Waldenfels (Hrsg.), *Sozialität und Intersubjektivität* (S. 182–207). München: Fink.

Blankenburg, W. (1983). Die Psychotherapie Schizophrener als Ort psychoanalytisch-daseinsanalytischer Konvergenz. *Nervenarzt*, (54), 144–149.

Blankenburg, W. (1984a). Störung und Auffassung von Sprache bei Schizophrenen. In H. J. Bochnik, W. Richtberg (Hrsg.), *Sprache – Sprechen – Verstehen. Zur Phänomenologie und Praxis sprachlicher Kommunikationsstörungen* (S. 104–115). Erlangen: Perimed.

Blankenburg, W. (1984b). Unausgeschöpftes in der Psychopathologie von Karl Jaspers. *Nervenarzt*, 55, 447–460.

Blankenburg, W. (1989). Phänomenologie der Leiblichkeit als Grundlage für ein Verständnis der Leiberfahrung psychisch Kranker. *Daseinsanalyse*, (6), 161–193.

Blankenburg, W. (1991a). Perspektivität und Wahn. In W. Blankenburg (Hrsg.), *Wahn und Perspektivität* (S. 4–28). Stuttgart: Enke.

Blankenburg, W. (1991b). Phänomenologische Orientierung in der Psychopathologie. In M. Herzog, C. F. Graumann (Hrsg.), *Sinn und Erfahrung* (S. 263–287). Heidelberg: Asanger.

Blankenburg, W. (1991c). Über das Verhältnis Schizophrener zur Sprache. In A. Kraus, C. Mundt (Hrsg.), *Schizophrenie und Sprache* (S. 140–151). Stuttgart, New York: Thieme.

Blankenburg, W. (2007). Ansätze zu einer Psychopathologie des Common Sense. In M. Heinze (Hrsg.), *Psychopathologie des Unscheinbaren: Ausgewählte Aufsätze von Wolfgang Blankenburg* (S. 97–118). Berlin: Parodos. (Erstmals erschienen 1969)

Blankenburg, W. (2007). Wie weit reicht die dialektische Betrachtungsweise in der Psychiatrie? In M. Heinze (Hrsg.), *Psychopathologie des Unscheinbaren: Ausgewählte Aufsätze von Wolfgang Blankenburg* (S. 149–182). Berlin: Parodos.

Blankenburg, W. (2010). Ethnopsychiatrie im Inland. Norm-Probleme im Hinblick auf die Kultur- und Subkultur-Bezogenheit psychiatrischer Patienten. *Curare – Zeitschrift für Medizinethnologie. Journal of Medical Anthropology, 1–2*(33), 42–52. (Erstmals erschienen 1984)

Blankenburg, W. (2012). *Der Verlust der natürlichen Selbstverständlichkeit: Ein Beitrag zur Psychopathologie symptomarmer Schizophrenien* (2. Aufl.). Berlin: Parodos. (Erstmals erschienen 1971)

Bock, T. (2010). *Eigensinn und Psychose: »Noncompliance« als Chance* (4. Aufl.). Neumünster: Paranus.

Bock, T. (2013). *Je früher, desto vorsichtiger – Lehren aus Trialog und Integrierter Versorgung – Vortrag in Bern vom 31.01.2013*. Abgerufen von http://www.fetz.gef.be.ch/fetz_gef/de/index/navi/index/das_fetz_bern/Publikationen.assetref/content/dam/documents/GEF/FETZ/de/Bock%20Fetz%202013%20Bern.pdf

Bock, T. (2016). Raum und Psyche. Aus sozialpsychiatrischer, anthropologischer, trialogischer Sicht. In B. Haslinger (Hrsg.), *Raum und Psyche: Ein transdisziplinärer Dialog zu Freiräumen in der Psychiatrie* (S. 57–78). Gießen: Psychosozial-Verlag.

Bock, T., & Heinz, A. (2016). *Psychosen: Ringen um Selbstverständlichkeit.* Köln: Psychiatrie Verlag.

Bock, T., & Priebe, S. (2005). Psychosis seminars: An unconventional approach. *Psychiatric Services, 56*(11), 1441–1443.

Bøe, T. D., Kristoffersen, K., Lidbom, P. A., Lindvig, G. R., Seikkula, J., Ulland, D., & Zachariassen, K. (2015). »Through speaking, he finds himself ... a bit«: Dialogues open for moving and living through inviting attentiveness, expressive vitality and new meaning. *Australian and New Zealand Journal of Family Therapy, 36*(1), 167–187.

Boger, M.-A. (2015). Das Trilemma der Depathologisierung. In C. Schmechel, F. Dion, K. Dudek, M. Rossmöller (Hrsg.), *Gegendiagnose. Beiträge zur radikalen Kritik an Psychologie und Psychiatrie* (S. 268–288). Münster: Edition Assemblage.

Bopp, J. (1982). *Antipsychiatrie. Theorien, Therapien, Politik.* Frankfurt a. M.: Syndicat.

Bourdieu, P. (1987). *Die feinen Unterschiede. Kritik der gesellschaftlichen Urteilskraft* (A. Russer & B. Schwibs, Übers.) (24. Aufl.). Frankfurt a. M.: Suhrkamp.

Bourdieu, P. (1991). Physischer, sozialer und angeeigneter physischer Raum. In M. Wentz (Hrsg.), *Stadt-Räume* (Bd. 2, S. 26–34). Frankfurt a. M.: Campus.

Bourdieu, P. (1995). Sozialer Raum und »Klassen«. In *Sozialer Raum und »Klassen«. Leçon sur la leçon. Zwei Vorlesungen* (3. Aufl., S. 7–46). Frankfurt a. M.: Suhrkamp.

Bourdieu, P. (2000). *Esquisse d'une theorie de la pratique.* Paris: Seuil. (Erstmals erschienen 1972)

Bourdieu, P. (2001). *Das politische Feld – Zur Kritik der politischen Vernunft.* Konstanz: UvK Verlag.

Bourdieu, P. (2001). *Meditationen: Zur Kritik der scholastischen Vernunft* (2. Aufl.). Frankfurt a. M.: Suhrkamp. (Erstmals erschienen 1997)

Bourdieu, P. (2007). Über einige Eigenschaften von Feldern. In J. Jurt (Hrsg.), *Absolute Pierre Bourdieu* (S. 124–129). Freiburg i. Br.: Orange-Press.

Bourque, F., Van der Ven, E., & Malla, A. (2011). A meta-analysis of the risk for psychotic disorders among first-and second-generation immigrants. *Psychological Medicine, 41*(5), 897–910.

Bracken, P., & Thomas, P. (2001). Postpsychiatry : A new direction in mental health. *British Medical Journal, 322*, 724–727.

Bracken, P., & Thomas, P. (2013). Challenges to the modernist identity of psychiatry: User empowerment and recovery. In K. W. M. Fulford, M. Davies, R. G. T. Gipps, G. Graham, J. Z. Sadler, G. Stanghellini, T. Thornton (Hrsg.), *The Oxford Handbook of Philosophy and Psychiatry* (S. 123–138). Oxford: Oxford University Press.

Bremer, F., Hansen, H., & Blume, J. (Hrsg.) (2014). *Leben in Nischen.* Neumünster, Holst: Die Brücke Neumünster.

Brenssell, A., & Weber, K. (Hrsg.) (2016). *Störungen* (4. Aufl.). Hamburg: Argument Verlag.

Breyer, T. (2012). Perspektivität als Thema der Phänomenologie und Psychopathologie. *Journal für Philosophie und Psychiatrie,* (November), 1–14.

Breyer, T., Bucholz, M. B., Haburger, A., & Pfänder, S. (Hrsg.) (2017). *Resonanz – Rhythmus – Synchronisierung: Interaktionen in Alltag, Therapie und Kunst.* Bielefeld: Transcript.

Brieger, P., & Hoffmann, H. (2012). Was bringt psychisch Kranke nachhaltig in Arbeit? *Der Nervenarzt,* 83(7), 840–846.

Brink, C. (2010). *Grenzen der Anstalt: Psychiatrie und Gesellschaft in Deutschland 1860–1980.* Göttingen: Wallstein.

Brown, G. W., Monck, E. M., Carstairs, G. M., & Wing, J. K. (1962). Influence of family life on the course of schizophrenic illness. *British Journal of Preventive & Social Medicine, 16*(2), 55–68.

Brückner, B. (2007). *Delirium und Wahn: Geschichte, Selbstzeugnisse und Theorien von der Antike bis 1900. Vom Altertum bis zur Aufklärung* (Bd. 1). Hürtgenwald: Guido Pressler.

Brückner, B. (2009). Geschichtlichkeit und Aktualität der Theorie des Wahns in der »Allgemeinen Psychopathologie« von Karl Jaspers. *Journal für Philosophie und Psychiatrie, 2*(2).

Brückner, B. (2010). *Geschichte der Psychiatrie.* Köln: Psychiatrie Verlag.

Brückner, B. (2012). Zur Ambivalenz zwischen Sozial- und Gemeindepsychiatrie. *Sozialpsychiatrische Informationen*, *42*(4), 11–12.

Brückner, B., Iwer, L., & Thoma, S. (2017). Die Existenz, Abwesenheit und Macht des Wahnsinns. Eine kritische Übersicht zu Michel Foucaults Arbeiten zur Geschichte und Philosophie der Psychiatrie. *NTM Zeitschrift für Geschichte der Wissenschaften, Technik und Medizin*, *25*, 69–98.

Brückner, B., & Schlimme, J. (2014). Kommentar zu Erich Wulffs »Natürliche Selbstverständlichkeit oder Gemeinsinn?« In J. Schlimme, S. Grätzel (Hrsg.), *Klassiker der Medizinischen Anthropologie* (S. 193–198). Freiburg i. Br., München: Alber.

Brückner, B., & Thoma, S. (2017). Wahn, Weltanschauung und Habitus. Zur sozialwissenschaftlichen Kritik der Theorie des Wahns im Werk von Karl Jaspers. *Discipline Filosofiche*, (1), 223–247.

Bugter, S. E. W. (1987). Sensus communis in the works of M. Tullius Cicero. In F. van Holthoon, D. R. Olson (Hrsg.), *Common Sense: The Foundations for Social Science* (S. 83–98). Lanham: University Press of America. (Erstmals erschienen 1971)

Butler, J. (2001). *Psyche der Macht – Das Subjekt der Unterwerfung*. Frankfurt a. M.: Suhrkamp.

Buytendijk, F. J. J. (1958 a). Das erste Lächeln des Kindes. In *Das Menschliche – Wege zu seinem Verständnis* (S. 101–118). Stuttgart: Koehler.

Buytendijk, F. J. J. (1958 b). *Das Menschliche – Wege zu seinem Verständnis*. Stuttgart: Koehler.

Buytendijk, F. J. J. (1958 c). Zur Phänomenologie der Begegnung. In *Das Menschliche – Wege zu seinem Verständnis* (S. 60–100). Stuttgart: Koehler.

Cahill, S. E. (2006). Building bodily boundaries: Embodied enactment and experience. In D. Waskul, P. Vannini (Hrsg.), *Body/Embodiment: Symbolic Interaction and the Sociology of the Body* (S. 69–82). Burlington: Ashgate. Abgerufen von http://www.hainmc.edu.cn/u/cms/sheke/201406/04142714jyei.pdf#page=98

Calvo, P., Fortuny, J. R., Guzmán, S., Macías, C., Bowen, J., García, M. L., … Fatjó, J. (2016). Animal Assisted Therapy (AAT) program as a useful adjunct to conventional psychosocial rehabilitation for patients with schizophrenia: Results of a small-scale randomized controlled trial. *Frontiers in Psychology*, *7*, 631.

Camilleri, N., Grech, A., & Taylor-East, R. (2010). Socio-economic status and population density risk factors for psychosis: Prospective incidence study in the Maltese Islands. *International Psychiatry*, *7*(3), 69–71.

Castel, R., Castel, F., & Lovell, A. (1982). *Psychiatrisierung des Alltags: Produktion und Vermarktung der Psychowaren in den USA* (C. Schulz, Übers.). Frankfurt a. M.: Suhrkamp.

Cazal, R. (2016). *Henri Maldiney: la transpassibilité, l'Ouvert*. Essai. Abgerufen von http://www.henri-maldiney.org/sites/default/files/imce/raphaelle_cazal_-_henri_maldiney_la_transpassibilite_louvert_corrige.pdf

Chow, W.S., & Priebe, S. (2013). Understanding psychiatric institutionalization: A conceptual review. *BMC Psychiatry, 13*(1), 1.

Cicero, M.T. (Tim.). *Timaeus: Lateinisch – Deutsch* (K. Bayer & G. Bayer, Übers.) (Ausg. von 2006). Berlin: De Gruyter.

Ciompi, L., Hoffmann, H., & Broccard, M. (Hrsg.) (2001). *Wie wirkt Soteria? Eine atypische Psychosenbehandlung – kritisch durchleuchtet*. Bern: Huber.

Condillac, É.B. de (1984). *Traité des Sensations – Augmenté de l'Extrait Raisonné*. Paris: Librairie Athème Fayard. (Erstmals erschienen 1798)

Conrad, K. (1940). Erbbiologischer Teil. In K. Conrad, J.L. Entres, A. Kehrer, F. Meggendorfer, K. Pohlisch (Hrsg.), *Die erbliche Fallsucht. Der Erbveitstanz (Huntingtonsche Chorea). Der schwere Alkoholismus. Handbuch der Erbkrankheiten* (Bd. 3). Leipzig: Thieme.

Conrad, K. (1963). Gestaltanalyse und Daseinsanalytik. Zugleich Bemerkung zu dem voranstehenden Artikel »Problem der abnormen Krise« von C. Kulenkampff. In J. Zutt, E. Straus (Hrsg.), *Die Wahnwelten (Endogene Psychosen)* (S. 288–301). Frankfurt a.M.: Akademische Verlagsgesellschaft.

Conrad, K. (2013). *Die beginnende Schizophrenie: Versuch einer Gestaltanalyse des Wahnsinns*. Bonn: Psychiatrie Verlag. (Erstmals erschienen 1958)

Corin, E. (1990). Facts and meaning in psychiatry. An anthropological approach to the lifeworld of schizophrenics. *Culture, Medicine and Psychiatry, 14*(2), 153–188.

Corin, E., & Lauzon, G. (1992). Positive withdrawal and the quest for meaning: The reconstruction of Experience among schizophrenics. *Psychiatry, 55*(3), 266–278.

Corrigan, P.W. (1998). The impact of stigma on severe mental illness. *Cognitive and Behavioral Practice, 5*(2), 201–222.

Corsten, M., Kauppert, M., & Rosa, H. (2008). *Quellen Bürgerschaftlichen Engagements: Die biographische Entwicklung von Wir-Sinn und fokussierten Motiven*. Wiesbaden: VS Verlag für Sozialwissenschaften.

Cotard, J., Camuset, M., & Seglas, J. (1997). *Du délire des négations aux idées d'énormité*. Paris, Montréal: L'Harmattan. (Erstmals erschienen 1882)

Covington, M.A., He, C., Brown, C., Naci, L., McClain, J.T., Fjordbak, B.S., ... Brown, J. (2005). Schizophrenia and the structure of language: The linguist's view. *Schizophrenia Research, 77*(1), 85–98.

Crossley, M.L., & Crossley, N. (2001). »Patient«-voices, social movements and the habitus: How psychiatric survivors »speak out«. *Social Science & Medicine, 52*(10), 1477–1489.

Crossley, N. (1999). Fish, field, habitus and madness: The first wave mental health users movement in Great Britain. *The British Journal of Sociology, 50*(4), 647–670.

Dain, N. (1994). Psychiatry and antipsychiatry. In M. S. Micale, R. Porter (Hrsg.), *Discovering the History of Psychiatry* (S. 415–444). New York: Oxford University Press.

Dammann, G. (2015). Der ›Tod der Phänomenologie‹ in der Psychiatrie? In G. Dammann (Hrsg.), *Phänomenologie und psychotherapeutische Psychiatrie* (S. 51–76). Stuttgart: Kohlhammer.

Das-Munshi, J., Bécares, L., Boydell, J. E., Dewey, M. E., Morgan, C., Stansfeld, S. A., & Prince, M. J. (2012). Ethnic density as a buffer for psychotic experiences: Findings from a national survey (EMPIRIC). *The British Journal of Psychiatry*, (July), 282–290.

Davidson, L. (2003). *Living Outside Mental Illness: Qualitative Studies of Recovery in Schizophrenia*. New York, London: NYU Press.

Davies, B., & Harré, R. (1990). Positioning: The discursive production of selves. *Journal for the Theory of Social Behaviour, 20*(1), 43–63.

Delille, E., & Kirsch, M. (2016). Natural or interactive kinds? Les maladies mentales transitoires dans le cours de Ian Hacking au Collège de France (2000–2006). *Revue de Synthèse, 137*(2016), 87–115.

Dellwing, M. (2014). *Zur Aktualität von Erving Goffman*. New York: Springer VS.

Demke, E., Heumann, K., Mahlke, C., & Bock, T. (2017). EmPeeRie – Empower peers to research. Vorstellung eines Hamburger Projekts zur Förderung von partizipativer und betroffenenkontrollierter Forschung. *Sozialpsychiatrische Informationen, 47*(2), 43–46.

Descartes, R. (1971). Discours de la méthode pour bien conduire sa raison et chercher la vérité dans les sciences. In C. Adam, P. Tannery (Hrsg.), Œuvres de Descartes (Bd. VI). Paris: Vrin. (Erstmals erschienen 1637)

Dewey, J. (2010). *Kunst als Erfahrung* (G. vom Hofe, D. Sulzer, C. Velten, Übers.) (7. Aufl.). Frankfurt a. M.: Suhrkamp.

Diaconu, M. (2015). Von Hunden und Menschen. Zur anthropologischen Differenz bei Heidegger, Lévinas und Straus. In T. Breyer, T. Fuchs, A. Holzhey-Kunz (Hrsg.), *Ludwig Binswanger und Erwin Straus* (Bd. 4, S. 235–265). Freiburg i. Br., München: Alber.

Diaz-Andreu, M. (2008). *A World History of Nineteenth-Century Archaeology: Nationalism, Colonialism, and the Past*. Oxford: Oxford Univ. Press.

Diebitz, S. (2005). *Seelenkleid: Beiträge zu Phänomenologie und Theorie von Angst und Scham*. Münster: LIT.

Dörner, K. (1975). *Bürger und Irre*. Frankfurt a. M.: Fischer. (Erstmals erschienen 1969)

Dörner, K. (1975 a). Einleitung. In *Diagnosen der Psychiatrie. Über die Vermeidungen der Psychiatrie und Medizin* (S. 7–18). Frankfurt a. M.: Campus.

Dörner, K. (1975 b). Entstehung und Wirkung psychiatrischer Diagnosen. In *Diagnosen der Psychiatrie. Über die Vermeidungen der Psychiatrie und Medizin* (S. 137–149). Frankfurt a. M.: Campus.

Dörner, K. (1988). Über die Randständigkeit des Menschen. In T. König (Hrsg.), *Sartre. Ein Kongress* (S. 451–460). Reinbek: Rowohlt.

Dörner, K. (1990). Der Beitrag ökologischen Denkens zum Verständnis psychischer Erkrankungen und psychosozialen Handelns. In E. Wulff, A. Thom (Hrsg.), *Psychiatrie im Wandel: Erfahrungen und Perspektiven in Ost und West* (S. 34–43). Bonn: Psychiatrie Verlag.

Dörner, K. (Hrsg.) (1998). *Ende der Veranstaltung. Anfänge der Chronisch-Kranken-Psychiatrie.* Gütersloh: Jakob van Hoddis.

Dörner, K. (1999). Die Endlösung der sozialen Frage. In E. J. Engstrom, M. Weber, P. Hoff (Hrsg.), *Knowledge and Power: Perspectives in the History of Psychiatry* (S. 157–161). Berlin: Verlag für Wissenschaft und Bildung.

Dörner, K. (2002). *Tödliches Mitleid: Zur sozialen Frage der Unerträglichkeit des Lebens* (4. Aufl.). Neumünster: Paranus.

Dörner, K. (2007). *Leben und sterben, wo ich hingehöre: Dritter Sozialraum und neues Hilfesystem.* Neumünster: Paranus.

Dörner, K. (2011). Karte vom 03.03.2011.

Dörner, K. (2012). *Leben und sterben, wo ich hingehöre: Dritter Sozialraum und neues Hilfesystem* (7. Aufl.). Neumünster: Paranus.

Dörner, K., Köchert, R., von Laer, G., & Scherer, K. (1979). *Gemeindepsychiatrie.* Stuttgart u. a.: Kohlhammer.

Dörner, K., & Plog, U. (1972). *Sozialpsychiatrie. Psychisches Leiden zwischen Integration und Emanzipation.* Berlin: Luchterhand.

Dörner, K., & Plog, U. (1978). *Irren ist menschlich. Lehrbuch der Psychiatrie und Psychotherapie.* Wunstorf: Psychiatrie Verlag.

Dosani, S., Harding, C., & Wilson, S. (2014). Online groups and patient forums. *Current Psychiatry Reports, 16*(11), 1–6.

Double, D. B. (2006). Historical perspectives on anti-psychiatry. In D. B. Double (Hrsg.), *Critical Psychiatry. The Limits of Madness* (S. 19–39). Basingstoke: Palgrave Macmillan.

Drees, A., Schernus, R., & Seidel, R. (2013). Wo ich bin ist Chaos – aber ich kann nicht überall sein. Interview mit Alfred Drees am 16. August 2012. *Sozialpsychiatrische Informationen, 43*(2), 43–45.

Dreier, H. (2002). Wirtschaftsraum – Großraum – Lebensraum. Facetten eines belasteten Begriffs. In H. Dreier, K. Kreuzer, H. Forkel (Hrsg.), *Raum und Recht. Festschrift 600 Jahre Würzburger Juristenfakultät* (S. 47–84). Berlin: Duncker & Humblot.

Dreyfus, H. L. (1989). *Was Computer nicht können: Die Grenzen künstlicher Intelligenz.* München: Athenäum/Fischer.

Dreyfus, H.L. (2005). Overcoming the myth of the mental: How philosophers can profit from the phenomenology of everyday expertise. *Proceedings and Addresses of the American Philosophical Association, 79*, 47–65.

Dreyfus, H.L. (2007a). Response to McDowell. *Inquiry, 50*(4), 371–377.

Dreyfus, H.L. (2007b). The return of the myth of the mental*. *Inquiry, 50*(4), 352–365.

Drilling, M. (2008). Die Metapher vom Raum als soziale Landschaft: Perspektiven zur Überwindung der Dichotomie von Quartierskonzeptionen. In O. Schnur (Hrsg.), *Quartiersforschung: Zwischen Theorie und Praxis* (S. 55–68). Wiesbaden: VS Verlag für Sozialwissenschaften.

Duras, M. (1989). *Der Liebhaber* (I. Rakusa, Übers.). Frankfurt a.M.: Suhrkamp. (Erstmals erschienen 1984)

Eberle, T.S. (1991). Rahmenanalyse und Lebensweltanalyse. In R. Hettlage, K. Lenz (Hrsg.), *Erving Goffman. Ein soziologischer Klassiker der zweiten Generation* (S. 157–210). Bern: UTB für Wissenschaft.

Edinger, L. (1911). *Vorlesungen über den Bau der nervösen Zentralorgane des Menschen und der Tiere: Für Ärzte und Studierende.* Leipzig: Vogel.

Ehrenberg, A. (2004). *Das erschöpfte Selbst: Depression und Gesellschaft in der Gegenwart* (M. Lenzen & M. Klaus, Übers.). Frankfurt a.M.: Campus.

Eickelmann, J. (2017). *»Hate Speech« und Verletzbarkeit im digitalen Zeitalter: Phänomene mediatisierter Missachtung aus Perspektive der Gender Media Studies.* Bielefeld: Transcript.

Eikelmann, B., Reker, T., & Richter, D. (2005). Zur sozialen Exklusion psychisch Kranker. Kritische Bilanz und Ausblick der Gemeindepsychiatrie zu Beginn des 21. Jahrhunderts. *Fortschritte der Neurologie – Psychiatrie, 73*, 664–673.

Eikmeier, G., & Lacroix, A. (2016). Recovery und Inklusion: Ein Erfahrungsbericht über 5 Jahre Genesungsbegleitung in der Psychiatrie. *Das Gesundheitswesen* (Online-Publikation). Abgerufen von https://www.thieme-connect.com/products/ejournals/html/10.1055/s-0042-102346

Elgeti, H. (2010). Wofür steht die Sozialpsychiatrie? *Sozialpsychiatrische Informationen, 40*(3), 31–35.

Elgeti, H. (2011). Was haben Aufklärung und Romantik in der Psychiatrie zu suchen? *Sozialpsychiatrische Informationen, 41*(3), 3–7.

Elgeti, H. (2015a). Editorial. *Sozialpsychiatrische Informationen, 45*(4), 1.

Elgeti, H. (2015b). Ein mitmenschlicher Stützpunkt zwischen System und Lebenswelt – Persönlicher Rückblick auf die Geschichte der Sozialpsychiatrischen Poliklinik Hannover-List. *Sozialpsychiatrische Informationen, 45*(4), 3–8.

Elgeti, H. (2015c). Was bedeuten Inklusion und Sozialraumorientierung für die Sozialpsychiatrie. *Sozialpsychiatrische Informationen, 45*(2), 19–22.

Elias, N. (1939). Über den Prozeß der Zivilisation. Soziogenetische und psychogenetische Untersuchungen. (2. Aufl., Bd. 1: Wandlungen des Verhaltens in den weltlichen Oberschichten des Abendlandes). Frankfurt a. M.: Suhrkamp.

Elias, N. (1978). Zum Begriff des Alltags. In K. Hammerich, M. Klein (Hrsg.), *Materialien zur Soziologie des Alltags* (Westdeutscher Verlag, S. 22–29). Opladen: Springer.

Eribon, D. (2016). *Rückkehr nach Reims.* (T. Haberkorn, Übers.). Frankfurt a. M.: Suhrkamp. (Erstmals erschienen 2009)

Ey, H. (1967). *Das Bewusstsein* (K. P. Kisker, Übers.). Den Haag: De Gruyter.

Fanon, F. (1971). L'expérience vécue du Noir. In *Peau Noire, Masques Blancs* (S. 90–116). Paris: Éditions du Seuil.

Feilke, H. (1989). Funktionen verbaler Stereotype für die alltagssprachliche Wissensorganisation. In C. Knobloch (Hrsg.), *Kognition und Kommunikation* (S. 137–156). Münster: Nodus.

Feilke, H. (1994). *Common-sense-Kompetenz: Überlegungen zu einer Theorie des ›sympathischen‹ und ›natürlichen‹ Meinens und Verstehens.* Frankfurt a. M.: Suhrkamp.

Finzen, A. (2010 a). *Erlebte Psychiatriegeschichte Bd. II – Erinnerungen an die Anfänge von DGSP und Mannheimer Kreis (1970–1982).* Selbstveröffentlichung im Internet. Abgerufen von http://www.finzen.ch/Finzen/Veroffentlichungen_im_Netz_files/MK-DGSP.book.pdf

Finzen, A. (2010 b, Mai 12). Erlebte Psychiatriegeschichte Band I – Fingerübungen (1959–1969). Abgerufen 12.02.2014 von http://www.asmus.finzen.ch/Finzen/Veroffentlichungen_im_Netz_files/1Erl.Psy.Gesch.1.I.1.pdf

Finzen, A. (2013). *Stigma psychische Krankheit: Zum Umgang mit Vorurteilen, Schuldzuweisungen und Diskriminierungen.* Köln: Psychiatrie Verlag.

Finzen, A., Elgeti, H., & Bieger, Y. (2011). Aufruf zur Debatte über die Perspektiven der Sozialpsychiatrie in einer sich wandelnden Gesellschaft. *Sozialpsychiatrische Informationen, 41*(4/2011).

Fischer, M. (1919). Die Soziale Psychiatrie im Rahmen der Sozialen Hygiene und Allgemeinen Wohlfahrtspflege. *Allgemeine Zeitschrift für Psychiatrie, 75*, 529–548.

Fivaz-Depeursinge, E., Lavanchy-Scaiola, C., & Favez, N. (2010). The young infant's triangular communication in the family: Access to threesome intersubjectivity? Conceptual considerations and case illustrations. *Psychoanalytic Dialogues, 20*(2), 125–140.

Flammer, E., & Steinert, T. (2015). Involuntary medication, seclusion, and restraint in German psychiatric hospitals after the adoption of legislation in 2013. *Frontiers in Psychiatry, 6.* Abgerufen von http://www.ncbi.nlm.nih.gov/pmc/articles/PMC4623390/

Flaubert, G. (2000). *Das Wörterbuch der Gemeinplätze.* (V. Kriegel, Hrsg.). München, Zürich: Piper.

Forster, R. (1997). *Psychiatriereformen zwischen Medikalisierung und Gemeindeorientierung: Eine kritische Bilanz.* Opladen: VS Verlag für Sozialwissenschaften.

Foucault, M. (1954). *Maladie mentale et personnalité.* Paris: PUF.

Foucault, M. (1973). *Wahnsinn und Gesellschaft: eine Geschichte des Wahns im Zeitalter der Vernunft* (20. Aufl. 2013). Frankfurt a.M.: Suhrkamp. (Erstmals erschienen 1961)

Foucault, M. (1974). *Die Ordnung der Dinge: eine Archäologie der Humanwissenschaften.* Frankfurt a.M.: Suhrkamp. (Erstmals erschienen 1966)

Foucault, M. (1976). Vorrede. In W. Seitter (Übers.), *Die Geburt der Klinik: Eine Archäologie des ärztlichen Blicks* (2. Aufl., S. 7–17). Frankfurt a.M.: Ullstein. (Erstmals erschienen 1963)

Foucault, M. (1977). Überwachen und Strafen. Die Geburt des Gefängnisses. Frankfurt a.M.: Suhrkamp. (Erstmals erschienen 1975)

Foucault, M. (2001). Einführung zu Traum und Existenz von L. Binswanger. In H.-D. Gondek (Übers.), *Schriften in vier Bänden* (Bd. 1, S. 107–174). Frankfurt a. M.: Suhrkamp. (Erstmals erschienen 1954)

Foucault, M. (2005). *Die Macht der Psychiatrie: Vorlesung am Collège de France: 1973–1974.* Frankfurt a.M.: Suhrkamp.

Foucault, M. (2012). *Psychologie und Geisteskrankheit.* (A. Botond, Übers.). Frankfurt a.M.: Suhrkamp. (Erstmals erschienen 1962)

Foucault, M. (2012). Von anderen Räumen. In J. Dünne, S. Günzel (Hrsg.), *Raumtheorie. Grundlagentexte aus Philosophie und Kulturwissenschaften* (7. Aufl.). Frankfurt a.M.: Suhrkamp. (Erstmals erschienen 1967)

Frank, M. (2002). *Selbstgefühl: Eine historisch-systematische Erkundung.* Frankfurt a.M.: Suhrkamp.

Fröhlich, G., & Rehbein, B. (Hrsg.) (2009). *Bourdieu-Handbuch: Leben – Werk – Wirkung.* Stuttgart: Metzler.

Fuchs, C., Boersma, K., Albrechtslund, A., & Sandoval, M. (Hrsg.) (2012). *Internet and Surveillance: The Challenges of Web 2.0 and Social Media.* New York: Routledge.

Fuchs, T. (1995). Coenästhesie. Zur Geschichte des Gemeingefühls. *Zeitschrift für klinischen Psychologie, Psychopathologie und Psychotherapie,* (43), 103–112.

Fuchs, T. (2000 a). *Leib, Raum, Person: Entwurf einer phänomenologischen Anthropologie.* Stuttgart: Klett-Cotta.

Fuchs, T. (2000 b). *Psychopathologie von Leib und Raum. Phänomenologisch-empirische Untersuchungen zu depressiven und paranoiden Erkrankungen.* Darmstadt: Steinkopff.

Fuchs, T. (2002). The tacit dimension. *Philosophy, Psychiatry & Psychology, 8*(4), 323–326.

Fuchs, T. (2006). Psychotherapie des »gelebten Raums«. Eine phänomenologisch-ökologische Konzeption. *Psycho-Logik. Jahrbuch für Psychotherapie, Philosophie und Kultur*, (1), 286–303.
Fuchs, T. (2007a). Psychotherapy of the Lived Space: A Phenomenological and Ecological Concept. *American Journal of Psychotherapy*, *61*(4), 423–439.
Fuchs, T. (2007b). »Theory of mind« oder »common sense«? Zur Intersubjektivität in Autismus und Schizophrenie. *Schizophrenie-Mitteilungsorgan der gfts*, *23*, 14–25.
Fuchs, T. (2008a). *Leib und Lebenswelt*. Zug: Die Graue Edition.
Fuchs, T. (2008b). Leibgedächtnis und Lebensgeschichte. *Der Text im Körper. Leibgedächtnis, Inkarnation und Bibliodrama*, 10–40.
Fuchs, T. (2008c). Leibgedächtnis und Unbewusstes. *Topos*, *18*(1), 63–77.
Fuchs, T. (2012). The phenomenology of body memory. In S. Koch, T. Fuchs, M. Summa, C. Müller (Hrsg.), *Body Memory, Metaphor and Movement* (S. 9–22). Amsterdam: Johns Benjamins.
Fuchs, T. (2013a). *Das Gehirn – ein Beziehungsorgan: Eine phänomenologisch-ökologische Konzeption* (4. Aufl.). Stuttgart: Kohlhammer.
Fuchs, T. (2013b). Pathologies of intersubjectivity in autism and schizophrenia. *Journal of Consciousness Studies*, (1–2), 191–214.
Fuchs, T. (2013c). The phenomenology of affectivity. In K.W.M. Fulford, M. Davies, R.G.T. Gipps, G. Graham, J.Z. Sadler, G. Stanghellini, T. Thornton (Hrsg.), *The Oxford Handbook of Philosophy and Psychiatry* (S. 612–631). Oxford: Oxford University Press.
Fuchs, T. (2014a). Das Unheimliche im Bild. Eine phänomenologische Studie anhand von Werken der Sammlung Prinzhorn. In T. Fuchs, S. Frohoff, S. Micali (Hrsg.), *Bilderfahrung und Psychopathologie: Phänomenologische Annäherungen an die Sammlung Prinzhorn* (S. 63–82). München: Fink.
Fuchs, T. (2014b). The virtual other. Empathy in the age of virtuality. *Journal of Consciousness Studies*, (21), 152–173.
Fuchs, T. (2014c). Wolfgang Blankenburg: Der Verlust der natürlichen Selbstverständlichkeit. In S. Micali, T. Fuchs (Hrsg.), *Wolfgang Blankenburg – Psychiatrie und Phänomenologie* (Bd. 2, S. 78–95). Freiburg i. Br., München: Alber.
Fuchs, T. (2015). Vertrautheit und Vertrauen als Grundlagen der Lebenswelt. In C. Bermes, A. Hand (Hrsg.), *Lebenswelt und Lebensform* (S. 101–117). Hamburg: Meiner.
Funken, C. (2005). Der Körper im Internet. In M. Schroer (Hrsg.), *Soziologie des Körpers* (S. 215–240). Frankfurt a. M.: Suhrkamp.
Gabel, J. (1967). *Ideologie und Schizophrenie. Formen der Entfremdung. Mit einem Vorwort von Igor A. Caruso* (H. Naumann, Übers.). Frankfurt a. M.: Fischer.

Gadamer, H.G. (1990). *Wahrheit und Methode: Grundzüge einer philosophischen Hermeneutik* (6. Aufl., Bd. 1). Tübingen: Mohr Siebeck. (Erstmals erschienen 1960)

Gallagher, S. (1986). Body image and body schema: A conceptual clarification. *Journal of Mind and Behavior, 7*(4), 541–554.

Gallagher, S. (2005). *How the Body Shapes the Mind.* Oxford: Clarendon Press.

Gallagher, S. (2015). The practice of thinking: Between Dreyfus and McDowell. In T. Breyer, C. Gutland (Hrsg.), *Phenomenology of Thinking: Philosophical Investigations into the Character of Cognitive Experiences* (S. 134–146). New York: Routledge.

Gallagher, S., & Cole, J. (1995). Body image and body schema in a deafferented subject. *The Journal of Mind and Behavior*, 369–389.

Gallagher, S., & Marcel, A.J. (1999). The self in contextualized action. *Journal of Consciousness Studies, 6*(4), 4–30.

Gallagher, S., & Meltzoff, A.N. (1996). The earliest sense of self and others: Merleau-Ponty and recent developmental studies. *Philosophical Psychology, 9*(2), 211–233.

Gamma, F., Goldstein, J.M., Seidman, L.J., Fitzmaurice, G.M., Tsuang, M.T., & Buka, S.L. (2014). Early intermodal integration in offspring of parents with psychosis. *Schizophrenia Bulletin, 40*(5), 992–1000.

Gardner, C.B., & Gronfein, W.P. (2006). Body armour: Managing disability and the precariousness of the territories of the self. In D. Waskul, P. Vannini (Hrsg.), *Body/Embodiment: Symbolic Interaction and the Sociology of the Body* (S. 83–94). Burlington: Ashgate.

Garfinkel, H. (1964). Studies on the routine grounds of everyday activities. *Social Problems, II*, 225–250.

Geertz, C. (1983). Common sense as a cultural system. In *Local Knowledge*. New York: Basic Books.

Giesecke, M. (2015). Rollentheorie. Abgerufen 6. Dezember 2015 von http://www.michael-giesecke.de/theorie/dokumente/08_soziale_kom/exzerpt/08_rollentheorie.htm

Gilbert, R., Widom, C.S., Browne, K., Fergusson, D., Webb, E., & Janson, S. (2009). Burden and consequences of child maltreatment in high-income countries. *The Lancet, 373*(9657), 68–81.

Gilmer, T.P., Stefancic, A., Ettner, S.L., Manning, W.G., & Tsemberis, S. (2010). Effect of full-service partnerships on homelessness, use and costs of mental health services, and quality of life among adults with serious mental illness. *Archives of General Psychiatry, 67*(6), 645–652.

Goffman, E. (1963). *Behavior in Public Places.* New York: The Free Press.

Goffman, E. (1967). *Interaction Ritual: Essays on Face-to-Face Interaction.* New York: Pantheon.

Goffman, E. (1971). The Territories of the Self. In *Relations in Public* (S. 28–61). New York: Basic Books.

Goffman, E. (1972). *Encounters – Two Studies in the Sociology of Interaction.* Harmondsworth, Middlesex, England: Penguin University Press. (Erstmals erschienen 1961)

Goffman, E. (1973). *Asyle: Über die soziale Situation psychiatrischer Patienten und anderer Insassen.* Frankfurt a. M.: Suhrkamp. (Erstmals erschienen 1961)

Goffman, E. (1977). *Rahmen-Analyse.* Frankfurt a. M.: Suhrkamp. (Erstmals erschienen 1974)

Goffman, E. (1982). Die Territorien des Selbst. In R. Wiggershaus, R. Wiggershaus (Übers.), *Das Individuum im öffentlichen Austausch: Mikrostudien zur öffentlichen Ordnung* (S. 54–96). Frankfurt a. M.: Suhrkamp. (Erstmals erschienen 1971)

Goffman, E. (1997). The Interaction Order. In C. Lemert, A. Branaman (Hrsg.), *The Goffman Reader* (Originaltext erschienen 1983, S. 233–261). Cambridge, Mass: Wiley-Blackwell.

Goffman, E. (2003). *Wir alle spielen Theater. Die Selbstdarstellung im Alltag* (P. Weber-Schäfer, Übers.). Berlin, München, Zürich: Piper. (Erstmals erschienen 1959)

Goffman, E. (2009). *Interaktion im öffentlichen Raum* (H. Knoblauch, Hrsg.; H. Herkommer, Übers.). Frankfurt a. M., New York: Campus. (Erstmals erschienen 1963)

Goffman, E. (2010). *Stigma: Über Techniken der Bewältigung beschädigter Identität.* Frankfurt a. M.: Suhrkamp (Erstmals erschienen 1963)

Gondek, H.-D., & Tengelyi, L. (2011). *Neue Phänomenologie in Frankreich.* Frankfurt a. M.: Suhrkamp.

Gonther, U. (2016). Wahn heute. Wie ändern sich Wahninhalte? *Sozialpsychiatrische Informationen*, *46*(4), 35–37.

Grässler, M. J. (2013). *Nationalsozialismus und Gemeinsinn.* München: GRIN.

Grathoff, R. (1989). *Milieu und Lebenswelt: Einführung in die phänomenologische Soziologie und die sozialphänomenologische Forschung.* Frankfurt a. M.: Suhrkamp.

Gregoric, P. (2012). *Aristotle on the Common Sense* (Reprint). Oxford: Oxford University Press.

Greisch, J. (2009). *Qui sommes-nous? Chemins phenomenologiques vers l'homme.* Leuven: Peeters Publishers.

Grötker, R. (2007). Virtuelle Realität. In J. Ritter, K. Gründer, G. Gabriel (Hrsg.), *Historisches Wörterbuch der Philosophie (1971–2007)* (Bd. 11, S. 1062–1066). Basel: Schwabe.

Gruber, D., & Böhm, M. (2012). Pierre Bourdieus Soziologie: Ein Wegweiser für die Sozialpsychiatrie? *Journal SWS-Rundschau*, *52*(1), 19–37.

Günzel, S. (2008). Spatial Turn-Topographical Turn-Topological Turn. Über die Unterschiede zwischen Raumparadigmen. In J. Döring, T. Thielmann (Hrsg.), *Spatial Turn. Das Raumparadigma in den Kultur- und Sozialwissenschaften* (S. 219–237). Bielefeld: Transcript.

Günzel, S. (2012). Einleitung (Teil I – Physik und Metaphysik des Raums). In J. Dünne, S. Günzel (Hrsg.), *Raumtheorie. Grundlagentexte aus Philosophie und Kulturwissenschaften* (7. Aufl., S. 19–43). Frankfurt a.M.: Suhrkamp.

Habermas, J. (1990). *Strukturwandel der Öffentlichkeit: Untersuchungen zu einer Kategorie der bürgerlichen Gesellschaft* (Neuaufl.). Frankfurt a.M.: Suhrkamp. (Erstmals erschienen 1962)

Habermas, J. (2011). *Theorie des kommunikativen Handelns*. Frankfurt a.M.: Suhrkamp. (Erstmals erschienen 1981)

Hacking, I. (1995). *Rewriting the Soul: Multiple Personality and the Sciences of Memory*. New Jersey: Princeton University Press.

Hacking, I. (1998). *Mad Travelers: Reflections on the Reality of Transient Mental Illnesses*. Charlottesville: University of Virginia Press.

Hacking, I. (2002). *Historical Ontology*. Harvard: Harvard University Press.

Hacking, I. (2004). Between Michel Foucault and Erving Goffman: Between discourse in the abstract and face-to-face interaction. *Economy and Society*, 33(3), 277–302.

Hacking, I. (2006). Making up people. *London Review of Books*, *28*(16), http://www.generation-online.org/c/fcbiopolitics2.htm.

Häfner, H. (2013). From the catastrophe to a humane mental-health care and successful research in German psychiatry (1951–2012) – as I remember it. *Acta Psychiatrica Scandinavica*, (127), 419–432.

Häfner, H. (2014). *Die Psychiatrie-Enquete Vorbereitung, Durchführung und Nachbereitung – Ein Erfahrungsbericht*. Vortragsmanuskript, Göttingen, am 7. Mai 2014.

Häfner, H., & Martini, H. (2011). *Das Zentralinstitut für Seelische Gesundheit: Gründungsgeschichte und Gegenwart*. München: Beck.

Häfner, H., von Baeyer, W.R., & Kisker, K.P. (1965). Dringliche Reformen in der psychiatrischen Krankenversorgung der Bundesrepublik. Über die Notwendigkeit des Aufbaus sozialpsychiatrischer Einrichtungen (psychiatrische Gemeindezentren). *Helfen und Heilen. Diagnose und Therapie in der Rehabilitation*, (4), 118–125.

Häfner, H., & Wieser, S. (1953). Faktorenanalytische Studien zur Formalgenese bestimmter Formen von Schizophrenie. *Archiv Psychiatrischer Nervenkrankheiten*, (190), 394.

Hall, E.T. (1966). *The Hidden Dimension*. Garden City, N.Y.: Doubleday.

Hamm, B. (1973). Betrifft: Nachbarschaft. Verständigung über Inhalt und Gebrauch eines vieldeutigen Begriffs. Düsseldorf: Bertelsmann.

Han, B.-C. (2012). *Transparenzgesellschaft*. Berlin: Matthes & Seitz.

Hartfiel, C., Bodatsch, M., Klosterkötter, J., & Kuhn, J. (2017). Etablierung tiergestützter Therapie an einer psychiatrischen Universitätsklinik: Ergebnisse der Vorstudie und Ausblick. *Psychiatrische Praxis*, 44(1), 36–40.

Hartle, J.F. (2007). *Der geöffnete Raum*. München: Fink.

Harvey, D. (1973). *Social Justice and the City*. Baltimore: Johns Hopkins University Press.

Haslinger, B. (Hrsg.) (2016). *Raum und Psyche: Ein transdisziplinärer Dialog zu Freiräumen in der Psychiatrie*. Gießen: Psychosozial-Verlag.

Hasse, J. (2009). *Unbedachtes Wohnen: Lebensformen an verdeckten Rändern der Gesellschaft*. Bielefeld: Transcript.

Hasse, J. (2012). Wohnen. In F. Eckardt (Hrsg.), *Handbuch Stadtsoziologie* (S. 475–502). Wiesbaden: Springer.

Hasse, J. (2014). *Was Räume mit uns machen – und wir mit ihnen: Kritische Phänomenologie des Raumes* (2. Aufl.). Freiburg i.Br., München: Alber.

Healy, D. (2012). *Pharmageddon*. Berkerley, Los Angeles: University of California Press.

Heft, H. (2001). *Ecological Psychology in Context: James Gibson, Roger Barker, and the Legacy of William James's Radical Empiricism*. Mahwah, N.J., London: Lawrence Erlbaum Associates.

Hegel, G.W.F. (1986). *Phänomenologie des Geistes* (Bd. 3). Frankfurt a.M.: Suhrkamp. (Erstmals erschienen 1806–1807)

Heidegger, M. (1979). *Prolegomena zur Geschichte des Zeitbegriffs* (Bd. 20). Frankfurt a.M.: Klostermann.

Heidegger, M. (1988). *Ontologie (Hermeneutik der Faktizität) (Sommersemester 1923)*. (K. Bröcker-Oltmanns, Hrsg.) (Bd. 63, II. Abteilung). Frankfurt a.M.: Klostermann.

Heidegger, M. (2000). Bauen, Wohnen, Denken. In M. Heidegger, *Vorträge und Aufsätze* (Bd. 7, S. 145–164). Frankfurt a.M: Klostermann. (Erstmals erschienen 1951)

Heidegger, M. (2006). *Sein und Zeit* (19. Aufl.). Tübingen: Niemeyer. (Erstmals erschienen 1927)

Heidegger, M. (2006). *Zollikoner Seminare* (3. Aufl.). Frankfurt a.M.: Klostermann.

Heinrich Böll-Stiftung. (2015). *Inklusion. Wege in die Teilhabegesellschaft*. Frankfurt a.M., New York: Campus.

Heinz, A. (2002). *Anthropologische und evolutionäre Modelle in der Schizophrenieforschung*. Berlin: Verlag für Wissenschaft und Bildung. Abgerufen von http://tocs.ulb.tu-darmstadt.de/102837872.pdf

Heinz, A. (2014). *Der Begriff der psychischen Krankheit*. Berlin: Suhrkamp.

Heinze, M. (2009). Helmuth Plessner's philosophical anthropology. *Philosophy, Psychiatry, & Psychology, 16*(2), 117–128.

Heissler, M. (2011). »Es wird kein Stein auf dem anderen bleiben« – Auf dem Weg zur Post-Psychiatrie. *Soziale Psychiatrie*, (04), 4–9.

Heissler, M. (2012). Anstalts-Psychiatrie – Post-Psychiatrie – Allgemeine Anthropologie. *Sozialpsychiatrische Informationen, 42*(4), 13–15.

Heller-Roazen, D. (2012). *Der innere Sinn: Archäologie eines Gefühls.* Frankfurt a. M.: Fischer.

Henry, M. (2003). Phénoménologie non-intentionalle: une tâche de la phénoménologie à vernir. In *De la phénoménologie* (Bd. 1, S. 106–121). Paris: PUF.

Henry, M. (2011). *L'essence de la manifestation* (4. Aufl.). Paris: PUF. (Erstmals erschienen 1963)

Herder, J.G. (1877). *Vom Erkennen und Empfinden Der Menschlichen Seele* (B. Stuphan u.a., Hrsg.) (Bd. 1). Berlin: Weidmann. (Erstmals erschienen 1778)

Herder, J. G. (1891a). Über den Ursprung der Sprache I (J. Balde, B. Suphan, C. C. Redlich, O. Hoffmann, R. Steig, Hrsg.) (Bd. 3). Berlin: Weidmann. (Erstmals erschienen 1772)

Herder, J.G. (1891b). Über den Ursprung der Sprache II (J. Balde, B. Suphan, C.C. Redlich, O. Hoffmann, R. Steig, Hrsg.) (Bd. 3). Berlin: Weidmann. (Erstmals erschienen 1772)

Hess, V., & Majerus, B. (2011). Writing the history of psychiatry in the 20th century. *History of Psychiatry, 22*(2), 139–145.

Hetzel, A., Quadflieg, D., & Salaverría, H. (2011). *Alterität und Anerkennung.* Baden-Baden: Nomos.

Hierokles. (Elementa Moralia). Corpus dei papiri filosofici greci e latini: Testi e lessico nei papiri di cultura greca e latina, Teil 1. In F. Adorno (Hrsg.), *Elementa Moralia* (Ausg. von 1992, Bd. 1.2). Florenz: Olschki.

Highton-Williamson, E., Priebe, S., & Giacco, D. (2014). Online social networking in people with psychosis: A systematic review. *International Journal of Social Psychiatry, 61*(1), 92–101.

Hildebrandt, H. (2007). Resonanz. In J. Ritter, K. Gründer, G. Gabriel (Hrsg.), *Historisches Wörterbuch der Philosophie (1971–2007).* (Bd. 8, S. 916–920). Basel: Schwabe.

Hill, A.B. (1965). The environment and disease: Association or causation? *Proceedings of the Royal Society of Medicine, 58*(5), 295–300.

Hinrichs, W. (2007). Heimat, Heimatkunde. In J. Ritter, K. Gründer, G. Gabriel (Hrsg.), *Historisches Wörterbuch der Philosophie (1971–2007)* (Bd. 9, S. 1037–1039). Darmstadt: Schwabe.

Hjern, A., Wicks, S., & Dalman, C. (2004). Social adversity contributes to high morbidity in psychoses in immigrants: A national cohort study in two generations of Swedish residents. *Psychological Medicine, 34*(6), 1025–1033.

Hoffmann, H. (2014). Transinstitutionalisierung – Eine Folge des Bettenabbaus? *Kerbe, 32*(2), 33–35.

Hoffmann, H., Jäckel, D., Glauser, S., & Kupper, Z. (2012). A randomised controlled trial of the efficacy of supported employment. *Acta Psychiatrica Scandinavica, 125*(2), 157–167.

Hoffmann-Richter, U. (1995). Sozialpsychiatrie – Spezialdisziplin oder Sichtweise? In U. Hoffmann-Richter, A. Finzen (Hrsg.), *Was ist Sozialpsychiatrie? Eine Chronik* (S. 11–27). Bonn: Psychiatrie Verlag.

Holischka, T. (2016). *CyberPlaces – Philosophische Annäherungen an den virtuellen Ort.* Bielefeld: transcript.

Hollander, A.-C., Dal, H., Lewis, G., Magnusson, C., Kirkbride, J. B., & Dalman, C. (2016). Refugee migration and risk of schizophrenia and other non-affective psychoses: Cohort study of 1.3 million people in Sweden. *bmj, 352*, i1030.

Holm, A., & Gebhardt, D. (Hrsg.) (2011). *Initiativen für ein Recht auf Stadt. Theorie und Praxis städtischer Aneignung.* Hamburg: VSA Verlag.

Holton, R. (2000). Bourdieu and Common Sense. In N. Brown, I. Szeman (Hrsg.), *Pierre Bourdieu: Fieldwork in Culture* (S. 87–99). Lanham, Md.: Rowman & Littlefield Publishers.

Holzhey-Kunz, A. (2001). *Leiden am Dasein* (2. Aufl.). Wien: Passagen.

Holzhey-Kunz, A. (2003). Zurückgejagt in den Grund der Dinge – Zum Unterschied von neurotischem Elend und gewöhnlichem Unglück. In H. Heinze, C. Kupke, C. Kurth (Hrsg.) (S. 157–172). Würzburg: Königshausen & Neumann.

Honneth, A. (2003). *Kampf um Anerkennung.: Zur moralischen Grammatik sozialer Konflikte.* Frankfurt a. M.: Suhrkamp. (Erstmals erschienen 1992)

Hübner, C. F. (1795). Coenaesthesis, dissertatio inauguralis medica, quam praeside J. C. Reil, pro gradu doctoris defendit Chr. Frieder. Hübner 1794; deutsch: Abhandlung über das Gemeingefühl. In D. de la Roche, *Zergliederung der Verrichtungen des Nervensystems als Einleitung zu einer praktischen Untersuchung der Nervenkrankheiten* (Bd. 2, S. 225–303). Halle: Curtsche Buchhandlung.

Huhn, H., & Edel, S. (2007). Sphäre. In J. Ritter, K. Gründer, G. Gabriel (Hrsg.), *Historisches Wörterbuch der Philosophie (1971–2007)* (Bd. 9, S. 1373–1379). Darmstadt: Schwabe.

Hurtz, R., Nischk, D., Showah, M., & Rusch, J. (2014). Raum für die persönliche Geschichte – Sinnsuche in der Soteria. In T. Bock, K. Klapheck, F. Ruppelt (Hrsg.), *Sinnsuche und Genesung: Erfahrungen und Forschungen zum subjektiven Sinn von Psychosen* (S. 202–216). Köln: Psychiatrie Verlag.

Husserl, E. (1952). *Ideen zu einer reinen Phänomenologie und phänomenologischen Philosophie (Zweites Buch).* (B. Maryl, Hrsg.) (Bd. IV). Den Haag: Nijhoff.

Husserl, E. (1969). *Zur Phänomenologie des inneren Zeitbewusstseins (1893–1917)* (R. Boehm, Hrsg.) (Bd. X). Den Haag: Nijhoff.

Husserl, E. (1973). *Cartesianische Meditationen. Eine Einleitung in die Phänomenologie* (S. Strasser, Hrsg.) (2. Aufl., Bd. I, Husserliana). Den Haag: Nijhoff. (Erstmals erschienen 1931)

Husserl, E. (1973a). *Zur Phänomenologie der Intersubjektivität – dritter Teil (1929–1935)* (I. Kern, Hrsg.) (Bd. XV). Den Haag: Nijhoff.

Husserl, E. (1973b). *Zur Phänomenologie der Intersubjektivität – zweiter Teil (1921–1928)* (I. Kern, Hrsg.) (Bd. XIV). Den Haag: Nijhoff.

Husserl, E. (1976). *Die Krisis der europäischen Wissenschaften und die transzendentale Phänomenologie* (W. Biemel, Hrsg.) (2. Aufl., Bd. VI). Den Haag: Nijhoff. (Erstmals erschienen 1936)

Husserl, E. (1976). *Ideen zu einer reinen Phänomenologie und phänomenologischen Philosophie (Erstes Buch, erster Halbband)* (K. Schuhmann, Hrsg.) (Bd. III/1). Den Haag: Nijhoff. (Erstmals erschienen 1913)

Husserl, E. (1984). *Logische Untersuchungen* (U. Panzer, Hrsg.) (Bd. XIX/1). Den Haag: Nijhoff.

Husserl, E. (1989). Phänomenologie und Anthropologie (Vortrag in den Kantgesellschaften von Frankfurt, Berlin und Halle 1931). In T. Nenon, H. R. Sepp (Hrsg.), *Aufsätze und Vorträge 1922–1937* (Bd. XXVII, S. 164–181). Dodrecht u.a.: Kluwer.

Husserl, E. (2001). *Die »Bernauer Manuskripte« über das Zeitbewußtsein (1917/18)* (R. Bernet, D. Lohmar, Hrsg.) (Bd. XXIII). Dodrecht: Kluwer.

Husserl, E. (2008). *Die Lebenswelt. Auslegungen der vorgegebenen Welt und ihrer Konstitution. Texte aus dem Nachlass (1916–1937).* (R. Sowa, Hrsg.) (Bd. XXXIX). Dodrecht: Springer.

Ilberg, G. (1904). Soziale Psychiatrie. *Monatszeitschrift für sociale Medizin, I*, 321–398.

Iwer, L. (in Vorbereitung). *Phänomenologie der Anerkennung in Psychiatrie und Psychotherapie* (Dissertation). Universität Heidelberg, Heidelberg.

Iwer, L. (2016). Rezension vom 25.01.2016 zu: Andreas Heinz: Der Begriff der psychischen Krankheit. Abgerufen 1. März 2017, von http://www.socialnet.de/rezensionen/19590.php

Jaeggi, R. (2016). *Entfremdung: Zur Aktualität eines sozialphilosophischen Problems. Mit einem neuen Vorwort.* Berlin: Suhrkamp.

Jäger, M., Frasch, K., & Becker, T. (2012). Auflösung des Schizophreniebegriffs – Dimensionale Modelle oder Aufteilung in Subtypen. *Der Nervenarzt*, 83(3), 345–353.

James, W. (1975). *Pragmatism.* Cambridge, Massachusetts: Cambridge University Press. (Erstmals erschienen 1898)

Jameson, F. (1984). Postmodernism or the Logical Culture of Late Capitalism. *New Left Review*, 146 (July–August), 53–92.

Jaspers, K. (1913). *Allgemeine Psychopathologie* (1. Aufl.). Heidelberg: Springer.

Jaspers, K. (1946). *Allgemeine Psychopathologie* (4. Aufl.). Heidelberg: Springer. (Erstmals erschienen 1913)

Jaspers, K. (1990). Die phänomenologische Forschungsrichtung in der Psychopathologie. In *Gesammelte Schriften zur Psychopathologie* (S. 314–328). Berlin, Heidelberg: Springer. Abgerufen von http://link.springer.com/chapter/10.1007/978-3-642-62027-0_6 (Erstmals erschienen 1912)

Joas, H. (1992). *Die Kreativität des Handelns*. Frankfurt a. M.: Suhrkamp.

Jonas, H. (1954). The nobility of sight. *Philosophy and Phenomenological Research*, *4*(14), 507–519.

Kal, D. (2010). *Gastfreundschaft: Das niederländische Konzept Kwartiermaken als Antwort auf die Ausgrenzung psychiatrieerfahrener Menschen* (R. Boerma, Hrsg.; R. Schlusemann, Übers.) (2. Aufl.). Neumünster: Die Brücke Neumünster.

Kant, I. (1974). *Kritik der reinen Vernunft 1* (W. Weischedel, Hrsg.) (20. Aufl., Bd. III). Suhrkamp. (Erstmals erschienen 1781)

Kant, I. (1974). *Kritik der Urteilskraft* (W. Weischedel, Hrsg.) (Bd. X). Frankfurt a. M: Suhrkamp. (Erstmals erschienen 1790)

Kant, I. (1977). Anthropologie in pragmatischer Hinsicht. In W. Weischedel (Hrsg.), *Schriften zur Anthropologie, Geschichtsphilosophie, Politik und Pädagogik 2* (Bd. XII). Frankfurt a. M.: Suhrkamp. (Erstmals erschienen 1798)

Kant, I. (2001). *Prolegomena zu einer jeden künftigen Metaphysik, die als Wissenschaft wird auftreten können*. Hamburg: Meiner. (Erstmals erschienen 1783)

Kant, I. (2004). *Die Religion innerhalb der Grenzen der bloßen Vernunft* (B. Stangneth, Hrsg.). Hamburg: Meiner. (Erstmals erschienen 1793–1794)

Kariel, H. S. (1967). The political relevance of behavioral and existential psychology. *American Political Science Review*, *61*(02), 334–342.

Kellmann, M. (2017). Teilhabenichtse. Von der Wiederkehr der »armen Irren« und wie das Bundesteilhabegesetz (BTHG) die Zweiklassengesellschaft unter psychisch kranken Menschen festigt. *Sozialpsychiatrische Informationen*, *47*(4), 42–44.

Kersting, F.-W. (2004). Abschied von der »totalen Institution«? Die westdeutsche Anstaltspsychiatrie zwischen Nationalsozialismus und den Siebzigerjahren. *Archiv für Sozialgeschichte*, 44, 267–292.

Keupp, H. (1982). Soziale Kontrolle. Psychiatrisierung, Psychologisierung, Medikalisierung, Therapeutisierung. In *Psychosoziale Praxis. Ein Handbuch in Schlüsselbegriffen.* (S. 189–198). München: Urban & Schwarzenberg.

Keupp, H. (2003, November). *Sozialpsychiatrie im Gegenwind*. Festvortrag gehalten auf der 25-jähriges Jubiläum der Sozialpsychiatrischen Dienste München Laim und München Schwabing des Caritasverbandes München. Abgerufen von http://www.ipp-muenchen.de/texte/caritas.pdf

KIESLER, S., SIEGEL, J., & MCGUIRE, T.W. (1984). Social psychological aspects of computer-mediated communication. *American Psychologist, 39*(10), 1123–1134.

KIRKBRIDE, J.B., JONES, P.B., ULLRICH, S., & COID, J.W. (2014). Social deprivation, inequality, and the neighborhood-level incidence of psychotic syndromes in East London. *Schizophrenia Bulletin, 40*(1), 169–180.

KISKER, K.P. (1960). *Der Erlebniswandel des Schizophrenen: Ein psychopathologischer Beitrag zur Psychonomie schizophrener Grundsituationen.* Heidelberg: Springer.

KISKER, K.P. (1969). Phänomenologie der Intersubjektivität. In C.F. GRAUMANN (Hrsg.), *Sozialpsychologie.* (Bd. 7, S. 81–107). Göttingen: Hogrefe.

KISKER, K.P. (1970a). *Dialogik der Verrücktheit. Ein Versuch an den Grenzen der Anthropologie.* Heidelberg: Springer.

KISKER, K.P. (1970b). Wie man mit dem Hammer reformiert – Kommentar zu einer vierten psychiatrischen Revolution bei Gelegenheit der letzten französischen. *Nervenarzt, 41*(8), 403–407.

KISKER, K.P. (1975). *Mediziner in der Kritik: Allmacht und Ohnmacht einer Heils-Wissenschaft.* Stuttgart: Enke.

KISKER, K. P. (1976). *Mit den Augen eines Psychiaters.* Stuttgart: Enke.

KISKER, K.P. (1979). Antipsychiatrie. In K.P. KISKER, J.E. MEYER, C. MÜLLER, E. STRÖMGREN (Hrsg.), *Psychiatrie der Gegenwart. Forschung und Praxis (Bd. 1: Grundlagen und Methoden der Psychiatrie)* (Bd. 1, S. 811–825). Berlin, New York: Springer.

KLAMT, M. (2012). Öffentliche Räume. In F. ECKHART (Hrsg.), *Handbuch Stadtsoziologie* (S. 775–504). Wiesbaden: Springer.

KLEE, P. (1964). *Das bildnerische Denken – Schriften zur Form- und Gestaltungslehre* (J. SPILLER, Hrsg.) (2. Aufl.). Basel, Stuttgart: Schwabe.

KLEIN, W., & al. (Hrsg.) (2015). Rhythmus. *Digitales Wörterbuch der deutschen Sprache.* Abgerufen von http://www.dwds.de/?qu=Rhythmus

KLUGE, F., SEEBOLD, ELMAR. (2002). *Etymologisches Wörterbuch der deutschen Sprache* (24. Aufl.). Berlin: De Gruyter.

KNEBEL, S.K. (2007). Virtualität. In J. RITTER, K. GRÜNDER, G. GABRIEL (Hrsg.), *Historisches Wörterbuch der Philosophie (1971–2007)* (Bd. 11, S. 1062–1066). Basel: Schwabe.

KÖHLER, T. (2003). *Das Selbst im Netz: Die Konstruktion sozialer Identität in der computervermittelten Kommunikation.* Wiesbaden: VS Verlag für Sozialwissenschaften.

KOLNAI, A. (2007). *Ekel, Hochmut, Haß: zur Phänomenologie feindlicher Gefühle.* Frankfurt a.M: Suhrkamp.

KOOPMAN, C. (2008). Public and private in feminism and pragmatism: *International Studies in Philosophy, 40*(2), 47–60.

KRAIS, B., & GEBAUER, G. (2002). *Habitus* (3. Aufl.). Bielefeld: Transcript.

KRAUS, A. (1977). *Sozialverhalten und Psychose Manisch-Depressiver. Eine Existenz- und rollenanalytische Untersuchung*. Stuttgart: Enke.

KRAUS, A. (1980). Bedeutung und Rezeption der Rollentheorie in der Psychiatrie. In U.H. PETERS (Hrsg.), *Ergebnisse für die Medizin* (Bd. X, S. 125–148). Zürich: Kindler.

KRAUS, A. (1999). Phänomenologisch-anthropologische Psychiatrie. In H. HELMCHEN, F. HENN, H. LAUTER, N. SARTORIUS (Hrsg.), *Grundlagen der Psychiatrie* (S. 578–603). Berlin, Heidelberg: Springer.

KRAUS, A. (2002). Schizophrénie et rôle social. In D. PRINGUEY, S. KOHL (Hrsg.), *Phénoménologie de l'identité humaine et schizophrénie* (S. 63–69). Paris: Le Cercle Herméneutique – Collection Phéno.

KRAUS, A. (2013). Diagnostik und Klassifikation aus der Sicht der phänomenologisch-anthropologischen Psychiatrie im Vergleich zur Glossardiagnostik. In K. BRÜCHER, M. POLTRUM (Hrsg.), *Psychiatrische Diagnostik – Zur Kritik der diagnostischen Vernunft*. Berlin: Parodos.

KRAUS, A. (2014). Karl Jaspers on primary delusonal experiences of schizophrenics: His concept of delusion compared to that of the DSM. In T. BREYER, T. FUCHS, C. MUNDT (Hrsg.), *Karl Jaspers' Philosophy and Psychopathology* (S. 109–124). New York: Springer.

KRAUS, A., & MUNDT, C. (Hrsg.) (1991). *Schizophrenie und Sprache*. Stuttgart, New York: Thieme.

KRAUS, B. (2000). *»Lebensweltliche Orientierung« statt »instruktive Interaktion«: Eine Einführung in den Radikalen Konstruktivismus in seiner Bedeutung für die Soziale Arbeit und Pädagogik*. Berlin: VWB.

KRUMM, S., & LÖWENSTEIN, H. (Hrsg.) (im Druck). *Qualitative Forschung in der Sozialpsychiatrie*.

KRUSE, L. (1974). *Räumliche Umwelt: Die Phänomenologie des räumlichen Verhaltens als Beitrag zu einer psychologischen Umwelttheorie*. Berlin: De Gruyter.

KRUSE, L., & GRAUMANN, C.F. (1978). Sozialpsychologie des Raumes und der Bewegung. In K. HAMMERICH, M. KLEIN (Hrsg.), *Materialien zur Soziologie des Alltags* (S. 177–219). Opladen: Westdeutscher Verlag.

KUHN, R. (1946). Daseinsanalyse eines Falles von Schizophrenie. *Monatsschrift für Psychiatrie und Neurologie*, *112*(5–6), 234–256.

KUHN, R. (1952). Daseinsanalytische Studie über die Bedeutung von Grenzen im Wahn. *European Neurology*, *124*(4–6), 354–383.

KUHN, R. (1963). Daseinsanalyse und Psychiatrie. In H.-W. GRUHLE, W. MAYER-GROSS, M. MÜLLER, R. JUNG (Hrsg.), *Psychiatrie der Gegenwart* (Bd. 1, S. 853–902). Berlin: Springer.

KUHN, R. (2014). *Münsterlinger Kolloquien* (Bd. 4). Würzburg: Königshausen & Neumann.

Kühn, R., & Stachura, R. (2005). *Patho-genese und Fülle des Lebens.* Freiburg i. Br.: Alber.

Kulenkampff, C. (1953). Über Wahnwahrnehmungen. Ihre Interpretation als Störung der »Wohnordnung«. *Nervenarzt, 24*(8), 326–331.

Kulenkampff, C. (1962). Gedanken zur Bedeutung soziologischer Faktoren in der Genese endogener Psychosen. *Nervenarzt, 33*, 6–13.

Kulenkampff, C. (1963). Antwort auf die kritischen Bemerkungen K. Conrads zur Arbeit über das »Problem der abnormen Krise«. In J. Zutt, E. Straus (Hrsg.), *Die Wahnwelten (Endogene Psychosen)* (S. 302–311). Frankfurt a. M: Akademische Verlagsgesellschaft.

Kulenkampff, C. (1997). Erkenntnisinteresse und Pragmatismus – Erinnerungen an die Zeit von 1945–1970. In U. Hoffmann-Richter, H. Haselbeck, R. Engfer (Hrsg.), *Sozialpsychiatrie vor der Enquete* (S. 84–96). Köln: Psychiatrie Verlag.

Kunze, H., Kruckenberg, P., Brill, K.-E., Crome, A., Groman-Richter, P., Hölzke, R., & Stahlkopf, D. (1995). Abkehr vom Institutionalismus – Auf dem Wege zu einer personenzentrierten Organisation und Finanzierung psychiatrischer Hilfen in der Kommune. In T. Bock, D. Buck, J. Gross, E. Mass, E. Sorel, E. Wolpert (Hrsg.), *Abschied von Babylon: Verständigung über Grenzen in der Psychiatrie* (S. 450–461). Bonn: Psychiatrie Verlag.

Kurbacher, F. A. (2017). *Zwischen Personen. Eine Philosophie der Haltung.* Würzburg: Königshausen & Neumann.

Kuster, F. (2005). *Rousseau – Die Konstitution des Privaten: Zur Genese der bürgerlichen Familie.* Oldenburg: Akademieverlag.

Kyle, T., & Dunn, J. R. (2008). Effects of housing circumstances on health, quality of life and healthcare use for people with severe mental illness: a review. *Health & Social Care in the Community, 16*(1), 1–15.

Lacan, J., & Maldiney, H. (2008). Diskussion. In J. Lacan, *Meine Lehre* (S. 61–66). Wien: Turia & Kant.

Laing, R. D. (1987). *Das geteilte Selbst. Eine existentielle Studie über geistige Gesundheit und Wahnsinn.* Köln: Kiepenheuer & Witsch. (Erstmals erschienen 1960)

Landweer, H. (1999). *Scham und Macht: Phänomenologische Untersuchungen zur Sozialität eines Gefühls.* Tübingen: Mohr Siebeck.

Landweer, H. (2011). Der Sinn für Angemessenheit als Quelle von Normativität in Ethik und Ästhetik. In K. Andermann, U. Eberlein (Hrsg.), *Gefühle als Atmosphären: Neue Phänomenologie und philosophische Emotionstheorie* (S. 57–78). Berlin: Akademieverlag.

Lange-Vester, A., & Teiwes-Kügler, C. (2013). Das Konzept der Habitushermeneutik in der Milieuforschung. In A. Lenger, C. Schneickert, F. Schumacher (Hrsg.), *Pierre Bourdieus Konzeption des Habitus: Grundlagen, Zugänge, Forschungsperspektiven* (S. 149–174). Wiesbaden: Springer.

Larsson, S., Andreassen, O. A., Aas, M., Røssberg, J. I., Mork, E., Steen, N. E., ... others (2013). High prevalence of childhood trauma in patients with schizophrenia spectrum and affective disorder. *Comprehensive Psychiatry, 54*(2), 123–127.

Lefebvre, H. (2016). *Das Recht auf Stadt*. Hamburg: Edition Nautilus. (Erstmals erschienen 1968)

Lehnert, G. (2011). *Raum und Gefühl: Der Spatial Turn und die neue Emotionsforschung*. Bielefeld: Transcript.

Leibniz, G. W. (1881). *La Monadologie* (É. Boutroux, Hrsg.) (franz. Neuaufl.). Paris: Delagrave. (Erstmals erschienen 1714)

Leinkauf, T., Dewender, T., von der Lühe, A., Grünepütt, K., & Riebold, L. (2007). Sensus communis. In J. Ritter, K. Gründer, G. Gabriel (Hrsg.), *Historisches Wörterbuch der Philosophie (1971–2007)* (Bd. 9, S. 622–675). Darmstadt: Schwabe.

Lemos, N. (2004). *Common Sense: A Contemporary Defense*. Cambridge: Cambridge University Press.

Levèfre, E. (1986). Ich bin ein Mensch, nichts Menschliches ist mir fremd. In O. Herding (Hrsg.), *Wegweisende Antike: zur Aktualität humanistischer Bildung – Festgabe für Günter Wöhrle* (S. 39–49). Stuttgart: Verein zur Förderung Humanistischer Bildung.

Levinas, E. (1990). *Totalité et infini : essai sur l'extériorité*. Paris: Le Livre de Poche. (Erstmals erschienen 1961)

Lévi-Strauss, C. (1968). *Das wilde Denken* (H. Naumann, Übers.). Frankfurt a. M.: Suhrkamp.

Lewe, D. (2016). Forensik – Das schwarze Loch des Psychiatrieuniversums. *Sozialpsychiatrische Informationen, 46*(2), 30–35.

Lewin, K. (1934). Der Richtungsbegriff in der Psychologie. Der spezielle und allgemeine hodologische Raum. *Psychologische Forschung, 19*, 249–299.

Lewin, K. (1969). *Grundzüge der topologischen Psychologie*. Bern, Stuttgart: Huber.

Lewin, K. (2012). Kriegslandschaft. In J. Dünne, S. Günzel (Hrsg.), *Raumtheorie. Grundlagentexte aus Philosophie und Kulturwissenschaften* (7. Aufl., S. 129–140). Frankfurt a. M.: Suhrkamp. (Erstmals erschienen 1917)

Lewis, G., David, A., Andréassson, S., & Allebeck, P. (1992). Schizophrenia and city life. *The Lancet, 340*(8812), 137–140.

Linschoten, J. (1961). *Auf dem Wege zu einer Phänomenologischen Psychologie: Die Psychologie von William James*. Berlin: De Gruyter.

Liu, T., Pinheiro, A. P., Zhao, Z., Nestor, P. G., McCarley, R. W., & Niznikiewicz, M. (2016). Simultaneous face and voice processing in schizophrenia. *Behavioural Brain Research, 305*, 76–86.

Lobo, S. (2016). Das Ende der Gesellschaft – Der digitale Furor und das Erblühen der Verschwörungstheorien. *Blätter für deutsche und internationale Politik*, (10), 59–74.

Loenhoff, J. (2001). *Die kommunikative Funktion der Sinne: Theoretische Studien zum Verhältnis von Kommunikation, Wahrnehmung und Bewegung.* Konstanz: UVK.

Loenhoff, J. (Hrsg.) (2012). *Implizites Wissen: Epistemologische und handlungstheoretische Perspektiven.* Weilerswist: Velbrück.

Loenhoff, J. (2015). Tacit knowledge: Shared and embodied. In F. Adloff, K. Gerund, D. Kaldewey (Hrsg.), *Revealing Tacit Knowledge: Embodiment and Explication* (S. 21–40). Bielefeld: Transcript.

Lohff, B. (2013). Von der Normalität des Unglücklichseins – Überlegungen zum Phänomen der Psychotherapie als Teil des Alltagslebens ab den 1960er Jahren. In C. Wolters, C. Beyer, B. Lohff (Hrsg.), *Abweichung und Normalität: Psychiatrie in Deutschland vom Kaiserreich bis zur Deutschen Einheit* (S. 325–356). Bielefeld: Transcript.

Löw, M. (2001). *Raumsoziologie* (8. Aufl. 2015). Frankfurt a.M.: Suhrkamp.

Luft, S. (2011 a). Husserl's theory of the phenomenological reduction: Between lifeworld and cartesianism. In *Subjectivity and Lifeworld in Transcendental Phenomenology* (S. 52–81). Evanston: Northwestern University Press.

Luft, S. (2011 b). *Subjectivity and Lifeworld in Transcendental Phenomenology.* Evanston: Northwestern University Press.

Luft, S. (2011 c). The subjectivity of effective history and the suppressed Husserlian elements in Gadamer's hermeneutics. In *Subjectivity and Lifeworld in Transcendental Phenomenology* (S. 295–331). Evanston: Northwestern University Press.

Luhmann, N. (1984). *Soziale Systeme: Grundriß einer allgemeinen Theorie.* Frankfurt a.M.: Suhrkamp.

Lussault, M., Younès, C., & Paquot, T. (2007). *Habiter, le propre de l'humain.* Paris: La Découverte.

Maatz, A., & Hoff, P. (2017). »Schizophrenie«: Pars pro toto der Psychiatrie? Schizophrenia: Pars pro toto for psychiatry? *Der Nervenarzt*, *88*(1), 78–82.

Maclaren, K. (2008). Embodied Perceptions of Others as a Condition of Selfhood? *Journal of Consciousness Studies*, *15*(8), 63–93.

Maclaren, K. (2014). Intimacy and embodiment: An introduction. *Emotion, Space and Society*, *13*, 55–64.

Mahendran, D. (2007). The facticity of blackness: A non-conceptual approach to the study of race and racism in Fanon's and Merleau-Ponty's phenomenology. *Human Architecture: Journal of the Sociology of Self-Knowledge*, *5*(3), 190–203.

Maine de Biran, F.-P.-G. (1987). *De l'appreception immédiate* (F. Azouvi, Hrsg.) (Bd. 4). Paris: Vrin. (Erstmals erschienen 1807)

Maldiney, H. (1992). Réflexion et quête du soi. In B. Kimura, *Écrits de psychopathologie phénoménologique* (S. 165–181). PUF: Paris.
Maldiney, H. (2003). Rencontre et psychose. *Cahiers de Psychologie Clinique, 21*(2), 9–21.
Maldiney, H. (2006). *Verstehen* (B. Waldenfels, Hrsg.) (Ersterscheinung des Originaltexts 1961). Wien: Turia & Kant.
Maldiney, H. (2007 a). De la transpassibilité. In *Penser l'homme et la folie* (3. Aufl., S. 263–308). Grenoble: Editions Jérôme Millon. (Erstmals erschienen 1991)
Maldiney, H. (2007 b). Événement et psychose. In *Penser l'homme et la folie* (3. Aufl., S. 183–214). Grenoble: Editions Jérôme Millon. (Erstmals erschienen 1991)
Maldiney, H. (2007). *Henri Maldiney : Philosophie, art et existence* (C. Younès, Hrsg.). Paris: Cerf.
Maldiney, H. (2007 c). La dimension du contact au regard du vivant et de l'existant. In *Penser l'homme et la folie* (3. Aufl., S. 137–182). Grenoble: Editions Jérôme Millon. (Erstmals erschienen 1991)
Maldiney, H. (2007 d). *Penser l'homme et la folie* (3. Aufl.). Grenoble: Editions Jérôme Millon. (Erstmals erschienen 1991)
Maldiney, H. (2012 a). La méconnaissance du sentir et de la première parole, ou le faux départ de la phénoménologie de Hegel. In C. Chaput, P. Grosos, M. Villela-Petit, J.-L. Chrétien (Hrsg.), *Regard parole espace* (2. Aufl., S. 323–399). Lausanne: Cerf. (Erstmals erschienen 1973)
Maldiney, H. (2012 b). L'esthétique des rythmes. In *Regard parole espace* (2. Aufl., S. 201–230). Lausanne: Cerf. (Erstmals erschienen 1967)
Maldiney, H. (2012 c). Ludwig Binswanger. In C. Chaput, P. Grosos, M. Villela-Petit (Hrsg.), *Regard parole espace* (2. Aufl., S. 271–274). Paris: Cerf.
Maldiney, H. (2012). *Regard parole espace* (C. Chaput, P. Grosos, M. Villela-Petit, J.-L. Chrétien, Hrsg.). Paris: Cerf. (Erstmals erschienen 1973)
Maldiney, H. (2014). Existence: crise et création. In *Maldiney, une singulière présence: Henri Maldiney, existence, crise et création* (S. 217–257). Paris: Encre marine.
Maldiney, H. (2015). De la gestaltung. *L'ouvert*, (8), 54–69.
Marazia, C., & Thoma, S. (2015). On the use and abuse of philosophy for psychiatry and on the use of history. *Scienza e Philosophia*, (14), 74–83.
March, D., Hatch, S. L., Morgan, C., Kirkbride, J. B., Bresnahan, M., Fearon, P., & Susser, E. (2008). Psychosis and place. *Epidemiologic Reviews, 30*(1), 84–100.
Marcinski, I. (in Vorbereitung). *Hunger, Schmerz und Ekel – Leibliches Erleben in Körper- und Selbstpraktiken bei Essstörungen* (Philosophie-Dissertation). Freie Universität Berlin.

Marcinski, I. (2014). *Anorexie – Phänomenologische Betrachtung einer Essstörung.* Freiburg i. Br., München: Alber.
McDowell, J. (2007 a). Response to Dreyfus. *Inquiry, 50*(4), 366–370.
McDowell, J. (2007 b). What myth? *Inquiry, 50*(4), 338–351.
McHale, J., Fivaz-Depeursinge, E., Dickstein, S., Robertson, J., & Daley, M. (2008). New evidence for the social embeddedness of infants' early triangular capacities. *Family Process, 47*(4), 445–463.
McLuhan, M. (1994). *Die magischen Kanäle – Understanding Media.* Dresden, Basel: Verlag der Kunst. (Erstmals erschienen 1964)
Mead, G. H. (1972). *Mind, Self, and Society: The Definitive Edition* (C. W. Morris, Hrsg.). Chicago, London: University of Chicago Press. (Erstmals erschienen 1934)
Meltzoff, A. N., & Moore, M. K. (1997). Explaining facial imitation: A theoretical model. *Early Development & Parenting, 6*(3–4), 179–192.
Mensen, U. (2014). Das depressive Subjekt als Stütze des neoliberalen Systems – die soziale Funktion einer individualisierten Dysfunktion. *Psychosozial, 37*(135), 109–125.
Merleau-Ponty, M. (1964). Les relations avec autrui chez l'enfant. *Bulletin de Psychologie, 18*, 295–336.
Merleau-Ponty, M. (1974). *Phänomenologie der Wahrnehmung.* Berlin: De Gruyter. (Erstmals erschienen 1945)
Merleau-Ponty, M. (1976). *Phénoménologie de la perception.* Paris: Gallimard. (Erstmals erschienen 1945)
Merton, R. K. (1957). The role-set: Problems in socialogical Theory. *British Journal of Sociology*, (8), 106–120.
Metzl, J. (2011). *The Protest Psychosis: How Schizophrenia Became a Black Disease.* Boston: Beacon Press.
Meuter, N. (2006). *Anthropologie des Ausdrucks: die Expressivität des Menschen zwischen Natur und Kultur.* München: Fink.
Meyer-Drawe, K. (2001). *Leiblichkeit und Sozialität phänomenologische Beiträge zu einer pädagogischen Theorie der Inter-Subjektivität* (3. Aufl.). München: Fink. (Erstmals erschienen 1984)
Meyrowitz, J. (1985). *No Sense of Place: The Impact of Electronic Media on Social Behavior.* Oxford: Oxford University Press.
Minkowski, E. (1947). Psychiatrie et métaphysique. A la recherche de l'humain et du vécu. *Revue de Métaphysique et de Morale*, (52), 333–358.
Minkowski, E. (1995). *Le temps vécu : Etudes phénoménologiques et psychopathologiques.* Paris: PUF. (Erstmals erschienen 1933)
Minkowski, E. (2002). *La schizophrénie.* Paris: Payot. (Erstmals erschienen 1927)
Moldzio, A. (2004). *Schizophrenie – eine philosophische Erkrankung?* Würzburg: Königshausen & Neumann.

Montmartre, A. (2010). *Tal Coat – Exposition au domaine de Kerguéhennec.* Abgerufen von https://www.youtube.com/watch?v=C5t9OKRzGUI

Moore, G. E. (1959). A Defense of Common Sense. In *Philosophical Papers* (S. 32–59). New York: Collier Books. Abgerufen von http://www.ditext.com/moore/common-sense.html (Erstmals erschienen 1925)

Moran, D. (2011). Edmund Husserl's phenomenology of habituality and habitus. *Journal of the British Society for Phenomenology*, *42*(1), 53–77.

Mosher, L., & Burti, L. (1992). *Psychiatrie in der Gemeinde. Grundlagen und Praxis.* Bonn: Psychiatrie Verlag.

Mühler, K. (2008). *Sozialisation: Eine soziologische Einführung.* Stuttgart: UTB.

Müller, C. (1956). Über Psychotherapie bei einem chronischen Schizophrenen. *Psyche. Eine Zeitschrift für psychologische und medizinische Menschenkunde*, *9*, 350–369. (Erstmals erschienen 1955)

Müller, G. H. (2007). Umwelt. In J. Ritter, K. Gründer, G. Gabriel (Hrsg.), *Historisches Wörterbuch der Philosophie (1971–2007)* (Bd. 11, S. 99–105). Basel: Schwabe.

Müller, V. I., Kellermann, T. S., Seligman, S. C., Turetsky, B. I., & Eickhoff, S. B. (2012). Modulation of affective face processing deficits in schizophrenia by congruent emotional sounds. *Social Cognitive and Affective Neuroscience*, 519–527.

Müller-Suur, H. (1944). Über Beziehungen und Unterschiede zwischen Zwang und Wahn. *Zeitschrift für die gesamte Neurologie und Psychiatrie*, *177*(1), 238–281.

Musalek, M. (2011). Medizin und Gastfreundschaft. In M. Musalek, M. Poltrum (Hrsg.), *Ars Medica: Zu einer neuen Ästhetik in der Medizin* (S. 25–66). Lengerich: Pabst Science.

Narr, W.-D. (1991). Psychiatrie und Sozialpolitik. Zu Rechtfertigung, Zielen und Hebeln der Sozialpsychiatrie. In *Hand-werks-buch Psychiatrie.* Bonn: Psychiatrie Verlag.

Natanson, M. (1963). Philosophische Grundfragen der Psychiatrie. I, Philosophie und Psychiatrie. In *Grundlagen und Methoden der Klinischen Psychiatrie* (Bd. I/2, S. 903–925). Berlin u. a.: Springer.

Navratil, L. (1966). *Schizophrenie und Sprache: Zur Psychologie der Dichtung.* München: dtv.

Nickl-Weller, C. (2016). Architektur. In B. Haslinger (Hrsg.), *Raum und Psyche: Ein transdisziplinärer Dialog zu Freiräumen in der Psychiatrie* (S. 91–103). Gießen: Psychosozial-Verlag.

Niewöhner, J. (2014). Perspektiven der Infrastrukturforschung: Care-full, relational, ko-laborativ. In D. Lengersdorf, M. Wieser (Hrsg.), *Schlüsselwerke der Science & Technology Studies* (S. 341–352). Wiesbaden: Springer.

Nischk, D., Dölker, C., Rusch, J., & Merz, P. (2015). From theory to clinical practice: A phenomenologically inspired intervention for patients with schizophrenia. *Psychopathology*, *48*(2), 127–136.

Nischk, D., Merz, P., & Rusch, J. (2013). Aktuelles aus der Soteria – Die Förderung lebenspraktischer und sozialer Fertigkeiten von Menschen mit Schizophrenien aus phänomenologischer Sicht. *Psychiatrische Praxis*, *41*(01), 45–49.

Noell, D., Röske, T., Brand-Claussen, B., Cording, C., Deeg, M., Frohoff, S., ... Seidel, U. (2011). Durch die Luft gehen: Josef Forster. Die Anstalt und die Kunst. Heidelberg: Das Wunderhorn.

Obert, K., & Müller-Ridinger, U. (2014). *Der Sozialraum ist überfordert. Gemeinwesenarbeit und Regionale Versorgungsverpflichtung*. Präsentation gehalten auf der *Segel Setzen* 2014 – Die Rolle der Sozialpsychiatrischen Dienste im Sozialraum. 20./21.03.2014, Hannover.

Oksala, J. (2006). A phenomenology of gender. *Continental Philosophy Review*, *39*(3), 229–244.

Ong, W.J. (1977). *Interfaces of the Word. Studies in the Evolution of Consciousness and Culture*. Ithaca, London: Cornell University Press.

Ong, W.J. (1987). *Oralität und Literalität. Die Technologisierung des Wortes*. Opladen: Westdeutscher Verlag. (Erstmals erschienen 1982)

Paine, T. (1918). *Common Sense – addressed to the Inhabitants of Amercia* (Reprint). New York: Peter Eckler Publishing. (Erstmals erschienen 1776)

Parnas, J., Bovet, P., & Innocenti, G.M. (1996). Schizophrenic trait features, binding, and cortico-cortical connectivity: A neurodevelopmental pathogenetic hypothesis. *Neurol Psychiatry Brain Res*, *4*, 185–196.

Parnas, J., & Henriksen, M.G. (2016). Mysticism and schizophrenia: A phenomenological exploration of the structure of consciousness in the schizophrenia spectrum disorders. *Consciousness and Cognition*, *43*, 75–88.

Pateman, C. (1989). Feminist critiques of the public/private dichotomy. In C. Pateman, *The Disorder of Women: Democracy, Feminism, and Political Theory* (S. 118–140). Cambridge: Stanford University Press.

Peters, U.H. (2007). *Lexikon Psychiatrie, Psychotherapie, medizinische Psychologie* (6. Aufl.). München, Jena: Elsevier, Urban & Fischer.

Pfefferer-Wolf, J. (1999). *Der sozialpsychiatrische Habitus: Umrisse einer Theorie der sozialen Psychiatrie*. Frankfurt a.M.: Campus.

Pfefferer-Wolf, J. (2014). Perspektiven Sozialer Psychiatrie – Überlegungen zum sozialpsychiatrischen Habitus. *Sozialpsychiatrische Informationen*, *1*(44), 25–28.

Philippi, M. (2017). *Der »Verlust der natürlichen Selbstverständlichkeit« in Phänomenologie und Psychopathologie*. Vortragsmanuskript des Workshops »Phänomenologische Anthropologie, Psychopathologie und Psychotherapie in Theorie und Praxis«, 05.04.2017, Heidelberg.

Philoponus, I. (1897). *In Aristotelis De anima libros commentaria graeca* (M. Hayduck, Hrsg.). Abgerufen von https://archive.org/stream/inaristotelisdeaoophil#page/338/mode/2up

Pienkos, E., & Sass, L. (2017). Language: On the phenomenology of linguistic experience in schizophrenia (ancillary article to EAWE domain 4). *Psychopathology*, *50*(1), 83–89.

Plessner, H. (1950). Über das Welt-Umweltverhältnis des Menschen. In K.H. Bauer, L. Curtius (Hrsg.) (S. 116–120). Heidelberg: Springer.

Plessner, H. (1975). *Die Stufen des Organischen und der Mensch. Einleitung in die philosophische Anthropologie.* (3. Aufl.). Berlin: de Gruyter. (Erstmals erschienen 1928)

Plessner, H. (1982). Lachen und Weinen: Eine Untersuchung der Grenzen menschlichen Verhaltens. In G. Dux (Hrsg.), *Gesammelte Schriften: Ausdruck und menschliche Natur* (S. 205–387). Suhrkamp. (Erstmals erschienen 1941)

Plessner, H. (2002). *Grenzen der Gemeinschaft: Eine Kritik des sozialen Radikalismus* (J. Fischer, Hrsg.). Frankfurt a.M.: Suhrkamp. (Erstmals erschienen 1924)

Plessner, H. (2003). Soziale Rolle und menschliche Natur. In *Schriften zur Soziologie und Sozialphilosophie* (Bd. X, S. 227–240). Frankfurt a.M.: Suhrkamp.

Pompa, L. (2002). Introduction. In G. Vico, L. Pompa (Hrsg. & Übers.), *The First New Science*. Cambridge: Cambridge University Press.

Priebe, S. (2012). Wo ist der Fortschritt? *Psychiatrische Praxis*, *39*(02), 55–56.

Priebe, S., Badesconyi, A., Fioritti, A., Hansson, L., Kilian, R., Torres-Gonzales, F., … Wiersma, D. (2005). Reinstitutionalisation in mental health care: Comparison of data on service provision from six European countries. *Bmj*, *330*(7483), 123–126.

Priebe, S., Habil, M., Frottier, P., Gaddini, A., Kilian, R., Lauber, C., … others. (2008). Mental health care institutions in nine European countries, 2002 to 2006. *Psychiatric Services*. Abgerufen von http://ps.psychiatryonline.org/doi/abs/10.1176/ps.2008.59.5.570

Priebe, S., & Schmiedebach, H.-P. (1997). Soziale Psychiatrie und Sozialpsychiatrie – Zum historischen Gebrauch der Begriffe. *Psychiatrische Praxis*, *24*(1), 3–9.

Pross, C. (2016). *»Wir wollten ins Verderben rennen«: Die Geschichte des Sozialistischen Patientenkollektivs Heidelberg*. Köln: Psychiatrie Verlag.

Proust, M. (1979). *Auf der Suche nach der verlorenen Zeit* (Bd. 1). Frankfurt a.M: Suhrkamp.

Ramelli, I. (2009). *Hierocles the Stoic: Elements of Ethics, Fragments and Excerpts* (D. Konstan, Übers.). Atlanta: Society of Biblical Lit.

Ray, E., & Heyes, C. (2011). Imitation in infancy: The wealth of the stimulus. *Developmental Science*, *14*(1), 92–105.

Redlich, F., & Hollingshead, A. (1958). *Social Class and Mental Illness: A Community Study.* New York: Wiley.

Reed, B. (2011). Certainty. In E.N. Zalta (Hrsg.), *The Stanford Encyclopedia of Philosophy* (Winter 2011). Abgerufen von http://plato.stanford.edu/archives/win2011/entries/certainty/

Reid, T. (1915). Essays on the intellectual powers of man. In G.A. Johnston (Hrsg.), *Selections from the Scottish Philosophy of Common Sense* (S. 111–160). Chicago, London: Open Court Publishing Company. (Erstmals erschienen 1785)

Rhodes, J., & Gipps, R.G. (2008). Delusions, certainty, and the background. *Philosophy, Psychiatry, & Psychology, 15*(4), 295–310.

Richter, D. (2003). *Psychisches System und soziale Umwelt.* Köln: Psychiatrie Verlag.

Richter, D., & Hoffmann, H. (2014). Architektur und Design psychiatrischer Einrichtungen. *Psychiatrische Praxis, 41*(3), 128–134.

Richter, D., & Hoffmann, H. (2016). Die Deinstitutionalisierung der psychiatrischen Versorgung ist nicht gelungen. *Sozialpsychiatrische Informationen, 46*(2), 11–13.

Rilke, R.M. (1923). Die Sonette an Orpheus. Abgerufen 8. Oktober 2015, von https://de.wikisource.org/wiki/Die_Sonette_an_Orpheus

Roesler, C. (2017). Die virtuelle therapeutische Beziehung – ein kritischer Blick auf die Nutzung Neuer Medien in der Psychotherapie. *Sozialpsychiatrische Informationen, 47*(1), 15–18.

Rolf, T. (1999). *Normalität. Ein philosophischer Grundbegriff des 20. Jahrhunderts.* München: Fink.

Romano, C. (1998). *L'événement et le monde.* Paris: PUF.

Romano, C. (2010 a). En deçà de l'événement: le problème du monde et le holisme de l'expérience. In *L'aventure temporelle* (S. 87–121). Paris: PUF.

Romano, C. (2010 b). *L'aventure temporelle.* Paris: P.U.F.

Römer, I. (2016). *Phänomenologie der Scham im Spannungsfeld der Disziplinen.* Vortrag gehalten auf der Mittwochsveranstaltung »Philosophie, Psychiatrie, Psychosomatik«, 20.01.2016, Universität Heidelberg.

Rosa, H. (2014). *Beschleunigung und Entfremdung: Entwurf einer kritischen Theorie spätmoderner Zeitlichkeit* (R. Celikates, Übers.) (3. Aufl.). Berlin: Suhrkamp.

Rosa, H. (2016). *Resonanz: Eine Soziologie der Weltbeziehung* (2. Aufl.). Berlin: Suhrkamp.

Rosenfeld, S. (2011). *Common Sense: A Political History.* Cambridge: Harvard University Press.

Rössler, W. (2011). Sozialpsychiatrische Aspekte psychischer Erkrankungen. In H.-J. Möller, G. Laux, H.-P. Kapfhammer (Hrsg.), *Psychiatrie, Psychoso-*

matik, Psychotherapie: Spezielle Psychiatrie (4. Aufl., Bd. 2, S. 335–344). Berlin: Springer.

Rotzoll, M. (2012). Die Entstehung der »Sozialpsychiatrischen Klinik Heidelberg« in den 1960er Jahren – Sozialpsychiatrie in Heidelberg. *Jahrbuch des Heidelberger Geschichtsvereins, 17*, 133–148.

Rückert, F. (1821). Ich bin der Welt abhanden gekommen. In F. Rückert, C. Beyer (Hrsg.), *Friedrich Rückerts Werke* (Bd. 1, S. 339). Leipzig: Max Hesse.

Ruland, T. (2016). *Die Psychologie der Intimität: Was Liebe und Sexualität miteinander zu tun haben* (3. Aufl.). Stuttgart: Klett-Cotta.

Russo, J., & Wallcraft, J. (2011). Resisting Variables – Service User/Survivor Perspectives on Researching Coercion. In T. Kallert, J. Mezzich, J. Monahan (Hrsg.), *Coercive treatment in psychiatry: Clinical, legal and ethical aspects* (S. 213–234). West Sussex: Wiley.

Russon, J. (2013). A phenomenology of confidence, courage, and creativity. *Phenomenology Virtue Ethics*, 165–179.

Rüther, N. (2016). Illusionen eines Berufslebens – Brief an einen Lehrer. *Sozialpsychiatrische Informationen, 46*(2), 7–9.

Saar, M. (2007). *Genealogie als Kritik: Geschichte und Theorie des Subjekts nach Nietzsche und Foucault*. Frankfurt a. M., New York: Campus.

Sacks, O. (1995). *An Anthropologist on Mars. Seven Paradoxical Tales*. New York: Alfred Knopf.

Salaverría, H. (2006). Das partikulare Selbst zwischen kritischem Common Sense und Multitude. In D. Szope, P. Freiburghaus (Hrsg.), *Pragmatismus als Katalysator kulturellen Wandels: Erweiterung der Handlungsmöglichkeiten durch liberale Utopien*. Münster: LIT.

Salaverría, H. (2007). *Spielräume des Selbst. Pragmatismus und kreatives Handeln*. Berlin: De Gruyter.

Salize, H. J. (2012). Sozialpsychiatrie – wohin? *Psychiatrische Praxis, 39*(5), 199–201.

Sambale, M. (2014). *Gestaltpsychologie in der Nervenheilkunde – Eine ideengeschichtliche Untersuchung anhand der Schriften Klaus Conrads*. Medizinische Fakultät, Friedrich-Schiller-Universität Jena.

Sander, L. (2014). Sprache und Rassismus: Reden wir endlich über »Räiß«! *taz. die tageszeitung*. Abgerufen von http://www.taz.de/!5034049/

Saraceno, B., Levav, I., & Kohn, R. (2005). The public mental health significance of research on socio-economic factors in schizophrenia and major depression. *World Psychiatry, 4*(3), 181–185.

Sartre, J.-P. (1952). *Saint Genet, comédien et martyr*. Paris: Gallimard.

Sartre, J.-P. (1982). *Saint Genet, Komödiant und Märtyrer* (T. König, Hrsg.; U. Dörrenbächer, Übers.). Reinbek: Rowohlt. (Erstmals erschienen 1952)

Sartre, J.-P. (1983). *Der Ekel*. Reinbek: Rowohlt. (Erstmals erschienen 1938)

Sartre, J.-P. (1997). Eine fundamentale Idee der Phänomenologie Husserls: Die Intentionalität. In J.-P. Sartre, *Die Transzendenz des Ego und andere philosophische Essays*. Reinbek: Rowohlt. (Erstmals erschienen 1939)

Sartre, J.-P. (2003). *Das Sein und das Nichts: Versuch einer phänomenologischen Ontologie* (9. Aufl.). Reinbek: Rowohlt. (Erstmals erschienen 1943)

Sass, L. A. (1992). *Madness and Modernism: Insanity in the Light of Modern Art, Literature, and Thought*. New York: Basic Books.

Sass, L. A. (2014a). Delusion and double book-keeping. In T. Breyer, T. Fuchs, C. Mundt (Hrsg.), *Karl Jaspers' Philosophy and Psychopathology* (S. 125–148). New York: Springer.

Sass, L. A. (2014b). Selbst und Welt in der Schizophrenie: Drei Klassische Ansätze. In S. Micali, T. Fuchs (Hrsg.), *Wolfgang Blankenburg – Psychiatrie und Phänomenologie* (S. 96–131). Freiburg i. Br., München: Alber.

Sass, L. A., & Parnas, J. (2003). Schizophrenia, consciousness, and the self. *Schizophrenia Bulletin*, *29*(3), 427–444.

Scheler, M. (1991). *Die Stellung des Menschen im Kosmos* (12. Aufl.). Bonn: Bouvier. (Erstmals erschienen 1928)

Schleuning, G., Menzel, S., & Brieger, P. (2016). Der für sich und Andere ausweglose Mensch (Krisen und Krisenintervention). In K. Dörner, U. Plog, T. Bock, P. Brieger, A. Heinz, F. Wendt (Hrsg.), *Irren ist menschlich: Lehrbuch der Psychiatrie und Psychotherapie* (24. Aufl., S. 493–519). Köln: Psychiatrie Verlag. (Erstmals erschienen 1978)

Schlimme, J. E., & Brückner, B. (2015). Entaktualisierung und Orthostrophe. *Der Nervenarzt*, *86*(7), 872–883.

Schlimme, J. E., & Brückner, B. (2017). *Die abklingende Psychose. Verständigung finden, Genesung begleiten*. Köln: Psychiatrie Verlag.

Schlimme, J. E. (2015a). Das Abenteuer der Psychose. Verantwortlich leben mit anhaltendem Wahn. In J. E. Schlimme (Hrsg.), Psycho-Logik – Jahrbuch für Psychotherapie, Philosophie und Kultur (Bd. 11, S. 170–192). Freiburg i. Br., München: Alber.

Schlimme, J. E. (2015b). Zu Binswangers Terminus der Verschrobenheit: Handlungsraum und gelebte Autonomie in der »Schizophrenie«. In T. Breyer, T. Fuchs, A. Holzhey-Kunz (Hrsg.), *Ludwig Binswanger und Erwin Straus* (Bd. 4, S. 94–118). Freiburg i. Br., München: Alber.

Schlimme, J. E., Hase, B., & Palmer, A. (2016). Was sollen eigentlich Diagnosen? Nachteil und Nutzen einer Schizophrenie im Genesungsverlauf. *Sozialpsychiatrische Informationen*, *46*(4), 40–44.

Schlimme, J. E., & Schwartz, M. A. (2012). In recovery from schizophrenia: Regaining social cover – a phenomenological investigation. *Psychopathology*, *46*(2), 102–110.

Schmitt, S. (2016). *Das Ringen um das Selbst. Schizophreniediskurse in Wissenschaft, Gesellschaft und Kultur in Ost- und Westdeutschland (1950–1980)*. Universität München.

Schmitt, W. (1999). Über sozialpsychiatrische Konzepte älterer und neuerer Zeit. In M. Bauer, D. Bennett, A. Finzen (Hrsg.), *Sozialpsychiatrie vor der Enquete*. Köln: Psychiatrie Verlag.

Schmitz, H. (2003). *Was ist Neue Phänomenologie?* Rostock: Ingo Koch.

Schmitz, H. (2007). *Der unerschöpfliche Gegenstand: Grundzüge der Philosophie* (3. Aufl.). Bonn: Bouvier.

Schmitz, H. (2009). *Kurze Einführung in die neue Phänomenologie*. Freiburg i. Br., München: Alber.

Schmitz, H. (2011). *Der Leib*. Berlin, Boston: De Gruyter.

Schneider, K. (1976). *Klinische Psychopathologie* (9. Aufl.). Stuttgart: Thieme. (Erstmals erschienen 1950)

Schnell, M. W. (2009). Das medizinische Feld und der geistige Raum des Arztes. *Journal Phänomenologie, Sonderband: Zugänge, Ausgänge*, Übergänge: Konstitutionsformen des sozialen Raums, 97–103.

Schnur, O. (2008). Quartiersforschung im Überblick: Konzepte, Definitionen und aktuelle Perspektiven. In O. Schnur (Hrsg.), *Quartiersforschung: Zwischen Theorie und Praxis* (S. 19–54). Wiesbaden: VS Verlag für Sozialwissenschaften.

Schödlbauer, M. (2016). *Wahnbegegnungen: Zugänge zur Paranoia*. Köln: Psychiatrie Verlag.

Schomerus, G., Schwahn, C., Holzinger, A., Corrigan, P. W., Grabe, H. J., Carta, M. G., & Angermeyer, M. C. (2012). Evolution of public attitudes about mental illness: A systematic review and meta-analysis. *Acta Psychiatrica Scandinavica, 125*(6), 440–452.

Schönknecht, P. (1999). *Die Bedeutung der Verstehenden Anthropologie von Jürg Zutt (1893–1980) für Theorie und Praxis der Psychiatrie*. Würzburg: Königshausen & Neumann.

Schott, H., & Tölle, R. (2005). *Geschichte der Psychiatrie: Krankheitslehren, Irrwege, Behandlungsformen*. München: Beck.

Schrank, B., Sibitz, I., Unger, A., & Amering, M. (2010). How patients with schizophrenia use the internet: Qualitative study. *Journal of Medical Internet Research, 12*(5). Abgerufen von https://www.ncbi.nlm.nih.gov/pmc/articles/PMC3057320/

Schreber, D. P. (1973). *Denkwürdigkeiten eines Nervenkranken* (S. M. Weber, Hrsg.). Frankfurt a. M. u. a.: Ullstein. (Erstmals erschienen 1903)

Schroer, M. (2005). *Räume, Orte, Grenzen: Auf dem Weg zu einer Soziologie des Raums*. Frankfurt a. M.: Suhrkamp.

Schulz, D., & Kosinski, M. (2016). Die Filterbubble ist ein Mythos. *taz. die tageszeitung*. Abgerufen von http://taz.de/Psychologe-Michal-Kosinski/!5363681/

Schulz-Nieswandt, F. (2016). *Hybride Heterotopien: Metamorphosen der »Behindertenhilfe«*. Baden-Baden: Nomos.

Schütz, A. (1945). On multiple realities. *Philosophy and Phenomenological Research*, 5(4), 533–576.

Schütz, A., & Luckmann, T. (1979). *Strukturen der Lebenswelt* (Bd. 1). Frankfurt a.M.: Suhrkamp.

Schütz, A., & Luckmann, T. (1984). *Strukturen der Lebenswelt* (Bd. 2). Frankfurt a.M.: Suhrkamp.

Seidel, R. (1990). Phänomenologische, daseinsanalytische und anthropologische Psychiatrie. In E. Wulff, A. Thom (Hrsg.), *Psychiatrie im Wandel: Erfahrungen und Perspektiven in Ost und West* (S. 22–33). Bonn: Psychiatrie Verlag.

Seidel, R. (2007). Der Geschmack der Kirsche – Ein Streifzug durch vierzig Jahre Psychiatrie. In Landschaftsverband Rheinland (Hrsg.), *Die großen Gedanken kommen aus dem Herzen ...« Verabschiedung von Landesrat Rainer Kukla* (S. 13–33). Düren, Köln: Verlag Landschaftsverband Rheinland.

Seidel, R. (2013). *St. Alban oder das Recht auf Gastlichkeit. Von der Notwendigkeit einer anthropologisch fundierten Psychiatrie*. Unveröffentlichtes Vortragsmanuskript, Mönchengladbach.

Seidel, R. (2016). Beschreiben, erklären, begreifen. Über den Krankheitsbegriff der Psychiatrie und ein Buch dazu. *Sozialpsychiatrische Informationen*, *46*(4), 19–23.

Seikkula, J., Aaltonen, J., Alakare, B., Haarakangas, K., Keränen, J., & Lehtinen, K. (2006). Five-year experience of first-episode nonaffective psychosis in Open-Dialogue Approach: Treatment principles, follow-up outcomes, and two case studies. *Psychotherapy Research*, *16*(2), 214–228.

Seikkula, J., Alakare, B., & Aaltonen, J. (2011). The Comprehensive Open-Dialogue Approach in Western Lapland: II. Long-term stability of acute psychosis outcomes in advanced community care. *Psychosis*, *3*(3), 192–204.

Seneca, L.A. (Epist.). *Briefe an Lucilius – zweiter Teil: Brief 82–124* (O. Apelt, Übers.) (Ausg. von 1924, Bd. 4). Leipzig: Meiner.

Seneca, L.A. (de clementia). *De clementia / Über die Güte* (K. Büchner, Hrsg.) (Ausg. von 1992). Stuttgart: Reclam.

Sennett, R. (2008). *Verfall und Ende des öffentlichen Lebens: Die Tyrannei der Intimität* (R. Kaiser, Übers.). Berlin: Berlin-Verlag Taschenbuch. (Erstmals erschienen 1977)

Shaftesbury, A.A.C. (2000). *Characteristics of Men, Manners, Opinions, Times* (E.K. Lawrence, Hrsg.). Cambridge: Cambridge University Press. (Erstmals erschienen 1711)

Sheets-Johnstone, M. (2008). *The Roots of Morality*. Pennsylvania: Penn State University Press.

Shonin, E., Van Gordon, W., & Griffiths, M. D. (2014). Do mindfulness-based therapies have a role in the treatment of psychosis? *Australian and New Zealand Journal of Psychiatry, 48*(2), 124–127.

Short, J., Williams, E., & Christie, B. (1976). *The Social Psychology of Telecommunications*. Chichester: Wiley.

Simmel, G. (1993). Soziologie der Sinne. In A. Cavalli, V. Krech (Hrsg.), *Aufsätze und Abhandlungen 1901–1908* (Bd. 2, S. 276–292). Frankfurt a. M.: Suhrkamp.

Simmel, G. (2006). *Die Großstädte und das Geistesleben*. Frankfurt a. M.: Suhrkamp. (Erstmals erschienen 1903)

Skodlar, B., & Ciglenečki, J. (2017). Multiple orientations within the worldviews in psychosis and mysticism: Relevance for psychotherapy. *Discipline filosofiche*, (01), 189–200.

Skodlar, B., & Parnas, J. (2010). Self-disorder and subjective dimensions of suicidality in schizophrenia. *Comprehensive Psychiatry, 51*(4), 363–366.

Skodlar, B., Tomori, M., & Parnas, J. (2008). Subjective experience and suicidal ideation in schizophrenia. *Comprehensive Psychiatry, 49*(5), 482–488.

Slaby, J. (2016). Die Kraft des Zorns – Sara Ahmeds aktivistische Post-Phänomenologie. In I. Marcinski, H. Landweer (Hrsg.), *Dem Erleben auf der Spur: Feminismus und Phänomenologie* (S. 279–302). Bielefeld: Transcript.

Slaby, J., Wüschner, P., & Mühlhoff, R. (2017). Affective Arrangements. Abgerufen von https://www.academia.edu/24433992/Affective_ Arrangements

Sloterdijk, P. (2016). Raum und Psyche. In B. Haslinger (Hrsg.), *Raum und Psyche: Ein transdisziplinärer Dialog zu Freiräumen in der Psychiatrie* (S. 27–41). Gießen: Psychosozial-Verlag.

Söhner, F., Becker, T., & Fangerau, H. (2017). Die Rolle der anthropologischen Psychiatrie in der Vorbereitungszeit der Psychiatrie-Enquete und Psychiatriereform in der Bundesrepublik Deutschland. *Psychiatrische Praxis, 44*(05), 252–257.

Soja, E. W. (1989). *Postmodern Geographies: The Reassertion of Space in Critical Social Theory*. London: Verso.

Sozialpsychiatrische Informationen (2002). Psychiatrie in Frankreich, 3(32).

Spiegelberg, H. (1972). *Phenomenology in Psychology and Psychiatry: A Historical Introduction*. Evanston: Northwestern University Press.

Sprondel, J. T., Breyer, T., & Wehrle, M. (2011). Cyberanthropology – being kuman on the Internet. *Available at SSRN 1943399*. Abgerufen von http://papers.ssrn.com/sol3/papers.cfm?abstract_id=1943399

Sproull, L., & Kiesler, S. (1986). Reducing social context cues: Electronic mail in organizational communication. *Management Science, 32*(11), 1492–1512.

Stadler, S., & Ramstetter, J. (2008). Interaktive Gemeindepsychiatrie verbessert Einstellungen im Sozialraum. *Sozialpsychiatrische Informationen, 38*(1), 31–37.

Stanghellini, G. (2000). Vulnerability to schizophrenia and lack of common sense. *Schizophrenia Bulletin, 26*(4), 775–787.

Stanghellini, G. (2001). Psychopathology of Common Sense. *Philosophy, Psychiatry & Psychology, 2–3*(8), 202–216.

Stanghellini, G. (2004). *Disembodied Spirits and Deanimated Bodies: The Psychopathology of Common Sense.* New York: Oxford University Press.

Stanghellini, G., & Rosfort, R. (2013). *Emotions and Personhood: Exploring Fragility – Making Sense of Vulnerability.* Oxford: Oxford University Press.

Stanley, J. (2015). Knowledge, habit, practice, skill. *Journal of Philosophical Research, 40*(Supplement), 315–323.

Steinbock, A.J. (1995). *Home and Beyond: Generative Phenomenology After Husserl.* Evanston: Northwestern University Press.

Steinert, T. (2008). Auf der Suche nach der versteckten Gewalt in der außerstationären Psychiatrie. *Sozialpsychiatrische Informationen, 40*(3), 7–12.

Steinert, T., Heinz, A., Hohl-Radke, F., Koller, M., Müller, J., Müller, S., & Zinkler, M. (2016). Was ist ein »erheblicher gesundheitlicher Schaden« im Sinne des § 1906 BGB? *Psychiatrische Praxis, 43*(7), 395–399.

Steinhardt, G. (2002). Das Subjekt im Netz. Identität und Kommunikation im Zeitalter des Internet. *Psychosozial, 25*(3), 27–46.

Steinhart, I., & Wienberg, G. (2015). Mindeststandards für Behandlung und Teilhabe. Plädoyer für ein funktionales Basismodell gemeindepsychiatrischer Versorgung schwer psychisch kranker Menschen. *Sozialpsychiatrische Informationen, 45*(4), 9–15.

Steinhart, I., & Wienberg, G. (Hrsg.) (2016). *Rundum ambulant: Funktionales Basismodell psychiatrischer Versorgung in der Gemeinde.* Köln: Psychiatrie Verlag.

Stern, D.N. (1998). *The Interpersonal World of the Infant: A View from Psychoanalysis and Development Psychology.* London: Karnac Books. (Erstmals erschienen 1985)

Stöckel, S. (2013). Psychotherapie als Reformbewegung im Nachkriegsdeutschland. In C. Wolters, C. Beyer, B. Lohff (Hrsg.), *Abweichung und Normalität: Psychiatrie in Deutschland vom Kaiserreich bis zur deutschen Einheit* (S. 309–324). Bielefeld: Transcript.

Stoffels, H., & Kruse, G. (1996). *Der psychiatrische Hausbesuch – Hilfe oder Überfall?* Bonn: Psychiatrie-Verlag.

Straus, E. (1956). *Vom Sinn der Sinne. Ein Beitrag zur Grundlegung der Psychologie* (2. Aufl.). Berlin u.a.: Springer. (Erstmals erschienen 1935)

Straus, E. (1958). Der Halluzinant und die Halluzinationen des paranoiden Syndroms. In J. Zutt, C. Kulenkampff (Hrsg.), *Das paranoide Syndrom in an-*

thropologischer Sicht: Symposion auf dem Zweiten Internationalen Kongress für Psychiatrie im September 1957 in Zürich (S. 52–55). Heidelberg: Springer.

Straus, E. (1960). Die Ästhesiologie und ihre Bedeutung für das Verständnis der Halluzinationen. In *Psychologie der menschlichen Welt: Gesammelte Schriften* (S. 236–269). Berlin, Heidelberg: Springer. (Erstmals erschienen 1949)

Straus, E., & Zutt, J. (Hrsg.) (1961). *Die Wahnwelten (Endogene Psychosen).* Frankfurt a. M.: Akademische Verlagsgesellschaft.

Suderland, M. (2009). Sozialer Raum. In G. Fröhlich, B. Rehbein (Hrsg.), *Bourdieu-Handbuch: Leben – Werk – Wirkung* (S. 219–225). Stuttgart: Metzler.

Summa, M. (2011). Das Leibgedächtnis. Ein Beitrag aus der Phänomenologie Husserls. *Husserl Studies*, (27), 173–196.

Summa, M. (2012). Is this self-evident? The phenomenological method and the psychopathology of common sense. *Rivista internationale di filosofia e psicologia*, 2(3), 191–207.

Sutton, J., McIlwain, D., Christensen, W., & Geeves, A. (2011). Applying intelligence to the reflexes: Embodied skills and habits between Dreyfus and Descartes. *Journal of the British Society for Phenomenology*, 42(1), 78–103.

Swain, G., & Gauchet, M. (1994). *Dialogue avec l'insensé – A la recherche d'une autre histoire de la folie.* Paris: Gallimard.

Tatossian, A. (2002). *La phénoménologie des psychoses* (3. Aufl.). Paris: Le Cercle Herméneutique. (Erstmals erschienen 1979)

Tellenbach, H. (1968). *Geschmack und Atmosphäre.* Salzburg: Müller.

Tellenbach, H. (1983). *Melancholie: Problemgeschichte, Endogenität, Typologie, Pathogenese, Klinik* (4. Aufl.). Heidelberg: Springer.

Terenz. (Heaut.). *Heautontimorumenos* (K. Lietzmann, Hrsg.) (Ausg. von 1983). Münster: Aschendorff.

Thiersch, H. (2014). *Lebensweltorientierte Soziale Arbeit: Aufgaben der Praxis im sozialen Wandel* (9. Aufl.). Weinheim, Basel: Beltz Juventa. (Erstmals erschienen 1992)

Thomä, D. (2016). Hartmut Rosa: Soziologie mit der Stimmgabel. *Die Zeit*, 8. Juli. Abgerufen von http://www.zeit.de/2016/26/hartmut-rosa-resonanz-sachbuch

Thoma, S. (in Vorbereitung a). ›Der Mensch ist dazu gemacht, das Menschliche zu ergründen.‹ – Zur konzeptuellen Bedeutung der phänomenologisch-anthropologischen Psychiatrie im Vorfeld der westdeutschen Psychiatriereform.

Thoma, S. (in Vorbereitung b). Welche philosophische Anthropologie für die Sozialpsychiatrie? Über Klaus Dörners ambivalentes Verhältnis zur phänomenologischen Psychiatrie.

Thoma, S. (2013). Phänomenologische Psychiatrie in der Kritik: Karl Jaspers, Arthur Tatossian und Wolfgang Blankenburg. In T. Fuchs, S. Micali,

B. Wandruszka (Hrsg.), *Karl Jaspers – Phänomenologie und Psychopathologie* (S. 41–66). Freiburg i. Br., München: Alber.

Thoma, S. (2014a). Une psychopathologie à l'impossible – Eine Psychopathologie hin zum Unmöglichen. Würdigung Henri Maldineys zum 100. Geburtstag. *Sozialpsychiatrische Informationen*, *43*(1), 32–37.

Thoma, S. (2014b). Zu Anspruch und Wirklichkeit eines nicht-defizitären Krankheitsverständnisses im Werk Wolfgang Blankenburgs. In S. Micali, T. Fuchs (Hrsg.), *Wolfgang Blankenburg – Psychiatrie und Phänomenologie*. Freiburg i. Br., München: Alber.

Thoma, S. (2015). Phänomenologisch-psychiatrische Einzelfallstudien – kritische Betrachtung und Vorschläge für eine Neuauflage. *Swiss Archives of Neurology and Psychiatry*, (166), 192–202.

Thoma, S. (2016a). »Finger weg von meiner Paranoia …« – Rezension Michael Schödlbauer: »Wahnbegegnungen«. *Sozialpsychiatrische Informationen*, *46*(2), 64–67.

Thoma, S. (2016b). Kommentar zu »Ethnopsychiatrie im Inland. Norm-Probleme im Hinblick auf die Kultur- und Subkultur-Bezogenheit psychiatrischer Patienten« von Wolfgang Blankenburg. *Sozialpsychiatrische Informationen*, *46*(4), 45–46.

Thoma, S. (2016c). Rezension der »Münsterlinger Kolloquien« von Roland Kuhn und Anmerkungen zur aktuellen Debatte um seine Forschung. *Sozialpsychiatrische Informationen*, *46*(1), 60–62.

Thoma, S. (2017a). »21st century schizoid man« – Von der erhabenen Schizophrenie zur schizophrenen Erhabenheit der Postmoderne? (Rezension Angela Woods: The sublime object of psychiatry – schizophrenia in clinical and cultural theory). *Sozialpsychiatrische Informationen*, *47*(1), 59–60.

Thoma, S. (2017b). Psychiatrie française et psychiatrie allemande – une rencontre à reprendre. *Le Fil de la Borne – Revue d'information*, *32* (Février), 47–48.

Thoma, S. (2017c). Virtualisierung ist nicht das Problem – Zu den eigentlichen Gefahren der digitalen Psychiatrie. *Sozialpsychiatrische Informationen*, *47*(1), 31–34.

Thoma, S., & Fuchs, T. (2018). Inhabiting the shared world. Phenomenological considerations on sensus communis, social space and schizophrenia. In I. Hippolito, J. Gonçalves, J. Pereira (Hrsg.), *Schizophrenia and Common Sense – Explaining the Relation Between Madness and Social Values*. 19–38. Cham: Springer.

Thomas von Aquin. (In Aristotelis librum De anima commentarium). *In Aristotelis librum De anima commentarium* (A.M. Pirotta, Hrsg.) (Ausg. von 1959). Turin: Marietti.

Thomson, H.J. (1920). »Communis Sensus«. *The Classical Review*, *34*(1–2), 18–21.

Tietz, A. (2015). Embodiment online and interaction in massively multiplayer online games. In *Contributions from European Symbolic Interactionists: Conflict and Cooperation* (Bd. 45, S. 119–136). Bingley, West Yorkshire: Emerald Group Publishing.

Titze, M. (2011). *Die Organisation des Bewusstseins: Strategien der Typisierung in »normaler« und schizophrener Weltauffassung.* Freiburg i. Br., München: Alber.

Tönnies, F. (2012). *Studien zu Gemeinschaft und Gesellschaft* (K. Lichtblau, Hrsg.). Wiesbaden: Springer.

Torous, J., & Keshavan, M. (2016). The role of social media in schizophrenia: Evaluating risks, benefits, and potential. *Current Opinion in Psychiatry, 29*(3), 190–195.

Tortelli, A., Errazuriz, A., Croudace, T., Morgan, C., Murray, R. M., Jones, P. B., … Kirkbride, J. B. (2015). Schizophrenia and other psychotic disorders in Caribbean-born migrants and their descendants in England: Systematic review and meta-analysis of incidence rates, 1950–2013. *Social Psychiatry and Psychiatric Epidemiology, 50*(7), 1039–1055.

Trawny, P. (2006). Verstehen und Urteilen. Hannah Arendts Interpretation der Kantischen »Urteilskraft« als politisch-ethische Hermeneutik. *Zeitschrift für philosophische Forschung, 60*, 269–289.

Trevarthen, C. (1979). Communication and cooperation in early infancy: A description of primary intersubjectivity. In M. Bullowa (Hrsg.), *Before Speech: The Beginning of Interpersonal Communication* (S. 321–348). New York: Cambridge University Press.

Turkle, S. (1995). *Life on the Screen. Identity in the Age of the Internet.* New York: Simon & Schuster.

Valéry, P. (1990). *Hefte* (Bd. 4). Frankfurt a. M.: Fischer.

Van Duppen, Z. (2016). The phenomenology of hypo- and hyperreality in psychopathology. *Phenomenology and the Cognitive Sciences, 15*(3), 423–441.

Vassos, E., Pedersen, C. B., Murray, R. M., Collier, D. A., & Lewis, C. M. (2012). Meta-analysis of the Association of Urbanicity with Schizophrenia. *Schizophrenia Bulletin, 38*(6), 1118–1123.

Vico, G. (2002). *The First New Science* (L. Pompa, Hrsg.). Cambridge: Cambridge University Press. (Erstmals erschienen 1725)

Vidon, G., & Antoine, J.-M. (2013). De l'hébergement thérapeutique au »Un chez soi d'abord«. *L'Information psychiatrique, 89*(3), 233–240.

Voigtländer, W. (2017). Zur Titelabbildung. Die Pläne und Ordnungen des Franz Sch. *Sozialpsychiatrische Informationen, 47*(3), 3–5.

von Baeyer, W. (1953). Zur Psychopathologie der endogenen Psychosen. *Nervenarzt, 24*, 316–325.

von Baeyer, W. (1976). Über Schlüsselwörter moderner Psychiatrie. In

G. Hofer, K.P. Kisker (Hrsg.), *Die Sprache des Anderen. Gedenkschrift für Theodor Spoerri* (Bd. 154, S. 69–74). Basel u.a.: Karger.

von Baeyer, W. (1985). Der Begriff der Begegnung in der Psychiatrie. In *Wähnen und Wahn. Ausgewählte Aufsätze* (S. 127–140). Stuttgart: Enke. (Erstmals erschienen 1955)

von Baeyer, W. (1985). Situation, Jetztsein, Psychose. Bemerkungen zum Problem der komplementären Situagenie endogener Psychosen. In *Wähnen und Wahn. Ausgewählte Aufsätze* (S. 161–176). Stuttgart: Enke. (Erstmals erschienen 1966)

von Peter, S., Schwedler, H.-J., Amering, M., & Munk, I. (2015). »Diese Offenheit muss weitergehen« – Wie erleben Psychiatrieerfahrene, Angehörige und Professionelle den Trialog? *Psychiatrische Praxis*, *42*(7), 384–391.

von Weizsäcker, V. (1946). *Anonyma*. Bern: Francke.

von Weizsäcker, V. (1950). *Der Gestaltkreis: Theorie der Einheit von Wahrnehmen und Bewegen* (4. Aufl.). Stuttgart: Thieme. (Erstmals erschienen 1940)

Wagner, B., & McLaughlin, K. (2015). Politicising the psychology of social class: The relevance of Pierre Bourdieu's habitus for psychological research. *Theory & Psychology*, *25*(2), 202–221.

Waldenfels, B. (1971). *Das Zwischenreich des Dialogs: Sozialphilosophische Untersuchungen in Anschluss an Edmund Husserl*. Den Haag: Springer.

Waldenfels, B. (1983). *Phänomenologie in Frankreich*. Frankfurt a.M.: Suhrkamp.

Waldenfels, B. (1998a). Der Kranke als Fremder – Therapie zwischen Normalität und Responsivität. In *Grenzen der Normalisierung* (S. 112–144). Frankfurt a.M.: Suhrkamp.

Waldenfels, B. (1998b). *Grenzen der Normalisierung*. Frankfurt a.M.: Suhrkamp.

Waldenfels, B. (2000). *Das leibliche Selbst: Vorlesungen zur Phänomenologie des Leibes* (R. Giuliani, Hrsg.). Frankfurt a.M.: Suhrkamp.

Waldenfels, B. (2001). Leibliches Wohnen im Raum. In G. Schröder, H. Breuninger (Hrsg.), *Kulturtheorien der Gegenwart* (S. 179–201). Frankfurt a.M.: Campus.

Waldenfels, B. (2002). *Bruchlinien der Erfahrung: Phänomenologie – Psychoanalyse – Phänomenotechnik*. Frankfurt a.M.: Suhrkamp.

Waldenfels, B. (2006). *Grundmotive einer Phänomenologie des Fremden*. Frankfurt a.M.: Suhrkamp.

Waldenfels, B. (2013). *Ordnung im Zwielicht* (2. Aufl.). München: Fink. (Erstmals erschienen 1986)

Waldenfels, B. (2013). *Sinnesschwellen* (3. Aufl.). Frankfurt a.M.: Suhrkamp. (Erstmals erschienen 1999)

Waldenfels, B. (2013). *Topographie des Fremden* (6. Aufl.). Frankfurt a.M.: Suhrkamp. (Erstmals erschienen 1997)

Waldenfels, B. (2015). *Sozialität und Alterität: Modi sozialer Erfahrung*. Berlin: Suhrkamp.

Waldenfels, B. (2016a). *In den Netzen der Lebenswelt* (4. Aufl.). Frankfurt a. M.: Suhrkamp. (Erstmals erschienen 1985)

Waldenfels, B. (2016b). Rationalisierung der Lebenswelt – ein Projekt. Kritische Überlegungen zu Habermas' Theorie des kommunikativen Handelns. In *In den Netzen der Lebenswelt* (4. Aufl., S. 94–119). Frankfurt a. M.: Suhrkamp. (Erstmals erschienen 1985)

Walther, G. (1923). *Ein Beitrag zur Ontologie der sozialen Gemeinschaften*. Halle: Niemeyer.

Wancata, J. (2013). Sozialpsychiatrie kann als eigenständiges Gebiet abgeschafft werden – Kontra. *Psychiatrische Praxis*, *40*(8), 412–413.

Warsitz, R.-P. (2014). Konzepte verstehender Psychopathologie und Psychodynamik in der Behandlung von Menschen mit Psychosen. *Schweizer Archiv für Neurologie und Psychiatrie*, *165*(4), 126–132.

Wehrle, M. (2010). Die Normativität der Erfahrung. Überlegungen zur Beziehung von Normalität und Aufmerksamkeit bei E. Husserl. *Husserl Studies*, *26*(3), 167–187.

Wehrle, M. (2013). Konstitution des Sozialen oder Soziale Konstitution? Gemeinschaftshabitualität als Voraussetzung und Grenze sozialer Erfahrung. In *Phänomenologische Forschungen* (Bd. 2013, S. 301–319). Hamburg: Meiner.

Weinmann, P. (2012). Reflexionen zur Verrücktheit oder »Verrückt ist auch normal«. In Verein zum Schutz vor psychiatrischer Gewalt (Hrsg.), *Auf der Suche nach dem Rosengarten – Echte Alternativen zur Psychiatrie umsetzen (Projektdokumentation)* (S. 46–48). Berlin.

Weise, K. (2006). Sinn und Unsinn des Begriffs Sozialpsychiatrie. *Sozialpsychiatrische Informationen*, *36*(04), 41–43. (Erstmals erschienen 1986)

Weiss, R., & Groebel, J. (2013). *Privatheit im öffentlichen Raum: Medienhandeln zwischen Individualisierung und Entgrenzung*. Heidelberg, New York: Springer.

Weiss, S. (2005). *Orte und Nicht-Orte – Kulturanthropologische Anmerkungen zu Marc Augé* (Bd. 14). Mainz: Gesellschaft für Volkskunde in Rheinland-Pfalz.

Welsch, W. (1999). *Aisthesis. Grundzüge und Perspektiven der Aristotelischen Sinneslehre*. Stuttgart: Klett-Cotta.

Wienberg, G. (2014). 40 Jahre Psychiatriereform in Deutschland – Auf dem Weg in die Drei-Klassen-Psychiatrie?! *Sozialpsychiatrische Informationen*, *44*(1), 4–9.

Wiggins, O. P., & Schwartz, M. A. (1997). Edmund Husserl's influence on Karl Jaspers's phenomenology. *Philosophy, Psychiatry, and Psychology*, *4*(1), 15–36.

Wikipedia (2016, 15. September). Gesunder Menschenverstand. In *Wikipedia*. Abgerufen von https://de.wikipedia.org/w/index.php?title=Gesunder_Menschenverstand&oldid=157957086

Wikipedia (2017, 17. Januar). Neue Medien. In *Wikipedia*. Abgerufen von https://de.wikipedia.org/w/index.php?title=Neue_Medien&oldid=161721212

Willi, J. (2005). Ökologische Psychotherapie. Wie persönliche Entwicklung und Lebenssituation sich gegenseitig beeinflussen (2. Aufl.). Reinbek: Rowohlt.

Willi, J., Toygar-Zurmühle, A., & Frei, R. (1999). Die Erfassung der persönlichen Nische als Grundlage der supportiven Psychotherapie. *Der Nervenarzt, 70*(9), 847–854.

Wittgenstein, L. (1970). Über Gewißheit. Frankfurt a. M.: Suhrkamp. (Erstmals erschienen 1969)

Woods, A. (2011). *The Sublime Object of Psychiatry: Schizophrenia in Clinical and Cultural Theory*. Oxford, New York: Oxford University Press.

Wulff, E. (1956). Maurice Merleau-Ponty: La structure du comportement und Phénoménologie de la perception. *Philosophisches Jahrbuch*, (64), 406–417.

Wulff, E. (1958). Der Hypochonder und sein Leib. *Der Nervenarzt, 29*, 60–71.

Wulff, E. (1960). *Ausdrucksphänomenologische Interpretation einer katatonen Krise*. Albert-Ludwigs-Universität, Freiburg i. Br.

Wulff, E. (1972 a). Einleitung. In *Psychiatrie und Klassengesellschaft: Zur Begriffs- und Sozialkritik der Psychiatrie und Medizin* (S. 1–13). Frankfurt a. M.: Athenäum/Fischer.

Wulff, E. (1972 b). *Psychiatrie und Klassengesellschaft: Zur Begriffs- und Sozialkritik der Psychiatrie und Medizin*. Frankfurt a. M.: Athenäum/Fischer.

Wulff, E. (1993). Selbstdurchkreuzte Intentionalität: Wahnsinn als Aushebelungsversuch des Subjekts aus Gesellschaftlichkeit und Geschichte. *Argument*, (197), 91–104.

Wulff, E. (1995 a). Der Biologismus als dominierende Ideologie der deutschsprachigen Psychiatrie nach 1918. In S. Priebe (Hrsg.), *Die Spur des Unbewussten in der Psychiatrie* (S. 119–135). Würzburg: Königshausen & Neumann.

Wulff, E. (1995 b). *Wahnsinnslogik: Von der Verstehbarkeit schizophrener Erfahrung*. Bonn: Psychiatrie Verlag.

Wulff, E. (2007). Blankenburgs daseinsanalytische Studien. *Sozialpsychiatrische Informationen, 37*(4), 11–14.

Wulff, E. (2014). Natürliche Selbstverständlichkeit oder Gemeinsinn? In J. Schlimme, S. Grätzel (Hrsg.), *Klassiker der Medizinischen Anthropologie* (S. 189–193). Freiburg i. Br., München: Alber.

Wundt, W. (2012). *Vorlesungen über die Menschen- und Tierseele*. Paderborn: Sarastro. (Erstmals erschienen 1863)

Wurmser, L. (1997). *Die Maske der Scham: Die Psychoanalyse von Schamaffekten und Schamkonflikten*. Berlin, Heidelberg: Springer.

Wüschner, P. (2017). *Eine aristotelische Theorie der Haltung: Hexis und Euexia in der Antike*. Hamburg: Meiner.

Zahavi, D. (1999). Michel Henry and the phenomenology of the invisible. *Continental Philosophy Review*, 32(3), 223–240.

Zahavi, D. (2001). Schizophrenia and self-awareness. *Philosophy, Psychiatry & Psychology*, 4(8), 339–341.

Zahavi, D. (2005). *Subjectivity and Selfhood: Investigating the First-Person Perspective*. Cambridge: Bradford Book.

Zahavi, D. (2009). *Husserls Phänomenologie*. Stuttgart: UTB.

Zahavi, D. (2015). *Self and Other: Exploring Subjectivity, Empathy, and Shame*. Oxford: Oxford University Press.

Zelst, C. van (2009). Stigmatization as an environmental risk in schizophrenia: A user perspective. *Schizophrenia Bulletin*, 35(2), 293–296.

Zillien, N. (2013). Digitale Spaltung – Reproduktion sozialer Ungleichheiten im Internet | bpb. Abgerufen 18. Mai 2017 von https://www.bpb.de/dialog/netzdebatte/171701/digitale-spaltung-reproduktion-sozialer-ungleichheiten-im-internet

Zoulim, C. (2012). La notion de bon sens dans la philosophie d'Henri Bergson. *Philonsorbonne*, (6), 83–96.

Zutt, J. (1963 a). Das psychiatrische Krankheitsbild der Pubertätsmagersucht. In *Auf dem Wege zu einer Anthropologischen Psychiatrie: Gesammelte Aufsätze* (S. 195–254). Heidelberg, Berlin: Springer.

Zutt, J. (1963). Über Daseinsordnungen. In J. Zutt, E. Straus (Hrsg.), *Die Wahnwelten (Endogene Psychosen)* (S. 169–192). Frankfurt a.M.: Akademische Verlagsgesellschaft. (Erstmals erschienen 1953)

Zutt, J. (1963 b). Über verstehende Anthropologie. In G. Bally, J.C. Brengelmann, F. Cornu, H. Ey, H.J. Eysenck, H. Heimann, ... J. Zutt (Hrsg.), *Grundlagen und Methoden der Klinischen Psychiatrie* (S. 763–852). Berlin, Heidelberg: Springer.

Zutt, J., & Kulenkampff, C. (1958). *Das paranoide Syndrom in anthropologischer Sicht: Symposion auf dem Zweiten Internationalen Kongress für Psychiatrie im September 1957 in Zürich*. Heidelberg: Springer.

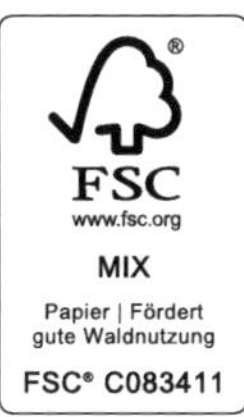

Zeitfracht Medien GmbH
Ferdinand-Jühlke-Straße 7
99095 Erfurt, Deutschland
produktsicherheit@kolibri360.de

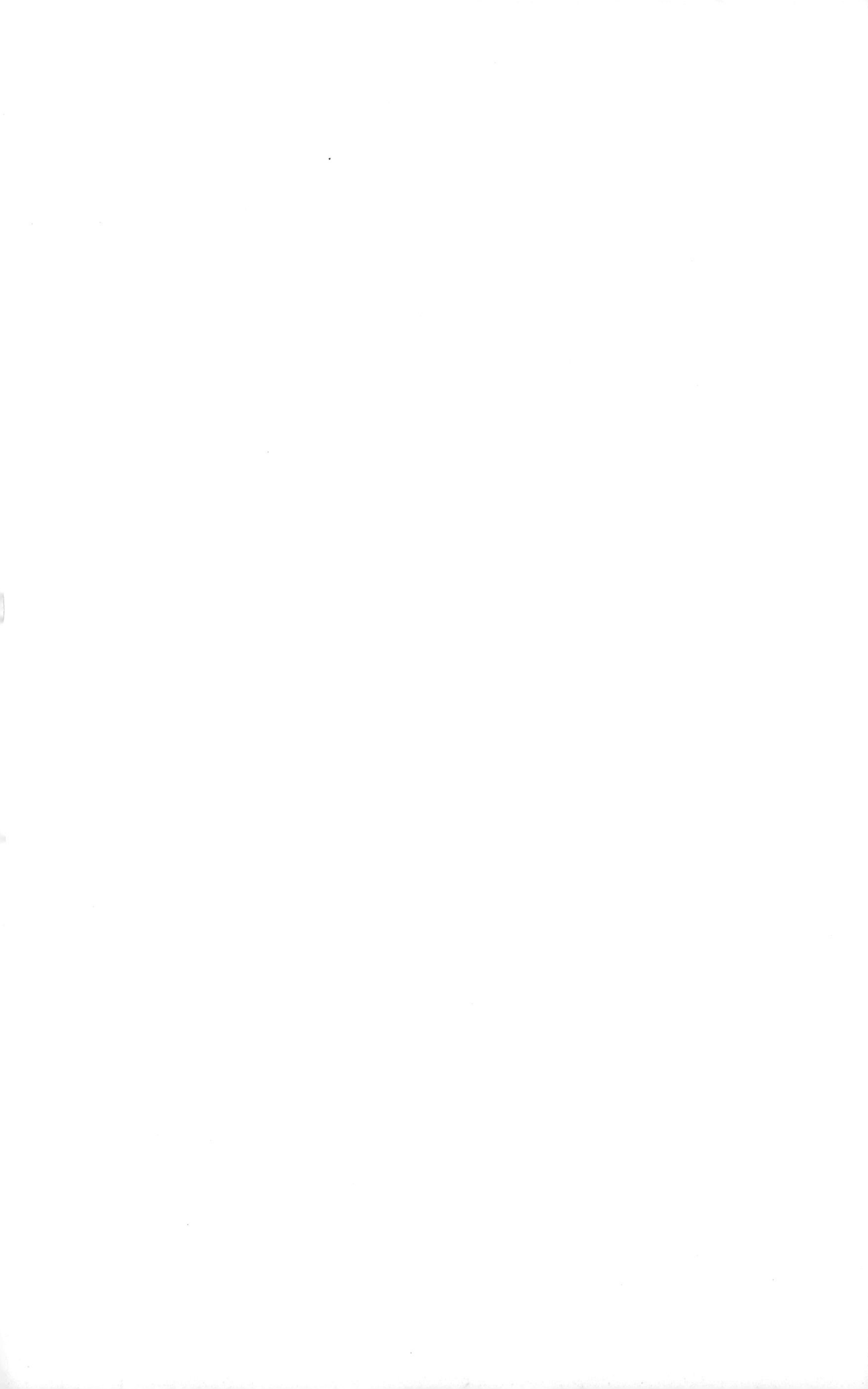